完全図解

新しい認知症ケア

医療編

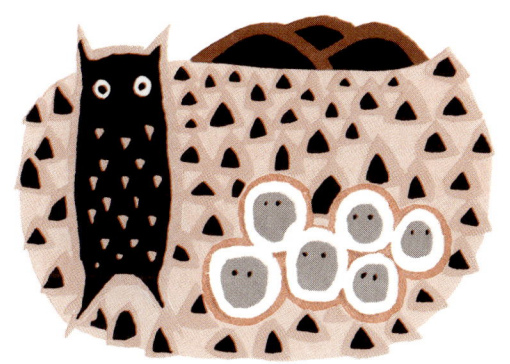

河野和彦
名古屋フォレストクリニック院長

編集協力
東田 勉
介護ライター

講談社

はじめに

わが国における認知症の高齢者は、2012年8月時点で300万人を超え、2002年の149万人から10年間で2倍に増えたことが、厚生労働省の推計で明らかになりました。300万人ということは、65歳以上の1割が認知症を患っている計算になります。

こうした状況にもかかわらず、認知症はまだ発症の原因や治療法が明らかにされているとは言えず、どのような病気であるかも一般の人には理解されていません。一般の人ばかりか、プライマリーケア医の多くも、認知症について詳しく知らないのが実情です。

内科学や精神医学が100年を超える歴史を持つのに比べ、認知症は学問として取り扱われるようになって二十数年に過ぎないので、これは仕方のないことかもしれません。その分、認知症に関する近年の論文数は多く、先進国を中心に激しい研究競争が行われています。

本書は診断と治療を中心に、認知症に関する最新の知識をまとめた認知症百科です。しかし、これまでに編まれた認知症の解説書から、大きく踏み込んだ内容になっています。

それは、30年近く認知症専門医として多くの患者を診てきた私の体験から生まれた「コウノメソッド」を中心に据えてあるからです。

コウノメソッドは「河野和彦が開発した認知症の薬物療法マニュアル」なので、本書は第3章「認知症の薬物療法」に記載され、診断（第1章）とそれぞれの病気の特徴や進行（第2章）に関する記述は、一般論にとどめておく方法もありました。しかし、診断、経過、治療を一つの視点で貫かないことには全体の整合性がとれないという理由から、随所に河野和彦のオリジナル理論をちりばめる結果となりました。

そこで読者の皆さんが、医学界で一般に語られている通説と私のオリジナル理論を混同しないように、私の予測、考案、推奨による部分には、私の似顔絵が貼ってあります。似顔絵のある箇所は、私がこれまでに診てきた多くの患者から教わった内容なのだと思ってお読みください。

最初にこのようにお断りするのは、本書が一般向けの認知症解説書とあまりに異なる斬新な内容を含んでいるからです。これまでの認知症の本では、病気の説明がされたあとは予防と介護の話があるばかりで、治療の話はほとんどありませんでした。それは、認知症を治せない病気と考えていたからです。本書が、治療法に多くのページを割き、具体的な処方まで載せているのとはあまりに大きな違いです。

他の先生方が書かれた認知症の解説書と本書が異なる原因は、「中核症状が治らない以上、認知症はよくならない」とする多くの先生方の立場と、「周辺症状を丁寧に消していけば、認知機能は格段によくなる」とする私の立場との違いによります。どちらが患者本人や介護家族にとって親切な立場であるか、ぜひ本書を手に取って熟読したのちに判断していただきたいと思います。

本書の役割は、一般の方々に認知症の正しい診断と治療法を知っていただくことにより、不勉強な開業医や冷たい専門医から、どんどん悪くされる認知症の患者を救い出すことです。そして、一人でも多く正しい診断と治療ができる医師を増やすことです。

本書が、多くの介護施設、グループホームなどの介護現場、介護家族、介護職、看護職、リハビリ職、行政の保健福祉担当者、教育機関、学生に役立つことを願ってやみません。

河野和彦

本書の特色と役立て方 ①

Dr.コウノマークで一般論との差が一目瞭然

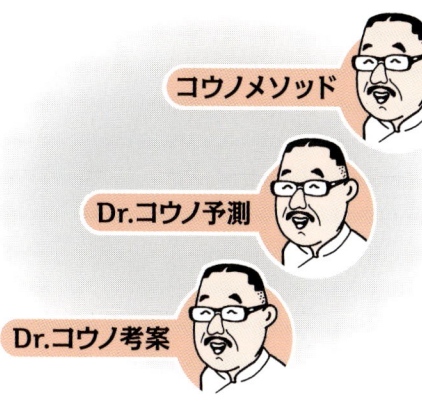

- コウノメソッド
- Dr.コウノ予測
- Dr.コウノ考案

認知症治療の第一人者、河野和彦医師のオリジナル理論を随所にちりばめてあります。そのため医学界で一般に語られている通説と混同しないように、河野医師独自の理論、予測、考案、推奨調査による部分には、Dr.コウノの似顔絵を掲げました。

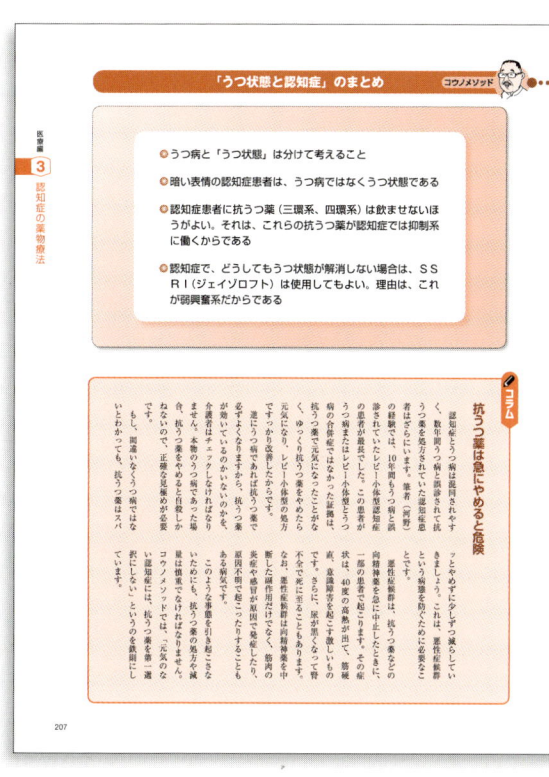

一般向け書籍とは思えないほど認知症の治療法を詳しく解説

これまでの認知症の一般向け書籍は、診断の話が中心でした。病気の説明をしたあとは、ほんの少ししか治療の話がなく、予防や介護の話になっていたのです。本書は治療法に多くのページを割き、実例を示しながら認知症を治す方法を詳しく述べています。

具体的な処方も公開

「認知症の改善事例」のページは、「ドクターコウノの処方メモ」もついています。症状に合わせた薬の選び方と用量がわかり、紙面でコウノメソッドを体験していただくことができるのです。また、処方メモ欄は、Dr.コウノからのメッセージになっています。

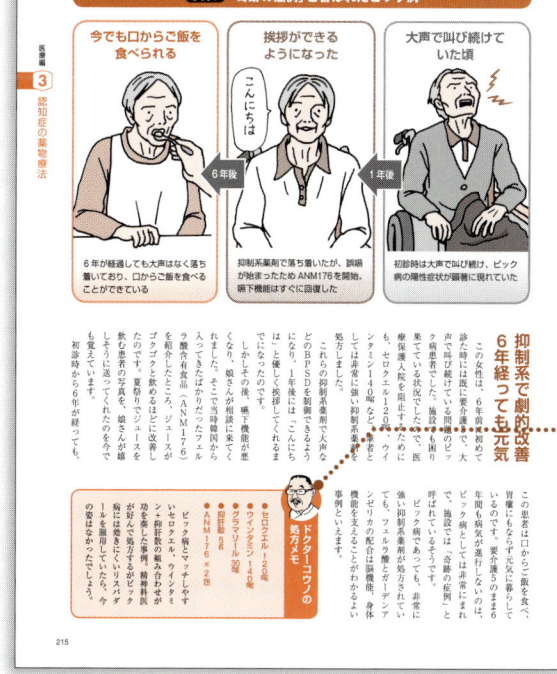

本書の特色と役立て方 ②

認知症治療の集大成

「どうもおかしい」と家族が気づいたときから、医療機関選び、初診の受け方、医師とのコミュニケーションなど、家族介護者や介護職に役立つ知識を満載。さらに検査方法、診断、発病からの経過など、認知症の診断と治療に関するすべてを一冊にまとめました。日進月歩のこの分野で、最新の医学情報を集めた認知症百科です

素人でも診断がつく

アルツハイマー型認知症、レビー小体型認知症、ピック病など、原因疾患の多い認知症はかかりつけ医でも診断に迷います。本書は、著者オリジナルの「レビースコア」「ピックスコア」など、確実に診断が下せる方法を公開しました。本書を使えば、家族や介護職でも、患者がどのタイプの認知症なのか、見当がつくようになります

代表的認知症のたどる経過 ⑤

前頭側頭型認知症がたどる経過

前頭側頭型認知症はどんな経過をたどるのでしょうか。特徴を知っておくと、どう接したらいいかケアのヒントが見つかります

前頭側頭葉変性症（FTLD）の分類
マンチェスターグループ:1998

注意：PNFAの病理組織には、ピック病やアルツハイマー型認知症、大脳皮質基底核変性症なども入ってくる。つまり異常行動がないと、失語に分類されることになる

- 前頭葉が萎縮した失語
  - 進行性非流暢性失語（PNFA）
- 前頭葉が萎縮した認知症
  - 前頭側頭型認知症（FTD）
    - この一部がピック病
  - 意味性認知症（SD）
    - 流暢性失語の代表でもある。日本では語義失語とよばれていた

進行性非流暢性失語／ピック病／意味性認知症

失語症との混同は大きな問題

前頭葉が萎縮するタイプの疾患は、前頭側頭葉変性症と総称され、それをさらに大きく分けると2種類になります。一つは認知症のグループ、二つは失語症のグループです。

この分け方は、英国の学者たちが提唱したもので、日本の学者は納得していませんが、筆者は「河野」もこの分類には反対です。進行性非流暢性失語状態をとばすっきりするのではないでしょうか（101ページ参照）。

一般的に失語症といえば、脳卒中などで脳の言語分野（日本人の多くは左脳にある）が障害されるために起こります。しかし、前頭側頭葉変性症の失語症候群である進行性非流暢性失語

132

---

① **診察や治療の順に掲載**
初診、経過、治療と、受診側の流れに沿った構成になっています

② **見て理解する部分を大きく**
読んで理解する部分に対して、見て理解する部分を大きくしました

③ **見開き単位でコンパクト**
忙しい介護者でもすぐ読めるよう、解説は見開き単位にまとめました

④ **リードつきで入りやすい**
全項目にリード（導入文）をつけて、本文に入りやすくしました

⑤ **読みやすく平易な本文**
高度な医療内容も噛み砕いて表現し、読みやすい文章に徹しました

各章の特徴

第1章
認知症は、最初の受診が大切です。認知症を知らない医師にかかると悪化し、介護が大変になります。第1章では、認知症の診断方法について、家族や介護職に詳しく知ってもらいます

第2章
ひとくちに認知症といっても、そのタイプはさまざまです。ここでは認知症を引き起こす代表的な原因疾患について解説し、素人でもわかる見分け方のポイントをお教えします

第3章
認知症の治療方法を解説する章です。著者が長年の臨床経験によって導き出した「コウノメソッド」を惜しげもなく披露し、医師のもとで薬の調節を行う「家庭天秤法」を指導します

薬の使い方がわかる

本書の最大の特色は、今もっとも進んだ認知症の治療法と評判の高い「コウノメソッド」を中心に据えていることです。そのため、認知症の薬物療法が手に取るようにわかります。特に、家族や介護職が悩まされるBPSD（行動・心理症状）の消し方や、薬の用量が詳しく書かれています。医学書でもないのに処方についてこれほど書かれた一般書は前代未聞。家族や介護職の力強い味方になってくれる一冊です

具体的相談先を満載

全国から認知症の患者が訪れる著者のクリニックは、初診だとかなり待たなければなりません。そこで、全国の「コウノメソッド実践医」を紹介。コウノメソッドが最寄りの医療機関で受けられます。また、認知症に関する全国の相談窓口、支援サイト、非薬物療法を行う代表的な団体など家族や介護職が相談できる連絡先を多数掲載しました。ぜひ、身近に置いて活用してください

❻ 図版やチャートを駆使
医学的データやエビデンスに関する部分は、図版などにまとめました

❼ 具体的で豊富なイラスト
親しめると評判のイラストを採用。各シーンを具体的に見せています

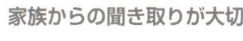
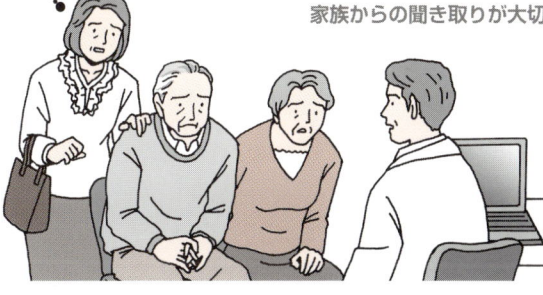

家族からの聞き取りが大切

『完全図解 新しい認知症ケア 介護編』も同時刊行！

介護施設や家庭で起きるさまざまな問題を取材し、ケーススタディ形式で具体的な対応法をわかりやすく解説しました。ユーモラスなイラストをふんだんに使っているので、忙しい介護従事者でも「とるべき対応法」が一目でわかります。介護業界注目の施設のレポートも収録した、介護従事者必読の一冊です

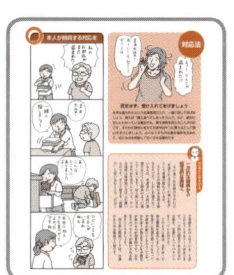

本人の気持ちを考えた接し方（163ページ）
第3章　認知症高齢者の心理を知る　より

第4章

認知症の予防法と非薬物療法を紹介する章です。認知症になっても明るく暮らせる町づくりや、運転免許証をスムーズに返納してもらう方法など、役立つ知識を紹介しています

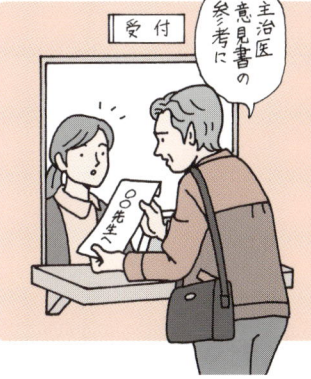

第5章

医療の立場から介護の世界へ物申す章です。同時刊行された『新しい認知症ケア 介護編』にも、介護の立場から医療の世界へ物申すページがあるので、ぜひ読み比べてみてください

第6章

認知症の患者を抱える家族や介護職が相談できる公的機関や団体、支援サイトをまとめました。自分ひとりで抱え込まず、引きこもらず、介護者自身の健康にも気をつけてください

クイック見出し

認知症の診断　第1章

最初に診療の流れをみていきましょう。「どうもおかしい」と気づいてから診断が下るまでの流れは、第1章にまとめてあります

経過

受診 ← 気づき

イメージ

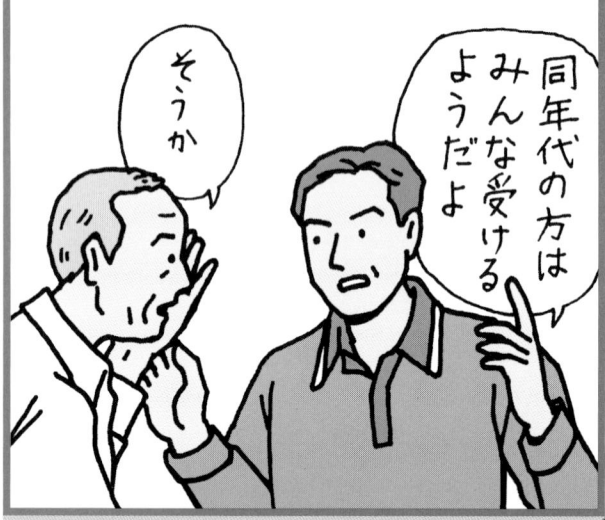

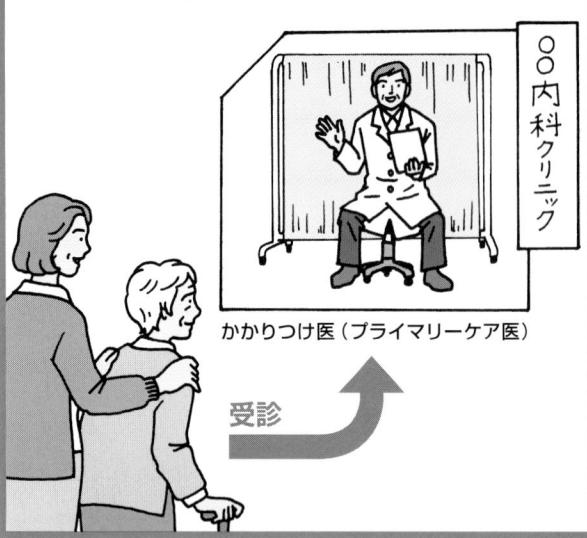

概要

受診したい（させたい）のだが、何科に行けばいいかを知りたい

- 専門医はどこにいるのか
- かかりつけ医と大病院の違い
- 各科の特徴
  （脳神経外科／神経内科／精神科／老年科・もの忘れ外来）
- 公的機関

自分や家族が認知症ではないかと不安なので、早期に発見したい

- 身近な人が気づく
- 単なる老化とは違う
- じょうずに受診を勧める

掲載ページ

30〜43ページ　　24〜29ページ

診断

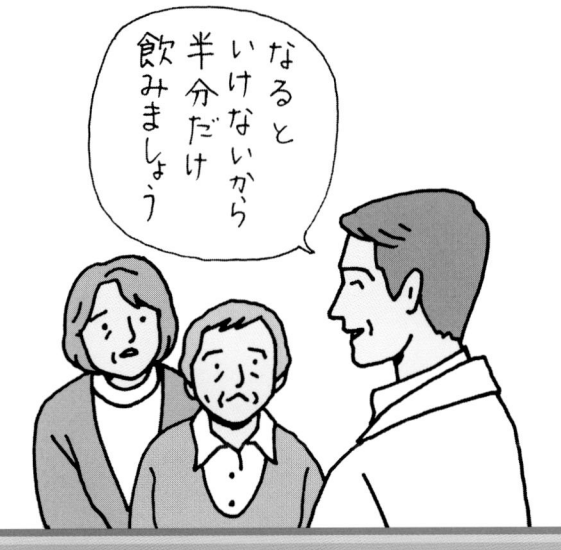

医師から納得のいく診断を受けるにはどうすればいいか知りたい

- 問診（本人／家族）
- 認知症以外の要因を除外する
  （うつ病／せん妄）
- 告知は慎重に
- コミュニケーションシートの活用

64～75ページ

検査

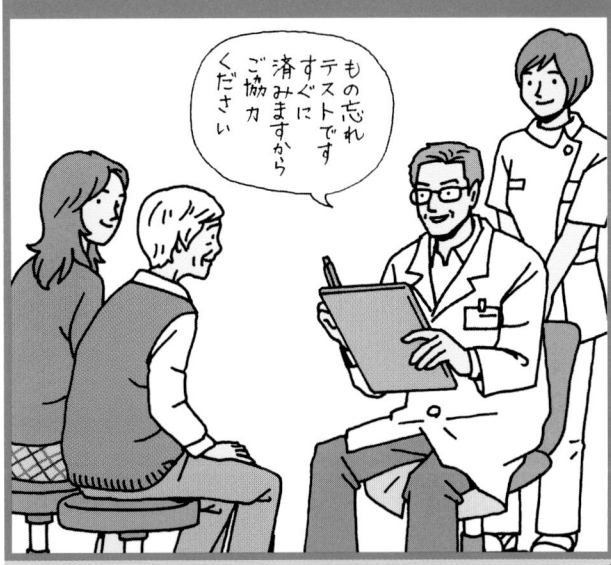

どんな検査方法があり、何を調べているのかを詳しく知りたい

- 画像検査
  $$\begin{pmatrix} CT／MRI／ \\ PET／SPECT \end{pmatrix}$$
- 知能検査
  $$\begin{pmatrix} MMSE／ \\ 改訂長谷川式スケール／ \\ 時計描画テスト \end{pmatrix}$$

44～63ページ

クイック見出し

原因疾患別症状　第2章

認知症の原因となる疾患は70種類もあると言われています。それらを大きく分類し、代表的な疾患の症状と経過を紹介します

分類

脳の変性疾患とは ← 認知症の原因は何か

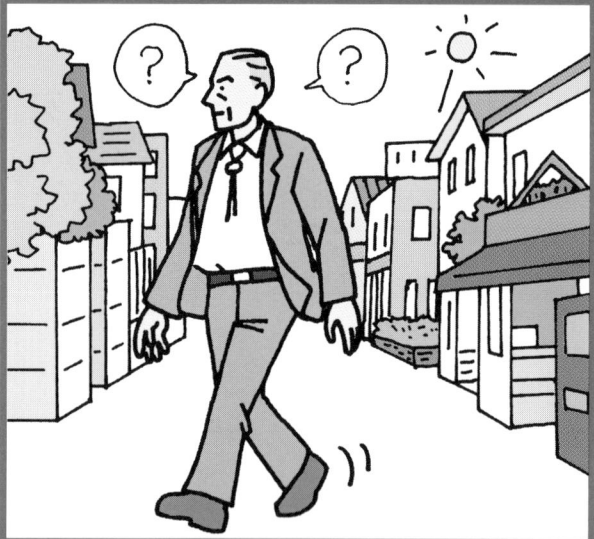
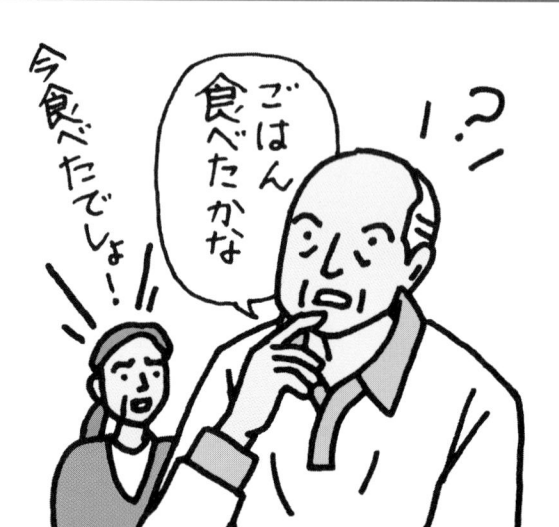

イメージ

脳の変性疾患とは	認知症の原因は何か
代表的な認知症について、それぞれの違いがわかるようになりたい	認知症というのはどのような病気なのか、基本的な知識を得たい
● アルツハイマー型認知症 ● レビー小体型認知症 ● 前頭側頭型認知症 　（ピック病など） ● その他の変性疾患	● 脳の構造と神経伝達のしくみ ● 認知症を引き起こす病気は多岐にわたる ● 症状は中核症状と行動・心理症状に分かれる
90～107ページ	78～89ページ

概要

掲載ページ

8

それぞれの認知症はどんな経過をたどるのか

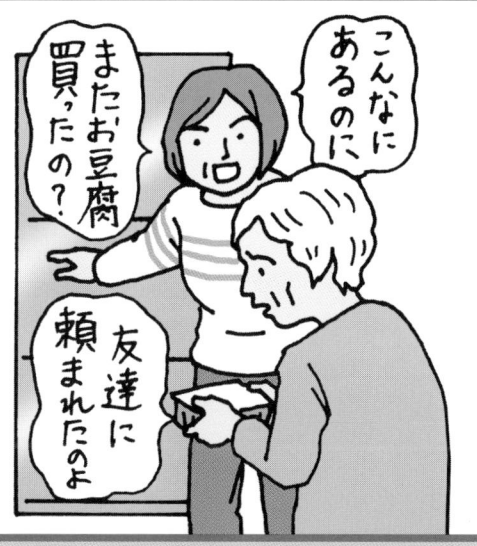

認知症になるとどうなっていくのか、病気ごとの経過を知りたい

- アルツハイマー型認知症がたどる経過
- 若年認知症とはどのような病気か
- 脳血管性認知症がたどる経過
- 混合型認知症について
- レビー小体型認知症がたどる経過
- 前頭側頭型認知症がたどる経過
- 治る認知症のいろいろ

116〜139ページ

二次性認知症とは

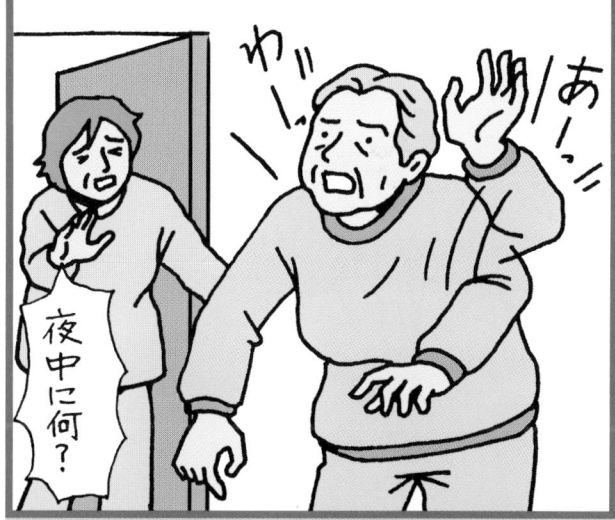

そのほかにはどんな認知症があるのか、もう少し詳しく知りたい

- 脳血管性認知症
- その他の二次性認知症

正常圧水頭症／慢性硬膜下血腫／急性硬膜下水腫／ヘルペス脳炎／クロイツフェルト・ヤコブ病／甲状腺機能低下症／アルコール依存症

108〜115ページ

クイック見出し

認知症の薬物療法　第3章

第3章はいよいよ治療法です。「河野和彦が開発した認知症の薬物療法マニュアル」コウノメソッドを大胆に公開しています

治療法

その他の薬 ← 中核症状治療薬

イメージ

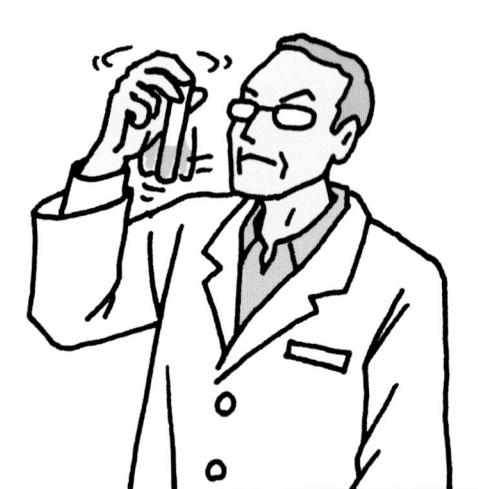
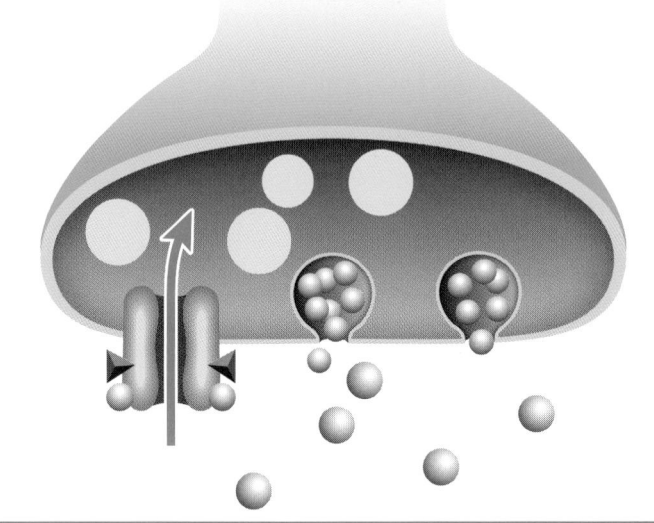

概要

それ以外に、認知症の治療でどんな薬が使われるのかを知りたい

- 開発中のワクチン
- 周辺症状を抑える薬
  （抑制系薬剤／興奮系薬剤）
- DBCシート

最近、種類が増えたという「認知症治療薬」のことを勉強したい

- 認知症治療薬の基本情報
- アリセプト
- アリセプトのジェネリック
- レミニール
- リバスチグミンのパッチ製剤
- メマリー

掲載ページ

162〜169ページ　　142〜161ページ

10

コウノメソッド

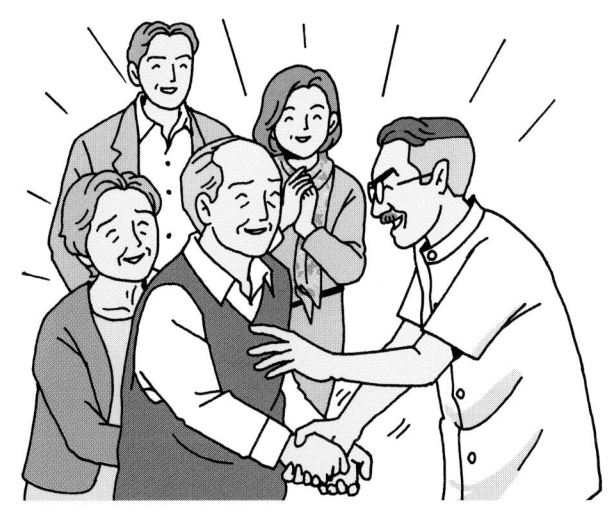
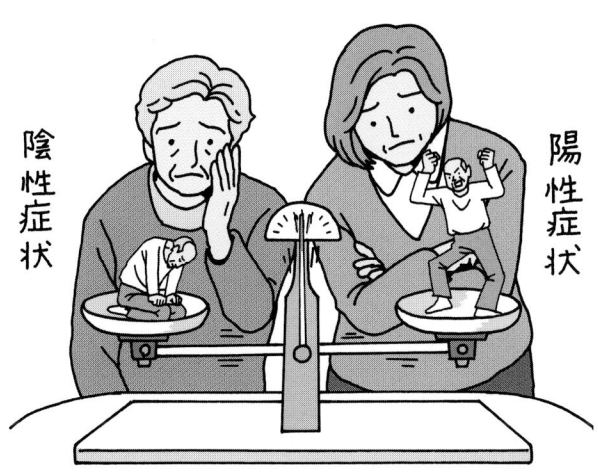

日本全国から認知症の患者が訪れるという
「名古屋フォレストクリニック」の治療ノウハウを知りたい

- 病型別の治療戦略

  (アルツハイマー型認知症／脳血管性認知症／混合型認知症／レビー小体型認知症／前頭側頭型認知症（ピック病）／うつ状態にある認知症／急激な特異症状への対応／認知症の改善事例／コウノメソッド実践医)

- コウノメソッドとは何か
- 患者と家族のどちらかしか救えないときはどうするか
- 認知症治療でもっとも大切なこと
- 家庭天秤法
- コウノメソッドのコンセプト
- フェルラ酸含有食品の活用

170〜223ページ

予防法と非薬物療法　第4章

クイック見出し

第4章は認知症の予防法と非薬物療法です。また、生活上の注意点や介護保険サービスの使い方についても知っておきましょう

方法

非薬物療法 ← 予防法

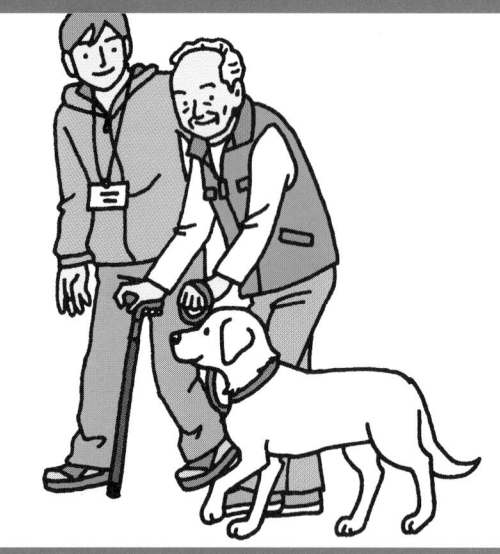 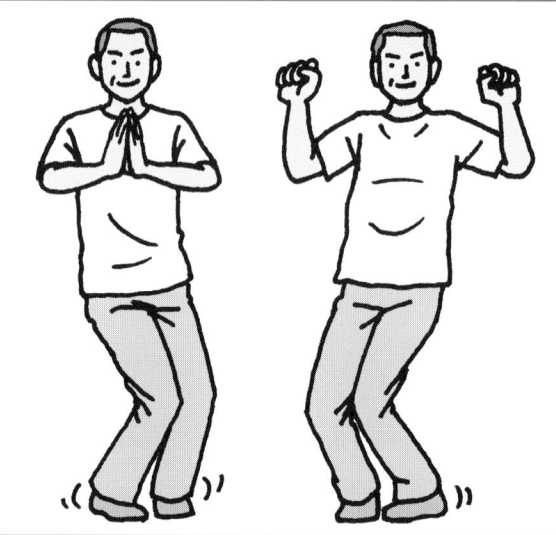

イメージ

薬を使わずに認知症の症状を改善する非薬物療法について知りたい

- 非薬物療法
  （回想法／音楽療法／美術療法／園芸療法／学習療法／動物療法／その他の非薬物療法）

認知症を予防するには、どんな生活をおくればよいのかを知りたい

- 認知症の予防プロジェクト
- 予防する体操
- 認知症と食べ物
- 健康補助食品
  （フェルガード／プロルベインDR）

概要

236〜249ページ　　226〜235ページ

掲載ページ

12

介護との連携 第5章
クイック見出し

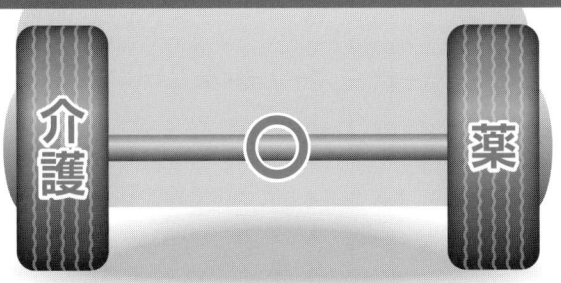

認知症の患者を守るための、医療と介護の連携について知りたい

- 医療と介護は車の両輪
- 医師へのかかり方
- 認知症を知らない医師が多すぎる
- あなたの大切な人（患者）を守るために

掲載ページ：262〜269ページ

情報収集 第6章
クイック見出し

認知症の患者を抱える家族は、どこに相談できるのかを知りたい

- 高齢者総合相談センター
- 認知症に関する団体
- 認知症に関する支援サイト
- 精神保健福祉センター

掲載ページ：272〜279ページ

認知症高齢者の暮らしを守る

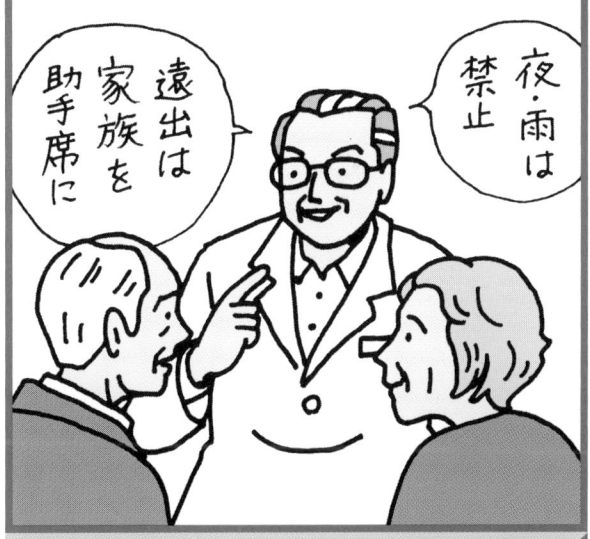

認知症になっても、最後まで明るく暮らすための制度を知りたい

- 認知症でも明るく暮らせる町づくり
- 運転免許の更新と免許証の返納
- 介護保険制度の活用

250〜259ページ

目次 完全図解 新しい認知症ケア 医療編

はじめに 2
本書の特色と役立て方 3
クイック見出し 6

第1章 認知症の診断 23

受診まで① 認知症の初期症状 24
受診まで② 単なる老化と認知症の違い 26
受診まで③ 受診の勧め方 28
認知症の受診① 専門医はどこにいるのか 30
認知症の受診② かかりつけ医と大病院 32
認知症の受診③ 脳神経外科と認知症 34

認知症の受診④　神経内科と認知症 36
認知症の受診⑤　精神科と認知症 38
認知症の受診⑥　老年科・もの忘れ外来と認知症 40
認知症の受診⑦　公的機関と認知症 42
画像検査①　CT 44
画像検査②　MRI 46
画像検査③　PET 48
画像検査④　SPECT 50
知能検査①　MMSE（ミニメンタルステート検査） 52
知能検査②　改訂長谷川式スケール 54
知能検査③　時計描画テスト 58
診断①　本人への問診 64
診断②　家族への問診 66
診断③　うつ病との識別 68
診断④　せん妄との識別 70
診断⑤　告知（するかしないか） 72

診断⑥　医師と家族のコミュニケーション 74

コラム❶　画像による診断の落とし穴 78

第2章　原因疾患別症状 77

認知症の原因疾患①　脳の構造と神経伝達のしくみ 78

認知症の原因疾患②　認知症を引き起こす病気 82

認知症の原因疾患③　中核症状と行動・心理症状 86

脳の変性疾患①　アルツハイマー型認知症 90

脳の変性疾患②　レビー小体型認知症 94

脳の変性疾患③　前頭側頭型認知症（ピック病など） 100

脳の変性疾患④　その他の変性疾患 106

二次性認知症①　脳血管性認知症 108

二次性認知症②　その他の二次性認知症 112

代表的認知症のたどる経過①　アルツハイマー型認知症がたどる経過 116

第3章 認知症の薬物療法 141

- 認知症治療薬の基本情報 142
- 中核症状に作用する薬① アリセプト 144
- 中核症状に作用する薬② アリセプトのジェネリック 148
- 中核症状に作用する薬③ レミニール 150
- 中核症状に作用する薬④ リバスチグミンのパッチ製剤 154
- 中核症状に作用する薬⑤ メマリー 158
- 中核症状に作用する薬⑥

- 代表的認知症のたどる経過② 脳血管性認知症がたどる経過 122
- 代表的認知症のたどる経過③ 混合型認知症とナン・スタディ 126
- 代表的認知症のたどる経過④ レビー小体型認知症がたどる経過 128
- 代表的認知症のたどる経過⑤ 前頭側頭型認知症がたどる経過 132
- 代表的認知症のたどる経過⑥ 治る認知症のいろいろ 136

コラム② フロンタルレビー 140

その他の認知症治療薬① 開発中のワクチン 162
その他の認知症治療薬② 周辺症状を抑える薬 166
コウノメソッド① コウノメソッドとは何か 170
コウノメソッド② 患者と家族のどちらかしか救えないときはどうするか 172
コウノメソッド③ 認知症治療でもっとも大切なこと 174
コウノメソッド④ 医師の指示のもとで介護者が薬の量を加減する「家庭天秤法」 176
コウノメソッド⑤ コウノメソッドのコンセプト 178
コウノメソッド⑥ フェルラ酸含有食品の活用 180
コウノメソッド⑦ 病型別の治療戦略 182
コウノメソッド⑧ アルツハイマー型認知症の治療 184
コウノメソッド⑨ 脳血管性認知症の治療 188
コウノメソッド⑩ 混合型認知症の治療 192
コウノメソッド⑪ レビー小体型認知症の治療 194
コウノメソッド⑫ 前頭側頭型認知症（ピック病）の治療 200
コウノメソッド⑬ うつ状態にある認知症の治療 204
コウノメソッド⑭ 急激な特異症状への対応 208

第4章 予防法と非薬物療法 225

認知症に負けないために① 認知症の予防プロジェクト 226

認知症に負けないために② 認知症を予防する体操 228

認知症に負けないために③ 認知症と食べ物 230

認知症に負けないために④ 健康補助食品 232

認知症の非薬物療法① 回想法 236

認知症の非薬物療法② 音楽療法 238

認知症の非薬物療法③ 美術療法 240

認知症の非薬物療法④ 園芸療法 242

認知症の非薬物療法⑤ 学習療法 244

コウノメソッド⑮ 認知症の改善事例 212

コウノメソッド⑯ コウノメソッドの実践医を受診したければ 222

コラム❸ LPC（Lewy-Pick Complex） 224

第5章 医療と介護 261

認知症ケアにおける医療と介護の関係① 医療と介護は車の両輪 262

認知症ケアにおける医療と介護の関係② 医師へのかかり方を間違えてはいけない 264

認知症ケアにおける医療と介護の関係③ 認知症を知らない医師が多過ぎる 266

認知症ケアにおける医療と介護の関係④ あなたの大切な人(患者)を守るために 268

コラム⑤ コウノメソッド 270

認知症の非薬物療法⑥ 動物療法 246

認知症の非薬物療法⑦ その他の非薬物療法 248

認知症高齢者の暮らしを守る① 認知症でも明るく暮らせる町づくり 250

認知症高齢者の暮らしを守る② 運転免許の更新と免許証の返納 252

認知症高齢者の暮らしを守る③ 介護保険制度の活用 256

コラム④ レビースコアとピックスコア 260

第6章 認知症に関する団体や支援サイト 271

情報収集の手引き① 高齢者総合相談センター 272
情報収集の手引き② 認知症に関する団体 274
情報収集の手引き③ 認知症に関する支援サイト 276
情報収集の手引き④ 精神保健福祉センター 278
コラム⑥ 高齢者とのコミュニケーション 280

参考文献・関連図書 281

索引 287

＊本書では読みやすさを考慮して、一部を除き商標登録記号（Ⓡ）を省略しました。

装幀／アルビレオ
装画／畦地 梅太郎
本文イラスト／秋田綾子
似顔絵イラスト／あべ ゆきえ
デザイン・図版／長橋誓子
メディカルイラスト／さくら工芸社

医療編

第1章
認知症の診断

認知症の初期症状

受診まで ①

日常生活の中で「今までとなにか違う」という小さな変化……それが認知症の始まりかもしれません。こんな変化はありませんか

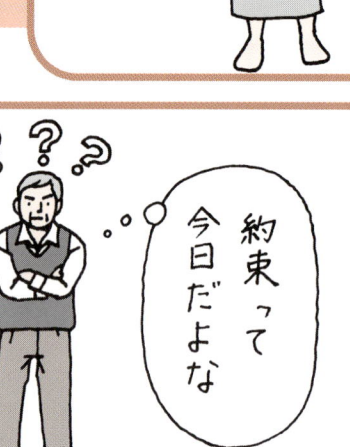

同じことを何度も言う、問う

置き忘れが多く、探し物ばかりしている

約束の日時や場所を間違える。約束を忘れてすっぽかしてしまう

早期発見が早期の治療に結びつく

認知症は、かつて「痴呆」と呼ばれ、発症したら最後、打つ手がないと思われていました。しかし実際には早期発見、早期治療が大切な病気です。早期に適切な治療を始めれば、進行を遅らせることも、症状を改善させることもできます。

認知症は、ある日突然発症するのではなく、徐々に進行する病気です。そのため家族や本人が「なにかおかしい」と小さな異変を感じても「まさか」という思いから、ついついサインを見逃してしまいます。

また、認知症を詳しく知らないために、心配な症状だと気づかないことも多いでしょう。初期症状を見逃している間に、認知症は人知れず進行していることが少なくありません。

24

医療編

1 認知症の診断

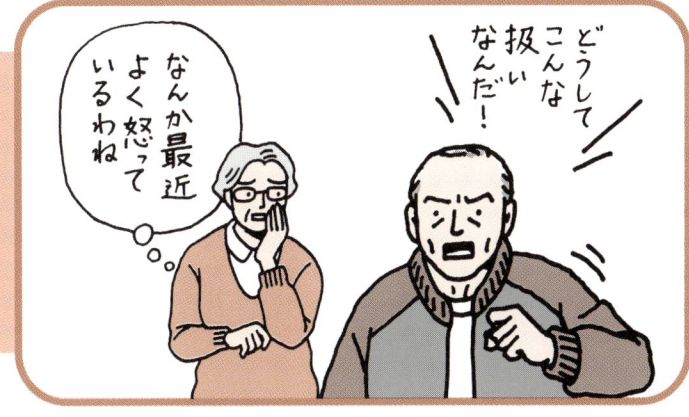

怒りっぽくなった。周囲への気遣いがなくなり、頑固になった

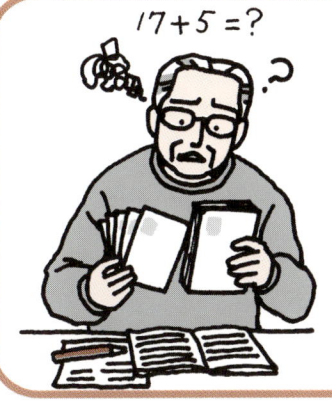

単純な仕事や計算なのに四苦八苦してしまう

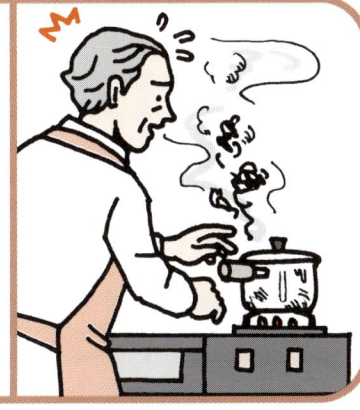

鍋を焦がしてしまう。料理の失敗が増えてきた

認知症の定義
- 知的障害や精神病ではない
- 独立生活が不可能になり（要支援、要介護）、社会に出て働くことが困難になる
- 中核症状（記憶障害、失見当、判断力障害、性格変化、失認・失行・失語、実行機能障害）が2項目以上ある
- 進行性

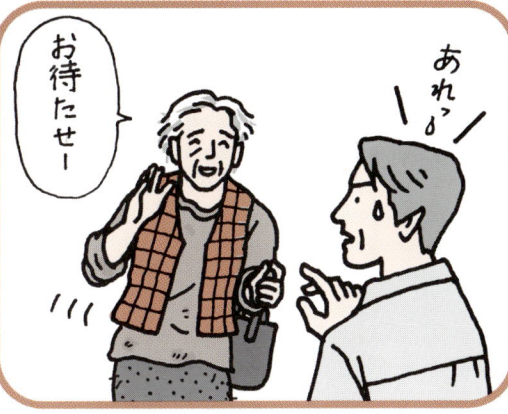

服に気を遣わなくなる。なんとなくだらしなくなる。同じ服ばかり着ている

認知症が疑われる初期の症状

認知症のおもな症状は、①記憶障害、②失見当（見当識障害ともいいます。見当識とは、自分のおかれた場所、時間、状況を把握する力）、③判断力障害、④性格変化、⑤高次脳機能障害（失認・失行・失語：詳しくは87ページ参照）、⑥実行機能障害などです。これを日常生活に当てはめると、上のイラストのようなことが起こります。

家族が比較的早く気づくポイントは、記憶障害です。直前のできごとや言動をすぐに忘れてしまうので、同じことを繰り返し言ったり、置き忘れやすい忘れが多くなります。

次に気づきやすいのは判断力の障害と実行機能の障害です。物事を理解して計画的に実行することが難しくなるので、複雑な仕事ができなくなります。

また、「その人らしくなくなる」のも大切な兆候です。身だしなみがだらしなくなったり、趣味に興味を失ってしまうといった変化は注意を要します。

25

単なる老化と認知症の違い

受診まで ②

老化によるもの忘れと認知症のもの忘れは、一見似ているようでも質が違います。どこが違うのか、その違いを見てみましょう

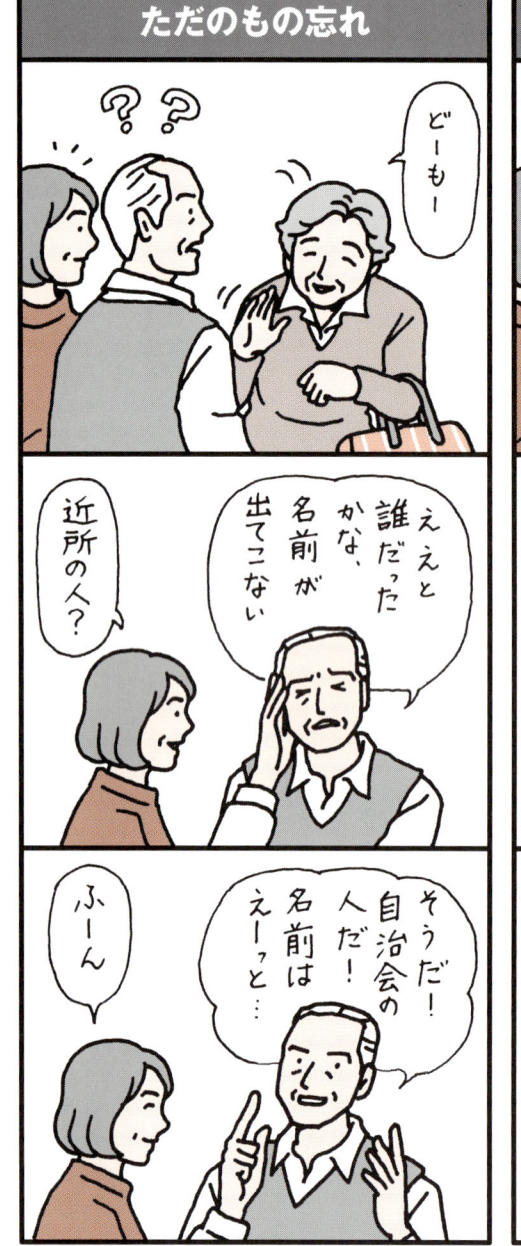

ただのもの忘れ

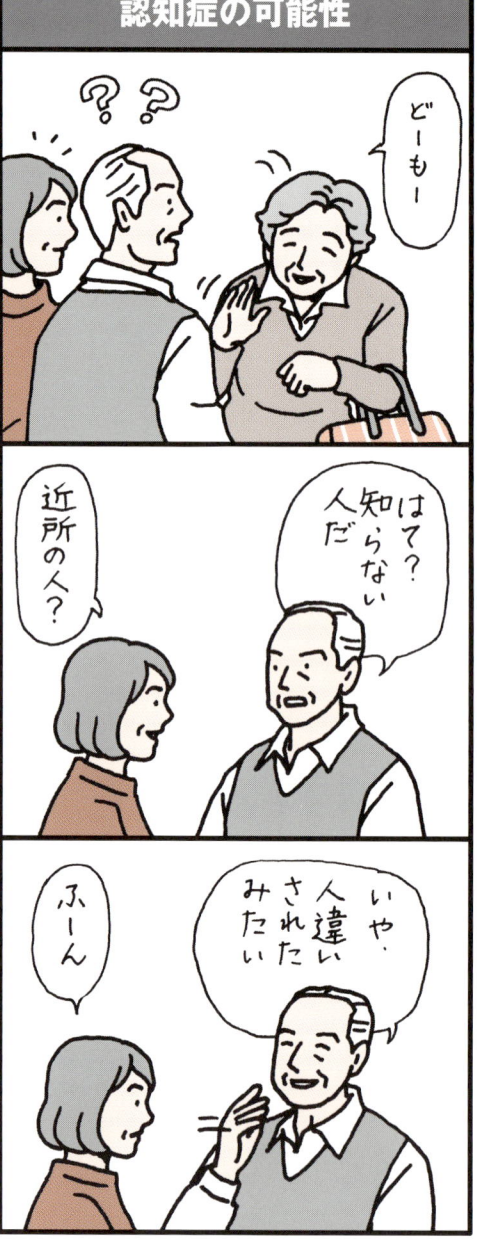

認知症の可能性

体験そのものを忘れるのが認知症

「顔見知りの名前が出てこない」「朝食のメニューを思い出せない」というのはよくあるただのもの忘れです。ちょっとしたヒントがあれば思い出せることが多く、そもそも忘れてしまっている自覚があります。こうしたもの忘れは、心配いらないと考えていいでしょう。

一方、認知症は記憶障害なので、「知り合いであること自体を忘れてしまう」「朝食を食べたことを覚えていない」といったように、体験そのものが抜け落ちてしまうもの忘れです。ヒントがあっても思い出せず、そもそも忘れてしまっている自覚がありません。しかし初期のうちは、自分が忘れっぽくなっていることがわかり、強い不安を感じることもあります。

医療編 1 認知症の診断

老化によるもの忘れ

- 体験したことの一部を忘れる
- ヒントがあると思い出せる
- 忘れやすいことを自覚している
- 思考力や判断力は変わらない
- 年月日を間違えることはあるが季節の感覚ははっきりしている
- 忘れっぽさがあまり進行しない
- 日常生活に影響はない

認知症によるもの忘れ

- 体験したこと自体を忘れる
- ヒントを出しても思い出せない
- 忘れたことを自覚していない
- 思考力・判断力も低下する
- 時間や季節、場所などがわからなくなる
- どんどんもの忘れがひどくなる
- 日常生活に支障をきたす

進行していくのが認知症の特徴

認知症によるもの忘れと、老化によるもの忘れの質の違いをまとめたのが上の表です。老化によるもの忘れの場合、些細なもの忘れはあっても思考力や判断力には影響がなく、時間や場所の感覚はしっかりと残っています。「そういえば、今日は何曜日だったかな」というものの忘れはあっても、今が何月なのか、季節は何かといった基本的な時間感覚が失われてしまうことはないのです。

認知症の場合、些細なもの忘れに思えても、次第に進行していきます。人や物の名前にとどまらず、一般常識のように蓄積された知識も失われていきます。季節や時間の感覚、自分の年齢などもわからなくなってしまい、日常生活に支障をきたすようになるのが特徴です。

ただのもの忘れであれば、あまり進行せず、日常生活に支障が出ることはありません。

コラム　「手続き記憶」と「エピソード記憶」

記憶は「記銘」「保持」「再生」で構成されると言われます。このように分けて考えると、もの忘れというのは、記銘され保持された記憶が、うまく再生できない状況だと言えます。

一方、認知症で障害されるのは記銘力です。記銘力とは、新しいことを覚える能力で、認知症の高齢者がたった今起こったことを忘れてしまうのは、しっかり記銘されていないために、保持も再生もできないのだと考えることができます。

記憶を時間で分けると、直近のものが短期記憶、それ以前のものが長期記憶です。認知症は短期記憶が保持されていないのが特徴ですが、長期記憶も失われます。長期記憶のなかで比較的保たれるのは「手続き記憶」（無意識のうちに行うような行為の記憶）、失われやすいのは「エピソード記憶」（できごとの記憶）だと言われています。

受診まで ③

受診の勧め方

いざ専門医に診てもらおうと思っても、意外と難しいのが受診の勧め方。なるべく本人の気持ちを傷つけずに受診したいものです

嘘をついて病院に連れ出すのは問題

「買い物って言ったじゃない！いやよ私はボケてなんかないわ！」

「ごめんね、そんなつもりじゃ…」

本人の同意を得て受診したいが

認知症の高齢者は、本人に病識がないことが多いため、受診の促し方が難しいものです。もし自分の変化に少しでも気づいているのであれば、受診を受け入れてくれるかもしれません。

しかし多くの場合は、直接的に「もの忘れが激しいのでお医者さんに行きましょう」と言うと、本人はショックを受けてしまうことでしょう。場合によっては意地になって「私はどこも悪くない」と強く拒否されてしまいかねません。

かといって「お見舞い」や「買い物」などと嘘をついて病院に連れ出すのは問題です。その後の家族関係や医師との信頼関係に影響が出てはいけません。左ページを参考に、受診で あることは告げながら、高齢者の気持ちに配慮した誘い方を工夫してみましょう。

医師が初診で認知症の疑いがある高齢者を診察するときは、発症の経緯や、日頃の様子がよくわかる家族からの情報が必要です。病院にかかる際には必ず、身近な家族が付き添うようにしましょう。複数の家族が付き添うことができれば、医師と家族が話している間に本人の見守りができて安心です。

また、決心してから受診する日まであまりに間が空いてしまうと、忘れられてしまったり、不安が大きくなったりします。「やっぱり行かない」と抵抗されることも多くなるので、受診を促すのは前日か、2～3日前がいいでしょう。

どうしても受診を促せない場合は、先に家族だけで専門医に相談するか、往診に来てもらうのも一つの方法です。

こんな工夫をしてみましょう

「市から検診の連絡が来ました」

本人だけではなく、地域の皆さんが受診するという名目で受診を促します。「高齢者検診」「80代検診」といった言い方もできるでしょう

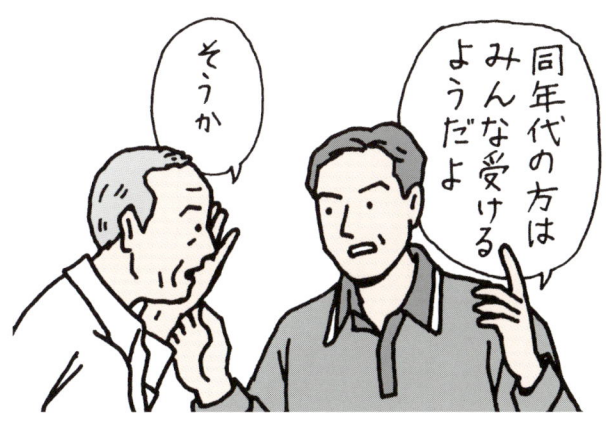

「健康診断を受けましょう」

体全体の調子を話題にして受診を促します。今現在問題があるのではなく、いつまでも元気でいてほしいという気持ちを伝えましょう

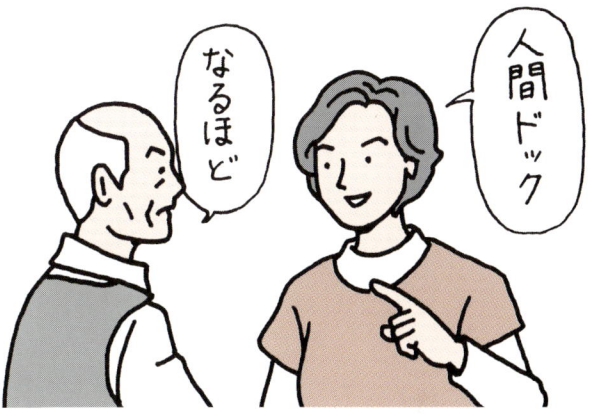

病院に配慮してもらい、内科から

いきなり認知症の専門と思われる科にかかるのが難しいようなら、病院に相談して、内科から別の窓口へ行かせてもらいましょう

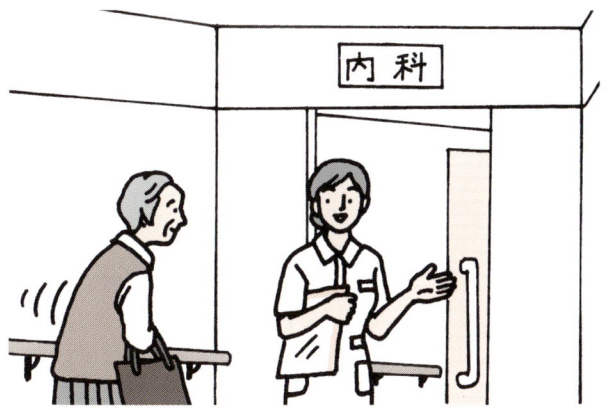

「○○先生が勧めていましたよ」

普段かかりつけているお医者さんの言うことなら素直に聞く場合があります。信頼している親戚や知人の名前を出してもいいでしょう

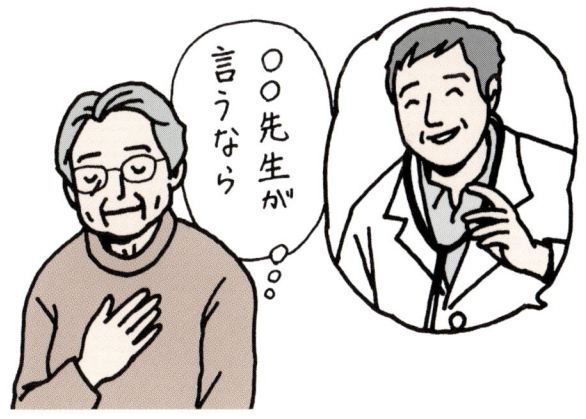

事前メモ

初診のときは経過を聞かれてあわてないように、事前に大切な情報をメモにしてまとめていくといいでしょう。

いつから
- どのような変化に、いつ頃気づいたのか
- 何か、家族が気づくきっかけはあったのか

変化の内容
- 以前は見られなかった変化
- 具体的に、以前はどのようであったのが、今はどのように変化しているのか

現在の状況
- 日常生活はできているか
- 困っていることは何か

その他
- 生年月日、生活歴、学歴、職歴、家族構成、既往症など
- 服用している薬があったらその種類や名前も（お薬手帳があれば持参する）

認知症の受診 ①

専門医はどこにいるのか

ひとくちに「専門医」と言っても、認知症の専門医はいったいどこにいるのでしょうか。まずは近くの専門医を探してみましょう

何科を受診すればいいのか

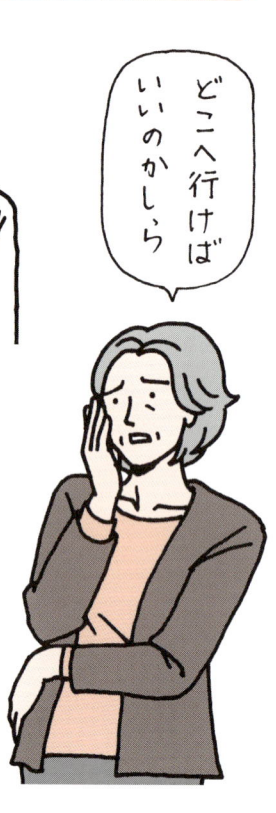

どこへ行けばいいのかしら

- 精神科（38〜39ページ参照）
- 神経内科（36〜37ページ参照）
- 脳神経外科（34〜35ページ参照）

認知症の専門医を探すには

病気は早期発見・早期治療が大切です。しかし、認知症の場合は「早期」であることが落とし穴にもなり得ます。

実際に家族がおかしいと感じているケースでは、かなりの確率で認知症が始まっているのです。ところが早期であればあるほど、一般の医師は認知症に気づきにくいというジレンマがあります。だからこそ、専門医との出会いが重要です。

認知症の専門医は、まだ多くはありません。理由は、本格的な認知症学の歴史が浅いからです。内科学や精神医学は100年を超す長い歴史がありますが、認知症学は20年ほどの歴史しかありません。そのため、十分な知識を持ち合わせていない医師が多いのは事実です。

それでは、認知症の専門医を探すには、どのようにすればいいのでしょうか。

日本には、認知症を研究している学会が大きく2つあります。「日本老年精神医学会」と「日本認知症学会」です。一般的には、この2つの学会から認定されている医師が、「認知症の専門医」と言えます。

左ページに、それぞれの学会の所在地とホームページのアドレスを掲げました。ホームページ上では、専門医の名前や医療機関（勤務するクリニックや病院）などの情報が都道府県別に公開されています。まずはその中から、自宅に一番近い専門医を探してみましょう。

また、「アルツハイマー病研究会」という団体もあります。この研究会でも、参加会員の所属する医療機関が公開されているので参考にしてください。

医療編 1 認知症の診断

認知症の専門医を公開している学会

日本老年精神医学会

老年精神医学について優れた学識、高度な技能、倫理観を備えた臨床医を「日本老年精神医学会専門医」として認定し、認定医の情報についてはホームページ上で公開しています

【問い合わせ：日本老年精神医学会事務局】
〒162-0825　東京都新宿区神楽坂4-1-1 オザワビル2階
(株)ワールドプランニング内
TEL：03-5206-7431　　FAX：03-5206-7757

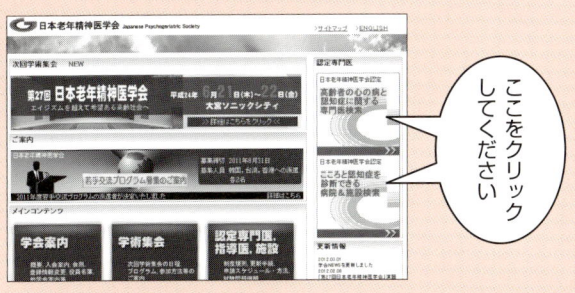

http://www.rounen.org/

日本認知症学会

認知症診療において十分な経験と知識を有し、学会の審査に合格した医師を「日本認知症学会専門医」として認定し、認定医の情報をホームページ上で公開しています

【問い合わせ：日本認知症学会事務局】
〒156-8506　東京都世田谷区上北沢2-1-6
FAX：03-3304-5715

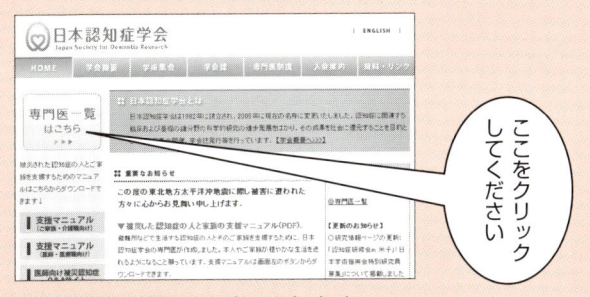

http://dementia.umin.jp/

アルツハイマー病研究会

アルツハイマー型認知症の基礎および臨床に関する学問的向上を通じて、アルツハイマー型認知症の診断技術の向上と、新しい薬物治療体系を確立することを主たる目的としている研究会です。会員が所属している医療機関をホームページ上で公開しています

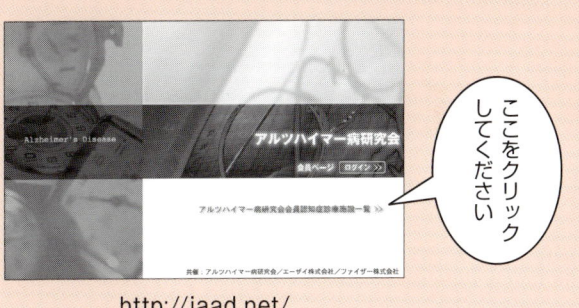

http://jaad.net/

その他の相談窓口について

パソコンでうまく検索できない場合や、通える範囲に専門医がいない場合もあるでしょう。そのときは地元の医療機関を受診するしかありません。

認知症を診察してくれるのは、一般的には脳神経外科、神経内科、精神科、老年科などです。病院によっては「もの忘れ外来」や「認知症外来」を設けている病院もあるので、地元の病院へ認知症の診察について問い合わせてみましょう。

また、相談窓口を設けてアドバイスしてくれたり、専門機関への紹介をしてくれたりするのが地域の公的機関です。いきなり病院に問い合わせるのが難しい場合は、42～43ページを参考に、各地域の公的機関に相談してみましょう。

次のページからは、各科によって認知症の診察にどのような特徴があるのかをまとめてあります。それぞれの分野に得意不得意があるので、受診先を決める参考にしてください。

31

認知症の受診 ②

かかりつけ医と大病院

日頃お世話になっているかかりつけ医と、何かあったときに頼る大病院。それぞれの認知症との関わりについて見てみましょう

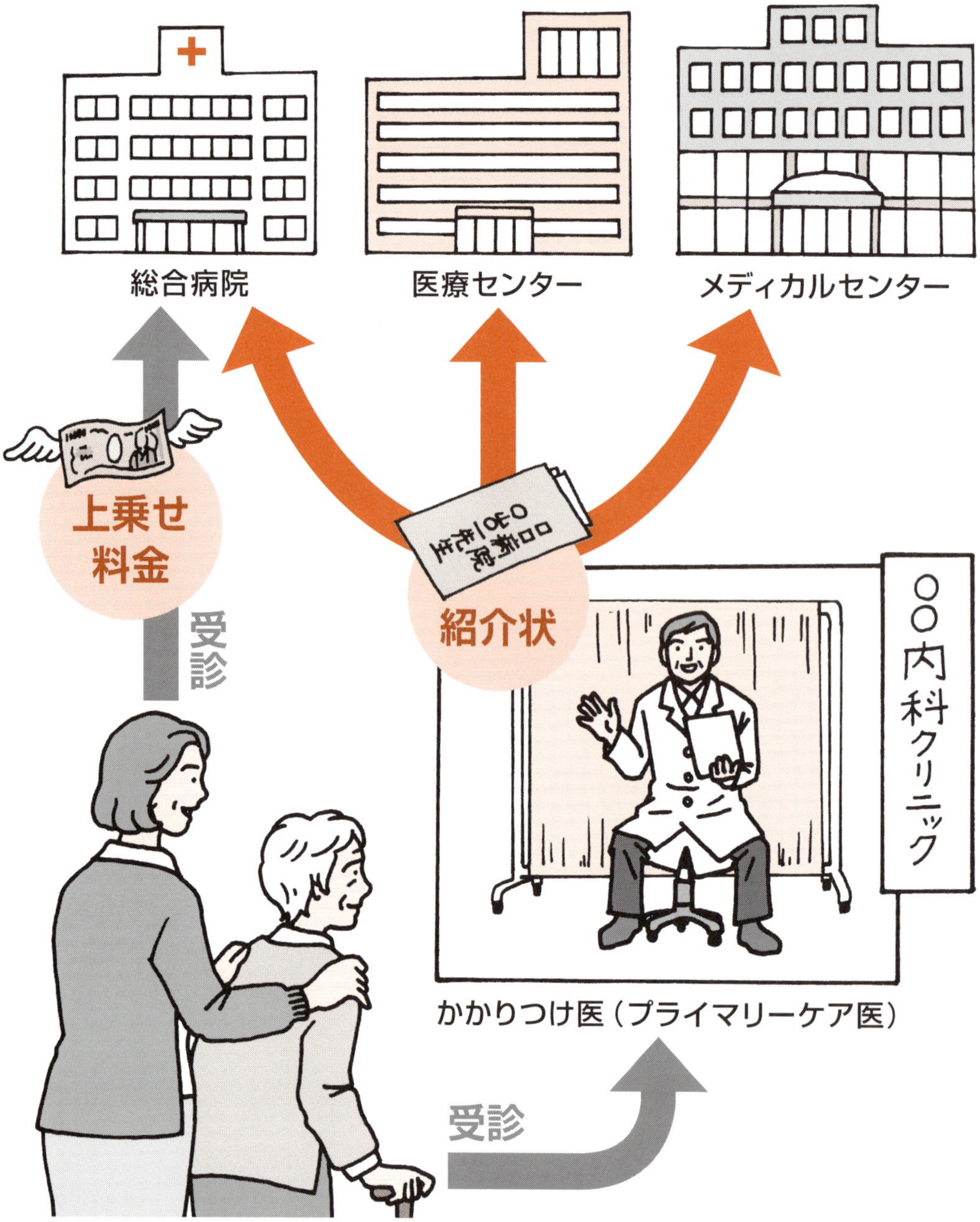

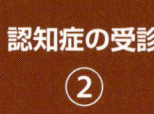

総合病院　医療センター　メディカルセンター

上乗せ料金　紹介状

受診

かかりつけ医（プライマリーケア医）

受診

大きな病院と診療所の違い

医療機関は、大きく病院と診療所の2種類に分けられます。20床以上の入院設備を持つのが病院で、19床以下が診療所です。全国に病院は約8700、診療所は約10万あります。

日本では患者が自由に医療機関を選ぶことができますが、その裏にはさまざまな問題があります。「3時間待ちの3分診療」と言われる大病院への患者の集中もその一つです。軽症でも大病院を受診する人が多いことから、待ち時間が長いだけでなく、病院勤務医の過重労働という問題も招いています。

そのため、近年では病院への直接受診を減らそうと、紹介状を持たない患者には初診料に保険外の負担を上乗せするしくみが導入されています。

32

医療編 1 認知症の診断

病院と診療所の数

2010年で病院と診療所の内訳を見ると、病院では一般病院が7,587、精神科病院が1,082、結核療養所が1となっています。診療所では有床診療所が10,620、そのうち療養病床を有する診療所が1,485、無床診療所が89,204となっています

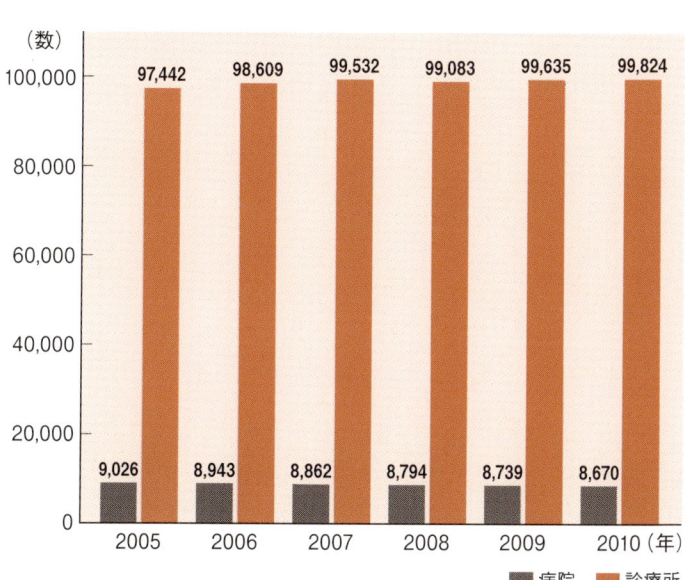

（数値は各年10月1日のもの：厚生労働省調べ）

紹介状なしの初診上乗せ料金

1996年から導入された制度です。料金は病院の判断に委ねられ、このような比率になっています

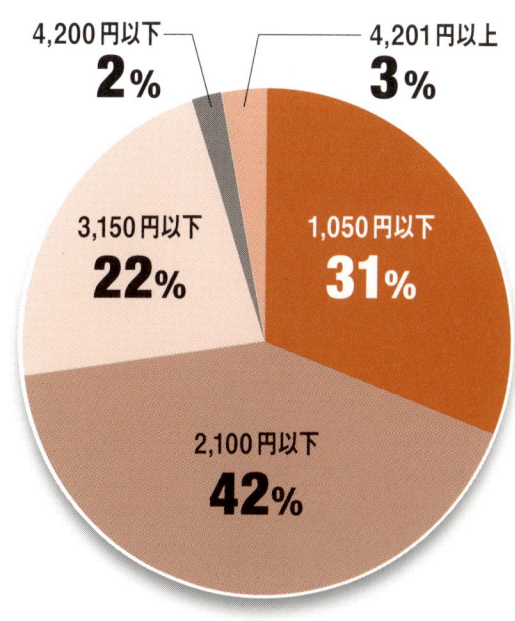

（厚生労働省の2009年の調査による）

かかりつけ医と専門医の連携

かかりつけ医（プライマリーケア医）は、病院の勤務医とは違ってゲートキーパー（地域の監視医）としての役割を担っています。そのため、認知症が疑われる家族の相談を受けた場合、介護者の苦しみを理解し、要介護認定に必要な主治医意見書を書くなどの支援を行わなければなりません。

一般的にかかりつけ医の多くは内科医で、専門医とは認知症に対する知識や経験に差があります。だからこそ判断が難しい境界域の場合は、すみやかに専門医に紹介を行うことが必要です。不用意に「年のせいでしょう」「様子をみましょう」と言う医師がいますが、専門医が認知症だと認めた患者を調べたところ、4人のうち3人はかかりつけ医が見逃していたという調査結果があります（東京都、1995年の調査）。

重大な疾患の可能性を見逃さず、専門医に確実なパスを出せるかかりつけ医を選ぶことはとても大切なことです。相談をしても知能検査を行ってくれないような場合は、かかりつけ医を替える必要があります。

認知症の専門医はまだ数が少なく、診察を受けるために遠くの病院まで行かなければならないこともあります。しかし高齢の患者を連れて遠くの病院に通院し、毎回何時間も待つというのは家族にとって大きな負担です。そこで、身近なかかりつけ医と専門医との間で連携を取ってもらう必要があります。

方法はこうです。まずはかかりつけ医に相談し、専門医を紹介してもらいます。次に専門医による確定診断を受け、病型に応じた治療方針を立ててもらいます。その治療方針を受けて、かかりつけ医が投薬などの日常的な治療を行うのです。これで、毎回遠くの病院に通わなくてもよくなります。

その後は、かかりつけ医と家族や介護職で認知症高齢者を見守っていくのです。もしも容態に変化が見られた場合は、治療方針の見直しのために専門医に再度診てもらいましょう。

33

認知症の受診 ③

脳神経外科と認知症

認知症を脳の病気と考えると、受診先を探すときにまず思い浮かぶのは脳神経外科です。脳神経外科は脳外科とも呼ばれます

脳神経外科はどんな診療科なのか

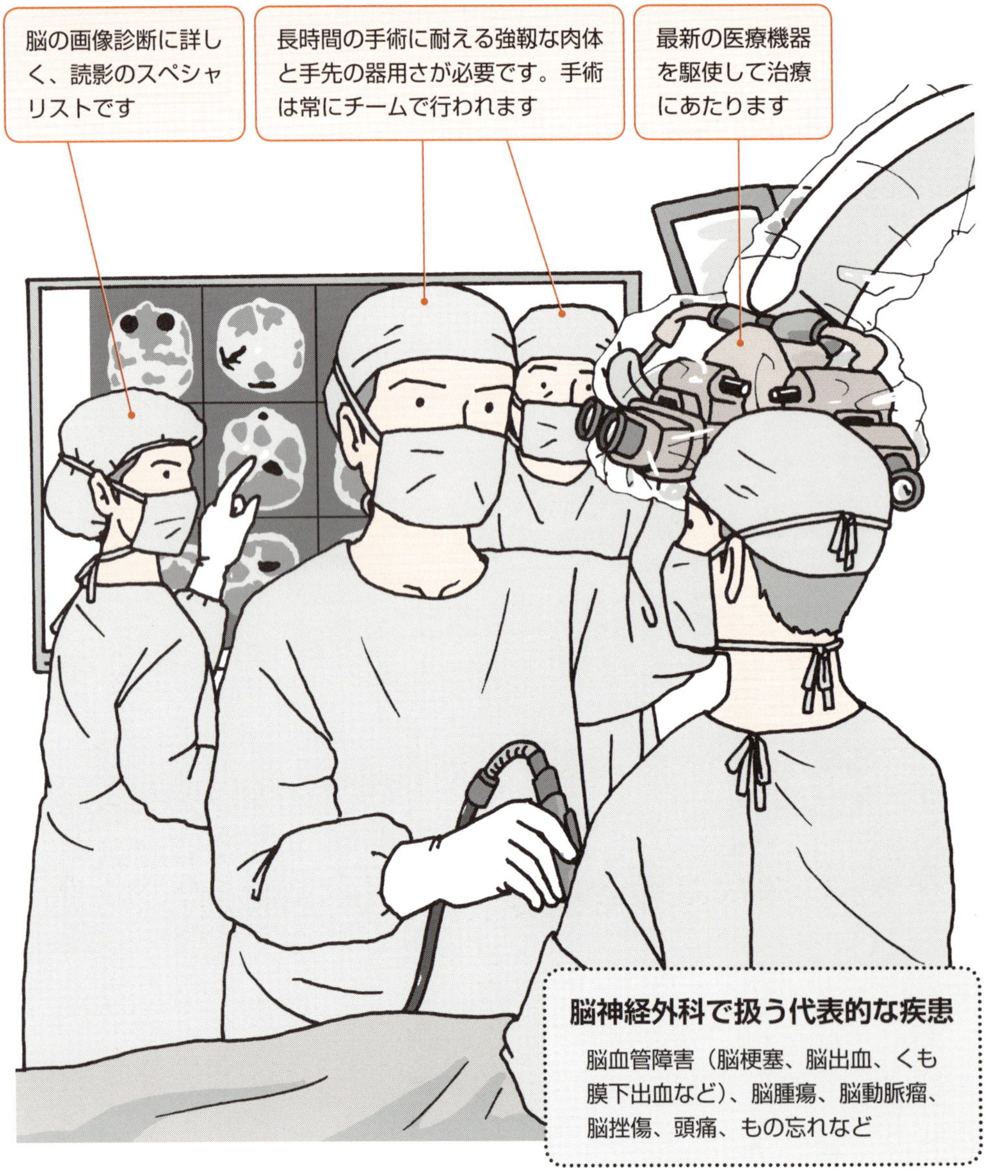

- 脳の画像診断に詳しく、読影のスペシャリストです
- 長時間の手術に耐える強靭な肉体と手先の器用さが必要です。手術は常にチームで行われます
- 最新の医療機器を駆使して治療にあたります

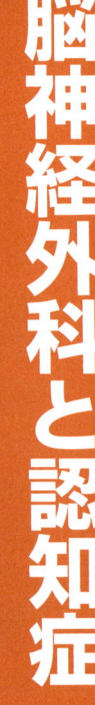

脳神経外科で扱う代表的な疾患
脳血管障害（脳梗塞、脳出血、くも膜下出血など）、脳腫瘍、脳動脈瘤、脳挫傷、頭痛、もの忘れなど

脳神経外科は脳の手術のプロ集団

脳神経外科は脳、脊髄、末梢神経、脊椎などに関する外科疾患を診る診療科です。外科疾患とは手術を必要とする病気ですから、脳神経外科医は脳の手術のプロといえます。

脳神経外科を受診する患者は、頭のけがや脳の病気、もの忘れを訴える人などさまざまです。そうした患者をCTやMRIを使って検査し、画像診断に基づいて手術を行います。手術が必要ないと判断した場合は、症状によって神経内科や精神科、内科などへつなげます。

一般的に脳神経外科医が扱うのは、命にかかわるような緊急度の高い疾患が多いのが特徴です。そのため、認知症を専門に研究している脳神経外科医はあまり多くありません。

34

医療編 1 認知症の診断

脳血管障害と認知症

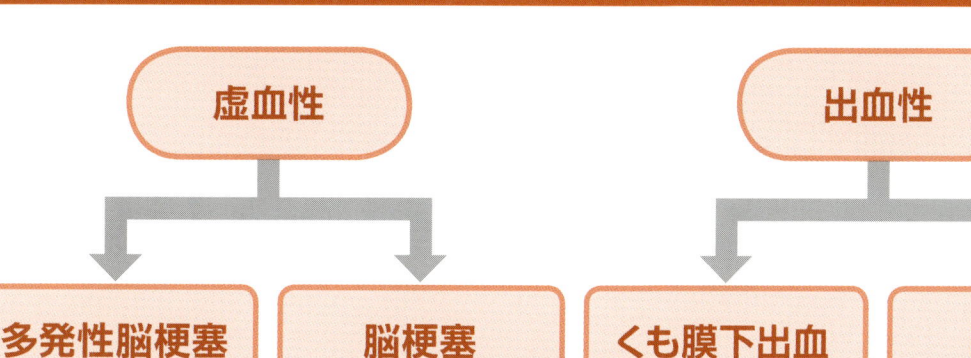

虚血性 → 多発性脳梗塞 / 脳梗塞

出血性 → くも膜下出血 / 脳出血

脳血栓

くも膜

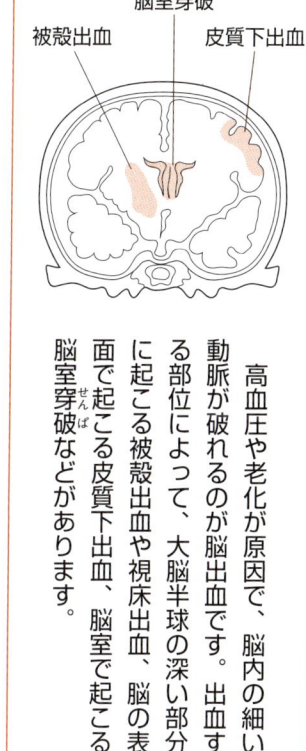

被殻出血　脳室穿破　皮質下出血

多発性脳梗塞

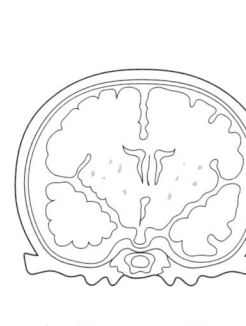

多発性脳梗塞は、脳動脈の細かい血管壁が動脈硬化で厚くなり、血液の流れが悪くなって小さな脳梗塞がたくさんできたものです。ごく小さなラクナ梗塞が多発したもので、脳血管性認知症の主要原因となります。

脳梗塞

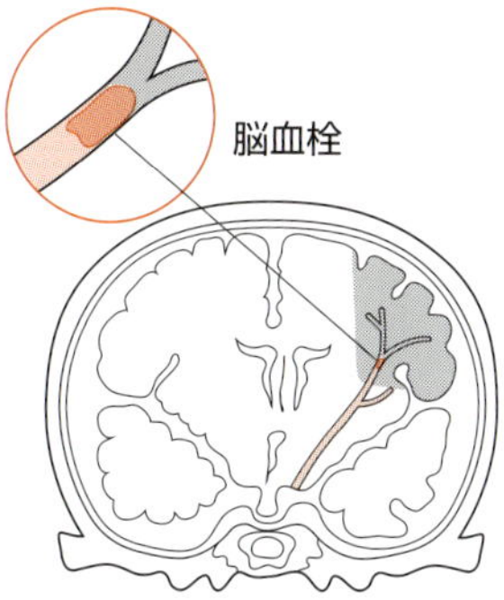

脳梗塞は、動脈硬化などで通りが悪くなった脳内の動脈に血小板がつまる「脳血栓」(上の図)、心臓でできた血栓が脳動脈をふさぐ「心原性脳塞栓」、脳内の細い血管がつまる「ラクナ梗塞」の3種類があります。

くも膜下出血

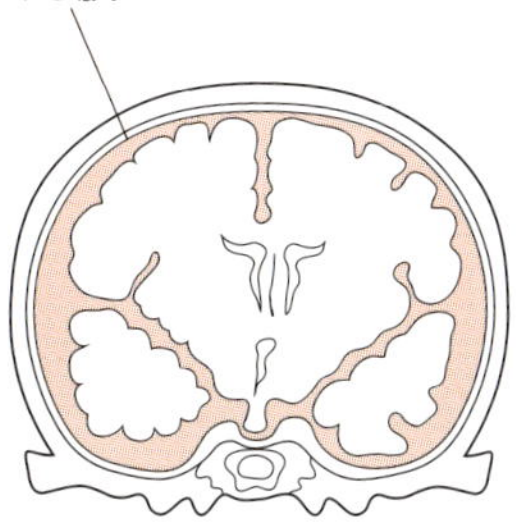

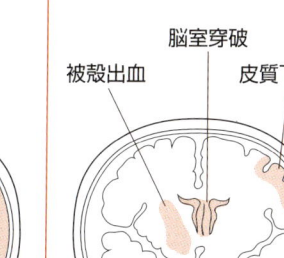

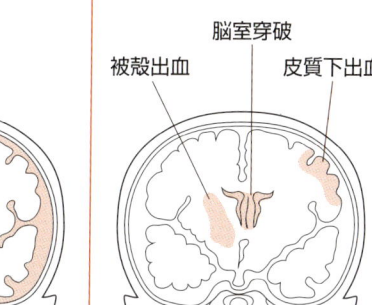

脳や脊髄は、硬膜、くも膜、軟膜という3層の髄膜で包まれています。くも膜下出血は、くも膜と軟膜の間にあるくも膜下腔に出血する重篤な脳血管障害で、通常脳動脈瘤※の破裂や脳動静脈奇形によって起こります。

脳出血

高血圧や老化が原因で、脳内の細い動脈が破れるのが脳出血です。出血する部位によって、大脳半球の深い部分に起こる被殻出血や視床出血、脳の表面で起こる皮質下出血、脳室で起こる脳室穿破などがあります。

脳神経外科と認知症のかかわり

「もの忘れがひどくなった」と来院した患者が認知症なのか、それとも脳にほかの病気が潜んでいるのかを診断するのは、脳神経外科の得意とするところです。もの忘れを訴える人のなかには、慢性硬膜下血腫や正常圧水頭症といった病気が原因で、認知症もどきの症状が出ていることもあります。こうした病気が原因である場合、脳神経外科医が行う手術で著しく改善することがあるのです。

このように、認知症にも外科的な立場からかかわります。そこで思わぬ脳の病気が発見されることもあるので、最初に脳神経外科を受診するのは、一つの選択肢としていいでしょう。しかし、もの忘れの原因が脳の手術を要する疾患ではなく一般的な認知症であるとわかった場合は、脳神経外科の管轄から外れます。脳神経外科は緊急性の高い患者が多い診療科なので、ほかの科へ移ったほうがいいでしょう。

35

※動脈瘤：血管の壁が薄くなり、瘤(こぶ)のようにふくらんでくる病気。無症状なので発見が難しい

認知症の受診 ④

神経内科と認知症

神経内科は、一般の人にはわかりにくい診療科です。分野は脳神経外科と似ていますが、そこへ内科的なアプローチを行います

神経内科はどんな診療科なのか

初診では過去の病歴を聞き、体の動きを調べます。必要があれば血液検査や画像検査を行います

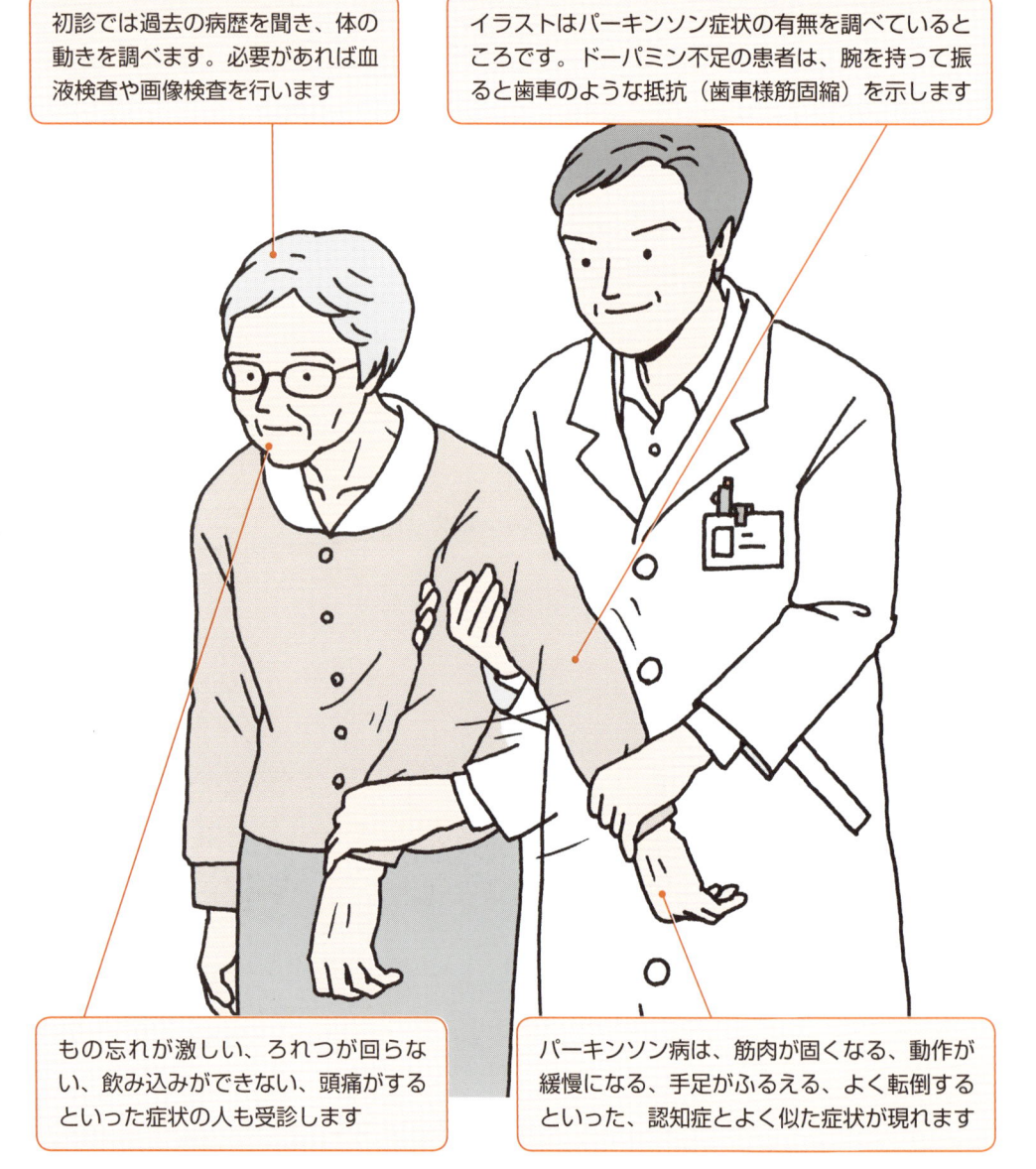

イラストはパーキンソン症状の有無を調べているところです。ドーパミン不足の患者は、腕を持って振ると歯車のような抵抗（歯車様筋固縮）を示します

もの忘れが激しい、ろれつが回らない、飲み込みができない、頭痛がするといった症状の人も受診します

パーキンソン病は、筋肉が固くなる、動作が緩慢になる、手足がふるえる、よく転倒するといった、認知症とよく似た症状が現れます

内科医として神経の病気を診る

神経内科は脳や脊髄、神経、筋肉の病気を診る内科です。めまい、しびれ、頭痛、歩きにくさ、もの忘れ、意識障害など幅広い症状を診察します。

神経内科は脳に限らず、画像診断等を通して全身を診ることができる科です。そのうえで原因が骨や関節なら整形外科へ、手術が必要な場合は脳神経外科へ、精神的なものは精神科へとつなげてくれます。

よく神経内科と区別を間違えるのが精神神経科や神経科、心療内科などです。これらの科は、精神的な問題がもとで体に異常をきたしている病気を扱う科です。神経内科は、精神的な原因ではなく、脳や脊髄などに原因があって体が不自由になる病気を扱っています。

36

医療編 1 認知症の診断

神経内科が扱うおもな疾患

パーキンソン病
脳内のドーパミン不足によって、筋肉の収縮とリラックスのバランスが崩れ、スムーズな動作ができなくなる病気です

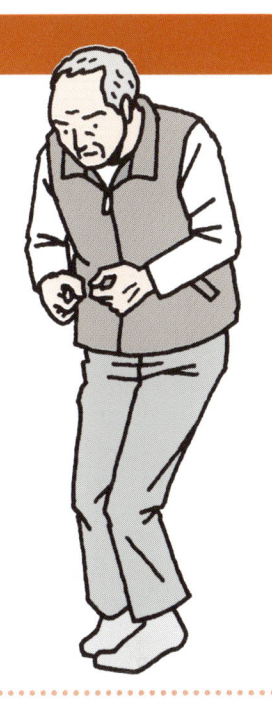

頭痛
片頭痛やストレスによる緊張型頭痛などいくつかの種類があります。脳血管障害による頭痛は、早急な処置が必要です

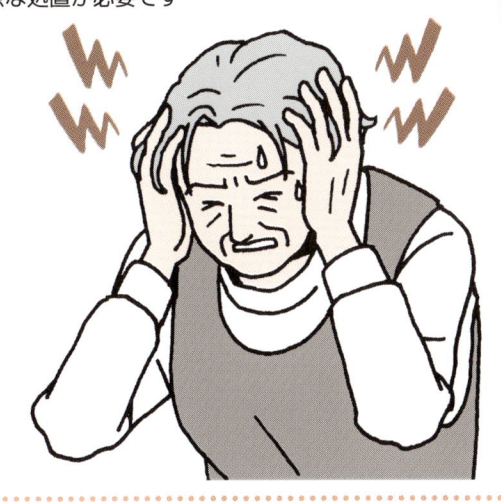

てんかん
激しいけいれんや意識消失発作を起こす慢性の脳疾患です。てんかんは、精神科と神経内科の双方が扱います

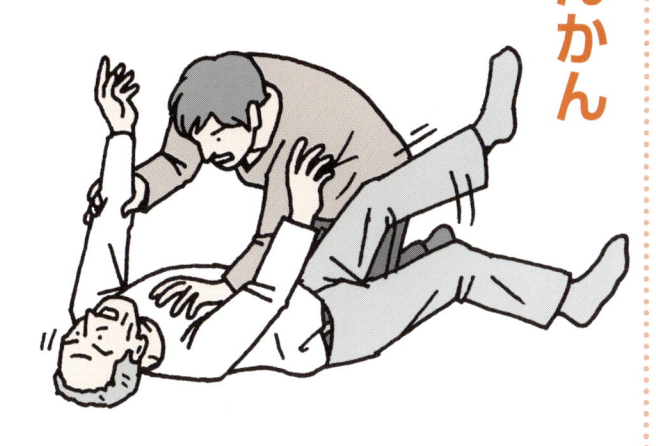

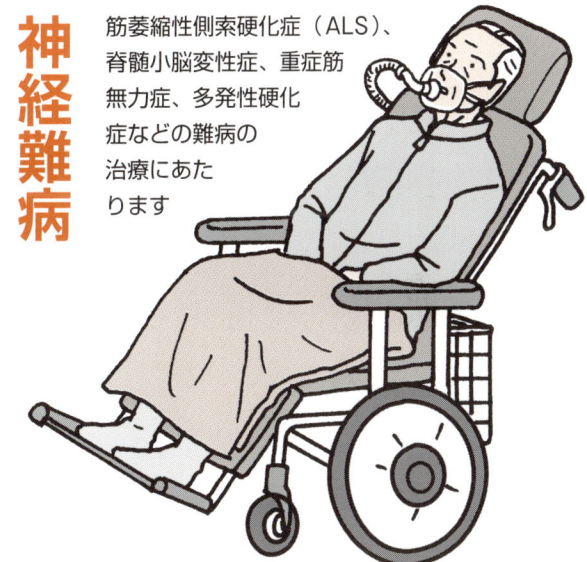

神経難病
筋萎縮性側索硬化症（ALS）、脊髄小脳変性症、重症筋無力症、多発性硬化症などの難病の治療にあたります

神経内科と認知症のかかわり

認知症は、パーキンソン病やてんかんと並んで、神経内科の扱う代表的な病気です。神経内科には認知症に対する知識が深い医師も多く、アルツハイマー型認知症や脳血管性認知症を得意としています。

ただし、患者がレビー小体型認知症であった場合は注意が必要です。レビー小体型認知症の特徴の一つである「小刻み歩行」は、パーキンソン病の症状と非常に似ています。神経内科医は、受診者の多いパーキンソン病だと考えて、パーキンソン病治療薬を常用量処方してしまいがちです。さらに、薬が効かないからといって、どんどん薬を足してしまう神経内科医も少なくありません。

レビー小体型認知症には薬物過敏性があるので、合わない薬の多量服用は危険です。患者の様子を見ながら、ときには薬を減らす処方を検討してくれなければ、病院を替えることも視野に入れましょう。

認知症の受診 ⑤

精神科と認知症

近年、精神科病院で統合失調症の入院が減り、認知症の入院が増えているのをご存じでしょうか。そんな精神科と認知症の関係とは

いろいろな診療科名を使う精神科医

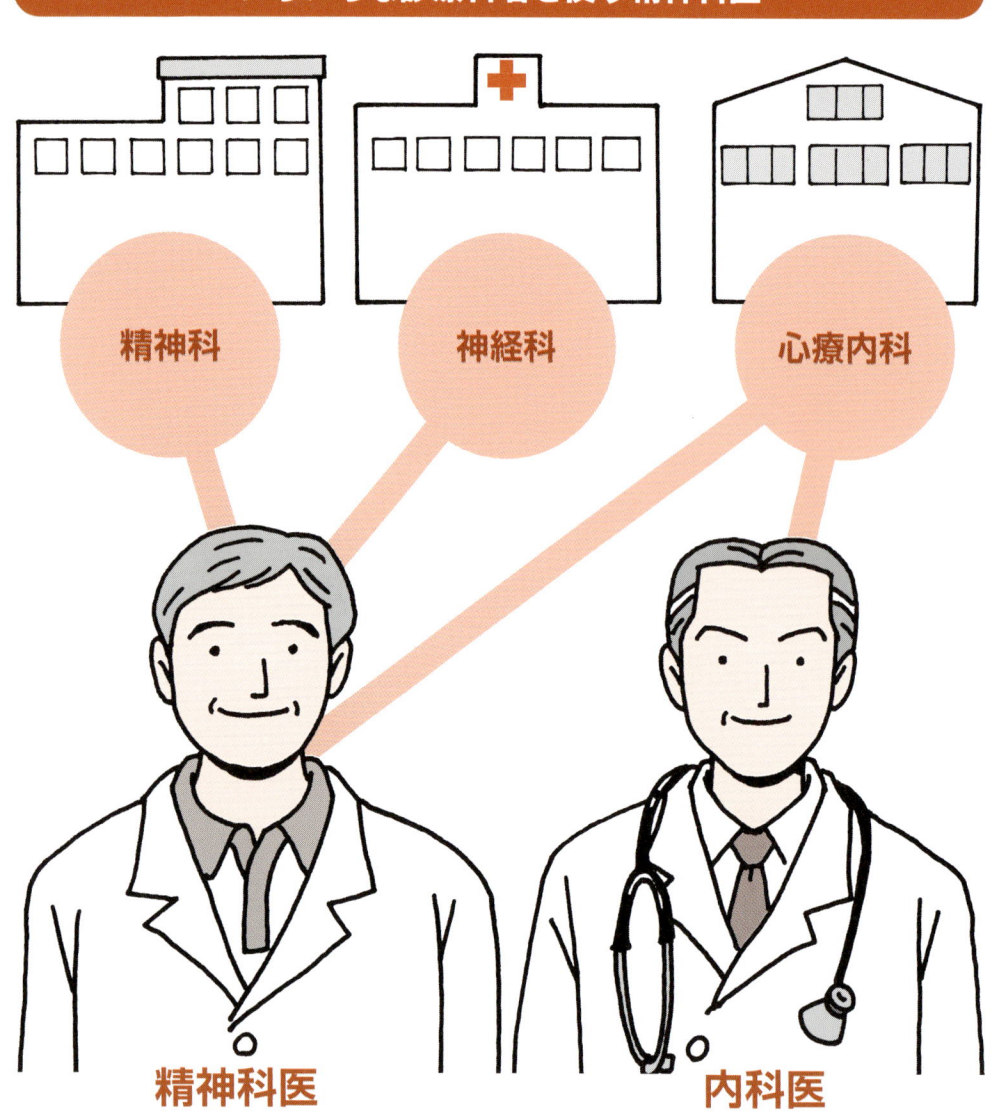

精神科　神経科　心療内科

精神科医
精神科だけでなく、神経科や心療内科も精神科医の守備範囲です。もの忘れ外来を開いている精神科医も少なくありません

内科医
心療内科は精神的な問題によって体に異常が起こった人を治療する診療科です。内科医の守備範囲ですが精神科医もいます

精神科医は脳と心の病の専門家

かつては一般の人にとって敷居が高く感じられた精神科ですが、今では一般的な存在です。特に近年のストレス社会において「心の風邪」とも形容されるうつ病などは、誰でもなり得る病気として広く認識されるようになりました。

精神科で扱われる病気は、統合失調症に代表される精神の病気や気分の障害（うつ病や躁病）、精神的な原因で体に症状が出る心身症などです。

治療法には心理療法、薬物療法、行動療法などがあります。心理療法はカウンセリングを通して問題点を一緒に解決し、薬物療法は薬を使ってつらい症状を取り除き、行動療法は訓練によって望ましい方向へと行動を制御していく治療法です。

38

医療編 1 認知症の診断

精神科が扱うおもな疾患

うつ病
高齢者の場合、うつ病とうつ状態をしっかり見分けることが大切です。うつ状態の多くは認知症の可能性があります

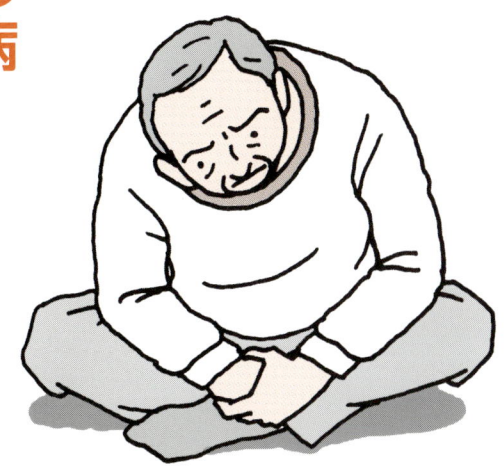

統合失調症
幻聴や妄想、感情の起伏の消失、まとまりのない言動などを主症状とする精神疾患。昔は精神分裂病と呼ばれていました

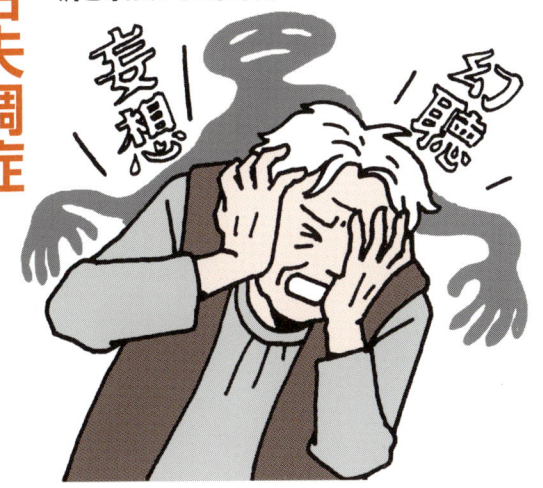

神経症
焦燥感に駆られる不安神経症、確認行為を繰り返す強迫神経症などがあります

※近年、精神医学では排除されつつある病名ですが、認知症との類似が気になります

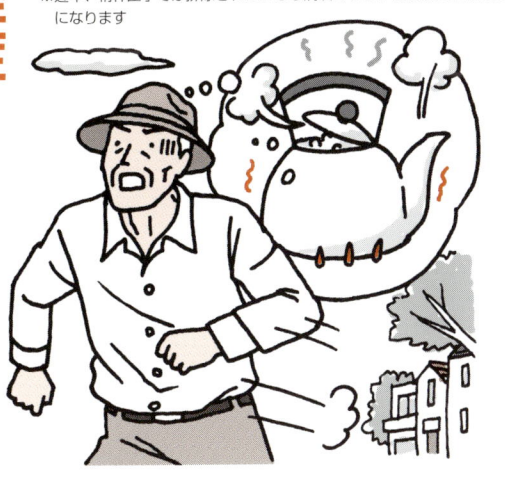

依存症
アルコール依存症や薬物依存症など多くの依存症があります。アルコールは認知症の原因にもなるので注意が必要です

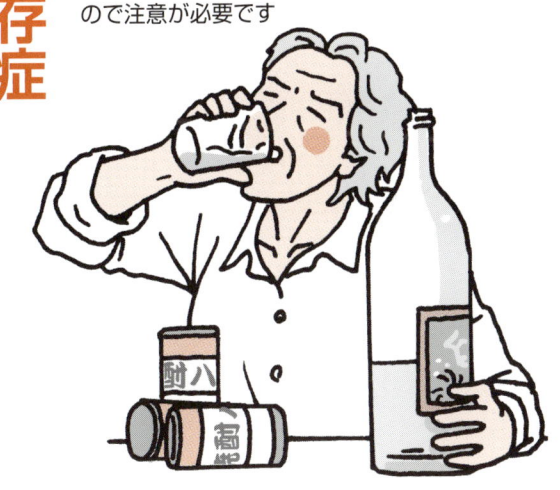

精神科と認知症のかかわり

認知症との区別が難しい病気がうつ病です。認知症のタイプによっては、表情が暗くなるなど「うつ状態」が出てきます。

しかし高齢者のうつ状態の多くはうつ病ではなく認知症です。認知症の人に抗うつ薬を投与すると、ADL（日常生活動作）が極めて悪くなります。誤診を避けるには、別の科で知能検査を行ってもらい、認知症ではないとわかってから精神科を受診したほうがいいでしょう。

一方、すでに精神科を受診している人の場合、抗うつ薬で元気になるようならうつ病なので、そのまま経過を見守りましょう。しかし、抗うつ薬で症状が改善しないのであれば認知症が疑われるので、他の診療科へ替わったほうが賢明です。

また、認知症が進んで暴力や妄想などが強く出たときに、精神科病院への医療保護入院を行う場合があります。そのような場合でも、できるだけ短期間の入院にとどめましょう。

認知症の受診⑥ 老年科・もの忘れ外来と認知症

自宅から通える範囲にあるならば、まずは訪れたい老年科やもの忘れ外来。ここなら本人や家族も気負わずに門を叩けそうです

もの忘れ外来で行われる検査

- もの忘れのために生活に支障が出ていないかを聞かれるので、本人の生活をよく知る人の立ち会いが必要です
- ほとんどのもの忘れ外来で、初診時に知能検査を行います
- CTやMRIを使って、脳が萎縮していないかを調べます
- 内臓疾患の有無を調べるために血液検査や尿検査を行います

老年科は高齢者のための総合診療科

　老年科が担うのは高齢者のための総合医療です。一般的に病院では臓器別に区分された診療科を設けていますが、高齢者の場合は多臓器にわたる障害を抱えることが多くあります。そのため、臓器を個別に分けるのではなく、高齢者への包括的な医療サービスを提供することが老年科の役割です。

　老年科は、認知症をはじめ骨粗鬆症や嚥下障害など、高齢期から著しく増加する疾患全体を扱います。複数の診療科を受診するだけで体力を消耗する高齢者にとって、大きなメリットのある診療科です。

　一方、認知症の診察に特化した診療科がもの忘れ外来です。認知症と確信がもてない人でも気軽に相談できます。

40

医療編 1 認知症の診断

老年科が扱うおもな疾患

認知症
「最近もの忘れがひどくなったが、年のせいなのか脳の病気なのか専門家の判断を仰ぎたい」といったときに適した診療科です

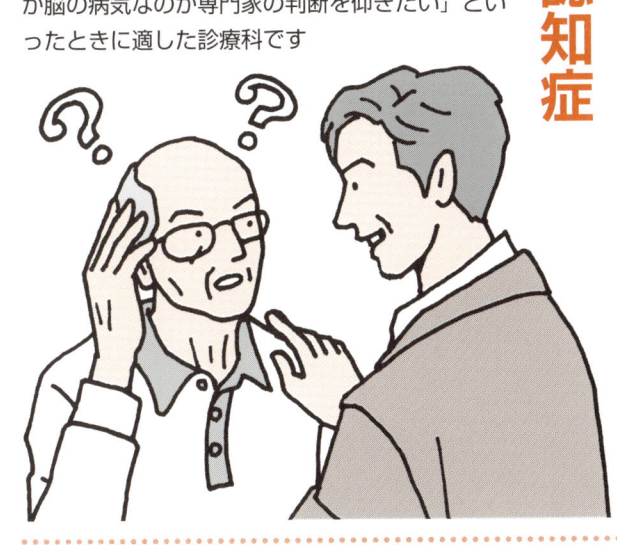

骨粗鬆症・転倒
転倒に伴う大腿頸部の骨折は、高齢者が寝たきりになる大きな原因です。できれば前段階の骨粗鬆症から予防しましょう

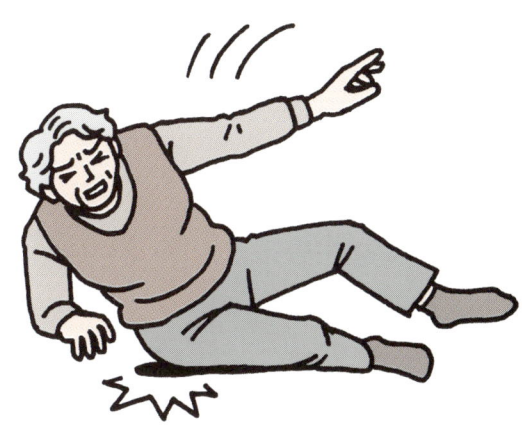

摂食・嚥下障害
認知症が進むと、食べようとしなくなるなど食に関する障害が出ます。また、飲みこみが悪くなって誤嚥性肺炎を起こします

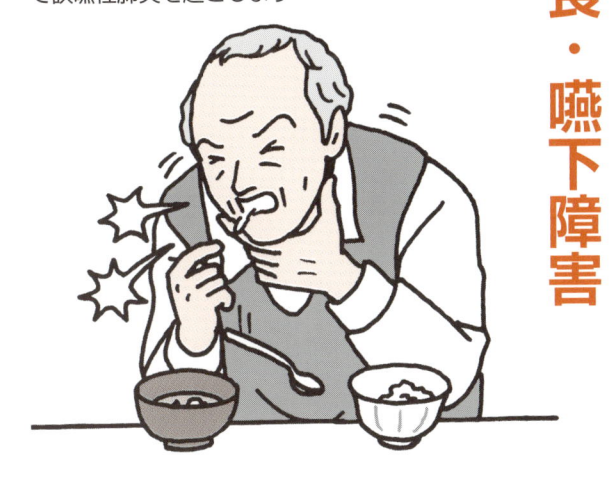

高齢者の病気全般
高血圧、動脈硬化、低栄養、関節の拘縮、心肺機能の低下、消化管の機能低下など、高齢者の病気全般をフォローします

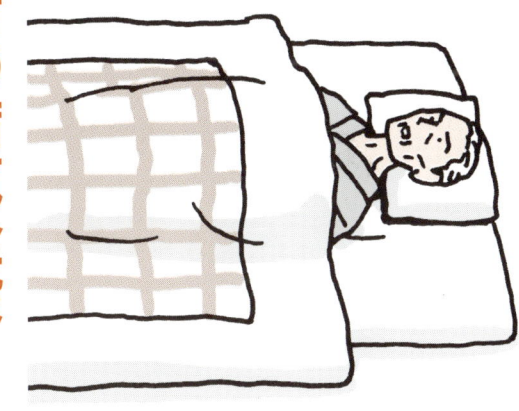

老年科と認知症のかかわり

老年科と認知症のかかわりで特徴的なのは、高齢者の身体的特徴をよくわかっている老年科医は、穏やかな処方を行ってくれる点です。認知症はもともと薬の処方が難しい病気ですが、老年科における漢方も含めた穏やかな処方は、薬害の発生率が低いので安心して治療を受けることができます。

また、老年科は生活面から認知症にアプローチする点も特徴的です。近年では認知症と生活習慣との関連が指摘されていますが、老年科では認知症の診断や治療だけではなく、生活習慣病なども同時に対策をとることによって、認知症の改善や予防にも努めています。

一方、もの忘れ外来は認知症の専門医が対応してくれるので、最初に相談するには適した診療科です。必要があれば他の診療科にもつなげてもらえるので、認知症が疑われるのであれば、まずはもの忘れ外来に相談するのもいいでしょう。

認知症の受診 ⑦

公的機関と認知症

病院を受診する前に、公的な立場の人や窓口に相談したいという家族もあるでしょう。ここでは認知症に関する相談先を紹介します

家族は誰に相談すればいいか

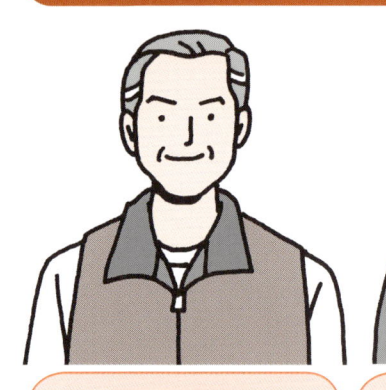

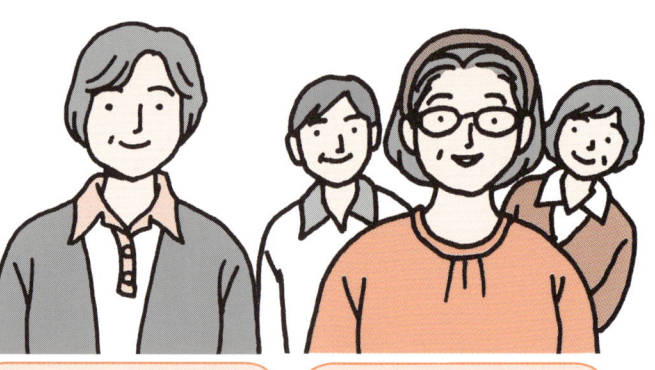

民生委員
行政機関や社会福祉協議会と協力し、地域で困っている住民への援助を行う民間奉仕者です。認知症での悩みがあれば、地元の民生委員を訪ねてみましょう

ケアマネジャー
介護サービス事業者と利用者をむすんでくれる居宅介護支援専門員です。ケアプランを組んでもらうには契約が必要ですが、事前の相談を受けてくれます

家族会の代表者
病院であれば入院患者の家族会、地域であれば在宅介護者の家族会、さらに認知症の家族会もあります。先輩が、医療機関の選び方などを教えてくれます

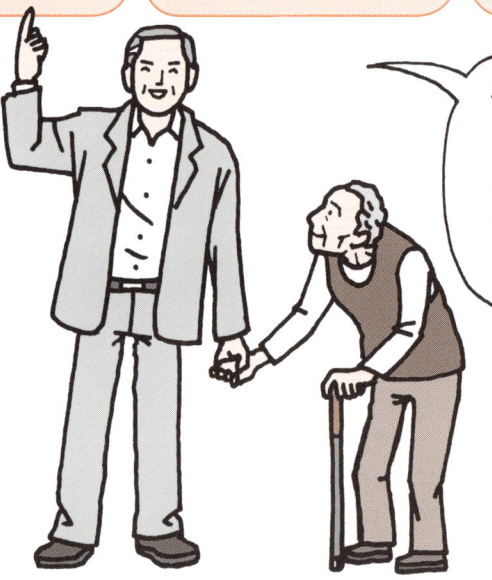

連絡先は役場で教えてもらえるよ

認知症相談窓口のいろいろ

年をとってもの忘れが進み、自立した生活が困難になってきたら、誰に相談すればいいのでしょうか。昔は保健所の保健師さんが健康や医療、福祉全般の相談にのってくれたものです。その後、複雑な法律改正によって保健所は福祉事務所や保健センターと統合され、窓口が見えにくくなっています。

介護保険が始まって以降、高齢者の健康に関する相談は、すべて介護保険の窓口へ回される傾向が顕著です。認知症に関する相談も、介護保険関連の窓口で取り扱われています。

少しでも顔の見える関係のなかで相談したいのであれば上のイラストの人々へ、そうでなければ左ページの相談窓口へ連絡してみてください。

認知症についての公的相談窓口

名　称	役　割	所在地の調べ方
市区町村の福祉相談窓口	都道府県や市区町村役場には、医療、福祉、介護に関する情報が集まっています。認知症に対応できる医療機関や介護サービス、施設入所についての情報も得られます。ただし、役場としてどこかを推薦してくれるわけではないので、リストをもらって自分で選びましょう。情報はインターネットのホームページでも閲覧できますが、パソコンを使えない人は窓口へ出向くのがいちばんです	家族ではなく本人が居住している市区町村役場へ行く必要があります。所在地がわからなければ、電話帳（または番号案内サービス104番）で調べましょう
精神保健福祉センター	法律によってすべての都道府県と政令指定都市に1ヵ所の設置が定められています。保健所と連携して、地域の「こころの健康」に関する相談事業を行う公的機関です。業務内容には、認知症の特定相談も含まれ、精神科医や精神科ソーシャルワーカーなどの専門スタッフが相談を受けています。相談だけでなく、診療、デイケア、リハビリテーション機能を持つ精神保健福祉センターもあります	第6章（278～279ページ）に全国の精神保健福祉センターの所在地が掲載されています
地域包括支援センター	2006年に誕生した、比較的新しい窓口です。全国に8000ヵ所あった在宅介護支援センターに替わり、地域の高齢者や介護家族の相談を受け止めて、必要なサービスへつないでくれます。認知症に関しては、初期症状の相談にものってもらえるのが特徴です。地域の医療や介護の事情に詳しいので、最初の「駆け込み寺」的な役割が期待できます	本人の住所を言って、市区町村役場に最寄りの地域包括支援センターの所在地を聞いてください
社会福祉協議会	全国組織で、都道府県と市区町村に分かれ、各行政単位に一つ配置されています（したがって、市町村合併があれば統合されます）。社会福祉を実現する半官半民の団体で、ボランティアや民生委員との連携が特徴的です。介護に関しては、生活相談事業を展開しているほか、市区町村レベルでは自ら介護保険サービスを行っています	本人の住所を言って、市区町村役場に最寄りの社会福祉協議会の所在地を聞いてください
高齢者総合相談センター	別名「シルバー110番」とも呼ばれる公的相談窓口です。高齢者やその家族からの相談を無料で受けていて、内容は法律、年金、税金、医療、福祉など、生活全般の問題に答えてくれるのが大きな特徴です。運営はおもに各道府県が主体となって行っていますが、道府県によってはサービスを中止したところや、「認知症の人と家族の会」などへ業務を委託しているところもあります	第6章（272～273ページ）に全国の高齢者総合相談センターの所在地が掲載されています

画像検査 ①

CT

比較的簡単にできる画像検査がCTです。認知症の診断においてCTは、いったいどのような役割や効果があるのでしょうか

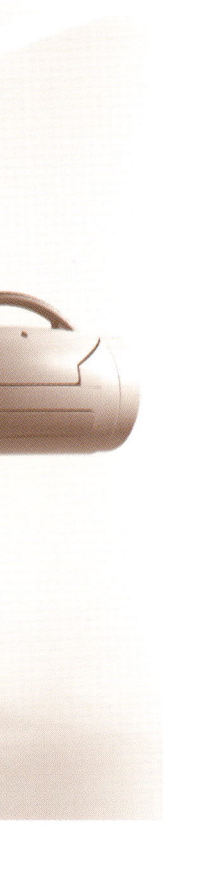

(写真提供：東芝メディカルシステムズ)

CTによる画像検査の特徴

その患者が認知症であるかどうかを診断するのに必要なのは、知能検査や医師による問診です。しかし、どのタイプの認知症なのかを正確に診断するためには、画像検査が必要になります。現在認知症の画像検査の中で、もっとも広く使われているのがCTです。

CTの正式名称は「コンピュータ断層撮影法」です。体にX線を照射し、その通過したX線量をコンピュータで処理することによって、脳の内部を輪切りにした断面図を映像化することができます。

CTの画像では、骨が白く見えるのが特徴です。これは骨がX線をたくさん吸収するためで、空気などは吸収が少ないために黒く見えます。また水分や筋肉はX線の吸収量がその中間なので、グレーに見えます。

CT検査でわかるのは脳の形状や萎縮の有無、血管の詰まりや出血の有無、腫瘍の有無などです。つまりCTの画像を見ればアルツハイマー型認知症なのか、脳血管性認知症なのか、それとも別の病気が原因なのかを知ることができます。場合によっては脳出血による血腫や脳腫瘍が脳を圧迫して認知症の症状を引き起こしている場合もあるので、それらの病気の可能性を排除するためにも非常に重要な検査と言えるでしょう。

CTの特徴は検査時間が短いことです。検査自体は30秒〜5分程度で終了し、結果も短時間で受け取ることができるので、高齢の患者の身体的負担が軽くて済みます。また、検査費用が比較的安価であることも大きなメリットです。

CT検査でわかる認知症の各型

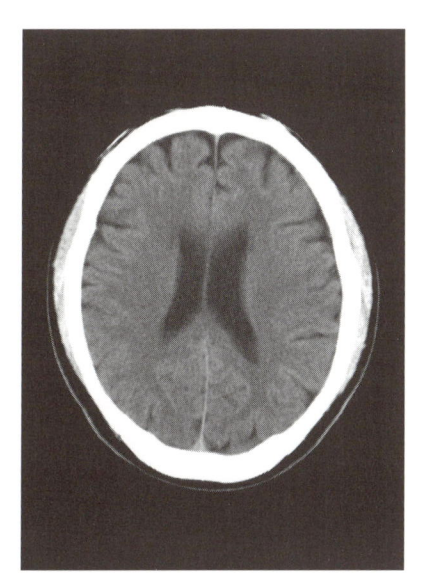

健康な人
脳の萎縮が見られず、正常な形をしている

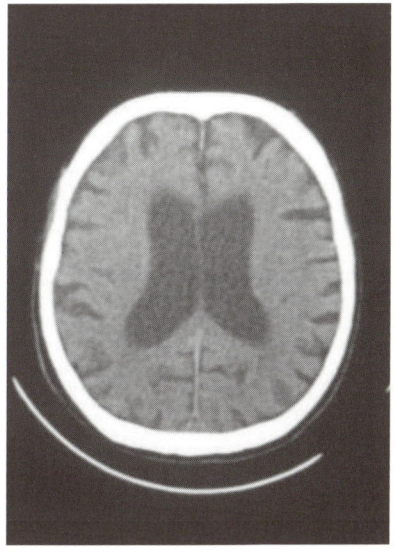

アルツハイマー型認知症
脳溝が長く深く均等に切れ込んでいる

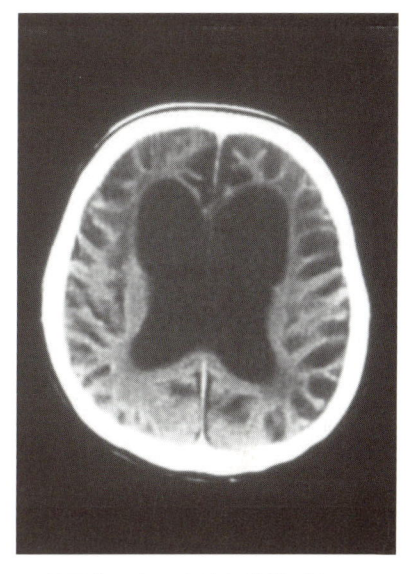

ピック病
前頭葉の中に広範な萎縮があり、脳室が拡大している

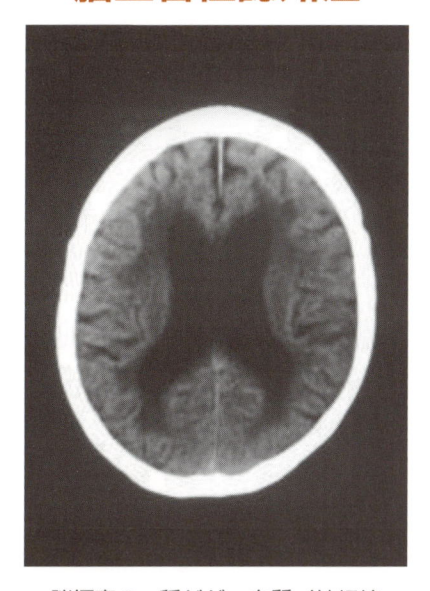

脳血管性認知症
脳梗塞の一種だが、白質(神経線維が集中している脳の深部)が障害され、広範な萎縮を示している。このタイプは特別にビンスワンガータイプと呼ばれている

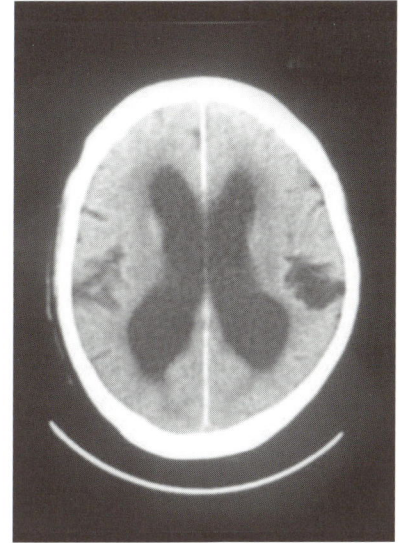

正常圧水頭症
脳溝が局部的に固まって広がっている。そのため、脳室が拡大しても膜下腔を圧迫しているように見える。この場合シャント手術※を行えば改善が見込める

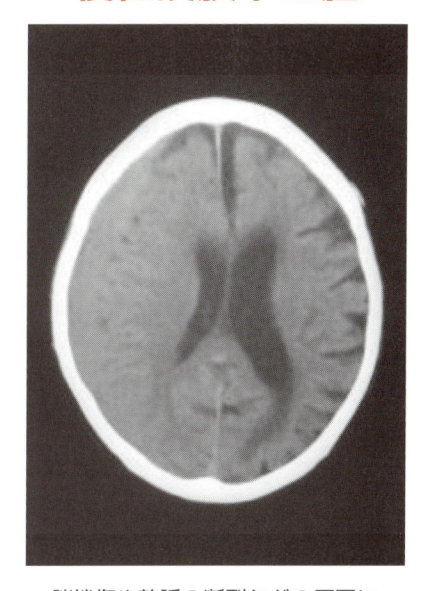

慢性硬膜下血腫
脳挫傷や静脈の断裂などの原因によって、硬膜と脳の間に血腫が形成されたもの。高齢者の場合は、頭部を打撲しても、時間が経たないと症状が出ないことがある

※シャント手術:139ページ参照

画像検査 ②

MRI

CTよりも鮮明で細かい情報を得ることができるMRI。認知症の診断におけるMRIの役割は、どのようなものでしょうか

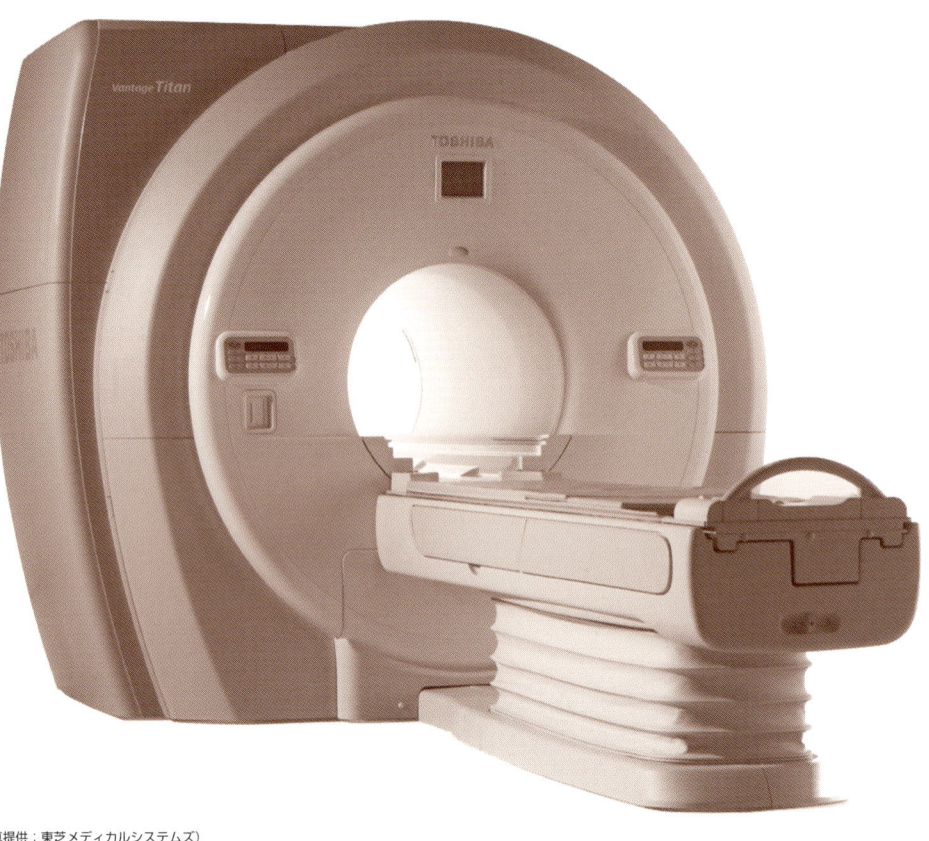

(写真提供：東芝メディカルシステムズ)

MRIによる画像検査の特徴

　MRIの正式名称は「磁気共鳴画像診断法」です。人体に強力な磁場を与え、そこから得られる微弱な電気信号を処理して、人体の断面図を映像化することができます。CTよりも鮮明な画像が得られ、しかもX線を使用しないので繰り返し検査を行っても被曝の心配がない点が特徴です。輪切りの画像だけでなく、あらゆる角度の断面図を得ることができます。

　MRI装置を使用して、血管だけを画像化することもできます。これをMRA（MRアンギオグラフィ）と呼びます。MRAは脳動脈瘤を発見するのにもっとも有効な画像診断です。

　アルツハイマー病の特徴である海馬の萎縮は、MRIで断面を選べば海馬部分の形態を観察しやすくなり、明確に鑑別することができます。慢性硬膜下血腫と脳萎縮との識別にもMRIは大変有効です。

　さらにVSRADというソフトを使えば、MRIの画像をより詳しく分析することができます。VSRADの画像は脳の萎縮した部分が青く表示され、萎縮の度合いが一目瞭然です。

　このように多くの利点があるMRIですが、いくつかの問題点もあります。まず、医療費がCTの2倍かかってしまう点。検査時間が30分〜1時間とCTよりも長く、CTと比べて大きな音が鳴るため患者にとって負担が大きい点。そして強力な磁気を使用するので、入れ歯やペースメーカーなど体内に金属がある状態では使用できない点です。この3つの問題をクリアしなければ、MRIの検査を受けることはできません。

46

MRIのおもな撮影方法

T₂強調画像
脳髄液のある部分が白く見え、脳が黒く見える撮影方法。脳梗塞病変も脳出血病変も白く写る

T₁強調画像
脳室やくも膜下腔など脳髄液のある部分が黒く写る撮影法。脳梗塞は黒く、脳出血は白く写る

FLAIR画像
脳梗塞病変をはじめ、小さな虚血性病変（血液の流れが悪くなったところ）の検出に優れている

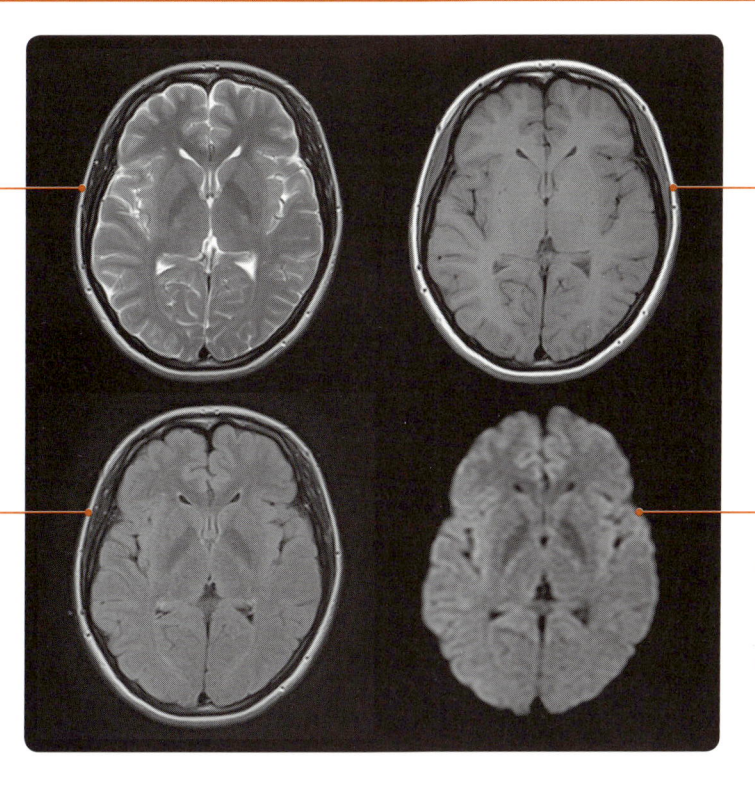

拡散強調画像
脳梗塞を起こした部分が白く写る。この撮影法を使えば、ごく短時間で脳梗塞の有無がわかる

コラム　CTとMRIはどう違うのか

CTもMRIも脳の形状や病変を調べる検査機器ですが、脳外科のある急性期病院では次のように使い分けられています。

脳内の疾患を早く見つけたい場合、脳出血であればCTが、脳梗塞であればMRIが早く発見できます。そのため、救急車で運ばれてきた患者は、まずCTで脳出血の有無を調べ、出血がないとわかればMRIで脳梗塞を探すという方法がとられます。

急性期の脳梗塞をCTで捉えるのは困難です。MRIのT₁強調画像やT₂強調画像でも、1日近く経たなければ病変が見えません。MRIの拡散強調画像だけが、早期に脳梗塞を発見する方法です。そのため、CTで出血がないことが確認できたら、MRIの拡散強調画像で梗塞の位置や程度を確認し、発症から3時間以内であれば血栓溶解療法が行われます。

このように、大病院では急性期の患者の画像検査が優先されたため、認知症診断のためにMRIを予約しても何日も待たされるのが一般的です。画像検査に時間がかかって診断や処方が遅れると、その日のうちに患者を落ち着かせる薬がほしい介護者は救われません。症状が出ている認知症は、画像検査の結果を待たず、早急に治療を開始する必要があります。

画像検査 ③

PET

CTやMRIのように「形状を見る検査」ではなく「細胞の働きを見る検査」と言われるPET。一体どのような検査なのでしょうか

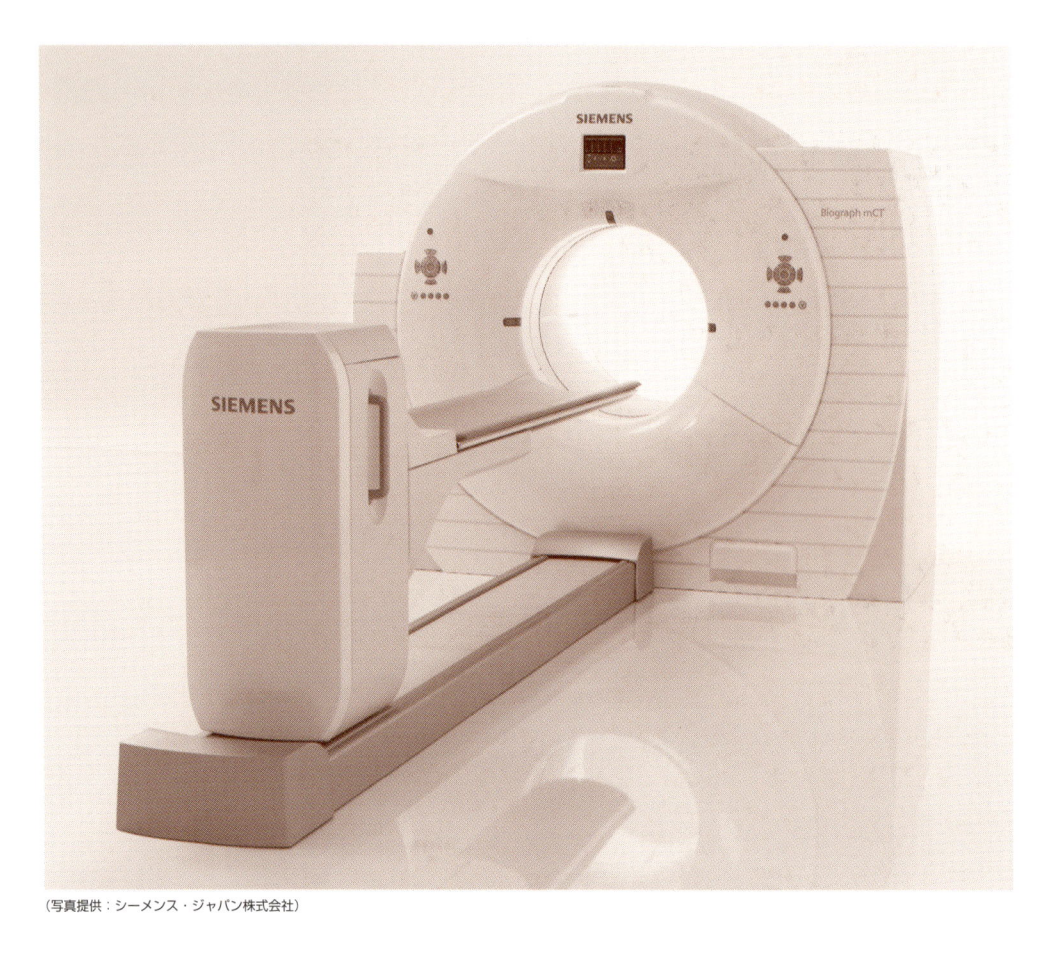

（写真提供：シーメンス・ジャパン株式会社）

PETによる画像検査の特徴

PETの正式名称は「陽電子放射断層法」です。

検査方法は、まず用途に合った放射性物質を含んだ薬剤を注射で投与します。この薬剤に含まれた放射性物質は、半減期が長くても110分程度で、人体にはほとんど影響がないとされるものです。

PETの薬剤はブドウ糖によく似た形をしていて、ブドウ糖と同様に体内で細胞に取り込まれます。その後細胞内で陽電子を放出するので、それをPET装置で読み取ることによって、細胞の代謝状況を画像化することができるのです。

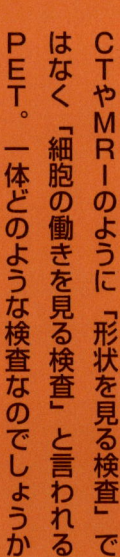

PETは現在、がん検査に広く使用されています。多くのブドウ糖を取り込むがん細胞は、PET検査で画像化すると正常細胞よりも光って見えるので一目瞭然です。

認知症の検査ではPETを使って脳の糖代謝を見ることができます。脳の活動性は糖に依存しているため、PET薬剤の代謝状況を見れば脳の活動状況が精密に判断できるのです。脳のどの部分の糖代謝が落ちているのかによって、ある程度認知症の型を見分けられます。

まだ本格的な脳の萎縮に至っていない軽度認知障害（MCI）も、脳の代謝を調べるPETであれば、萎縮以外の観点から早期の発見が可能です。

欧米では「まずはPETを」と言われるほど普及していますが、日本ではPET検査を受けられる施設が限られています。しかも、認知症の検査は保険適用外です。そのため、認知症の診察でPETを使用すると全額自己負担になります。

医療編 1 認知症の診断

PET検査でわかる認知症

アルツハイマー型認知症
糖の取り込みが側頭頭頂葉連合野でほとんど行われていない

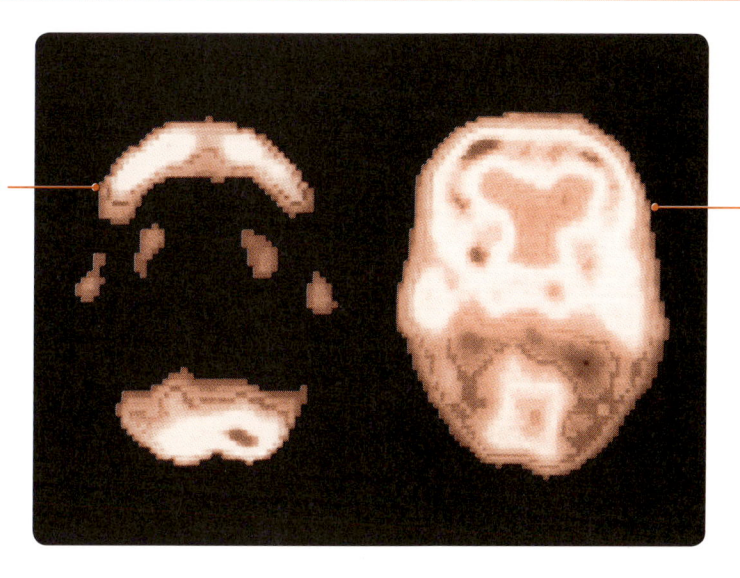

健康な人
脳のエネルギー源である糖がまんべんなく取り込まれている

健康な人は脳全体でまんべんなく糖が取り込まれているが、アルツハイマー型認知症の人は記憶や理解力に関係する側頭頭頂葉連合野で糖の取り込み度合いが低下している。PET検査を行えば、軽度であってもアルツハイマー型認知症は96.7％の高確率で発見できるとされる

PETにおけるがん検査

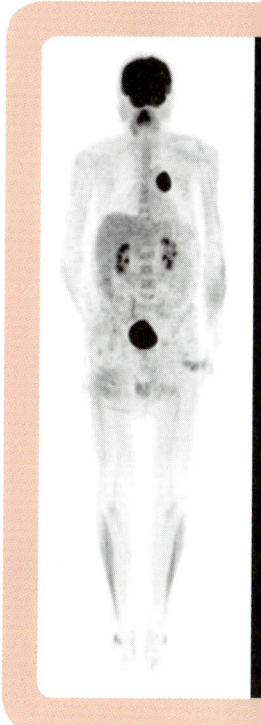

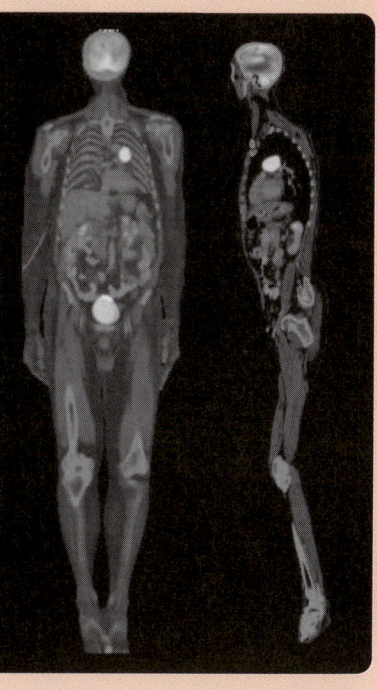

部位別のがん検査と異なり、PETでは1回でほぼ全身を調べることができる。そのため思わぬ場所への転移や再発がどの臓器に出現するかなど、予測が難しいがんの発見に適している。また、CTやMRIでは疑わしい病変が写っていてもそれが良性か悪性かの区別をつけることはできないが、PETであればブドウ糖をどの程度取り込んでいるかで良性か悪性かの大まかな判別ができる

画像検査 ④

SPECT

PETと同じく、細胞の働きを見ることができるSPECT。PETとは何が違い、どのような特徴のある検査ができるのでしょうか

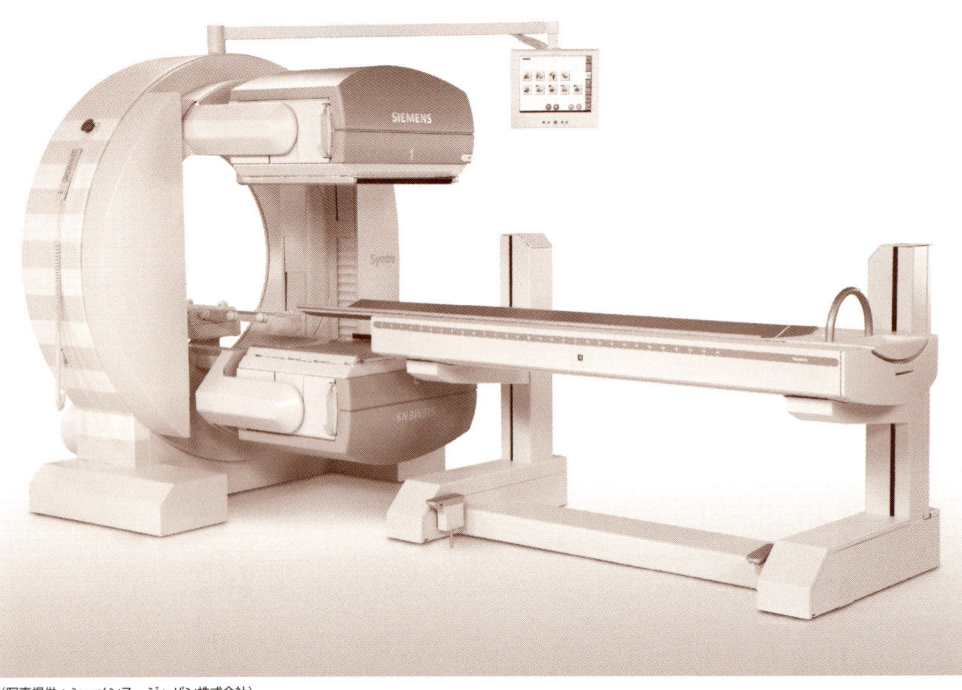

（写真提供：シーメンス・ジャパン株式会社）

SPECTによる画像検査の特徴

SPECTの正式名称は「単一光子放射断層撮影」です。検査の大まかな流れはPETと同じで、まずSPECT用の特殊な放射性医薬品を静脈注射で投与します。この医薬品は血流の多い部分に多く集まる特性を持ち、ガンマ線を放出する放射性の薬剤です。その薬剤が脳に集まった頃に、ガンマ線を検出できるガンマカメラで撮影すると、脳の血流状態を画像化することができます。

SPECT用の薬剤はPETで使用する放射性薬剤より半減期が数時間長いものの、人体にほとんど影響がないとされています。

一般に正常からアルツハイマー病への移行期には、まず脳の代謝が落ち、続いて血流が低下し、その後に脳の萎縮が始まると言われています。つまり代謝を見ることができるPETが一番初期から病気を感知することができますが、SPECTで血流を見ても、脳の萎縮が始まる前から症状を感知できる点では同じです。ただしSPECTは、認知症の検査に保険が適用されるので、費用面でPETより気軽に検査を受けられるというメリットがあります。

レビー小体型認知症なのかどうかの診断が難しい場合、9割の確率で確定診断を行うことができるのが、SPECTを使用したMIBG心筋シンチグラフィという検査です。レビー小体型認知症には薬物過敏性があるので、治療方針を立てるうえで参考になります。しかしこの検査は認知症では保険適用外なので、診断に迷ったときに利用されるのが一般的です。

50

MIBG心筋シンチグラフィ

レビー小体型認知症は症状の割に脳の萎縮が少なく、アルツハイマー病との判別が難しい病気ですが、アルツハイマー病との決定的な違いとして交感神経に障害が起こることがわかっています。この特性を活かした検査がMIBG心筋シンチグラフィです。心筋に集まる性質を持つ放射性医薬品を投与し撮影をすると、健康な人やアルツハイマー病の人は心臓がはっきりと写りますが、交感神経がうまく働かないレビー小体型認知症の人は薬剤が心臓に運ばれず、心臓が写りません

正常、もしくはアルツハイマー病の人

心臓部分に薬剤が集まり、光って写っている

レビー小体型認知症、パーキンソン病の人

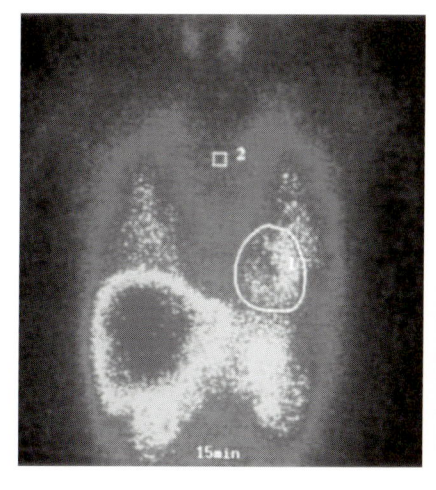

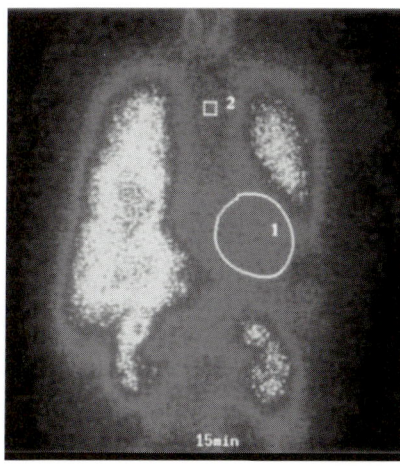

心臓に薬剤が運ばれず、まったく心臓部が写り込んでいない

画像検査のまとめ

名称	おもに何を調べるのか	認知症での保険適用	放射能の使用	メリット
CT	脳の形状や病変	○	あり	検査時間が短く、その分患者に苦痛が少ない。結果も早く受け取れる／検査費用が比較的安価
MRI	脳の形状や病変	○	なし	画像が鮮明で、脳の形状が読み取りやすい／被曝の心配がないので、何度でも受けられる
PET	脳の活動性（糖の代謝）	×	あり	脳の活動を色で表してくれる／がん検査では良性か悪性かまでわかる／早期発見に役立つ
SPECT	脳の活動性（血流）	○	あり	PETと同じく早期の脳機能低下が発見できる／検査費用は高いが、医療保険が使える

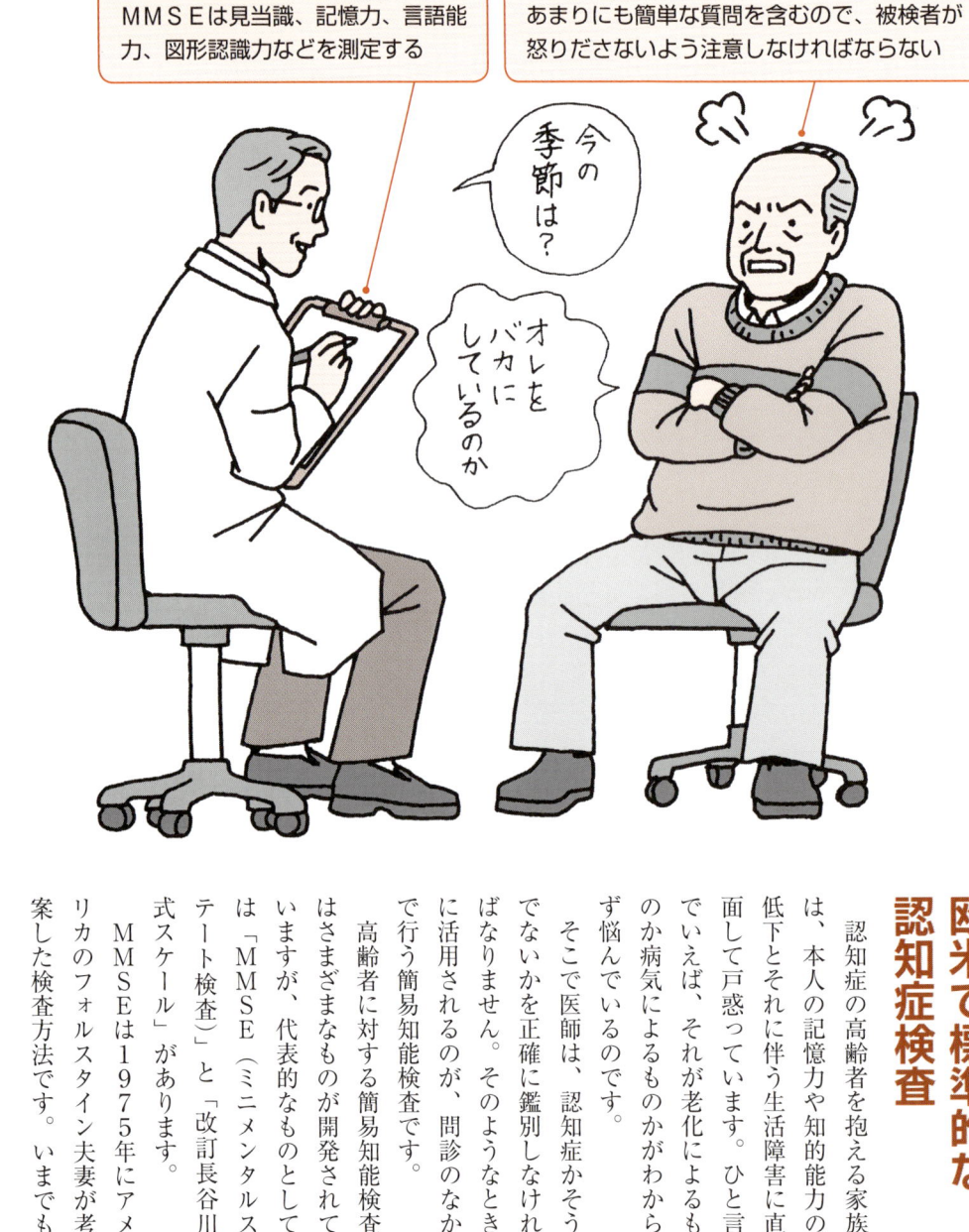

知能検査 ①

MMSE（ミニメンタルステート検査）

認知症かどうかは、外見だけでは診断できません。医師が本人に面接して、記憶力や理解力のテストを行う必要があります

> MMSEは見当識、記憶力、言語能力、図形認識力などを測定する

> あまりにも簡単な質問を含むので、被検者が怒りださないよう注意しなければならない

「今の季節は？」
「オレをバカにしているのか」

欧米で標準的な認知症検査

認知症の高齢者を抱える家族は、本人の記憶力や知的能力の低下とそれに伴う生活障害に直面して戸惑っています。ひと言でいえば、それが老化によるものなのか病気によるものなのかがわからず悩んでいるのです。

そこで医師は、認知症かそうでないかを正確に鑑別しなければなりません。そのようなときに活用されるのが、問診のなかで行う簡易知能検査です。

高齢者に対する簡易知能検査はさまざまなものが開発されていますが、代表的なものとしては「MMSE（ミニメンタルステート検査）」と「改訂長谷川式スケール」があります。

MMSEは1975年にアメリカのフォルスタイン夫妻が考案した検査方法です。いまでも数十ヵ国で使われていて、世界でもっとも有名な認知症の簡易検査法だといえます。

左ページにMMSEの質問項目を示しましたが、どれも簡単な質問なので、普通の人なら満点をとるのが当たり前です。そのため、いきなりこのテストを始めると、バカにされたと思って怒りだす人がいます。

認知症が疑われるようになったといっても、高齢者はどなたも社会のなかで立派に役割を果たしてきた方々です。くれぐれも失礼なことがないようにしなければなりません。

MMSEが被検者のプライドを傷つけてしまうのは、動作性検査を含むからです（第8問～第10問）。プライドの高いお年寄りであれば、54～57ページで紹介する「改訂長谷川式スケール」のほうが適しているかもしれません。

MMSE（ミニメンタルステート検査）

項目	質問内容	回答	得点
1【5点】	今年は何年ですか	年	0／1
	今の季節は何ですか		0／1
	今日は何曜日ですか	曜日	0／1
	今日は何月何日ですか	月	0／1
		日	0／1
2【5点】	ここは何県ですか	県	0／1
	ここは何市ですか	市	0／1
	ここは何病院ですか	病院	0／1
	ここは何階ですか	階	0／1
	ここは何地方ですか（例：関東地方）		0／1
3【3点】	物品名3個（相互に無関係） 検者は物の名前を1秒間に1個ずつ言う。その後、被検者に繰り返させる。正答1個につき1点を与える。3個すべて言えるまで繰り返す（6回まで） 何回繰り返したかを記せ　　回		0〜3
4【5点】	100から順に7を引く（5回まで）あるいは「フジノヤマ」を逆唱させる		0〜5
5【3点】	3で物品名を再度復唱させる		0〜3
6【2点】	（時計を見せながら）これは何ですか		0／1
	（鉛筆を見せながら）これは何ですか		0／1
7【1点】	次の文章を繰り返す 「みんなで、力を合わせて綱を引きます」		0／1
8【3点】	（3段階の命令）「右手にこの紙を持ってください」		0／1
	「それを半分に折りたたんでください」		0／1
	「机の上に置いてください」		0／1
9【1点】	「目を閉じなさい」と書いた紙を示して「この指示を読んで、従ってください」と言う		0／1
10【1点】	「何か文章を書いてください」		0／1
11【1点】	「この図形を描いてください」		0／1

評価	計11問の点数を加算して合計点数を出します。満点は30点です。 24点以上で正常、23点以下で認知症の疑いがあるとされます。 20点未満で中等度の知能低下、10点未満で高度な知能低下です。

知能検査 ②

改訂長谷川式スケール

改訂長谷川式スケールは日本で開発された認知症診断のための知能検査で、簡単に実施できることから全国的に普及しています

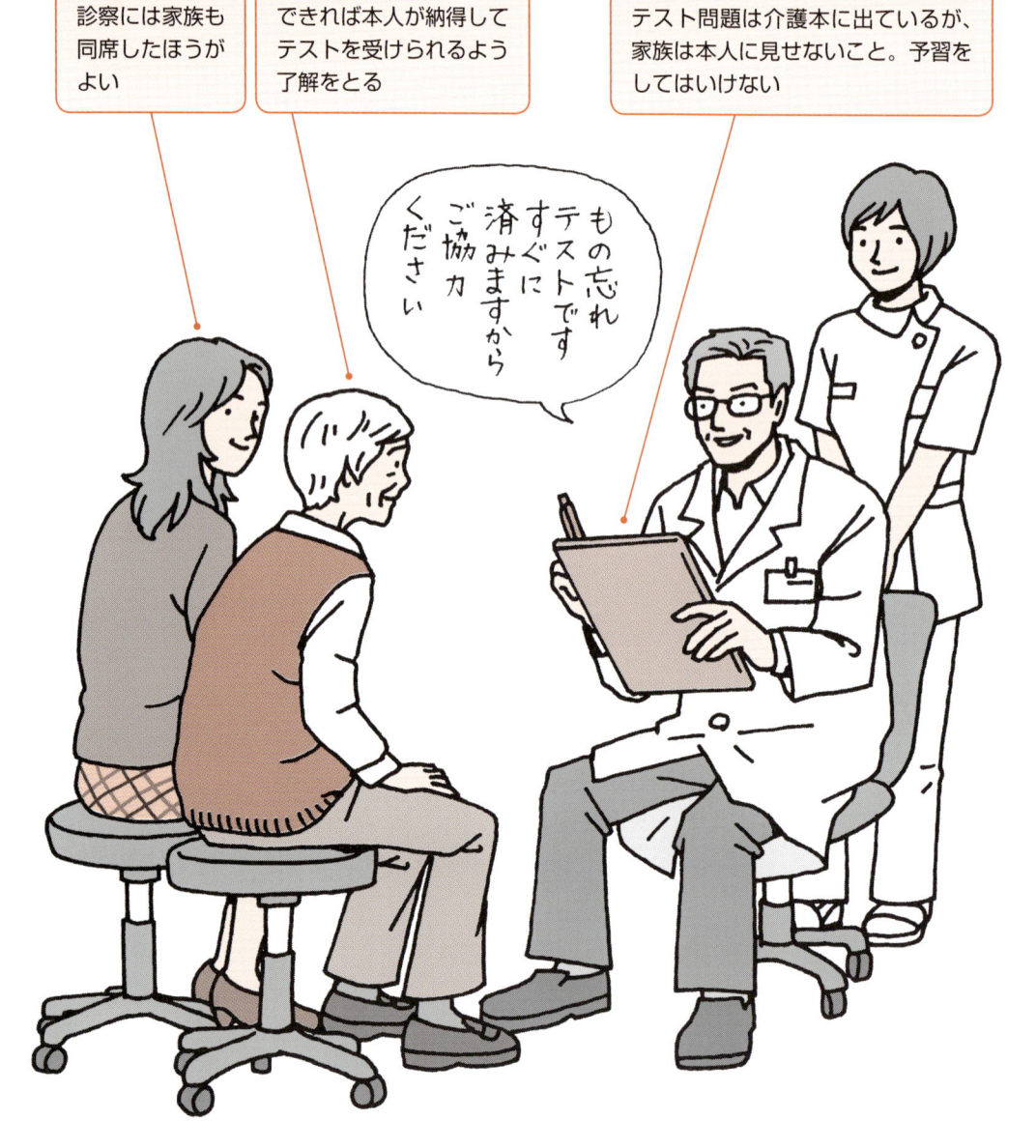

問診中に検査できる手軽さが魅力

- 診察には家族も同席したほうがよい
- できれば本人が納得してテストを受けられるよう了解をとる
- テスト問題は介護本に出ているが、家族は本人に見せないこと。予習をしてはいけない

「もの忘れテストです すぐに済みますから ご協力ください」

広く行われている代表的知能検査

現在わが国でもっとも普及している認知症用の知能検査は、1974年に長谷川和夫氏（聖マリアンナ医科大学名誉教授）が開発した「長谷川式簡易知能評価スケール」です。この検査方法は、その後1991年に改訂されたため、現在では改訂長谷川式スケール（HDS-R）と呼ばれています。

アメリカで主流のMMSE（52ページ参照）が動作性検査を含むために高齢者のプライドを傷つける恐れがあるのに比べ、質問だけで済むこの検査は、高齢者に受け入れられやすいのが特徴です。そのため、介護保険の認定で主治医意見書を書く際に推奨されていて、かかりつけ医による認知症の早期発見に適した検査といえます。

医療編 1 認知症の診断

改訂長谷川式スケールで誤差が出る場合

質問が誤解されたとき

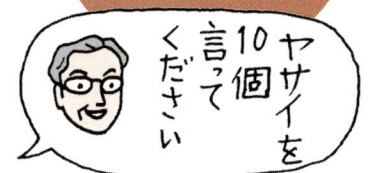

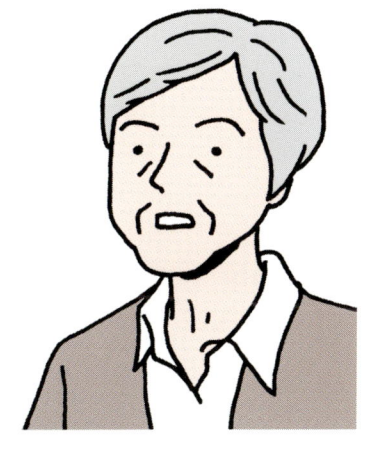

「ヤサイを10個言ってください」

言葉を使って行う検査なので、質問の意味がわからなければ正解できません。「ヤサイを10個言ってください」と言うと「ヤサイ、ヤサイ、ヤサイ」と10回答える人がいるなど、聞き間違いとの判断が難しいものです

教養を身に付けていないとき

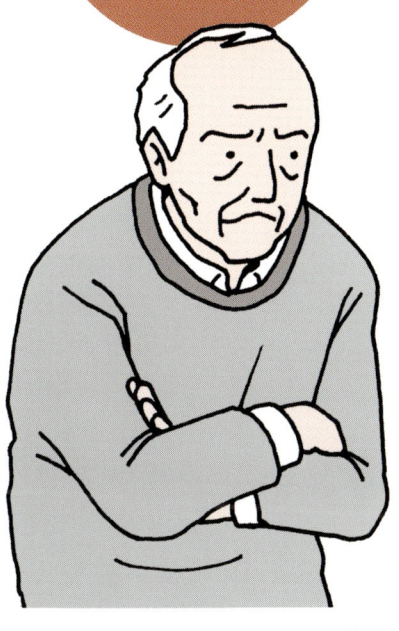

認知機能は正常であっても、戦争で尋常小学校を卒業できなかった高齢者などは、質問に答えられないことがあります。自分の教養にコンプレックスがある高齢者の場合、医師から質問されること自体が苦手です

記憶力のいい認知症もある

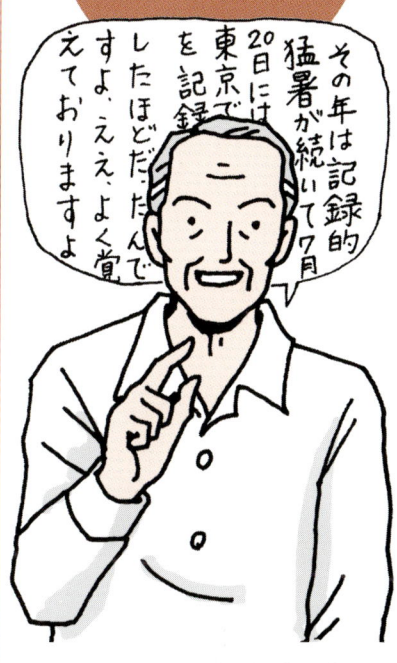

「その年は記録的猛暑が続いて7月20日には東京で40℃を記録したほどだったんですよ、ええ、よく覚えておりますよ」

アルツハイマー型認知症の人は遅延再生（56ページの第7問）が苦手ですが、レビー小体型認知症の人は得意です。また、脳の記憶中枢以外の部位（前頭葉）から萎縮するピック病の人も高得点をとることがあります

言語性知能を調べるテスト

改訂長谷川式スケールは、おもに記憶に関係した9つの質問で構成され（56ページ参照）、満点は30点です。20点以下は認知症の疑いありとされていますが、そうはっきり白黒がつけられるものではありません。アルツハイマー型認知症の人は比較的正確に検知しますが、記憶中枢以外の部位が障害されるレビー小体型認知症やピック病の場合は、高得点をとる患者もいるからです。

この検査は、医師が口頭で尋ね、患者が口頭で答えます。言葉を使って調べるので、検査の性格としては言語性知能を診断する検査です。そのため、患者の教養に左右され、動作性知能は把握できないという側面があります。

また、患者がうつ状態にあるときや体調不良時、検査に非協力的なときには本来の知能より点数が低くなりがちです。医師は、それらの面を総合的に判断しなければなりません。

改訂長谷川式簡易知能評価スケール（HDS-R）

スコアレビュー　前々回 ☐　前回 ☐　今回 ☐　　本日 ☐ 曜日

年齢 ☐

	質問	配点	患者の答	得点（満点）
①	あなたは何歳ですか	満年齢ないし呼び年齢 1点 1歳違い 0.5点		(1)
②	ここはどこですか	具体的名称 2点 抽象的名称 1点		(2)
③	今は何月ですか 今日は何日ですか 今日は何曜日ですか 今年は何年ですか	各1点		(4)
④	これから言う言葉を繰り返してください 「桜、猫、電車」あとでこの3つの言葉 を思い出してもらいますからよく覚えて おいてください	各1点		(3)
⑤	100 − 7 ＝ 93 − 7 ＝	各1点		(2)
⑥	682を後ろから言ってください 3529はどうですか	各1点		(2)
⑦	先ほど引き算の前に覚えていただいた 3つの言葉は何でしたか ヒント＝ピンクの花、動物、乗り物	各2点 ヒントありで 各1点		(6) 3点以下
⑧	野菜の名前を10個思い出してください 5個0点　6個1点　7個2点 8個3点　9個4点　10個5点			(5) 間違い 有 保続 有 繰り返し 有
⑨	お見せする5つの品物をよく覚えて ください（隠したらすぐに答えてもらう） 【例】ハサミ、腕時計、鉛筆、くし、さじ	各1点		(5) 間違い 有 保続 有
	合　　計			(30)

20点以下：ほぼ認知症　21〜26点：認知症否定できず　アルツハイマーらしさ ☐

※この表は、筆者（河野）が外来セットで使っている改訂長谷川式スケールです。「保続」の有無を見るために、本来の質問内容とは⑧と⑨が入れ替えてあります

知能検査② 改訂長谷川式スケール

検査方法と採点のポイント

1	患者に「お歳はおいくつですか」と年齢を尋ねます。 筆者（河野）の方式（以下、右表と略）では満年齢と喜寿、傘寿などの呼び年齢による正解を1点、正解の前後1歳を0.5点とし、それ以外が0点になります。 標準の改訂長谷川式スケール（以下、標準と略）では2年までの誤差を正解とし、正解なら1点、そうでなければ0点になります。
2	自分がいまいる場所を把握できているかどうかを調べる質問です。 右表では「○○クリニック」と具体的な名称が出たら2点、「病院」といった抽象的な答えであれば1点とします。 標準では、具体抽象を問わず自発的に正解が出たら2点、答えられなかった患者には5秒おいて「家ですか、病院ですか、施設ですか」と問いかけ、その中から正しい選択をすれば1点になります。なお、標準では、この問題は問3になります。
3	月、日、曜日、年を尋ね、正解するとそれぞれ1点になります。 右表の年の質問では「今年は平成何年ですか」と元号で尋ねます。 標準では、年、月、日、曜日の順に質問します。 標準では、この問題が問2になります。右表で入れ替えたのは、数字に関する質問が続かないようにするためです。
4	復唱してもらい、言えたら各1点になります。言えない場合は、採点した後に答えを教えて覚えてもらいます。 「梅、犬、自動車」という別系列の言葉もあり、比較的短い間隔でこのテストを行うときは、別系統の言葉にチェンジします。
5	100から連続2回7を引いてもらう問題です。 右表では、100－7＝93の正解が出た人に93－7＝　の問題を出します。 標準では「100から7を引くといくつですか」と質問し、正解した人には「そこからさらに7を引くといくつですか」と聞いて、93という答えは口にしません。最初の答えが間違ったらそこで質問を中止し、第6問へ進みます。
6	数字を逆唱してもらう問題です。 右表では、3桁と4桁を両方行います。 標準では、3桁の逆唱に失敗したらそこで質問を中止し、4桁は行わずに第7問へ進みます。
7	第4問で覚えてもらった3つの言葉を思い出してもらいます。遅延再生と呼ばれ、アルツハイマー型認知症の人が特に苦手とする問題です。自発的に答えられたら各2点、ヒントを出して答えられたら各1点になります。ヒントを出すときは1つずつにして、猫と電車が答えられなかった人に「動物と乗り物ですよ」などと同時に聞かないのがルールです。
8	知っている野菜の名前を言ってもらい、検査用紙の記入欄に書き込んでいきます。重複したものには印をつけておきますが減点はせず、正解した野菜の数だけが採点の対象です。 右表では間違い、保続、繰り返しがあった場合にマルをつける欄を設けてありますが、点数には換算しません。保続というのは、前の問題の質問や答えを引きずる現象です。 これは、物の名前が流暢に出るかどうかを調べる問題なので、途中でつかえて次の名前が10秒ぐらい出なければそこで打ち切ります。 標準では、この問題は問9になります。
9	相互に無関係な5つの品物を並べて見せ、一つひとつ名前を呼んで確認します。その後「これから隠しますので、これらの品物の名前を言ってください。順番はどれからでも構いません」と告げて、全部一度に隠します。 標準では、この問題は問8になります。右表で入れ替えたのは、アルツハイマー型認知症の人に多い保続を検出するためです。野菜10種類を言わせた後で5品目を思い出させると「ハサミ、鉛筆、ハクサイ……」と野菜が混入してくる保続が、アルツハイマー型認知症の人にはよく見られます。
評価	計9問の点数を加算して合計点を記入します。満点は30点で、20点以下がほぼ認知症と診断されます。ただし、21点以上とっても、26点ぐらいまでは認知症を否定できないグレーゾーンです。 右表の最後にある「アルツハイマーらしさ」については、93ページを参照してください。

知能検査 ③ 時計描画テスト

「改訂長谷川式スケール」ではわからない動作性知能を検査できるのが「時計描画テスト」。生活能力と相関した結果が得られます

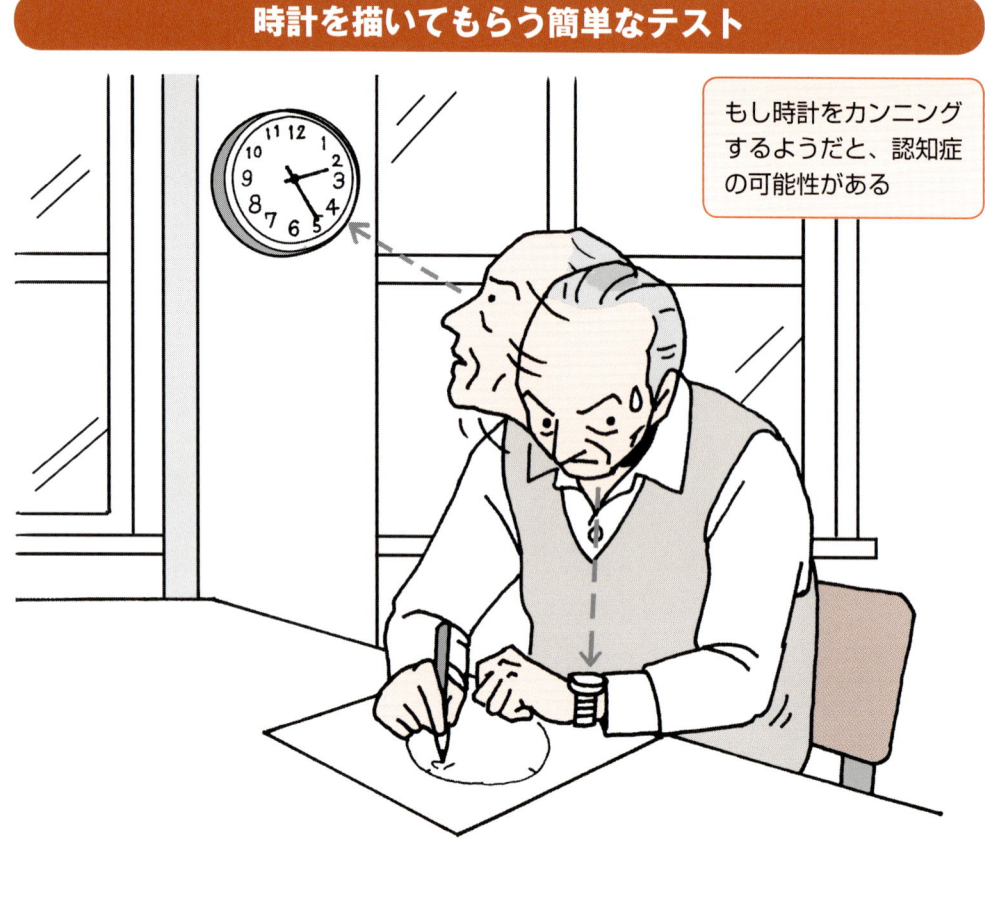

時計を描いてもらう簡単なテスト

もし時計をカンニングするようだと、認知症の可能性がある

動作性知能を把握できる検査

次に紹介する「時計描画テスト」は、紙に時計の絵を描いてもらうだけの簡単な知能検査です。「改訂長谷川式スケール」が言語性知能を調べる知能検査であるのに対し、時計描画テストは患者の動作性知能を調べます。そのため、患者の教養に左右されにくく、文化圏を越えて実施でき、拒否されにくい、時間がかからないというメリットがあります。

時計描画テストを行う人は、まずB5サイズの紙を3枚用意してください。左ページで紹介するように、Aの紙は白紙です。Bの紙には直径8cmの円を描いておきます。Cの紙は、直径8cmの円に時計の文字盤だけが描かれたものです。

テストはまず、Aの用紙を渡して「時計の絵を描いてください」と言います。意味がわからなければ「大きな円を描いて、その中に文字盤の数字を全部書き込んでください」と言ってもいいでしょう。「1から12までの数字」と言ってはいけません。Aのテストが終わると、Bの用紙を渡して「今度はこの円の中に数字だけを書き込んでください」と言います。Bのテストが終わると、Cの用紙を渡して「10時10分の針を描いてください」と言います。これだけの簡単なテストです。

テストは、周囲に時計がない状態で行いましょう。

このテストの結果は、患者の生活能力の低下を反映します。時計が描けないということは、車の運転能力や家事の遂行能力も落ちているので、家族のフォローが必要です。

58

医療編 1 認知症の診断

時計描画テストの準備と採点配分

	C	B	A
書式	文字盤（8.0cm）完成済みの用紙に、10時10分の針を描いてもらう	円（8.0cm）のみ記入済みの用紙に、時計の数字だけ記入してもらう	18.2cm×25.7cm（B5）の白紙を用意する。そこに時計の絵を描いてもらう（円と数字）
採点対象	針	数字	円
満点	2点	6点	1点
減点	−0.5点	−0.5点	−0.5点
正常な人でもまれに見られる異常	中心不通 / 寸足らず / 長短あいまい	数字の重複 / 部分偏位 / 円との乖離	過小（直径2.8cm以下） / 過大（直径13cm以上） / 円なし

（河野和彦：2000）

認知症一般に見られる絵

初期の認知症 （左はAまたはBのテスト、まん中と右はAのテスト）

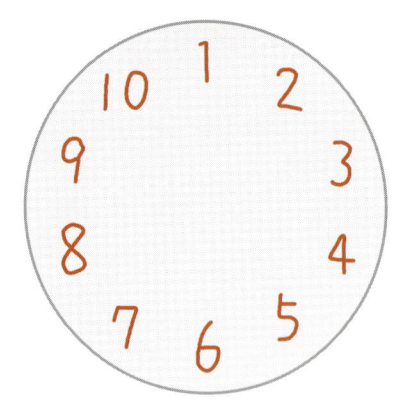

11と12を忘れる

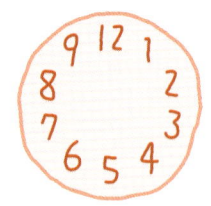

＜ミクログラフィア＞
円が小さいため、途中で数字が書ききれない

円が小さくて数字が書ききれなかったのでもう一度描くが、どうしても大きな円が描けない

中期の認知症 （Cのテスト）

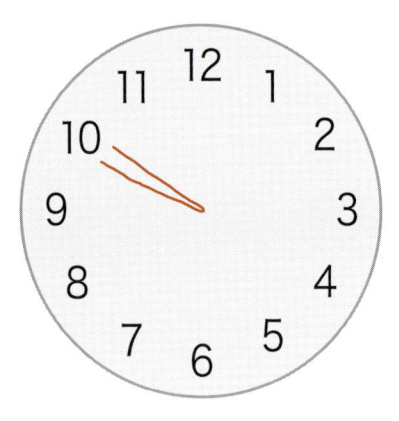

10時10分の針が描けない
（10時50分を描いてしまう）

> **コラム**
>
> **時計描画テストの名称について**
>
> アメリカで始まった時計描画テストは、元々の名称をclock drawing testといい、CDTとも略されています。かつては時計を模写させるテストでしたが、いまでは見本なしに描かせるテストに変わりました。
> ここでは時計描画テストと呼びますが、日本語に訳さずclock drawingと書いたりクロックドロウイングと書く研究者もいます。また、時計描画法、時計描画検査、CDテストと訳されることもあります。

知能検査③ 時計描画テスト

認知症の人一般に見られる異常

初期の認知症は、数字の11と12を書き忘れることから始まります。一番上に12ではなく1と書いてしまうのです。

Aの用紙を渡すときに「大きな円を描いてください」と言っても、小さな円しか描けない人も認知症の可能性があります。小さな円だと数字を全部書き込めないので何度も描き直したりしますが、最後まで大きな円を描けないのです。

パーキンソン病の人に文字を縦に書いてもらうと、だんだん字が小さくなるミクログラフィアという現象があります。小さな円しか描けない人も、それに近い認知症のミクログラフィアといえるでしょう。

数字が全部書けても、文字盤に10時10分の針を描いてもらうと、どうしても10時50分の針を描く人もいます。これらが認知症一般にみられる特徴です。

60

アルツハイマー型認知症に多いパターン

数字の異常（Wolf-Klein GP）

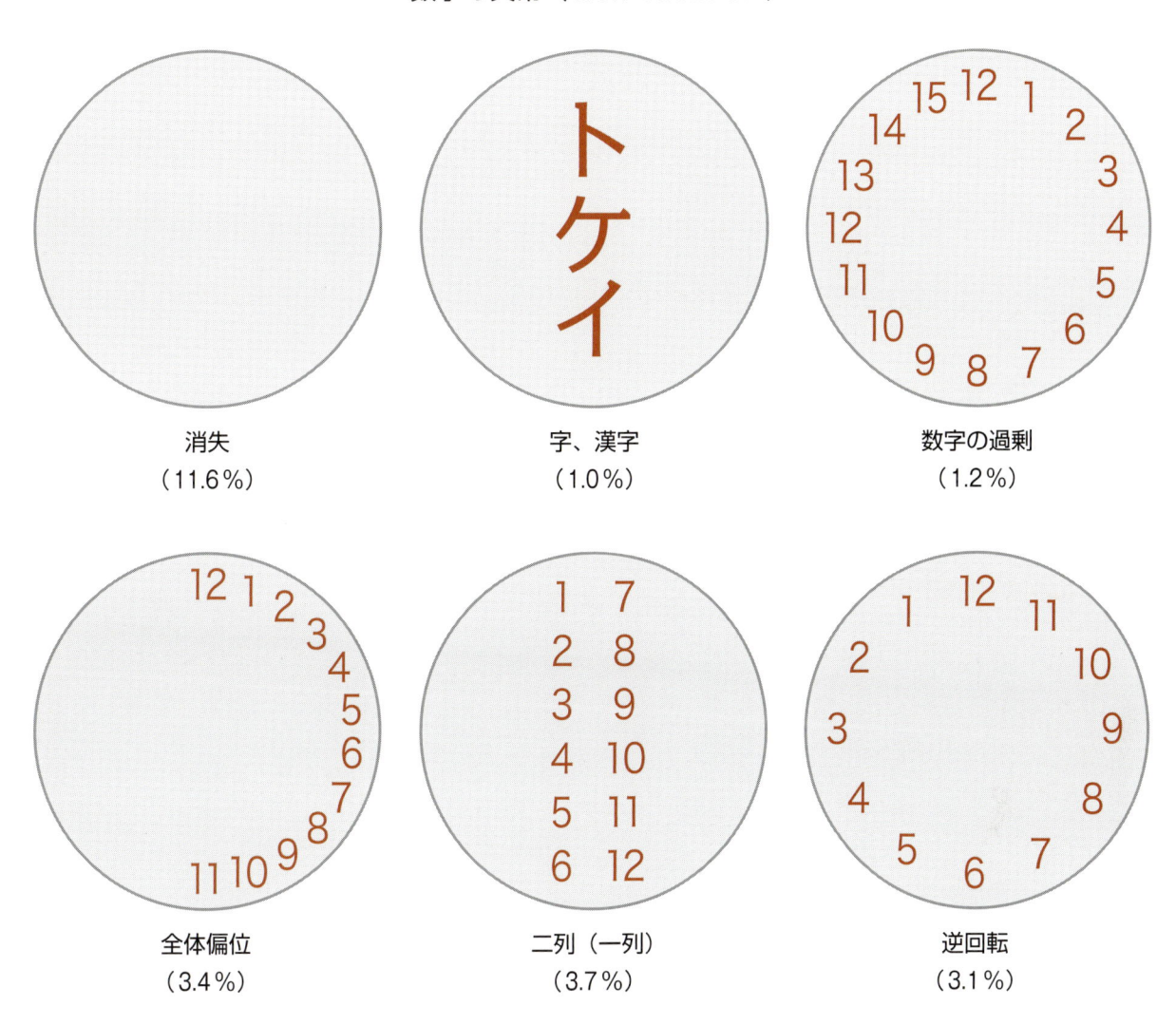

消失
（11.6％）

字、漢字
（1.0％）

数字の過剰
（1.2％）

全体偏位
（3.4％）

二列（一列）
（3.7％）

逆回転
（3.1％）

（　）内数字は河野和彦調べ：1,099名中の出現頻度

アルツハイマー型には傾向がある

上の図は、アメリカのウォルフ・クラインが発表したアルツハイマー型認知症の患者がよく描く異常な時計です。もし誰かが上の図のような時計を描いたら、9割以上の確率でアルツハイマー型認知症だと診断することができます。

次の見開き（62〜63ページ）に掲載したのは、認知症の人が行う描き間違いを49パターンに分類した一覧です。これらの中で、どの描き間違いをしたらアルツハイマー型認知症かがわかるのですから、活用できる研究成果だといえます。

なお、レビー小体型認知症で意識障害（嗜眠）がある患者は、数字が円の外に出ていったり、筆圧が弱く円のラインや数字が揺れるのが特徴です。

認知症の早期発見は、医師がこうした知能検査をすぐに行うかどうかにかかっています。時計描画テストは、画像診断のような高額な費用がかからず、家族でもできる検査です。

減点対象となる異常な時計 49 パターン

知能検査③ 時計描画テスト

時計描画テストの評価

時計描画テストの評価は、定性と定量で行います。定性というのは、59ページに示した「正常な人でもまれにも見られる異常」が1ヵ所あっても、認知症とは判定しないことです。

定量評価は、9点満点で行います。この62〜63ページに掲げた3つのカテゴリーに分類した異常があれば、0・5点ずつ減点していくのです。

Aの用紙を使ったテスト(59ページ、以下同)では、円だけを採点します。円をまったく描けなかった人を0点、円が描けた人を1点とし、そこから「カテゴリー❶」のような異常があれば0・5点を減点します。

Bの用紙を使ったテストでは、数字が2個連続書いてあれば1点で6点の配点を行い、そこから「カテゴリー❷」のような異常があれば0・5点を減点します。

ⓒ 位置の異常

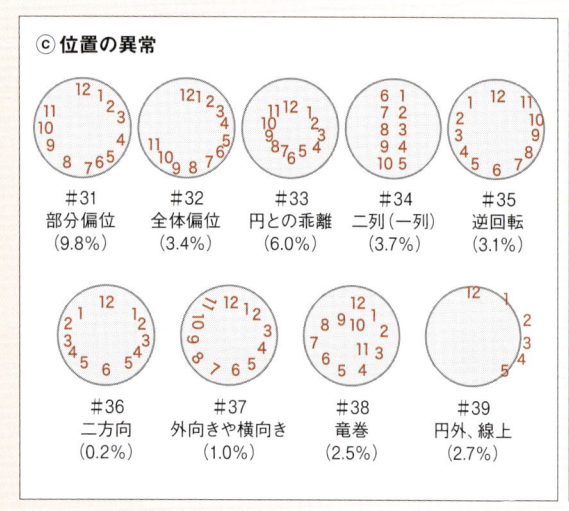

#31 部分偏位 (9.8%)
#32 全体偏位 (3.4%)
#33 円との乖離 (6.0%)
#34 二列(一列) (3.7%)
#35 逆回転 (3.1%)
#36 二方向 (0.2%)
#37 外向きや横向き (1.0%)
#38 竜巻 (2.5%)
#39 円外、線上 (2.7%)

ⓓ 表示法の異常

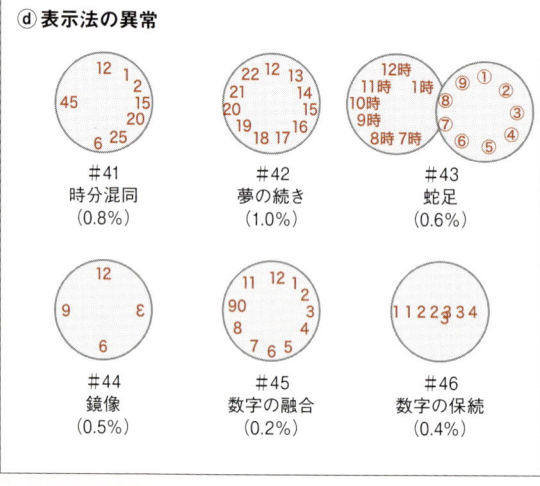

#41 時分混同 (0.8%)
#42 夢の続き (1.0%)
#43 蛇足 (0.6%)
#44 鏡像 (0.5%)
#45 数字の融合 (0.2%)
#46 数字の保続 (0.4%)

ⓔ 形、方向の異常

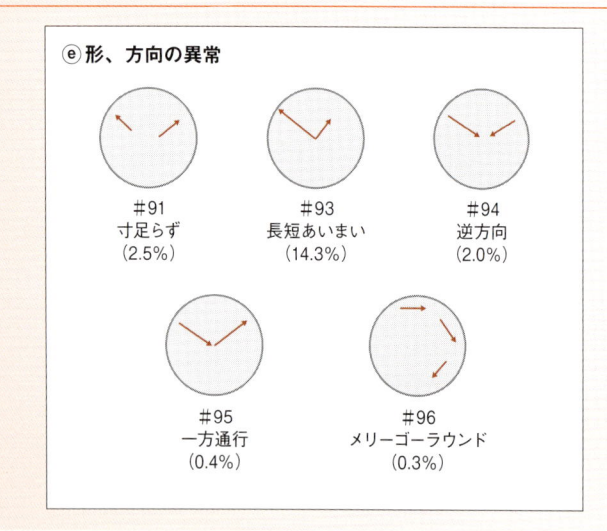

#91 寸足らず (2.5%)
#93 長短あいまい (14.3%)
#94 逆方向 (2.0%)
#95 一方通行 (0.4%)
#96 メリーゴーラウンド (0.3%)

定量の判定

8.5〜9点
8.5〜9点の人は認知症と断定できないので「改訂長谷川式スケール」を行います(アメリカなどでは時計描画テストとMMSEを行っていますが、日本では時計描画テストと「改訂長谷川式スケール」の併用がお勧めです)

8点以下
8点以下の人はほぼ認知症と断定できます。これは2ヵ所以上のミスがある場合の点数ですが、2ヵ所以上ミスする正常老人は1.3%しかいません

医療編 1 認知症の診断

( ) 内数字は河野和彦調べ：1,099名中の出現頻度

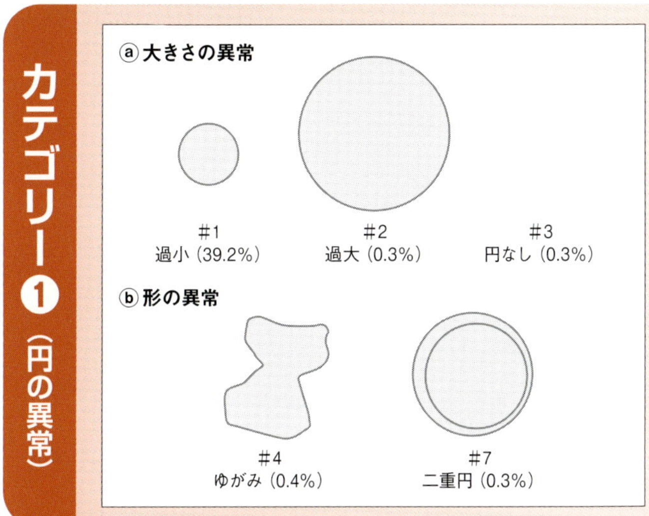

Cの用紙を使ったテストでは、針が1本描けたら1点の配点を行い、そこから「カテゴリー❸」のような異常があれば0・5点を減点します。ABCそれぞれにおいて、複数の異常があっても、減点できるのは0・5点だけです。

カテゴリー❶（円の異常）

ⓐ 大きさの異常

- #1 過小 (39.2%)
- #2 過大 (0.3%)
- #3 円なし (0.3%)

ⓑ 形の異常

- #4 ゆがみ (0.4%)
- #7 二重円 (0.3%)

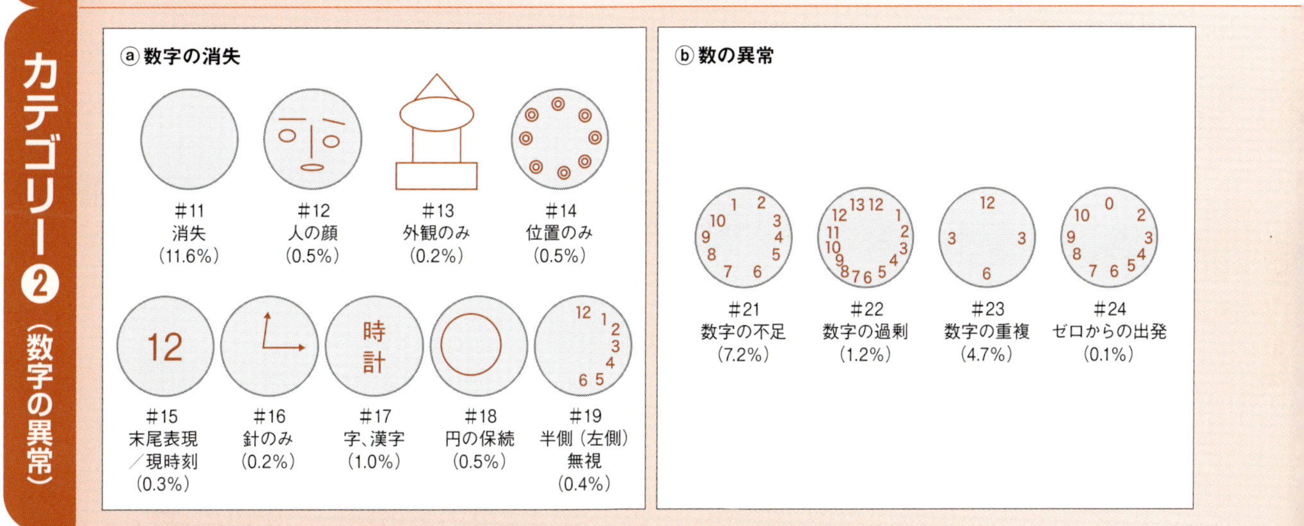

カテゴリー❷（数字の異常）

ⓐ 数字の消失

- #11 消失 (11.6%)
- #12 人の顔 (0.5%)
- #13 外観のみ (0.2%)
- #14 位置のみ (0.5%)
- #15 末尾表現／現時刻 (0.3%)
- #16 針のみ (0.2%)
- #17 字、漢字 (1.0%)
- #18 円の保続 (0.5%)
- #19 半側（左側）無視 (0.4%)

ⓑ 数の異常

- #21 数字の不足 (7.2%)
- #22 数字の過剰 (1.2%)
- #23 数字の重複 (4.7%)
- #24 ゼロからの出発 (0.1%)

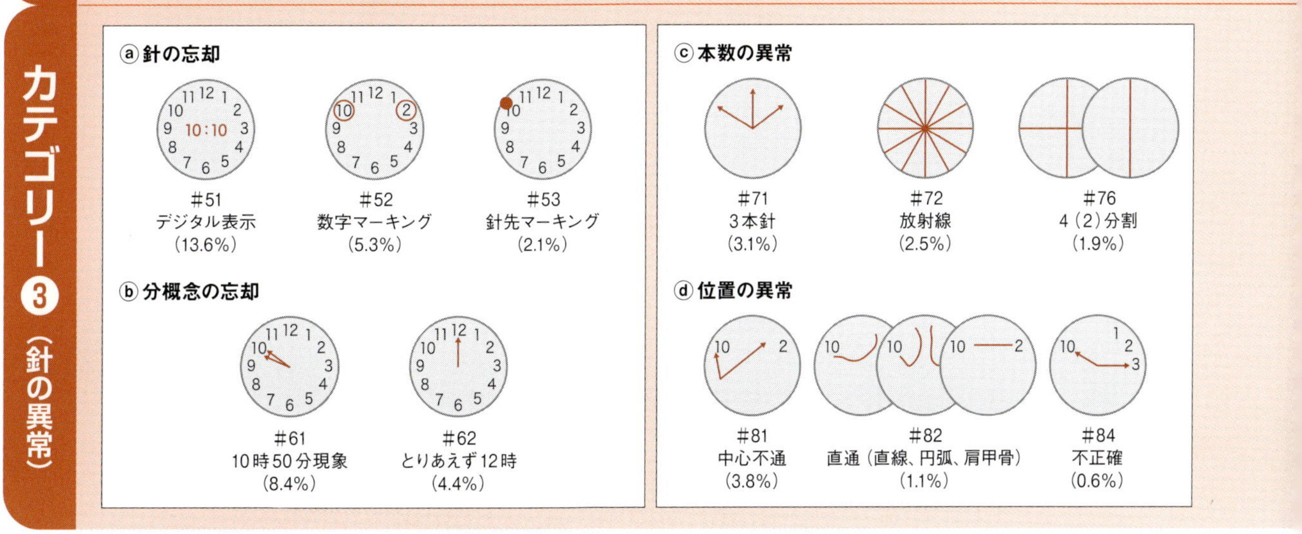

カテゴリー❸（針の異常）

ⓐ 針の忘却

- #51 デジタル表示 (13.6%)
- #52 数字マーキング (5.3%)
- #53 針先マーキング (2.1%)

ⓑ 分概念の忘却

- #61 10時50分現象 (8.4%)
- #62 とりあえず12時 (4.4%)

ⓒ 本数の異常

- #71 3本針 (3.1%)
- #72 放射線 (2.5%)
- #76 4（2）分割 (1.9%)

ⓓ 位置の異常

- #81 中心不通 (3.8%)
- #82 直通（直線、円弧、肩甲骨） (1.1%)
- #84 不正確 (0.6%)

(河野和彦：2000)

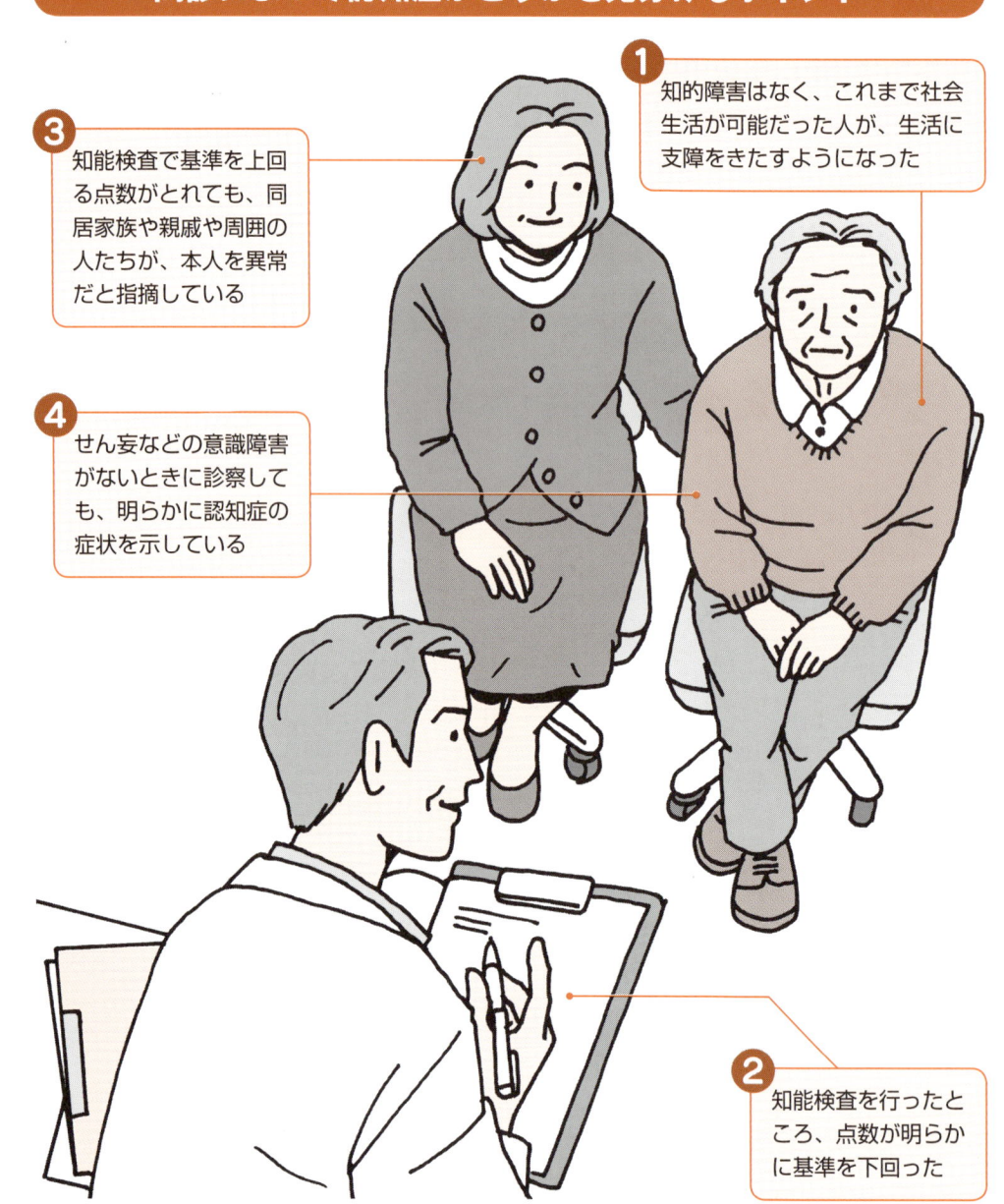

診断① 本人への問診

認知症を早期発見するには、本人への問診と知能検査が重要です。画像診断に時間をかけて、発見が遅れるようではいけません

問診によって認知症かどうかを見分けるポイント

1 知的障害はなく、これまで社会生活が可能だった人が、生活に支障をきたすようになった

2 知能検査を行ったところ、点数が明らかに基準を下回った

3 知能検査で基準を上回る点数がとれても、同居家族や親戚や周囲の人たちが、本人を異常だと指摘している

4 せん妄などの意識障害がないときに診察しても、明らかに認知症の症状を示している

本人はどのような問診を受けるのか

認知症の診断は、問診、診察、検査の結果を勘案して、総合的に下されます。診察で行われるのは、心臓や肺の聴診、血圧測定、運動や感覚の神経学的な観察です。検査には血液検査、脳の画像検査（CT、MRIなど）、知能検査（MMSE、改訂長谷川式スケール、時計描画テストなど）があります。

問診で聞かれるのは症状、生活ぶり、既往歴などです。認知症の患者は質問に答えられないか、何でも「できます」と言いたがります。本人から正確に聞けない場合は、医師は家族からの聞き取りを行います。

知能検査は、認知症の診断に欠かせません。保険点数はつきませんが、医師に頼んでぜひ行ってもらいましょう。

医療編 1 認知症の診断

認知症を早期発見するメリット

1 認知症には中核症状に効く薬があり進行を止めることができるため、早期発見にはメリットがある

2 早期に発見して認知症の進行を止めると、本人の自己決定権を尊重することができる。財産の管理、介護に関する希望を事前に家族に伝えられる意義は大きい

3 早期治療開始によって、本人と家族のQOL（クオリティ・オブ・ライフ：生活の質）が保てる。病気であることを理解できれば周辺症状に対する困惑も弱まり、家庭の崩壊が防げる

（本間昭：「地域における痴呆の早期発見の課題と今後の展望」2003を箇条書きにアレンジ）

問診で何を決めるのか

1 認知症かどうかを問診と知能検査で決める

↓

2 診断を下し、認知症ならカルテに病型を書く

↓

3 画像を見て、矛盾がないかをチェックする

※症状に対してどのような処方をしてほしいと家族が思っているかがすべて。画像に振り回されてはならない

（河野和彦：「認知症診療トレーニングDVD」2011）

認知症病型の鑑別診断の参考になる症状　Dr.コウノ予測

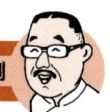

1	落ち着かない	A	P		
2	性格の変化（だらしなくなる／好きだったことに関心を失う）		P		（うつ）
3	買い物のミス（同じものばかり買う／つり銭が払えない）	A		V	
4	病識の欠如（もの覚えが悪くなったことに気づいていない）	A	P		
5	易怒（怒りっぽくなる）	A	P	V	
6	妄想（実在はするがいない人に会う／泥棒がいるような気がする）			V	D
7	幻覚（存在しないものが見える／室内に妖精や小人や虫がいる）				D

A＝アルツハイマー型認知症
P＝ピック病
V＝脳血管性認知症
D＝レビー小体型認知症

（認知症の8割は、このなかの1個以上に該当する）

診断で大切なことは、認知症か非認知症かの鑑別は、脳の画像検査で行われるのではないということです。認知症かどうかの診断は、問診と知能検査で下さなければなりません。認知症のタイプを鑑別するためのものであって、症状と画像に食い違いが出たら症状を優先すべきものです。

知能検査を行わない医師が画像検査だけを行って「脳に萎縮がないから認知症ではありません」と言っても、実際に本人の認知機能低下で困っている家族は納得できません。逆に高額な機器を使った検査で脳の血流や代謝の問題を指摘されても、本人の生活に支障がなければ認知症ではないのです。

かかりつけ医であれば、ケアマネジャー、薬剤師、受付スタッフからの情報も役立ちます。「間違った日に来た」「お金が払えなかった」といった情報が耳に入ったら、ほかの病気で来院した患者であっても知能検査を行うべきです。

認知症の早期発見は、こうした観察にかかっています。

診断②

家族への問診

認知症を最初に発見するのは、多くの場合家族です。医師は家族の言葉に耳を傾け、すみやかに診断を下さなければなりません

医師は家族の意向を尊重しなければならない

もし認知症だったら何を希望するか

1	診断だけでいい
2	介護をらくにする処方がほしい
3	認知症の進行を止めたい
4	介護のコツを教えてほしい。入所、入院させたい
5	介護保険を申請したい。障害者手帳がほしい
6	親戚に認知症であることを言ってほしい
7	後見鑑定をしてほしい

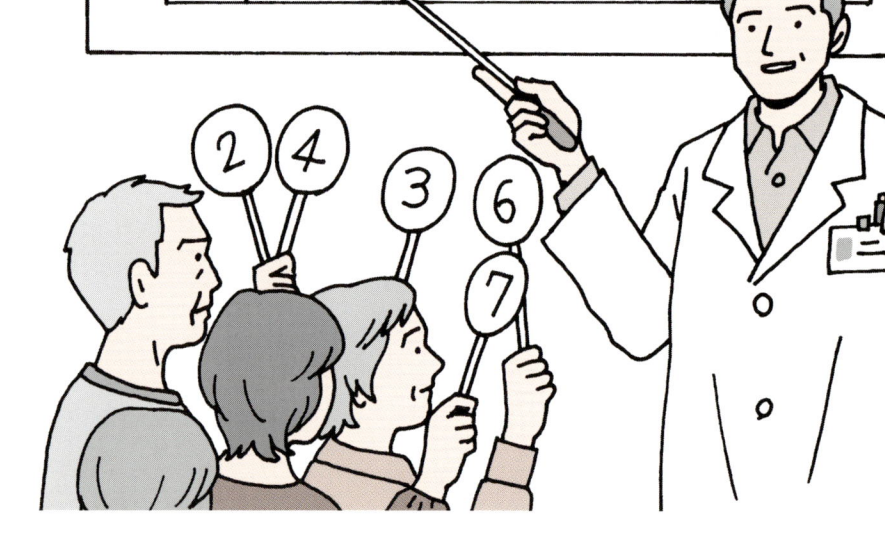

家族への問診だけでも診断はできる

かかりつけ医は、家族や介護者が「おかしい、今までこんなことをする人じゃなかった」と認知症を疑って患者を連れてきた場合、「問題ありません」と突き放すべきではありません。そう断言できるのは専門医だけなので、判断に迷ったら専門医への受診を勧めてください。

家族が疑ったら、かなりの確率で認知症です。根拠となるのは本人への問診や知能検査ですが、家族への問診票（左ページ上）を記入してもらうだけでも診断できます。もの忘れ以外の7項目で、2つ以上該当するようだとほぼ確実です。

家族への問診では、「もし認知症だったら何を希望するか」をしっかり聞かなければなりません（上のイラスト参照）。

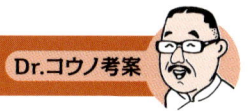

医療編 1 認知症の診断

初診時問診票　Dr.コウノ考案

初診時問診票（ご家族がご記入ください）

1．おかしいと思ったのは何年前からですか。ひどくなってきた時期ではなく、少しでもおかしいと感じた時期です。　□年　□ヵ月

2．今までにもの忘れ以外の異常な症状はありましたか？　○をつけてください。

な　い	あ　る
	落ち着かない
	性格が変わった
	買い物のミス
	もの忘れを認めない
	怒りっぽくなった
	被害妄想（盗られた）
	幻覚（死んだ人がいる）

初診時問診票（もの忘れ以外の症状の有無）の結果　Dr.コウノ調査

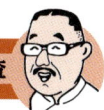

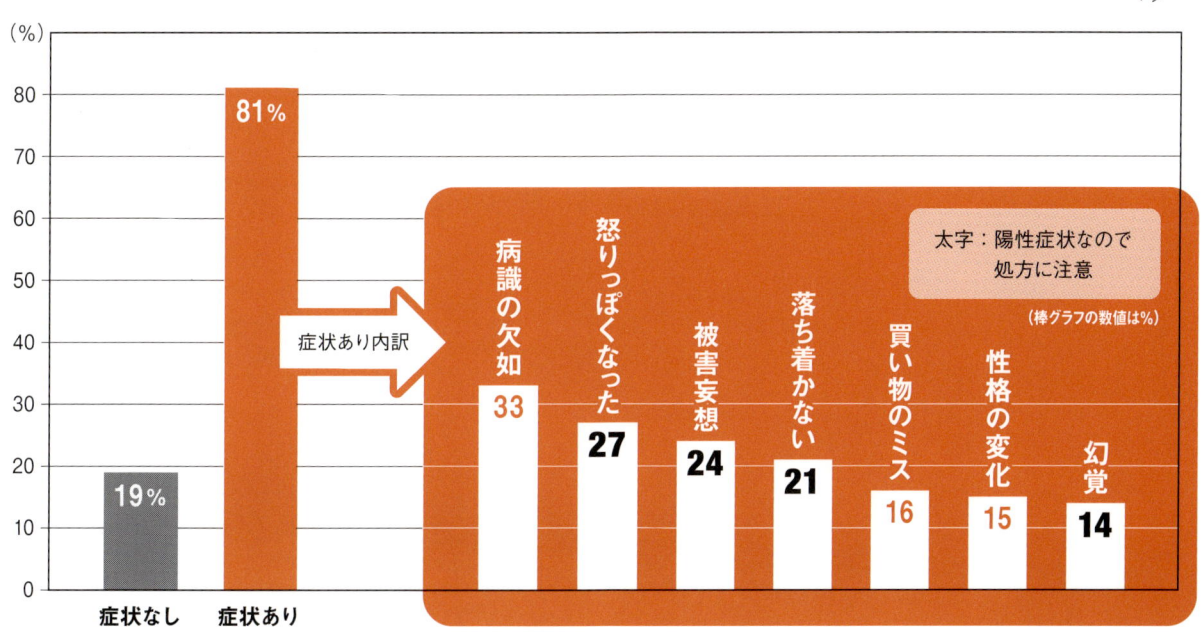

症状なし　19%
症状あり　81%

症状あり内訳：
- 病識の欠如　33
- 怒りっぽくなった　27
- 被害妄想　24
- 落ち着かない　21
- 買い物のミス　16
- 性格の変化　15
- 幻覚　14

太字：陽性症状なので処方に注意

（棒グラフの数値は%）

（認知症自験連続1000例：河野和彦）

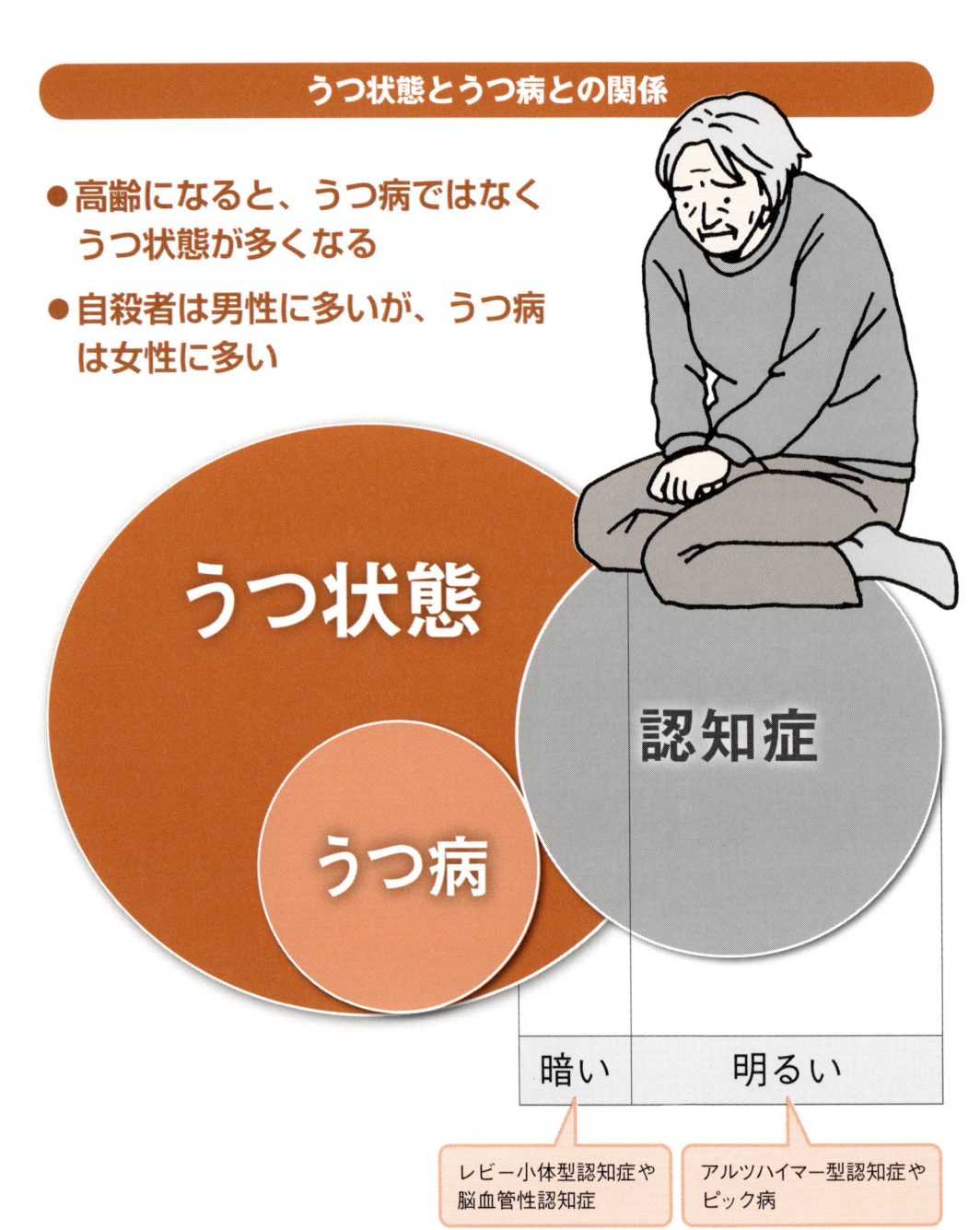

診断③ うつ病との識別

高齢者で表情が暗い人は、多くの場合うつ病ではなく認知症です。うつ病と誤診されて抗うつ薬を処方されると認知症が悪化します

うつ状態とうつ病との関係

- 高齢になると、うつ病ではなくうつ状態が多くなる
- 自殺者は男性に多いが、うつ病は女性に多い

うつ状態 / 認知症 / うつ病

暗い	明るい
レビー小体型認知症や脳血管性認知症	アルツハイマー型認知症やピック病

うつ病とうつ状態の違いに注意

「うつ病は、認知症に進展しやすい」という通説があります。しかし認知症の患者に多いのは、うつ病でなくうつ状態です。認知症は病型によって暗い表情になるため、うつ病とよく誤診されます。

認知症の診断において、うつ病との識別はとても大切です。うつ認知症なのに抗うつ薬を処方されると、患者さんのADL（日常生活動作）が著しく低下します。薬剤過敏性のあるタイプの認知症であれば、重篤な症状に陥ることさえあるのです。

一方、本物のうつ病は自殺しかねないので、抗うつ薬を処方しなければなりません。うつ病と認知症の識別には、細心の注意が必要です（詳しくは204〜207ページ参照）。

うつ病か認知症かを識別する質問

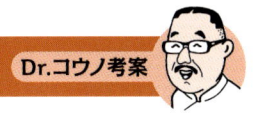

Dr.コウノ考案

正しい精神科診療とは、うつ病と認知症を均等に
チェックすることである（バランス8（エイト）の勧め）

うつ病を疑う質問	認知症を疑う質問
【既往】若い頃うつ病ではなかったか	【既往】頭部打撲、脳卒中、せん妄はないか
【家族】親戚でうつ病や自殺者はいないか	改訂長谷川式スケールの結果はどうか
何をやってもおもしろくないか	迷子になったことはないか、万引きはないか
眠れるか	怒りっぽくなっていないか
頭痛はないか	仕事・家事のミスはないか
食欲はあるか	幻覚、被害妄想はないか
朝、調子が悪くないか	トイレは間に合うか、夜間頻尿はないか
ひどい便秘ではないか	自分は記憶に問題はないと思っていないか

この8項目の質問を均等に行うと、うつ病か認知症かを鑑別できる。筆者（河野）はこれを「バランス8」と名付けて推奨している

わが国における誤診パターン

		病態	誤診	処方	結果
実際の疾患	パーキンソン病	表情が暗い	うつ病	抗うつ薬	認知症様症状
	脳血管性認知症	無気力	うつ病	抗うつ薬	嚥下障害 歩行障害
	ピック病	しゃべらない	うつ病	抗うつ薬	姿勢異常 歩行障害
	アルツハイマー型認知症	不安を訴える	不安神経症	抗不安剤	認知機能悪化

診断④ せん妄との識別

一時的な意識障害に不穏が伴う状態をせん妄といいます。この時期に知能検査や、認知症の確定診断は行いません

せん妄の各段階

中等度
手で空中をつかむようなしぐさをする。夕方以降に不穏になる（夜間せん妄）

高度
うろうろと動きまわり、転んでばかりいる。
大声で叫ぶこともある

軽度
困惑したような表情をしている。
目がうつろで、相手と視線を合わせない

せん妄の症状と引き起こす原因

せん妄は、軽度の意識障害に不穏（ふおん）が伴った状態です。※患者は幻覚、妄想、不安、恐怖を味わっていて、精神的に極めてアンバランスな状態にあります。知能検査をしてもスコアが大きく変動して正確な評価は得られないので、知能検査と確定診断は、せん妄がないときに行うのが医学界のルールです。

典型的なせん妄は、目をつぶって体をゆすったり、周囲の人にわからない言葉をつぶやいたりします。また、上のイラストに示したような行動を起こし、その症状は多様です。

せん妄には、全身麻酔の手術をした人に一定期間起こるもの（術後せん妄）、肺炎による脳の酸欠で起こるもの、脳血管障害の後遺症がある人に夕方から起

※せん妄の「せん」は、うわごと。不穏は、興奮性の動揺に陥った状態

医療編 1 認知症の診断

意識がはっきりしている認知症と意識障害のある認知症の違い

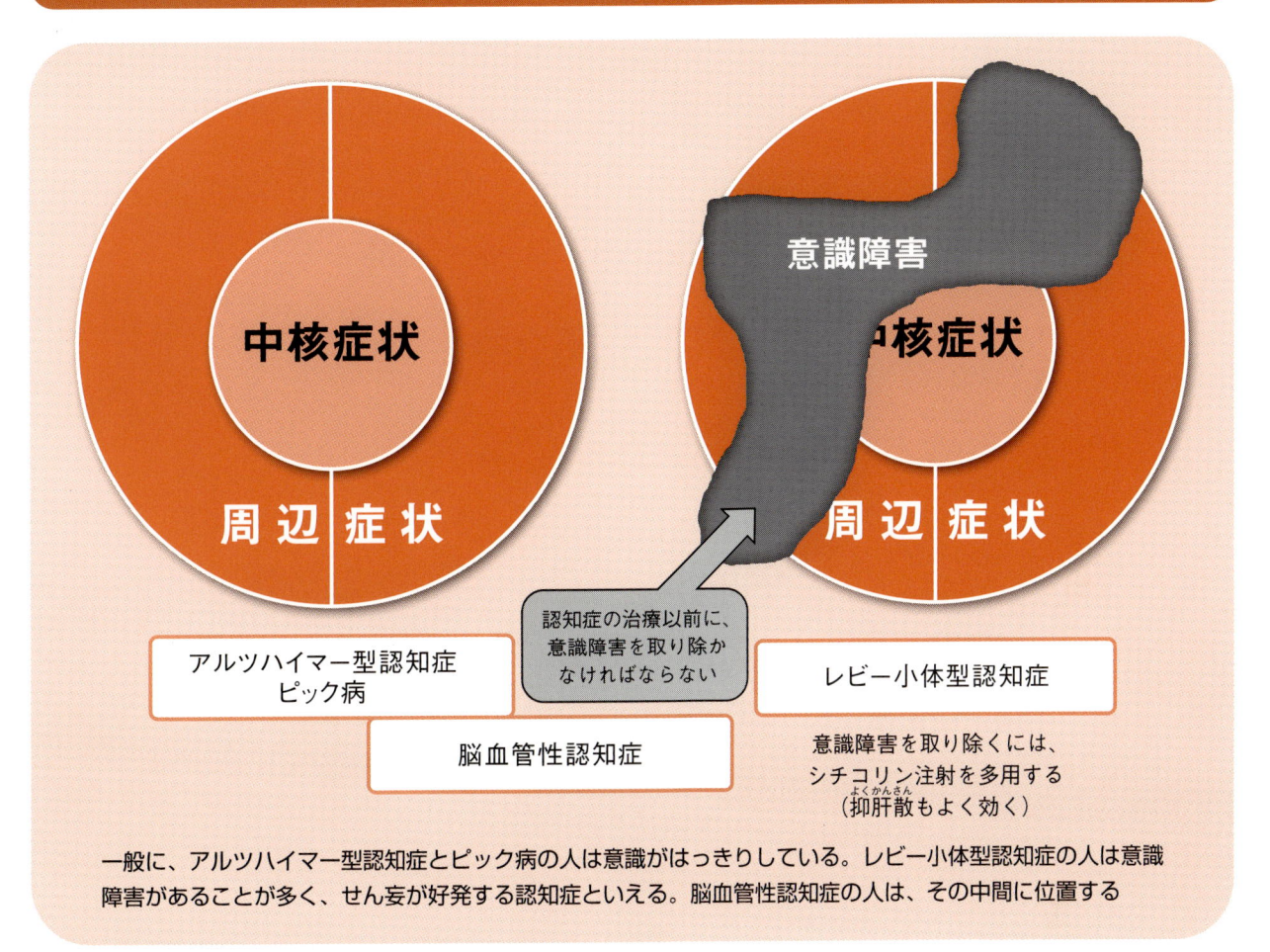

アルツハイマー型認知症
ピック病

脳血管性認知症

レビー小体型認知症

認知症の治療以前に、意識障害を取り除かなければならない

意識障害を取り除くには、シチコリン注射を多用する（抑肝散（よくかんさん）もよく効く）

一般に、アルツハイマー型認知症とピック病の人は意識がはっきりしている。レビー小体型認知症の人は意識障害があることが多く、せん妄が好発する認知症といえる。脳血管性認知症の人は、その中間に位置する

精神科の先生へのお願い　Dr.コウノ考案

せん妄のある高齢者を診察するときは、次のことをお願いします

- 精神病を疑う前に、知能検査を行ってください
- 知能検査の点数が高い認知症もあります
- 薬剤過敏性、寝言がないかを必ず聞いてください（レビー小体型認知症）
- リスパダールを処方する前に、歯車様筋固縮がないか診察して（36ページのイラスト参照）、パーキンソン病でないことを確かめてください
- 認知症の可能性が否定できないなら、三環系、四環系の抗うつ薬の処方は必要最低限にしてください

こるもの（夜間せん妄）などの種類があります。高齢者がせん妄を引き起こす原因は、薬物、心不全、呼吸不全、代謝障害、内分泌疾患などです。

一過性のせん妄を起こしただけで正常に戻った人は、認知症ではありません。しかし、一度でもせん妄を起こしたことがある高齢者は、認知症のハイリスク群です。せん妄を頻発する人は、それだけで認知症と診断してもよいでしょう。

診断⑤ 告知（するかしないか）

認知症の告知はデリケートな問題です。医師は、告知が家族のメリットになるのかどうかを、瞬時に判定しなければなりません

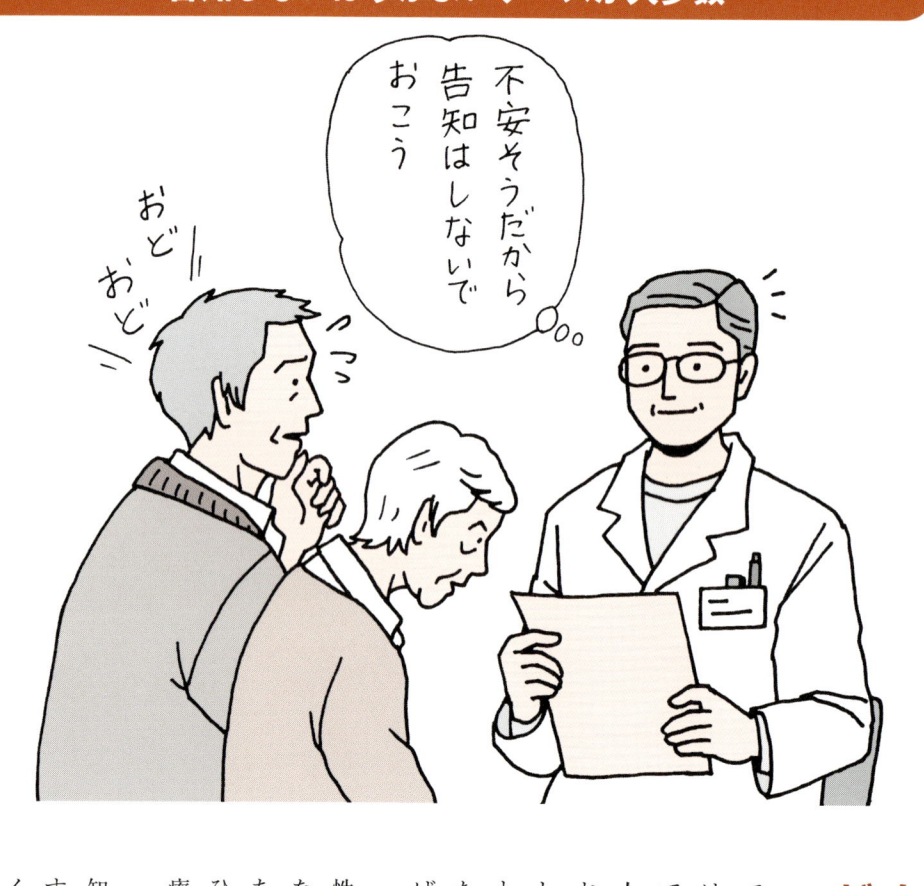

告知しないほうがよいケースが大多数

（吹き出し）不安そうだから告知はしないでおこう

（オノマトペ）おどおど

ケースバイケース だが告知は慎重に

認知症の告知は、本人に対しては「しない」、家族に対しては「ケースバイケース」が妥当です。家族が精神的に弱そうな人、ひどく警戒して態度がおどおどしている人であれば、告知しないほうが賢明でしょう。たとえばご主人の初診についてきた奥さんが心配性のようであれば、告知は無理です。

医師は、家族の診断（どんな性格か）も同時に行わなければなりません。本人であれ家族であれ、大泣きされて帰られたり、ひどく悲観されたりすると、治療に支障が出るからです。

告知するかどうかは、家族の知性やセンスにも左右されます。家族に、医師が「アルツハイマーっぽいですね」と言ったら、（ああ、認知症なんだ）と

気づくだけの知恵が必要です。「アルツハイマー病ですね」と告げても「認知症じゃないんですか」と聞き返すようではいけません。認知症ではないかと疑って受診させたのであれば、家族も勉強が必要です。

昨今はアメリカ式にどんな病気でも告知してしまう風潮がありますが、日本の風土というものも考えなければなりません。認知症の告知は、受け止める側のキャパシティの問題なので、個別に対処するべきです。一律に決めること自体がおろかな対応だといえるでしょう。

大切なことは、告知することがこれからの本人や家族にとってメリットになるかどうかです。告知する以上、相応の精神的な支えが必要なので、本人や家族の動揺や心理面のマイナスが予想できない医師は、告知をするべきではありません。

ケースバイケースとはどういうことか

薬の名前を出して婉曲に病名を告げる

アリセプトを半量飲んでもらうときに「アルツハイマーの薬を出すね」「アルツハイマーなんですか」「アルツハイマーになるといけないから、半分だけ飲んでおきましょう」というやり取りをする

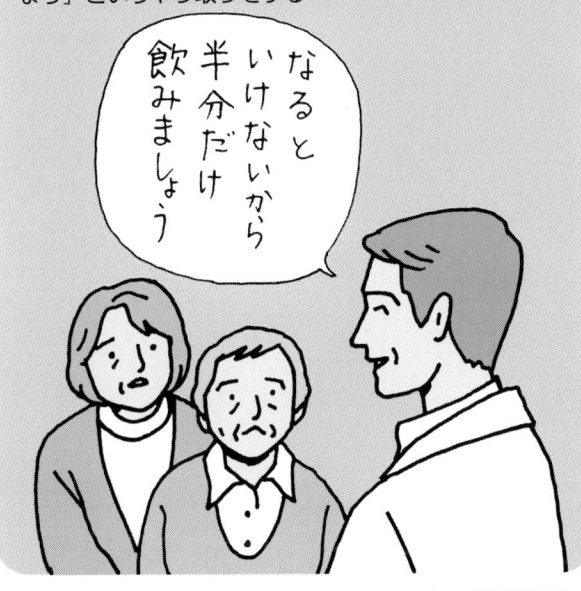

> なるといけないから半分だけ飲みましょう

海馬という言葉への反応で対応を変える

ＣＴの画像説明で、「海馬がすごく萎縮していますね」と言ったときに反応がなければ、アルツハイマーだと言っても問題は少ない。「えっ」と身構えるような人には、告知はしないほうが賢明である

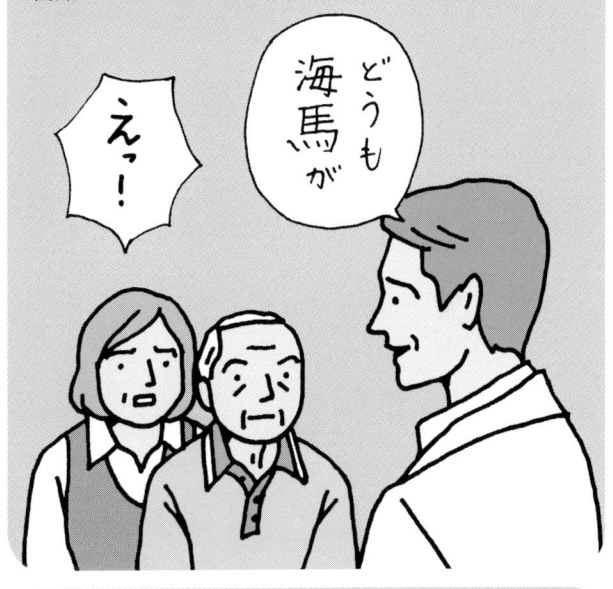

> どうも海馬が
> えっ！

ピック病は告知したほうがよいことも

反社会的な行動（万引きや暴力など）をする恐れがあるピック病の人は、逆に「認知症です」と告知したほうがよい。家族にも認知症であることをしっかり伝え、万一の場合に備えてもらう必要がある

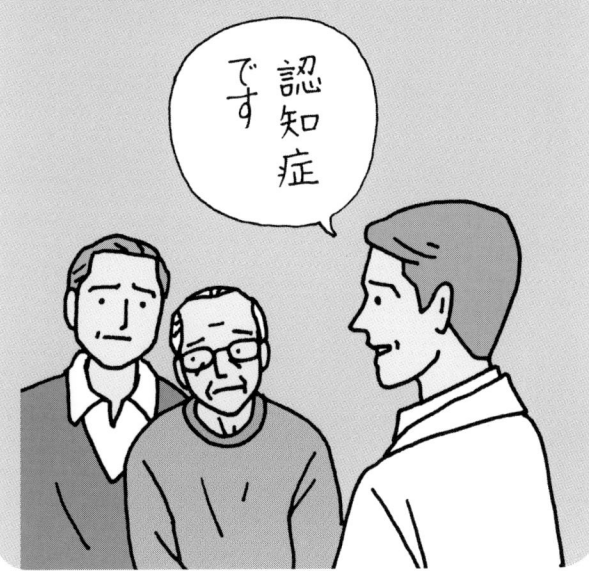

> 認知症です

「型認知症」はつけずに告げる

パーキンソン病から移行したレビー小体型認知症の人は、認知機能の低下が軽度で良識もあるので、わざわざ「レビー小体型認知症です」と言う必要はない。ただ「レビー小体病です」と言えばよい

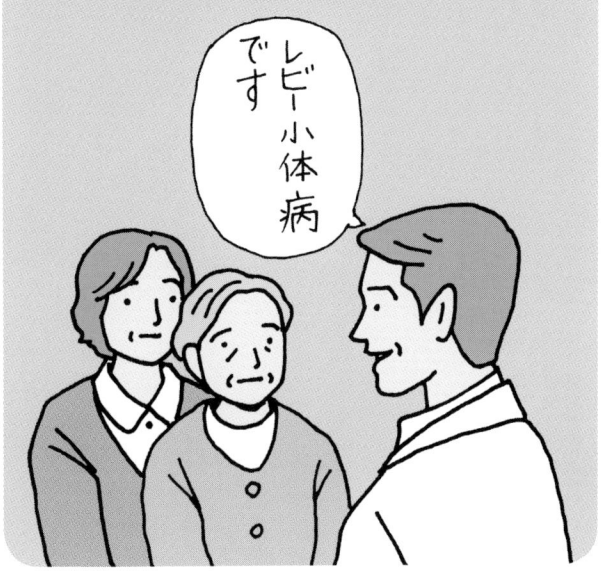

> レビー小体病です

診断⑥ 医師と家族のコミュニケーション

医療であっても、「顧客満足」は必要です。
患者側は医師にどうしてほしいのか、自分たちの要望をしっかりと伝えましょう

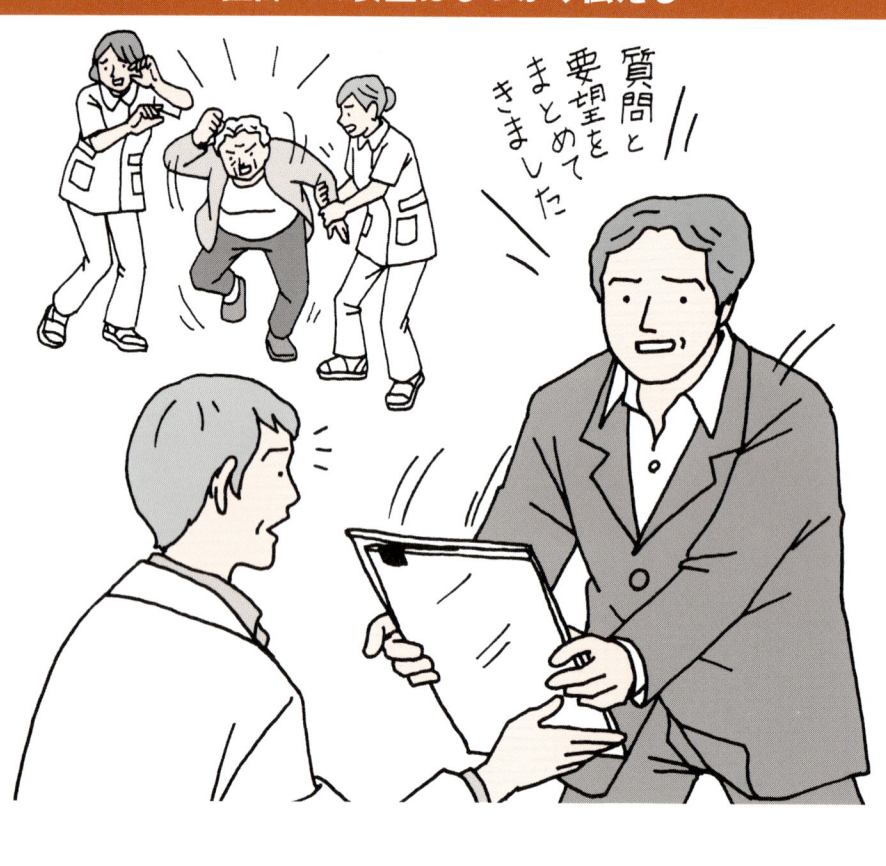

医師への要望はしっかり伝える

家族や介護者も医師へ要望を

認知症が疑われる患者をつれて受診した家族や介護者は、診断の結果を聞きたいのと同時に、病状を改善してほしいという願いをもっています。そのことを患者側がきちんと伝えることはとても大切です。

左ページに、患者側の要望を医師に伝えるためのコミュニケーションシートを掲げました。これをコピーして医師(開業医や勤務医)に渡すと、家族や介護者の願いが伝わります。

画像検査のできない開業医の場合、診断がつかない場合もあるでしょう。たとえ診断がつかなくても、真摯に対応してくれる医師かどうかは、Ⅰの「診断について」でわかります。「失礼かとは思いましたが、市販の本に便利な用紙が出ていたの

で」と丁寧にお願いしても怒りだすようなら、その医師は認知症が苦手なのだと思ったほうが賢明です。

Ⅱの「治療について」は、あらかじめマルをつけて渡します。患者を穏やかにしてほしいなら1、4、6に、元気にしてほしいなら2、5、7にマルがつくはずです。1と5の両方を同時に実現するのは難しいことなので、矛盾したお願いにならないよう気をつけましょう。

処方をお願いする薬剤は、このコミュニケーションシートを作った筆者(河野)のお勧め順に書いてあります。第一選択はどれも、専門医が驚くほど古い薬剤です。これは、長く使われている薬剤の安全性が高いからにほかなりません。

欄外にはジェネリック(後発医薬品)が記載されているので、経済面でも安心です。

医療編 1 認知症の診断

先生へお願いです（コミュニケーションシート） Dr.コウノ考案

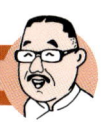

I. 診断について

ご診断の結果、認知症でしょうか　　YES　　NO　　はっきりしない

印象としてはどのタイプでしょうか。		今日のところは、どんな病気が考えられますか？	
1	アルツハイマー型	1	（躁）うつ病
2	レビー小体型	2	統合失調症
3	脳血管性	3	パーキンソン病
1＋3	混合型	4	失語症
4	ピック病ないし意味性認知症	5	脊髄小脳変性症
5	正常圧水頭症	6	その他（　　　　）
6	（慢性）硬膜下血腫	7	今ははっきりしない
7	甲状腺機能障害		
8	ビタミンB_{12}欠乏		
9	その他（　　　　）		
10	今ははっきりしない		

あくまでも疑いで結構です

II. 治療について

私たち家族の希望は次のようなものです。ご処方いただけるでしょうか

私たち家族の希望	なにを処方していただけますか？
1 患者を穏やかにしてほしい	グラマリール　セレネース　セロクエル*　抑肝散　ウインタミン　ルーラン　リスパダール　（　　　　）　（*糖尿病に禁忌）
2 患者を元気にしてほしい	アリセプト　サアミオン　シンメトレル　ワイパックス　（　　　　）
3 認知症の進行を遅らせてほしい	リバスタッチパッチかイクセロンパッチ　アリセプト　レミニール　メマリー　（　　　　）
4 夜、熟睡させてほしい	レンドルミン　ロゼレム　ハルシオン　ベンザリン　（　　　　）
5 患者の歩行をよくしてほしい	サアミオン　メネシット　ペルマックス　マドパー　（　　　　）
6 幻覚、妄想を減らしてほしい	抑肝散　セレネース　ウインタミン　（　　　　）
7 食欲を出してほしい	ドグマチール*　エンシュアリキッド　ラコール　プロマックD　（*パーキンソン病、レビー小体型認知症に禁忌）
8 その他（　　　　）　（　　　　）	

ジェネリック類

グラマリール（塩酸チアプリド）＝ チアプリム、クックール、チアリール、チアラリード、フルジサール、ノイリラーク、グリノラート、ポインリール

セレネース（ハロペリドール）　＝ ハロステン、リントン、ハロペリドール、コスミナール、ハロジャスト、スイロリン、レモナミン、ハロミドール、ヨウペリドール

アリセプト（ドネペジル塩酸塩）＝ ドネペジル塩酸塩OD錠、ドネペジル塩酸塩細粒、ドネペジル塩酸塩3mg、ドネペジル塩酸塩5mg

サアミオン（ニセルゴリン）　　＝ サワチオン、ウインクルN、サルモシン、ソクワール、ピエルゾンS、マリレオンN、セルゴチンS、ヒルプリンN、セルファミン、セレイドS、ニセルゴリン

レンドルミン（ブロチゾラム）　＝ グッドミン、レンデムなど

ドグマチール（スルピリド）　　＝ アビリット、ミラドール、ベタマック、スカノーゼン

作成：日本老年精神医学会指導医　河野和彦

画像による診断の落とし穴

認知症の診断は、画像検査に頼らず症状重視で

患者が認知症かそうでないかを診断するには、問診、知能検査、家族からの情報などが必要です。画像検査（CT、MRI、PET、SPECT）で正常か認知症かがわかるわけではありません。

画像検査は、認知症の種類を鑑別するために使われるべきものです。画像検査で「早期発見ができる」「自動的に診断がつく」という思い込みは捨てなければなりません。

問題は、大学病院や大病院に画像検査が大好きな医師がいることです。そういう医師は、患者に知能検査を行わず、画像だけで認知症かどうかの診断を行おうとします。その結果、医療費と時間を無駄にするばかりか、時折重大な誤診をしかねないのです。

たとえばアルツハイマー型認知症は、脳の海馬が萎縮することで有名ですが、筆者は海馬が萎縮する度合いと

改訂長谷川式スケールの点数がまったく相関しないことを確認しています。また、海馬萎縮の軽いアルツハイマー型認知症が存在することは広く知られているとおりです。教科書には、典型的なアルツハイマー型認知症は海馬萎縮から始まると書いてあるかもしれませんが、そんな記載を鵜呑みにしてはいけません。

もし、問診や知能検査でアルツハイマー型認知症の兆候がみられなかったとしたら、「海馬萎縮の少ないアルツハイマー型認知症」と診断して治療を始めるべきです。医師は、少しでも早く治療してほしいと願う家族の期待に応えなければなりません。

逆に、CTやMRIで脳に萎縮を認めても、問診や知能検査を行わなければ正確な診断はつかないのです。コウノメソッドはおもな認知症のタイプに合う薬剤を推奨しているので、症状で判断してその薬を処方すれば、間違いのない結果が得

影響が出ていなければ、認知症では影響が出ていないのです。臨床と画像が食い違っていたら、医師は臨床を優先して診断を行わなければなりません。

画像検査の所見だけでうかつに診断できない理由の一つに、混合型認知症の存在があります。これはアルツハイマー型認知症と脳血管性認知症が合併した病気で、MRIなどの機器に頼り過ぎるとアルツハイマー型認知症の存在を見逃すのです。医師がちゃんと知能検査を行わなかったために脳血管性認知症と誤診された混合型認知症は、けっこうな数にのぼるだろうと思われます。

結局認知症は、死後に解剖検査を行わなければ正確な診断はつかないのです。コウノメソッドはおもな認知症のタイプに合う薬剤を推奨しているので、症状で判断してその薬を処方すれば、間違いのない結果が得

分があったとしても、患者の生活に布で見る装置）で血流の低下した部性同位体から投与した放射（脳の血流を、体内に投与した放射認めても、脳血流シンチグラフィ
られます。

医療編

第2章
原因疾患別症状

脳の構造と神経伝達のしくみ

認知症の原因疾患①

認知症は、脳の神経細胞に生じた病変や損傷が認知機能の低下をまねいた状態です。その人の脳内で、何が起きているのでしょうか

脳の部位とそれぞれのはたらき

神経細胞は、大脳の表面を構成する大脳皮質に集中している。大脳皮質は、前頭葉、頭頂葉、側頭葉、後頭葉の4つの部位に分けられる。また、前頭連合野、頭頂連合野、側頭連合野の3つの連合野を構成して高次機能をつかさどっている

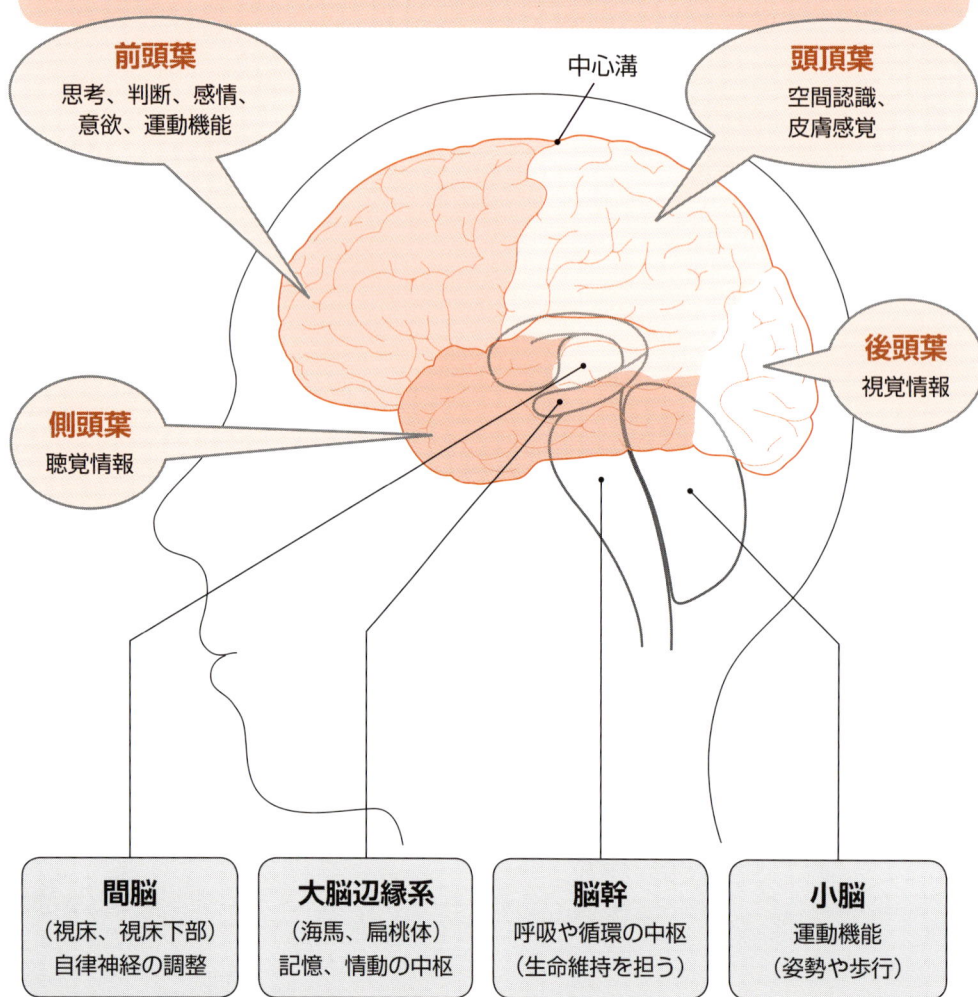

前頭葉
思考、判断、感情、意欲、運動機能

中心溝

頭頂葉
空間認識、皮膚感覚

後頭葉
視覚情報

側頭葉
聴覚情報

間脳
（視床、視床下部）
自律神経の調整

大脳辺縁系
（海馬、扁桃体）
記憶、情動の中枢

脳幹
呼吸や循環の中枢
（生命維持を担う）

小脳
運動機能
（姿勢や歩行）

脳の病変や損傷が認知症をまねく

たとえばアルツハイマー型認知症では、大脳皮質に変性が起こり、長い潜伏期間を経ながら神経細胞が死滅、脱落していって脳が萎縮します。その結果、萎縮した箇所の脳血流が低下し、さらにそれまで神経細胞間で情報を伝えていた神経伝達物質も失われてしまうため、障害された部位が担っていた認知機能が衰え、認知症を発症すると考えられています。

この現象は、脳血管性認知症でも同じです。脳出血や脳梗塞によって神経細胞が破壊され損傷が残ると、その部位が担っていた認知機能が衰え、認知症を発症するに至ります。

このほかにも、原因疾患によって、障害される部位や症状の出かたは多種多彩です。

78

認知症のタイプ別脳の病変

脳血流が低下する場所

認知症のタイプ（病型）によって脳血流が低下する場所（脳が萎縮する部位）が異なるため、現れる症状も異なる。図は大脳と脳幹を側面から見たもの

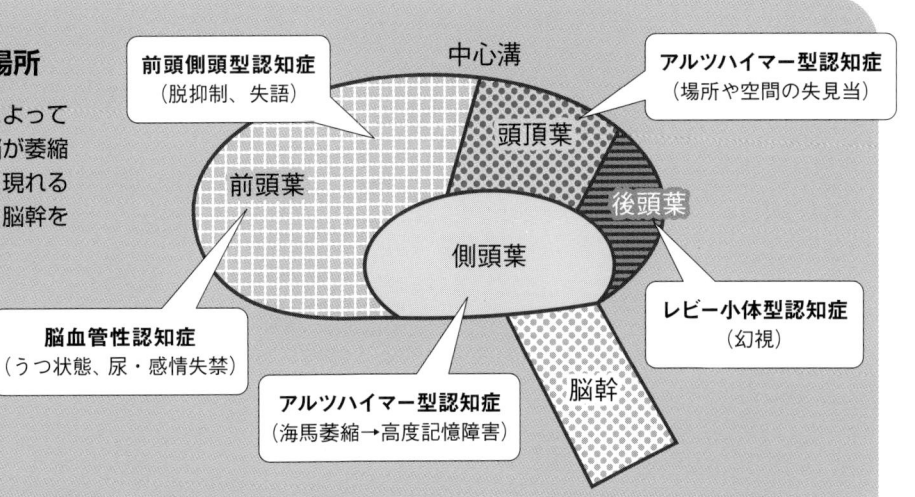

- 前頭側頭型認知症（脱抑制、失語）
- アルツハイマー型認知症（場所や空間の失見当）
- 脳血管性認知症（うつ状態、尿・感情失禁）
- アルツハイマー型認知症（海馬萎縮→高度記憶障害）
- レビー小体型認知症（幻視）

中心溝／前頭葉／頭頂葉／後頭葉／側頭葉／脳幹

アルツハイマー型認知症

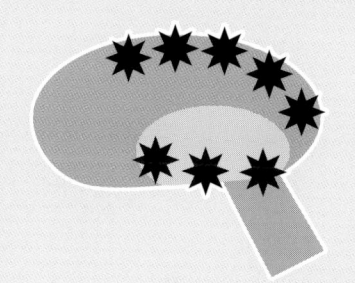

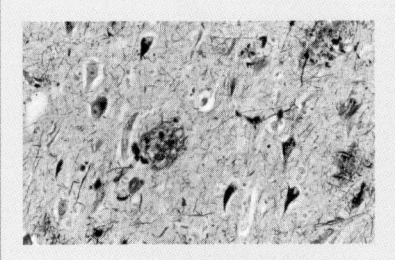

老人斑（発病20年前から発生）
アルツハイマー神経原線維変化

アルツハイマー型認知症では、大脳皮質に老人斑とよばれるシミのようなものができます。また、細胞内の線維がらせん状にねじれる神経原線維変化とよばれる現象が起こります。この2つが、アセチルコリンの減少や脳血流の低下、神経細胞の死滅に関係していると考えられています

ピック病

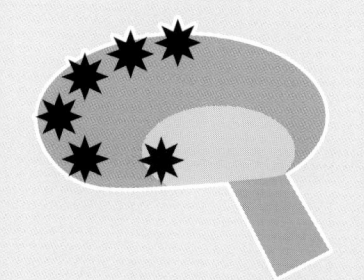

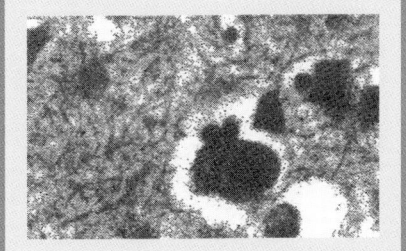

ピック球

前頭側頭型認知症には、大脳皮質内にピック球とよばれる病理組織が発生するピック病と、それ以外の認知症があります。ピック病以外は、側頭葉前方が萎縮していて反社会的な行動は少なく、失語症のような症状や尿失禁はあるものの、比較的介護しやすい認知症といえます

レビー小体病

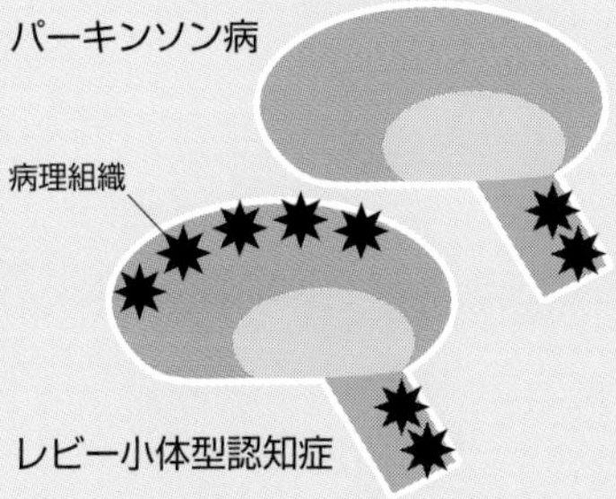

パーキンソン病
病理組織
レビー小体型認知症

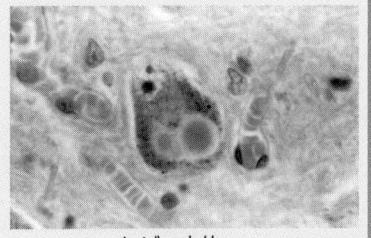

レビー小体

レビー小体とよばれる病変が脳幹にたまると、パーキンソン病を発症します。このレビー小体が、脳幹だけでなく大脳皮質全体に出現したのがレビー小体型認知症です。レビー小体型認知症は他の認知症ではあまり障害されない後頭葉の血流も低下するので、しばしば幻視が出現します

脳内神経伝達のしくみ

脳には多数の神経細胞（ニューロン）があり、神経終末や他のニューロンとの間で情報伝達を行っている。しかし、それらの間はすべてつながっているのではなく、シナプスとよばれるわずかな隙間がある。この間隙を神経伝達物質が放出され受容されることで、情報伝達が成立する

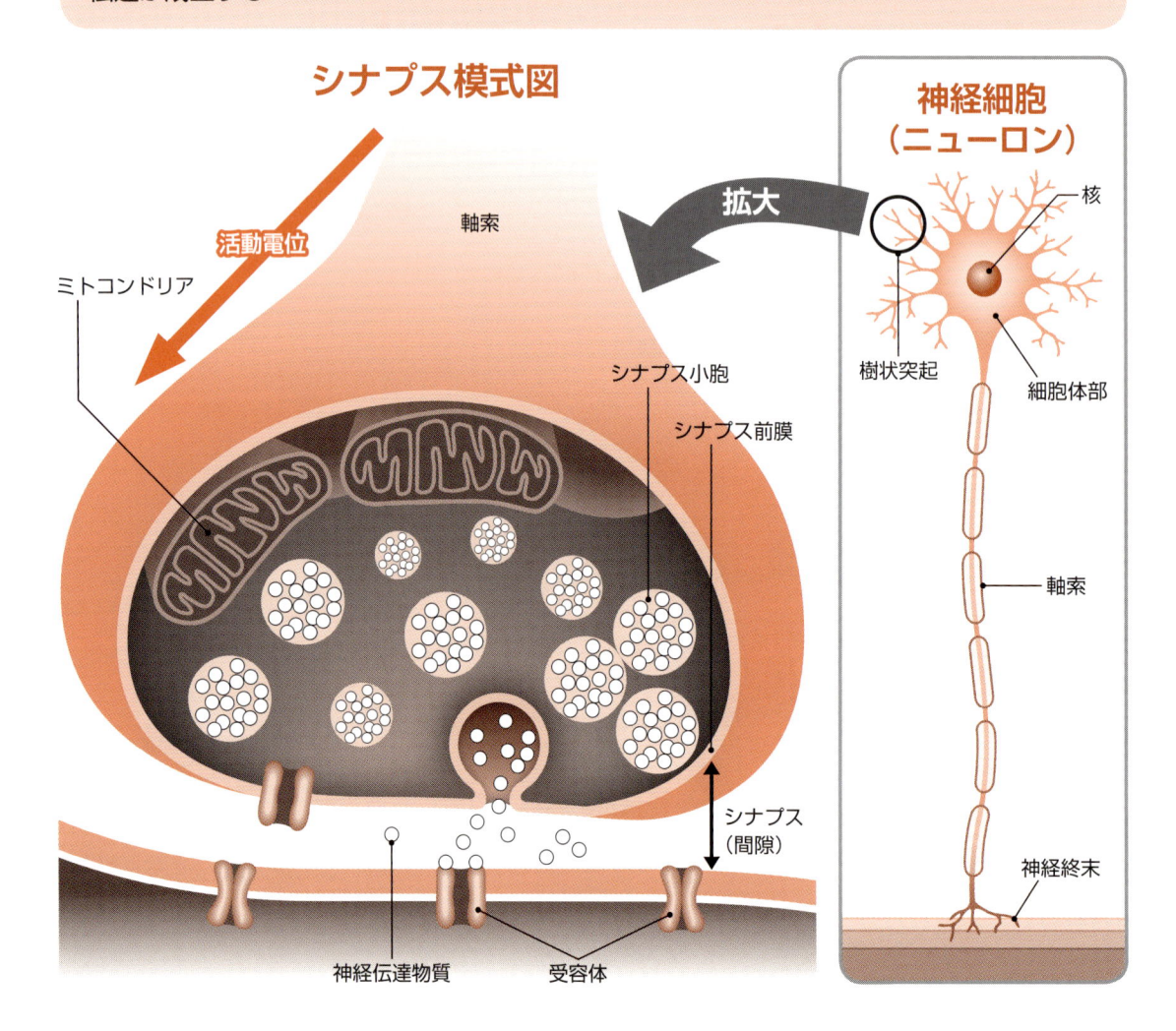

シナプス模式図

- 活動電位
- ミトコンドリア
- 軸索
- シナプス小胞
- シナプス前膜
- シナプス（間隙）
- 神経伝達物質
- 受容体

神経細胞（ニューロン）

- 核
- 樹状突起
- 細胞体部
- 軸索
- 神経終末

拡大

シナプスを伝わる神経伝達物質

人間の脳において情報伝達を担う神経細胞（ニューロン）は、受精から出生までの10ヵ月間でそのほとんどがつくられ、2歳から3歳で8割から9割が完成します。その後、ニューロンは自由自在に樹状突起を伸ばし、他のニューロンや神経終末との間で情報交換を行うシナプス（間隙）を無数につくることで、脳内に精緻な情報ネットワークを構築するのです。

神経伝達物質は、成長に伴って増加し、20歳頃をピークに減少に転じます。80歳頃までにはピーク時の2割から3割に落ちると推測されていますが、これがすなわち「老化」です。

しかし、単なる老化であれば、社会生活に支障をきたすことはありません。認知症は、いったん正常に発達した知能が異常な速度で低下し、社会生活に支障をきたした状態です。

認知症の原因疾患① 脳の構造と神経伝達のしくみ

80

アセチルコリン、ドーパミン、セロトニンのはたらき

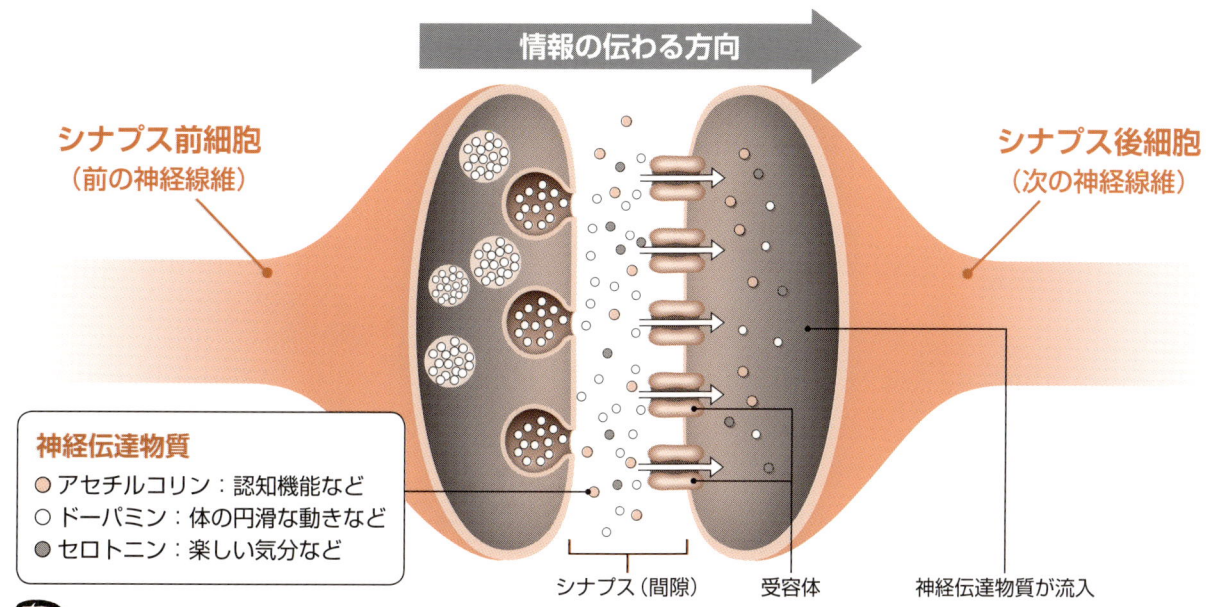

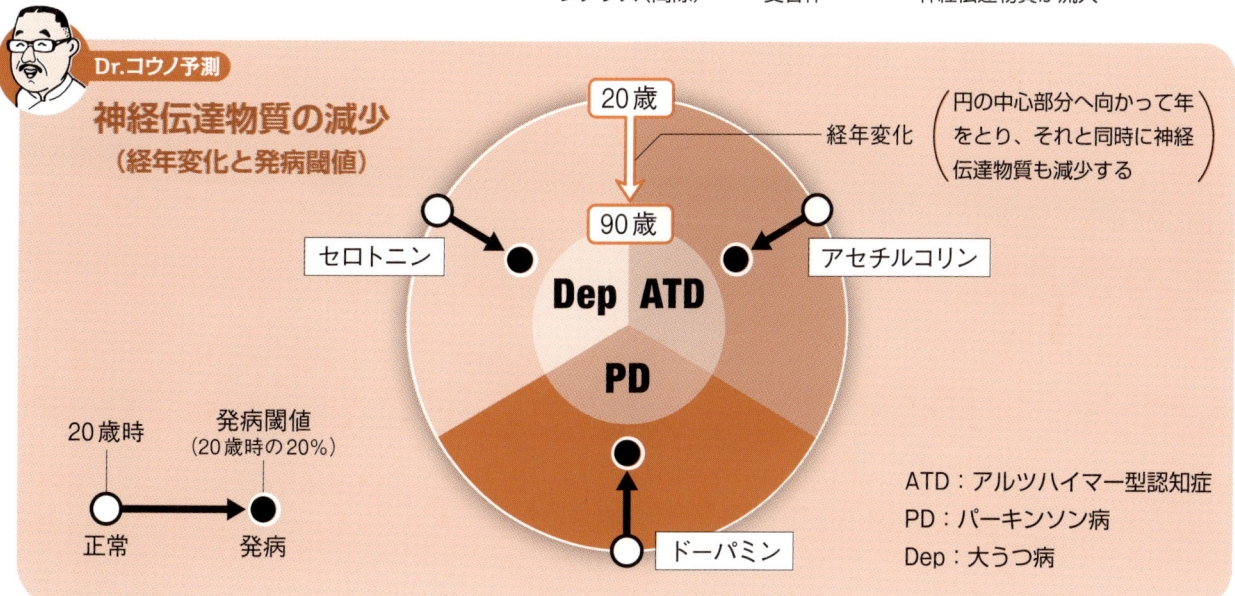

情報の伝わる方向 →

- シナプス前細胞（前の神経線維）
- シナプス後細胞（次の神経線維）

神経伝達物質
- アセチルコリン：認知機能など
- ドーパミン：体の円滑な動きなど
- セロトニン：楽しい気分など

シナプス（間隙） / 受容体 / 神経伝達物質が流入

Dr.コウノ予測
神経伝達物質の減少（経年変化と発病閾値）

- 20歳 → 90歳　経年変化
- 円の中心部分へ向かって年をとり、それと同時に神経伝達物質も減少する
- セロトニン／アセチルコリン／ドーパミン
- Dep　ATD　PD

20歳時（正常）→ 発病閾値（20歳時の20％）（発病）

ATD：アルツハイマー型認知症
PD：パーキンソン病
Dep：大うつ病

神経伝達物質が不足すると

脳内には数十種類の神経伝達物質があり、それぞれのはたらきに応じて、気分や運動機能に関する大切な情報を伝達しています。脳の変性や損傷である種の神経伝達物質が不足すると、その神経伝達物質に関係する感情や運動機能が低下し、発病のリスクが高まるのです。

1921年に初めて神経伝達物質アセチルコリンが発見されて以来、多くの神経伝達物質の発見によって脳のはたらきが解明されてきました。アセチルコリンは認知機能を保つ神経伝達物質なので、アセチルコリンの減少を防げば、アルツハイマー型認知症が治療できると考えられるようになったのです。

現在、セロトニンが減少すると大うつ病、ドーパミンが減少するとパーキンソン病、アセチルコリンとドーパミンが両方減少するとレビー小体型認知症、ドーパミンが増えると統合失調症のリスクが高まることが研究によってわかっています。

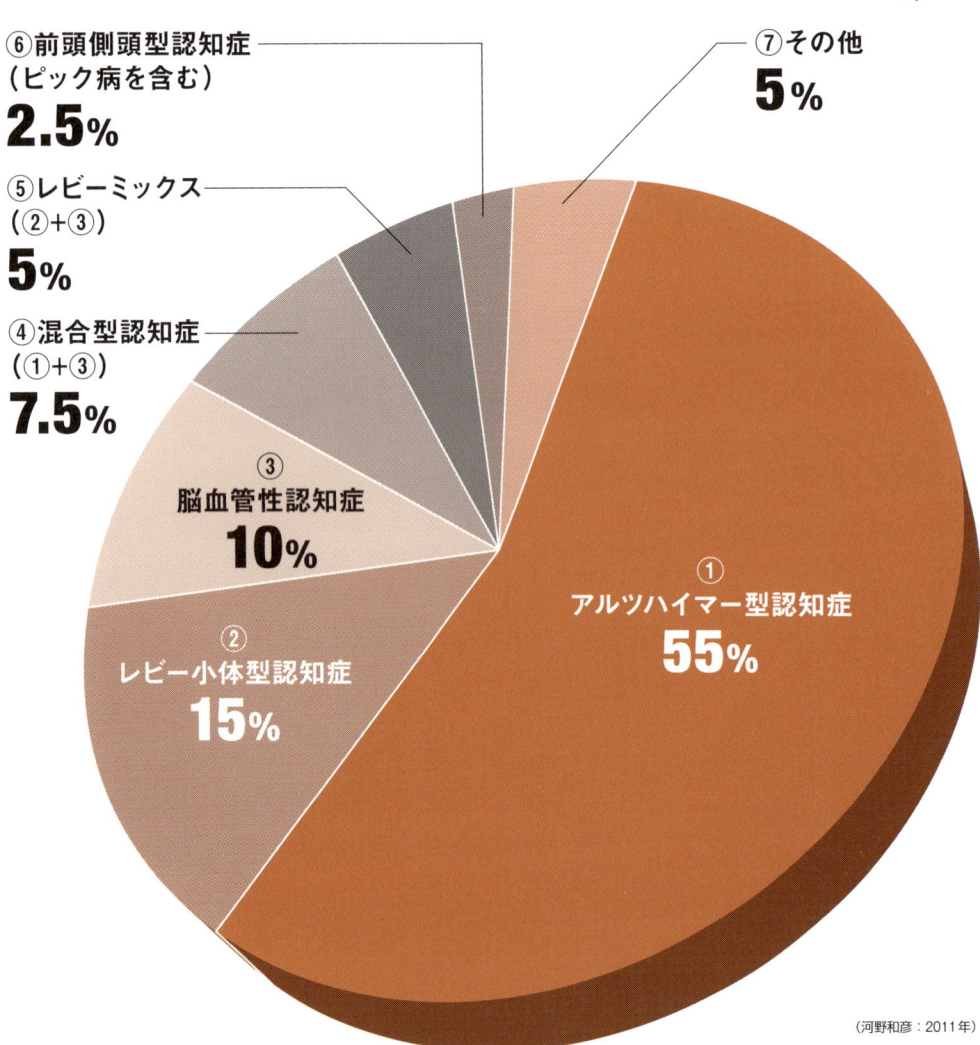

認知症の原因疾患の比率 — Dr.コウノ予測

- ⑥前頭側頭型認知症（ピック病を含む） **2.5%**
- ⑤レビーミックス（②+③） **5%**
- ④混合型認知症（①+③） **7.5%**
- ③脳血管性認知症 **10%**
- ②レビー小体型認知症 **15%**
- ①アルツハイマー型認知症 **55%**
- ⑦その他 **5%**

（河野和彦：2011年）

①+④：アルツハイマー病の病理組織の存在が予測される患者　62.5%
②+⑤：レビー小体の病理組織の存在が予測される患者　20%

認知症の原因疾患②

認知症を引き起こす病気

認知症を引き起こす病気には、さまざまなものがあります。そのなかの代表的な病気と比率については、ぜひ覚えておきましょう

多種多彩な疾患が原因となる認知症

上に筆者（河野）が経験で得た、認知症を引き起こす病気の比率を示しました。認知症の病理診断は死後の解剖検査でしか確定できないので、認知症の病理診断が遅れている日本では（がんの細胞診は全国で受けられるが、脳の細胞診はほとんど行われていない）、医師が問診や画像検査で下した診断数を比較しているに過ぎません。

それでも自分の研究結果からこうしたグラフをつくれるほど診断数の多い先生は少なく、一部の専門医のグラフが引用される場合がほとんどです。筆者は、自分の経験値であることを断ったうえで上のような比率を公開しています。

左ページの比較研究も興味深い内容をまとめたものです。

紹介受診による専門医と前医の診断比較

紹介患者の認知症専門外来での診断（204人）

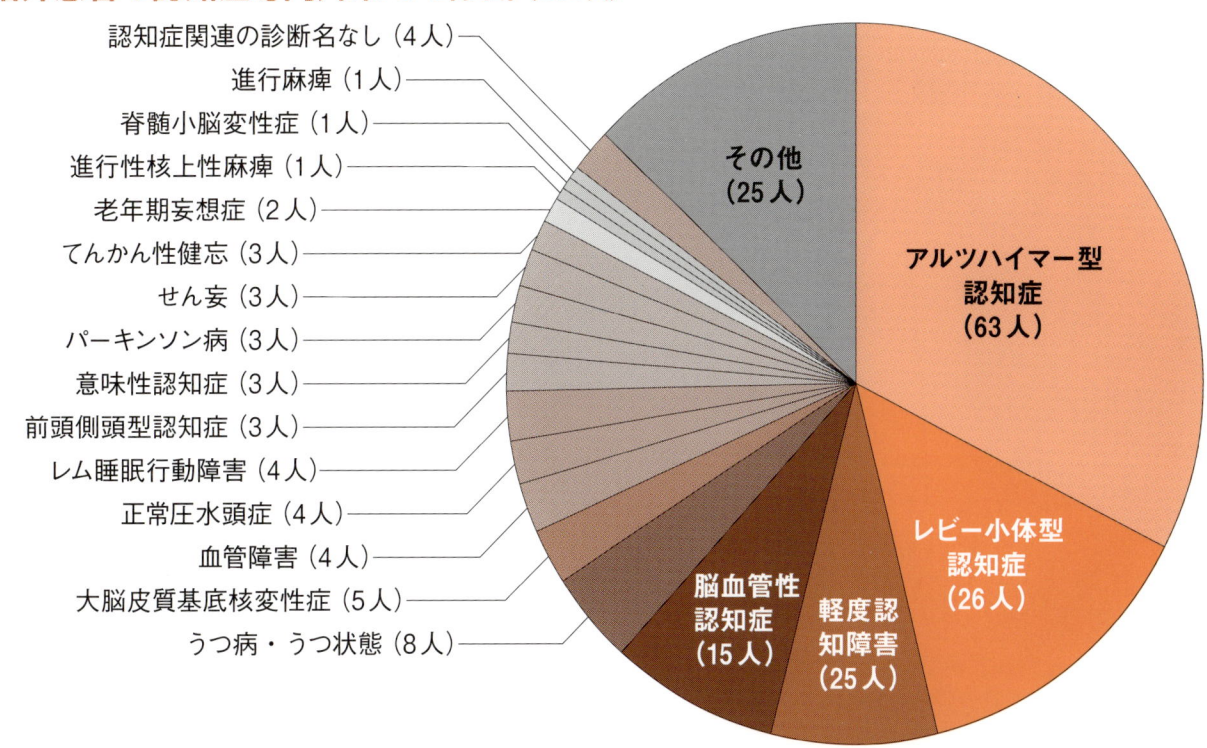

- 認知症関連の診断名なし（4人）
- 進行麻痺（1人）
- 脊髄小脳変性症（1人）
- 進行性核上性麻痺（1人）
- 老年期妄想症（2人）
- てんかん性健忘（3人）
- せん妄（3人）
- パーキンソン病（3人）
- 意味性認知症（3人）
- 前頭側頭型認知症（3人）
- レム睡眠行動障害（4人）
- 正常圧水頭症（4人）
- 血管障害（4人）
- 大脳皮質基底核変性症（5人）
- うつ病・うつ状態（8人）
- その他（25人）
- アルツハイマー型認知症（63人）
- レビー小体型認知症（26人）
- 軽度認知障害（25人）
- 脳血管性認知症（15人）

紹介患者の前医での診断（204人）

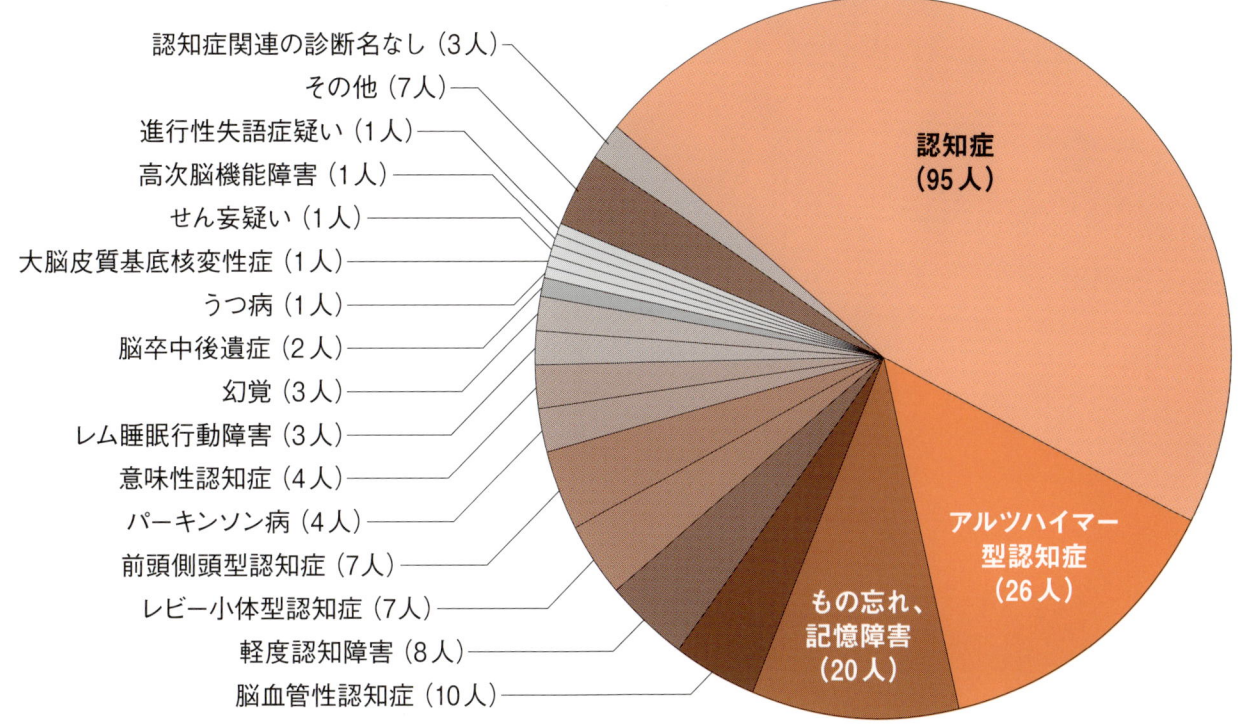

- 認知症関連の診断名なし（3人）
- その他（7人）
- 進行性失語症疑い（1人）
- 高次脳機能障害（1人）
- せん妄疑い（1人）
- 大脳皮質基底核変性症（1人）
- うつ病（1人）
- 脳卒中後遺症（2人）
- 幻覚（3人）
- レム睡眠行動障害（3人）
- 意味性認知症（4人）
- パーキンソン病（4人）
- 前頭側頭型認知症（7人）
- レビー小体型認知症（7人）
- 軽度認知障害（8人）
- 脳血管性認知症（10人）
- 認知症（95人）
- アルツハイマー型認知症（26人）
- もの忘れ、記憶障害（20人）

※平成21年度　厚生労働科学研究「かかりつけ医のための認知症の鑑別疾患と疾患別治療に関する研究」（主任研究者　池田学）

認知症の原因疾患② 認知症を引き起こす病気

早期発見で「治る認知症」を鑑別する

器質性の認知症

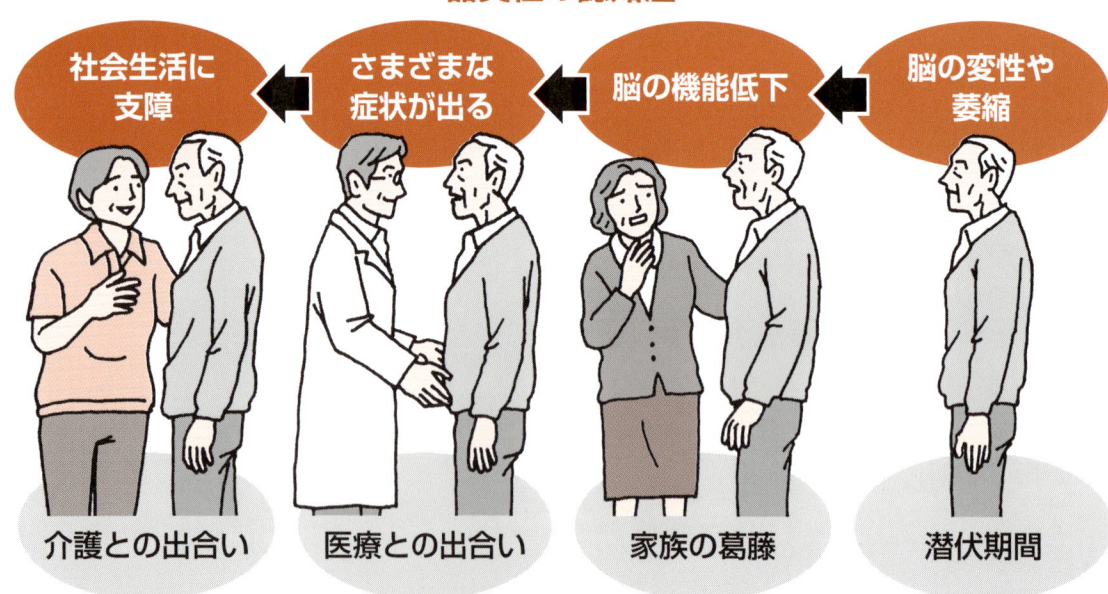

潜伏期間 → 家族の葛藤（脳の機能低下） → 医療との出合い（さまざまな症状が出る） → 介護との出合い（社会生活に支障）

脳の変性や萎縮 → 脳の機能低下 → さまざまな症状が出る → 社会生活に支障

治療可能な認知症

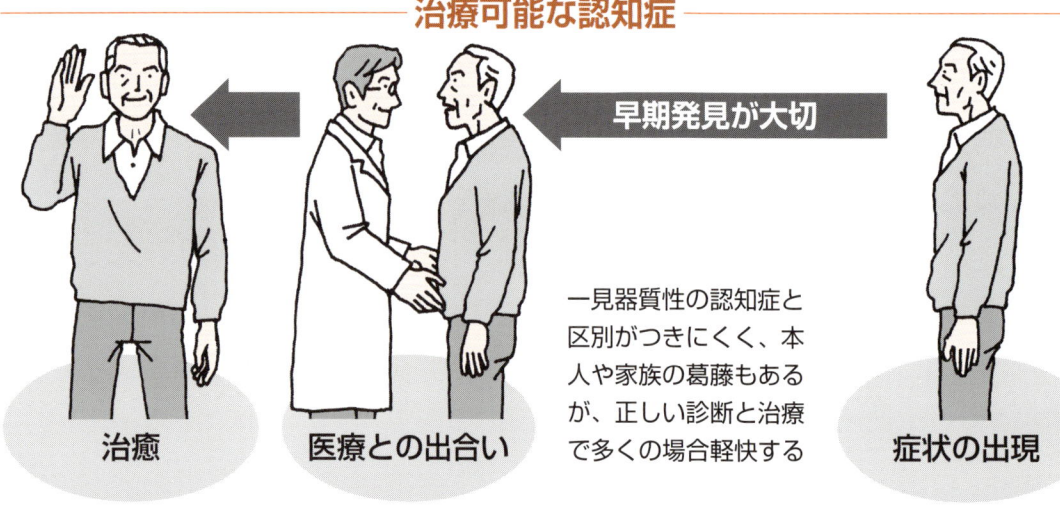

症状の出現 → 医療との出合い（早期発見が大切）→ 治癒

一見器質性の認知症と区別がつきにくく、本人や家族の葛藤もあるが、正しい診断と治療で多くの場合軽快する

専門医でも難しい病型の診断

82ページの円グラフで筆者（河野）が示したように、認知症の原因疾患は重複することがあります。また、原因疾患が移行していくこともあるのです（95ページ参照）。

こうなると、認知症をタイプ（病型）名で確定診断することは、とても困難に思えます。専門医でなければそれが難しいことは、83ページの下の円グラフで、一般の開業医が「認知症」としか診断していないのを見ても明らかでしょう。そうしたなかで、本書が診断と治療の向上に役立てば幸いです。

認知症の病型診断で大切なことの一つは、治る可能性のある認知症を鑑別し、早急に治癒へ導くことです。もう一つは、脳の変性や萎縮による器質性の認知症であっても進行を遅らせ、周辺症状を軽減して介護者の苦しみを取り除くことです。

医療編 2 原因疾患別症状

患者の外見からみた病型の区別例　コウノメソッド

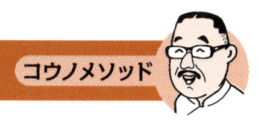

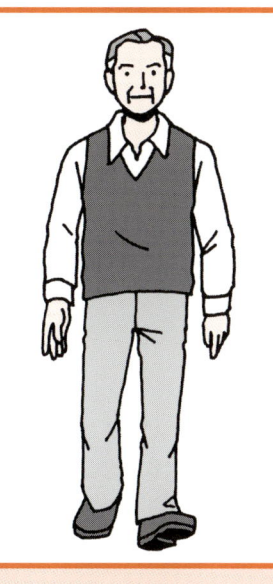

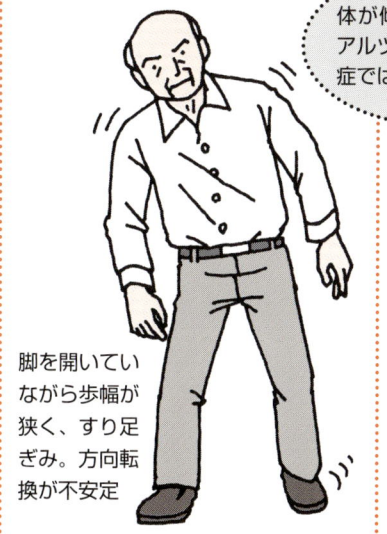

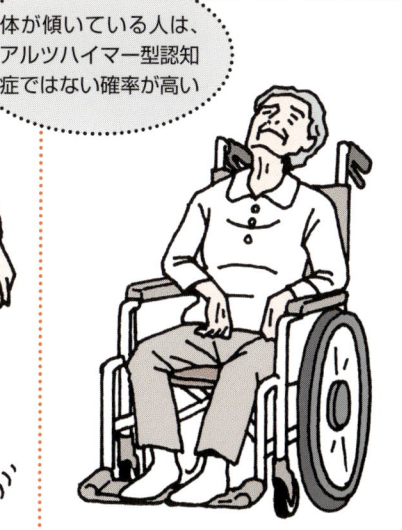

体が傾いている人は、アルツハイマー型認知症ではない確率が高い

脚を開いていながら歩幅が狭く、すり足ぎみ。方向転換が不安定

外見	（図）	（図）	（図）
特徴	●体幹傾斜がない ●まっすぐスタスタ歩く ●元気でとても明るい	●体の軸が傾いている ●歩くのがとても遅い ●表情が暗く活気がない	●体がうしろに反っている ●傾眠状態であることが多い ●ときどき幻視を見る
考えられる病気と対策のポイント	●アルツハイマー型認知症 　第一選択はアリセプトかアリセプトのジェネリック ●ピック病 　ピック病は中核症状に効く薬がないので、筆者は「フェルラ酸含有食品」を推奨している	●レビー小体型認知症 　第一選択はリバスタッチパッチ、イクセロンパッチ ●正常圧水頭症 　髄液を逃がす手術 ●慢性硬膜下血腫 　血腫を取り除く手術	●レビー小体型認知症 　アルツハイマー型認知症と誤診されてアリセプト3mgから5mgへ処方を増やされた人が転びやすくなったら、レビー小体型認知症の可能性が高い

河野和彦『認知症治療28の満足』（女子栄養大学出版部）より改変

正常圧水頭症を例にとると

たとえば器質性認知症の代表格であるアルツハイマー型認知症と、治る認知症の代表格である正常圧水頭症が合併していたらどうなるでしょうか。こうした場合、脳が圧迫されているので画像検査を行っても萎縮が見逃されてしまいがちです。

見逃さないためには、画像検査もさることながら、上の図のような外見の特徴を考慮しなければなりません。①歩行障害、②認知機能の低下、③尿失禁の3つの症状があれば、正常圧水頭症を疑うことが必要です。

正常圧水頭症や慢性硬膜下血腫のような治る認知症が器質性の認知症と合併していた場合、水頭症や血腫の治療だけに専念してはいけません。進行する認知症を放置すると、事態が悪化しかねないのです。

問題は、器質性の認知症は治らないと決めつけるところにあります。器質性の認知症であっても、対処法さえ間違えなければ症状は改善するのです。

85

認知症の原因疾患 ③ 中核症状と行動・心理症状

認知症には、中核症状と行動・心理症状があります。中核症状はみんなに出ますが、行動・心理症状は出かたに大きな差があります

中核症状と行動・心理症状の関係

行動症状（周辺症状）
- 徘徊
- 暴力・暴言
- 失禁・不潔行為
- 介護抵抗
- 食行動異常
- 睡眠障害
- 無為・無反応

中核症状
- 記憶障害
- 失見当
- 判断力障害
- 性格変化
- 実行機能障害
- 失認・失行・失語

心理症状（周辺症状）
- 妄想
- 不安・焦燥
- 幻覚
- 抑うつ

認知症の症状は二重構造

認知症には中核症状と行動・心理症状の2つの症状があります。中核症状は記憶障害や失見当、判断力障害などで、脳の認知機能が低下した人であれば誰にでも起こる症状です。

一方の行動・心理症状は、必ずしも認知症の人全員に起こる症状ではありません。ほとんど出ない人もいますし、ある症状が極端に強く出る人もいます。

これは、行動・心理症状が多くの要素（中核症状の状態、本人の性格、生活環境、身体状況、介護者との人間関係など）に左右されるからです。

中核症状がその名の通り、認知症の本質（脳細胞の障害）に起因する症状であるのに対し、行動・心理症状は中核症状を取り巻く症状という意味で、周辺症状または随伴症状とよばれてきました。現在ではBPSD※とよばれたり、その訳語である「認知症に伴う行動・心理症状」とよばれたりしていますが、略して行動・心理症状と記述するのが一般的です。

行動・心理症状は以前、問題行動とよばれていました。しかし、介護する側から見れば「問題」であっても、本人にはそれなりの理由があるのです。そうした理解が進んだことから、今では問題行動という表現は使われなくなっています。

しかし、認知症の介護（家庭や施設）においては、行動・心理症状こそ症状の主役です。本人にとっては中核症状よりも危険が大きく、介護者にとっては大変な負担になります。

そのため、処方や適切なケアで行動・心理症状を抑えることがとても大切です。

※BPSD：Behavioral and Psychological Symptoms of Dementia

認知症の中核症状

記憶障害

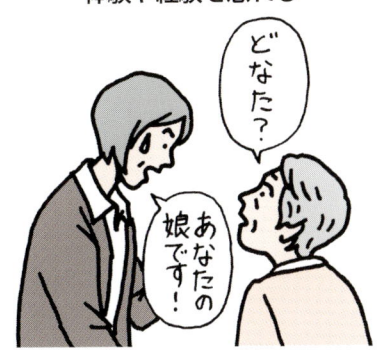

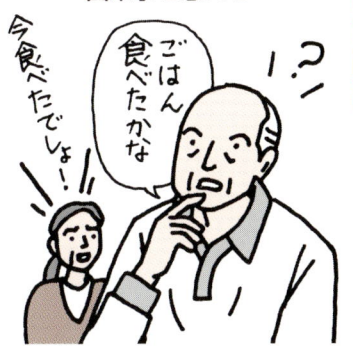

体験や経験を忘れる
進行すると場所や人がわからなくなります。大切にしていた過去の体験や経験、家族の顔も忘れていきます

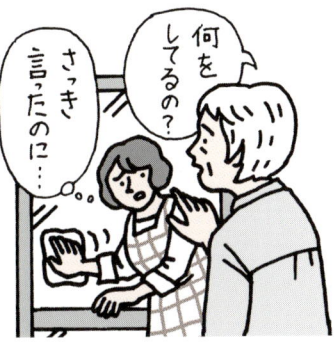

少し前のことを忘れる
特に、最近の記憶が保てません。新しいことを覚えられなかったり、何度も同じことを言ったりします

出来事を忘れる
何を食べたかを思い出せないのは老化ですが、認知症では食べたこと自体をスッポリと忘れてしまいます

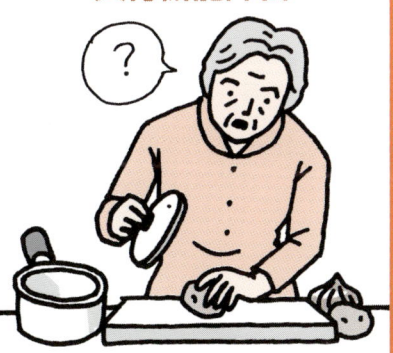

実行機能障害
ものごとの手順がわからなくなり、計画が立てられなくなります。家事や趣味を断念せざるをえません

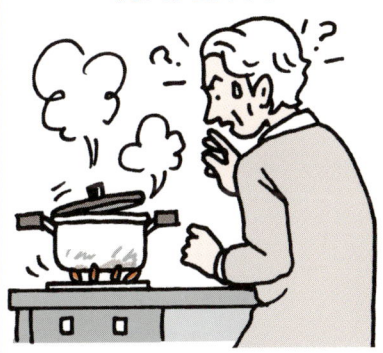

判断力障害
筋道を立てて考え、決めることができなくなります。考えがまとまらず、とっさのことに対応できません

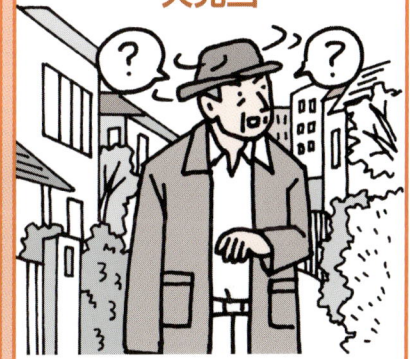

失見当
見当識障害ともよびます。今がいつでここがどこかを把握する力が失われるため、よく迷子になります

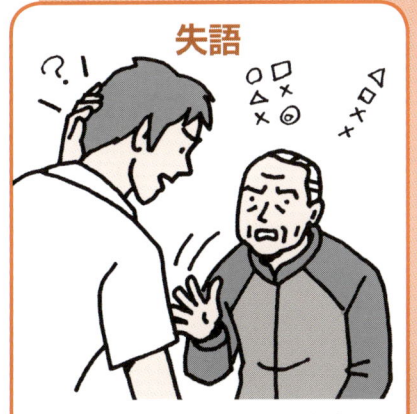

失語
言葉が出てこなくなる非流暢性失語、読み取りや聞き取りによる言語理解ができない語義失語になります

失行
服を着ることができない着衣失行、指示された動作ができない観念運動失行などの高次脳機能障害が出ます

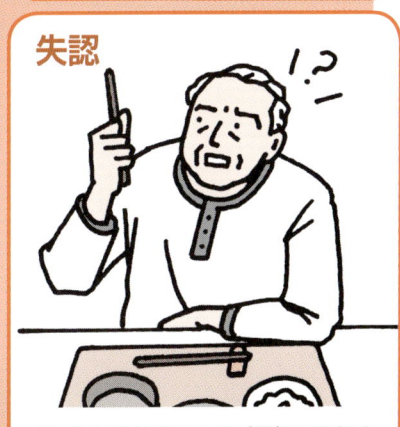

失認
知っているはずのものが認知できなくなります。たとえば、使い慣れた道具が意味不明のものになります

このほかにも、中核症状には性格変化があります。これらのうち2つ以上が認められたとき、認知症と診断されます

医療編 2 原因疾患別症状

認知症の原因疾患③ 中核症状と行動・心理症状

認知症の治療目標　コウノメソッド

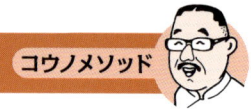

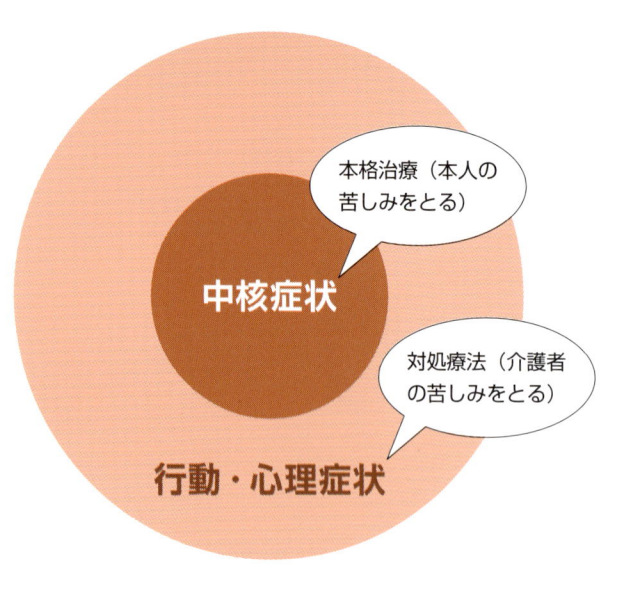

- 中核症状 ← 本格治療（本人の苦しみをとる）
- 行動・心理症状 ← 対処療法（介護者の苦しみをとる）

中核症状と行動・心理症状のバランスは、人によって大きく変化する（右の2つの円を参照）。二重円の外側を肥大させる治療であってはならない

改訂長谷川式スケール5点
認知機能は低いが穏やか。「誰か知らんが、ありがとう」と家族に言い、在宅介護が可能である

改訂長谷川式スケール23点
結構記憶力は良く、周囲の状況も把握している。しかし病識はなく、怒りっぽく、在宅介護は困難

良い治療と悪い治療の見分け方

良い治療
- 認知機能の改善と介護者をらくにさせる「両立の処方」ができること

悪い治療
- 患者の要介護度が上がってしまう
- 易怒（怒りっぽい）の患者が処方によってさらに怒りっぽくなる
- 患者のADL（日常生活動作）が低下する
- 医師が一貫して介護者の話を聞かず、介護者の要望に関心を持たない

医師は何を目標にすればいいのか

器質性の認知症は、中核症状の進行を遅らせる薬が出ているものの、根治は難しいと考えられています。そのため、中核症状に作用する薬（第3章参照）を機械的に処方し、効果が出なくなるとさじを投げてしまう医師が少なくありません。医師が患者の認知機能が低下すると、医学の敗北のように考えてしまう傾向があるのです。

認知症の治療は、中核症状と行動・心理症状の両方をバランスよくみていかなければなりません。中核症状は進行しても、適切な処方やケアで行動・心理症状を抑えることができれば、本人も家族も穏やかな生活を送ることができるのです。

上に、そのバランスのとり方を図示しました。医療は、介護で困る行動・心理症状に目を向けた治療を心がけるべきであると指摘されています。

認知症の行動・心理症状

行動症状

失禁・不潔行為
トイレの場所がわからない、尿意や便意を伝えられない、尿意や便意を自覚できないなどの理由で、失禁が増えます。また、汚れた下着を仕舞い込んだり、排泄した便をところかまわずぬりつけたりする弄便を行います

食行動異常
食べ物ではないものを食べたり（異食）、過食や拒食がみられます。過食には甘いものや同じものばかりを食べたり、丸のみにしてむせる現象が伴います。飲み込みが悪くなって起こす嚥下障害にも注意が必要です

暴力・暴言
介護者に対して暴力を振るったり暴言を吐きます。認知症が進むと、相手にわかるように言葉で説明する力が失われるため、不満や不快な気持ちを「まだわからんのか」と暴力や暴言で表現することがよくあります

徘徊
一見目的もなく出ていき、あちこち歩き回るうちに帰れなくなってしまう現象です。途中で道に迷ったり、行き先を忘れたり、現在と過去を混同したりしています。病型によっては、夕方や夜間に頻発するのが特徴です

無為・無反応
自分からは積極的に何かをすることがなく、かつて好きだったことにも関心がなくなります。介護者が声をかけても反応せず、自分の世界に閉じこもるのが特徴です。大勢でかかわって、活動性を取り戻す必要があります

介護抵抗
着替え、入浴、整容、リハビリなどを拒否することがあります。何日も同じ服を着ていたり、散髪を嫌ってだらしない外見になる人もいます。多くの場合、介護者ではなく、介護されている自分を拒否しているのです

睡眠障害
昼夜の区別がおかしくなります。昼間はうとうと眠っていて、夜間に活動を始める昼夜逆転が起こるのです。慢性的な睡眠不足で脳が疲労することから妄想や幻覚が出やすく、夜間せん妄を引き起こすこともあります

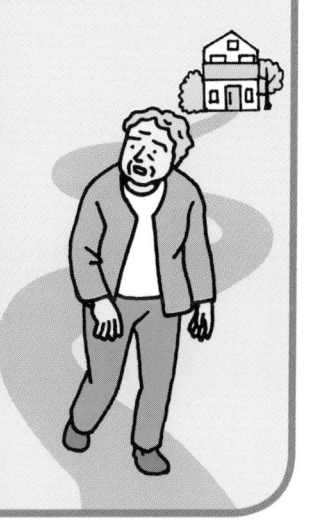

心理症状

妄想
現実にはないことを、実際にあったと思い込みます。誰かが自分の財布を盗んだという「もの盗られ妄想」、配偶者が浮気をしているという「嫉妬妄想」、みんなが悪口を言っているという「被害妄想」などがあります

抑うつ
気持ちがふさぎ込んで、うつ病に似た症状を呈します。表情が乏しく、能面のような無表情になるのが特徴です。何ごとにも関心を示さない、人に会わない、部屋から出ない、「死にたい」と言う、などの症状が現れます

不安・焦燥
認知症の人は、自分がおかしくなったことをどこかで漠然と感じているものです。そのため、常に漠然とした不安や焦燥にかられています。外見的な症状としては、イライラして落ち着きがなく、多動な様子を示します

幻覚
そこにいない人の声が聞こえたり、ないものが見えたりします。レビー小体型認知症では、虫、小鳥、小人などの幻視が出ます。本人にはありありと聞こえたり見えたりしているので、頭ごなしに否定してはいけません

脳の変性疾患 ①

アルツハイマー型認知症

認知症のなかでいちばん多いのがアルツハイマー型認知症です。どのような病気なのか、発症のしくみと症状をみてみましょう

アルツハイマー型認知症の比率　Dr.コウノ予測

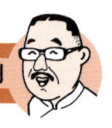

アルツハイマー型認知症は全体の55％だが、脳血管性認知症との混合型を加えると、アルツハイマー病の病理組織の存在が予測される患者は全体の62.5％になる

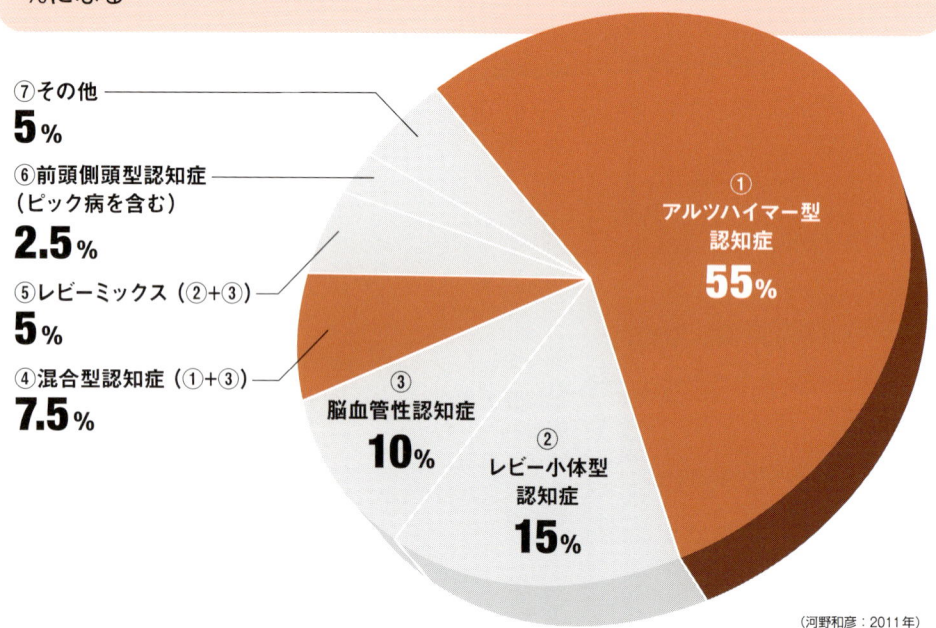

- ① アルツハイマー型認知症 **55%**
- ② レビー小体型認知症 **15%**
- ③ 脳血管性認知症 **10%**
- ④ 混合型認知症（①+③）**7.5%**
- ⑤ レビーミックス（②+③）**5%**
- ⑥ 前頭側頭型認知症（ピック病を含む）**2.5%**
- ⑦ その他 **5%**

（河野和彦：2011年）

いちばん多い認知症の代名詞

現在わが国における認知症の患者数は300万人を超えていると言われ、その半分はアルツハイマー型認知症です。以前は脳血管性認知症がいちばん多い認知症でしたが、1990年頃からアルツハイマー型認知症が主役に躍り出ました。

かつては初老期（65歳未満）に発症するアルツハイマー病と高齢期（65歳以上）で発症するアルツハイマー型老年認知症を分けていたものです。しかし、欧米では年齢による線引きを行っていないことと、両者に内容的な違いがないことから、どちらもアルツハイマー病、またはアルツハイマー型認知症とよぶようになりました。本書では、アルツハイマー型認知症に統一しています。

アルツハイマー型認知症の病理的な特徴は、脳の変性と萎縮です。萎縮はびまん（広範）性に出現しますが、特に側頭葉の内側にある海馬部分と頭頂葉の変化が大きく、萎縮した脳の部分は血流も低下します。海馬は記憶をつかさどる（新しい記憶をいったん保存・整理しておく）部位なのでもの忘れが目立つようになり、頭頂葉は空間認識をつかさどる部位なので道に迷うようになります。

アルツハイマー型認知症は潜伏期間が長いのが特徴で、いつから始まったのかが不明確です。身体的には健康であるにもかかわらず、脳の神経細胞だけが失われていくので、深刻なもの忘れや迷子になって初めて気づかれることが少なくありません。つまり、臨床的には初期であっても、病理学的には末期にさしかかっているのです。

コラム アルツハイマー病発見の経緯

1901年、ドイツのフランクフルト市立精神病院に51歳の女性が入院してきました。もの忘れがひどく、暴力行為もある婦人でした。彼女の担当医だったのが、アルツハイマー博士（写真）です。

アルツハイマー博士は、5年後に肺炎で亡くなった彼女を解剖して、著しい脳の萎縮を発見しました。その症例を学界で発表したのは1906年です。発表には、脳の神経細胞が多数脱落し、老人斑と神経原線維変化が発見されたことが含まれていました。特殊な染色法で染め出された顕微鏡検査によるものです。世界初の認知症の症例報告は高く評価され、この病気はアルツハイマー病と名づけられました。その後博士は、王立精神病院を経て大学の精神科の教授になっています。

アルツハイマー病は発見から100年以上が経ち、研究も進んできました。老人斑や神経原線維変化の正体もつかめています（下のコラム参照）。しかし、アルツハイマー病になると、なぜこれらが異常に増えるのか、原因はまだ不明です。

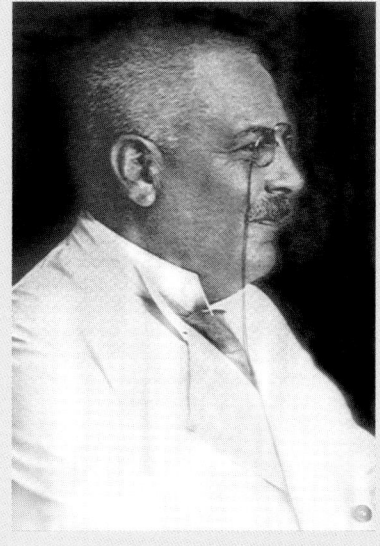

アロイス・アルツハイマー（1864〜1915）
南西ドイツ精神医学会に世界で初めて認知症の症例を発表した

コラム 老人斑と神経原線維変化

老人斑の正体は、アミロイドβという特殊なたんぱく質であることが1980年代になってわかりました。神経細胞のなかに糸くずのように増えてくる神経原線維変化の正体は、タウという特殊なたんぱく質がリン酸化された束であることもわかりました。これらが脳のなかで集積されると毒性を発揮し、正常な脳の神経細胞を脱落させるために脳が萎縮するのです。

このうち神経原線維変化は、パーキンソン病などほかの脳の病気でも見られる現象です。そのためアミロイドβがアルツハイマー病の主犯と考えられますが、なぜ脳内にアミロイドβが沈着し、神経細胞を脱落させていくのかは謎でした。

現在有力視されているのは、上流にある一つの原因が次々に別の原因を加えながら変化していき、結果的に下流でアミロイドβが沈着して神経細胞を死滅させていくという仮説です。このストーリーは、「滝の流れに模されていることから「アミロイドカスケード（滝流れ）仮説」と呼ばれています。

老人斑　神経原線維変化

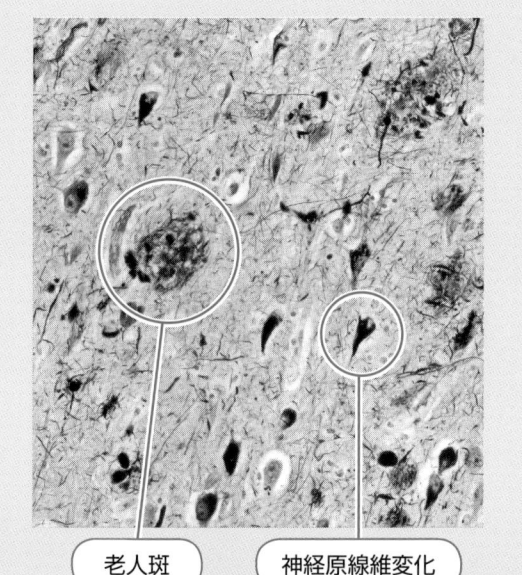

脳の変性疾患① アルツハイマー型認知症

アルツハイマー型認知症の症状

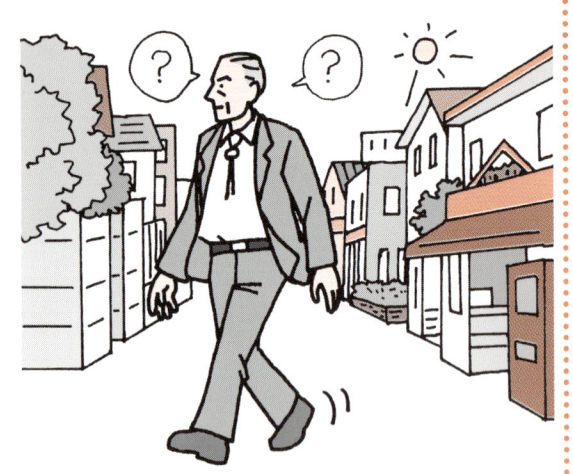

昼間に徘徊します。足が達者でしっかり歩きますが道に迷います

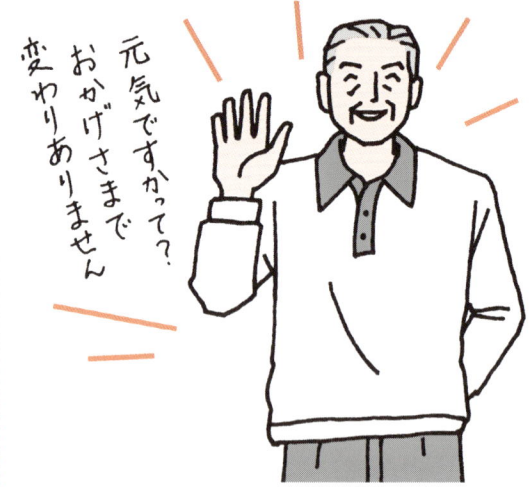

病識が薄く、比較的明るい表情をしています。人によっては、おしゃべりです

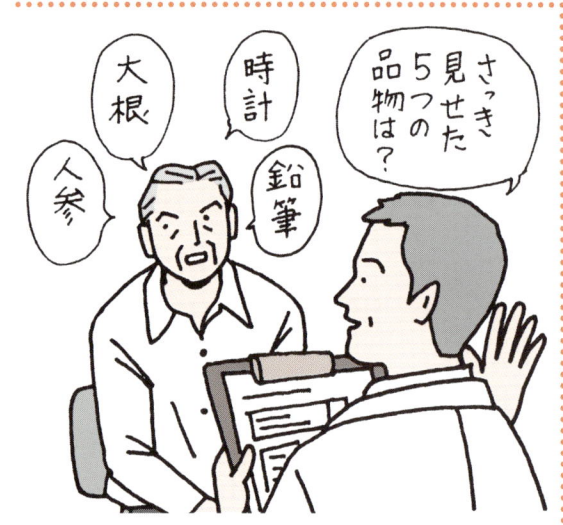

知能検査の施行中、前の質問に対する答えが混在して出てきます（保続）

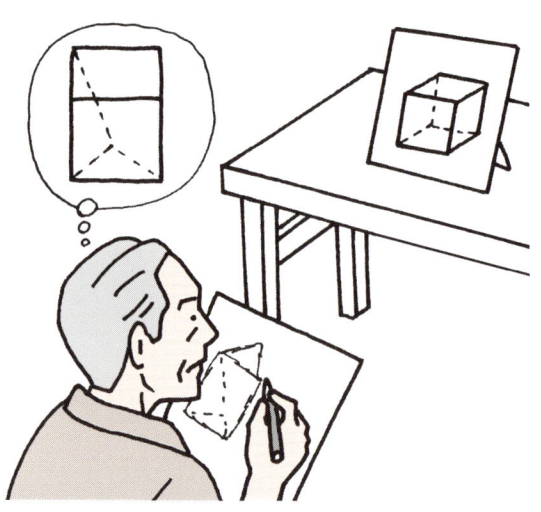

立体透視法の模写を行うと、重度の患者ほど立体感のない絵を描きます

どういう人がハイリスクなのか

アルツハイマー型認知症の危険因子（病気になる確率を上げる要因）は、①頭部打撲、②女性であること、③加齢です。

①は、意識を失うほど強く頭を打ったことがあるなど、頭部打撲の既往があると発症する可能性が高まります。

②は、患者の男女比が2対3～4で、女性に多い病気であるという特徴があります。

③は、年代別の発症者数を調べると、80代、90代と高齢になるほど認知症になる人が増え、そのなかに占めるアルツハイマー型認知症の割合も多くなることがわかっています。

そのほかに考えられるのは遺伝ですが、一定の遺伝子が家族性アルツハイマー病の原因と特定されているものの、日本では稀な疾患です。また、糖尿病も発症の可能性を高めるのではないかと議論されています。

アルツハイマースコア

Dr.コウノ考案

	調査項目		ポイント	スコア
問診	慣れた道での迷子、運転ミスの既往		1	
	着衣失行（パンツをかぶるなど）		1	
	病識欠如（年のせい1点　正常だ2点）		1～2	
診察	改訂長谷川式スケール（　　）点	（7）遅延再生　得点が3／6以下である	1	
		（8）野菜10個　保続（桜などが混入）	1	
		同じ野菜を繰り返す（2種以上で）	1	
		（9）文房具5個　保続（野菜などの混入）	1	
	時計描画テスト（　　）点	（A）円のみ	1	
		（B）字　過剰　全体偏位　二列　逆回転	1～5	
画像	海馬萎縮度	2＋／4＋　以上である	1～2	
	合計		16	

改訂長谷川式スケールの課題（8）（9）は逆に行っている。必ずしも重度ほどスコアが高くなるわけではない

（河野和彦：2011）

【解説】

アルツハイマー型認知症は、画像読影を行っても約半数は画像と症状が食い違います。画像だけに頼ると見落とすので、症状で確定できるように筆者（河野）が考案したのがこの評価法です。何点以上ならアルツハイマー型ということは言えませんが、後述するレビースコアが3点以上の人はアルツハイマー型ではありません。

問診：上の2問は家族から聞き出しましょう。病識欠如は、改訂長谷川式スケールが27点以下であるにもかかわらず、医師が「最近、記憶力はどうですか？」と聞いたときに「正常だ」と答えたら2点、「少し悪い」と答えた患者に「それは年のせいですか、病気のせいですか？」と聞いて「年のせい」と答えたら1点をつけます。

診察：改訂長谷川式スケールのどの項目で失点するかがヒントになります。アルツハイマー型認知症は、どちらかというと後半（設問7～9）での失点が多く、特に設問7の遅延再生は、6点満点の3点以下の患者が典型例です。レビー小体型認知症はこれが得意ですから鑑別に役立ちます。

時計描画テスト：61ページに示した6つのうち1つが出たら1点とします。

画像：右に掲げた指標をサンプルに、4＋を最大として0、0.5＋、1＋、2＋、3＋、4＋の6段階評価を行いましょう。2＋以上だとほぼアルツハイマー型といえます。

海馬萎縮度の指標 / 考えられる疾患

指標	考えられる疾患
0	健常者　精神疾患（統合失調症やうつ病）
0.5＋	高齢者　レビー小体型認知症　ネオコルチカルタイプのアルツハイマー型認知症
2＋	アルツハイマー型認知症
3＋	アルツハイマー型認知症
4＋	「4＋圧縮」はアルツハイマー型認知症＋正常圧水頭症の場合

脳の変性疾患 ②

レビー小体型認知症

パーキンソン病との関係が深いレビー小体型認知症はアルツハイマー型認知症に次いで多い認知症です。どんな病気なのでしょうか

レビー小体型認知症の比率　Dr.コウノ予測

レビー小体型認知症は全体の15％だが、脳血管性認知症との混合型を加えると、レビー小体の病理組織の存在が予測される患者は全体の20％になる

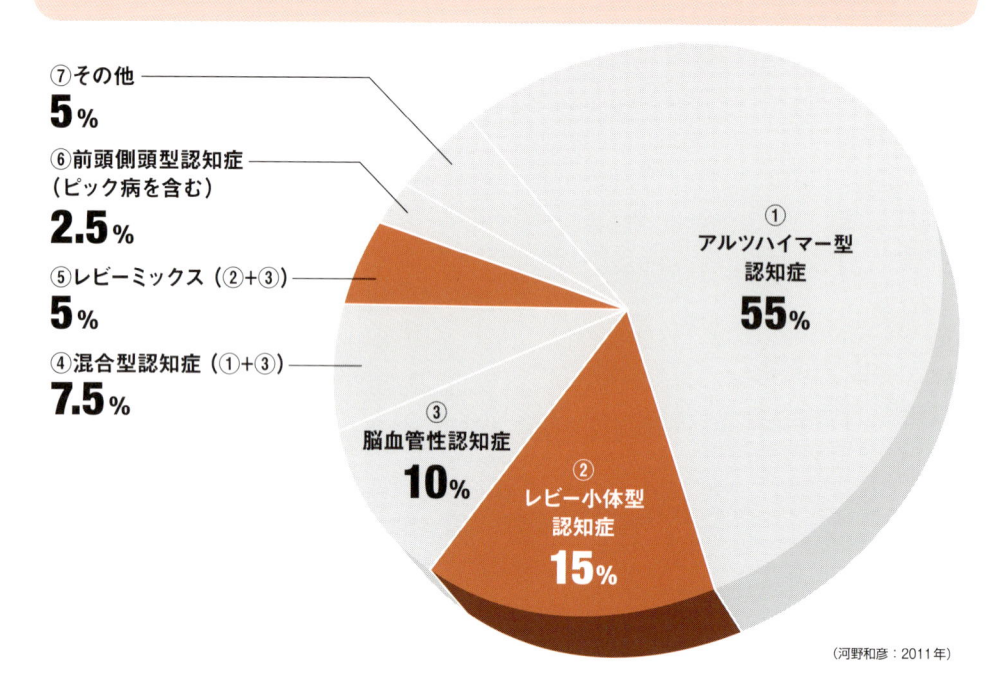

- ① アルツハイマー型認知症　**55%**
- ② レビー小体型認知症　**15%**
- ③ 脳血管性認知症　**10%**
- ④ 混合型認知症（①+③）　**7.5%**
- ⑤ レビーミックス（②+③）　**5%**
- ⑥ 前頭側頭型認知症（ピック病を含む）　**2.5%**
- ⑦ その他　**5%**

（河野和彦：2011年）

診断と治療が難しい認知症

レビー小体型認知症は、アルツハイマー型認知症やパーキンソン病と同じように、脳内の神経伝達物質が減少して起こります。アルツハイマー型認知症ではアセチルコリンが、パーキンソン病ではドーパミンが減少し、レビー小体型認知症ではアセチルコリンとドーパミンの両方が減少するのです。

病理的な脳の変性はどうなっているのでしょう。パーキンソン病では脳幹にレビー小体という特殊な物質が出現しますが、レビー小体型認知症ではこのレビー小体が脳幹だけでなく大脳皮質全体に出現します。そのため、パーキンソン症状を伴った認知症として進行するのです。

しかし、類似した病気と考えて治療してはいけません。両者はパーキンソン病との関係が深いレビー小体型認知症はアルツハイマー型認知症に次いで多い認知症です。

薬剤に対する感受性が大きく異なるからです。

パーキンソン病には、Lードーパという有名な治療薬があります。これをレビー小体型認知症に使うと、幻視などの行動・心理症状が悪化します。レビー小体型認知症には薬剤過敏性があるので、正確に診断できたとしても治療は困難です。

レビー小体型認知症の3大症状は、①認知症（幻視など）、②パーキンソン症状（小刻み歩行など）、③うつ状態です。しかし、最初から3つ揃っているわけではありません。数年間はパーキンソン症状しか現れず、やがて認知機能の低下が加わるタイプがあります。また、逆のタイプもあるのです。そのため、よくパーキンソン病やアルツハイマー型認知症と誤診されます。うつ病と誤診されるケースも少なくありません。

医療編 2 原因疾患別症状

コラム　レビー小体型認知症発見の経緯

世界で最初にレビー小体を発見したのは、ドイツの神経病理学者フレデリック・レビーです。アルツハイマー博士にも師事したレビーは、1912年にパーキンソン病の患者の脳幹に異常な構造体があることを見つけました。レビー小体と名づけられたこの病変は、パーキンソン病の診断に欠かすことのできない所見となったのです。

その後、日本の小阪憲司（横浜市立大学名誉教授）が脳幹だけでなく大脳皮質全体にレビー小体がみられる症例を発表しました（1976年頃から）。1984年、小阪はこれがパーキンソン症状を有する認知症であることを指摘し「びまん性レビー小体病」と名づけたのです。この報告は欧米でも注目され、1995年の国際ワークショップでレビー小体型認知症の呼称が与えられました。レビー小体型認知症の国際的な診断基準が確立されたのは、1996年でした。それ以降、診断数は飛躍的な伸びをみせ、アルツハイマー型に次ぐ2番目に多い認知症として世間の関心を集めています。

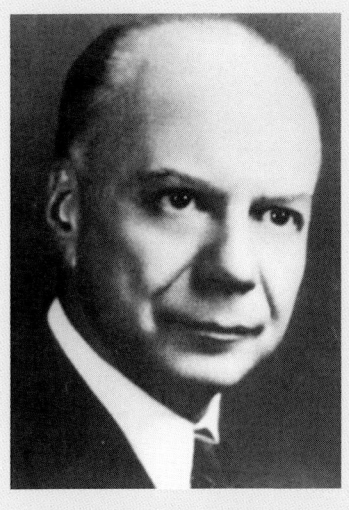

フレデリック・レビー（1885～1950）
レビー小体の発見者。ベルリン生まれ。ミュンヘンで学び、アメリカへ亡命してペンシルバニア大学の教授となった

コラム　原因疾患が移行する認知症もあるという仮説

レビー小体型認知症の診断が難しいのは、典型的な症状が揃いにくく、先に出た症状を見て誤診されやすいからです。しかし、もう一つレビー小体型認知症にはやっかいな謎があります。この病気は、別な病気から移行してくることもあるのです。

すると一部のアルツハイマー型認知症は、レビー小体型認知症に変わる運命にあることになります。ゴミ箱を用意しない純粋なアルツハイマー型、ゴミ箱に入れる途中の移行型、老人斑をすべてゴミ箱に仕舞った純粋なレビー小体型の3つに分類できるのです。

筆者（河野）は、初診時にアルツハイマー型認知症だった人が数年後にレビー小体型認知症になったケースに幾度か遭遇しています。そのたび家族に「誤診でした」と謝っていましたが、2008年、日本老年精神医学会でその謎が解けました。秋山治彦（東京都精神医学総合研究所）の仮説によると、レビー小体は封入体の一種で、脳内にできた老人斑を封じ込めたものだというのです。

レビー小体

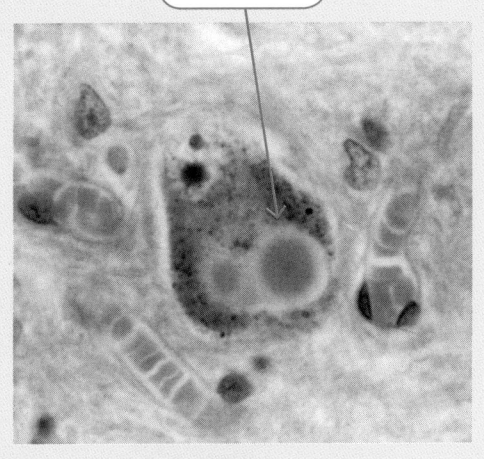

パーキンソン病患者の神経細胞。主要な構造物はα−シヌクレイン

脳の変性疾患② レビー小体型認知症

レビー小体型認知症の症状

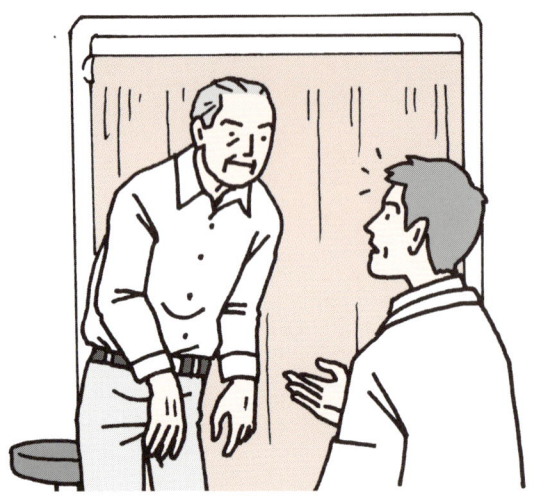

立ったときに猫背です（左右に傾いていることもある）。腕は前で固まっています

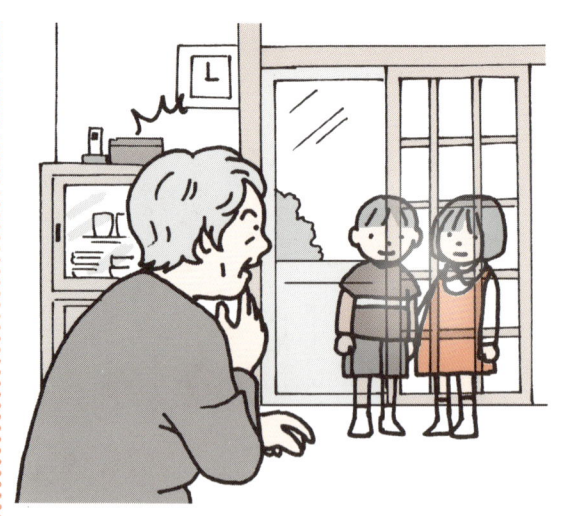

幻視が出て、実際にはいない小動物や虫、子どもなどが部屋にいると訴えます

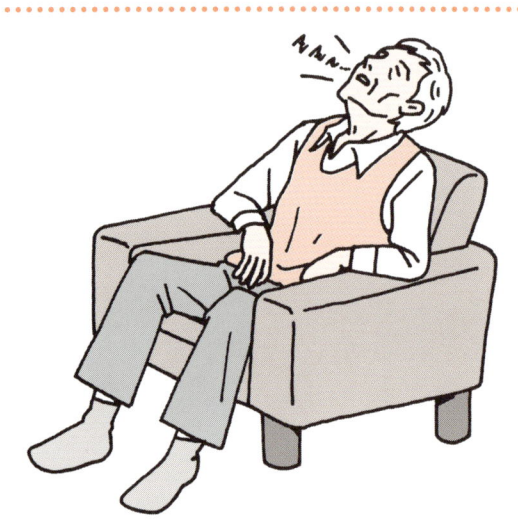

薬剤過敏性があり、市販の風邪薬が効きすぎて寝込んでしまいます

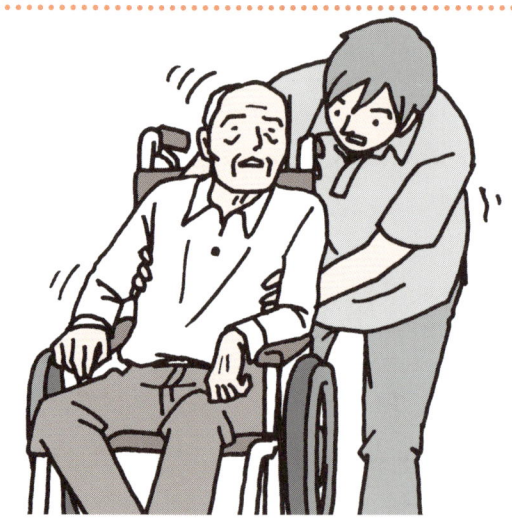

意識レベルが下がり、うとうとしています。表情は暗く、相手と目を合わせません

薬剤過敏性への対応が必須

レビー小体型認知症の3大症状は、認知機能の低下、歩行障害、うつ状態ですが、3つ揃った典型的なレビー小体型認知症は、完璧に治そうと考えてはいけません。認知機能を改善させようとアリセプトを通常量使うと歩行が悪くなり、歩行を改善しようとパーキンソン病治療薬を使うと幻視が強くなり、うつ状態を治そうと抗うつ薬を使うと認知機能が悪くなるというやっかいな病気なのです。

しかし、悲観する必要はありません。薬に弱いということは、少しの薬で劇的に改善する可能性があるということです。思い切った低用量の処方を行うことさえできれば、レビー小体型認知症は「治しやすい」認知症に早変わりします。

それには、まず、レビー小体型認知症を正確に診断できなければなりません。

レビースコア

Dr.コウノ考案

	調査項目	ポイント	スコア
問診	薬剤過敏性（風邪薬などが効きすぎたこと）	2	
	幻視（2点）　妄想（人がいるような気がする）（1点）	1〜2	
	意識消失発作（明らかなてんかんは除く）	1	
	夜間の寝言（1点）　叫び（2点）	1〜2	
	嚥下障害（食事中にむせるか）	1	
	趣味もない病的なまじめさ	1	
問診診察	日中の嗜眠、1時間以上の昼寝	1〜2	
	安静時振戦	1	
診察	歯車現象（2点）　ファーストリジッド（1点）	1〜2	
	体が傾斜することがあるか（2点）　軽度（1点）	1〜2	
	合計	16	

（河野和彦：2011）

【解説】

レビー小体型認知症を症状だけで確定できるように筆者（河野）が考案した評価法です。

問診：各問について家族から聞き出しましょう。2問目、「死んだはずの祖母がいた」は幻視です。「死んだ祖母がいたような気がする」は妄想ですが、幻視に近いものです。幻視と妄想の区別がつかないときは1.5点にします。

問診診察：嗜眠というのは、放っておくと眠ってしまい、強い刺激を与えないと意識がはっきりしない状態をいいます。安静時振戦は、起きていて体が震えることです。質問されると振戦が強くならないかを観察しましょう。

診察：歯車現象の診察方法は36ページのイラストを参照してください。患者に腕の力を抜いてもらい、上肢を固定してひじを中心に他動的な屈伸を行うと、歯車のようなカクカクとした抵抗を感じることがあります。これが脳内でドーパミンが不足しているもっともあきらかな兆候なので、パーキンソン病かレビー小体型認知症のどちらかであるとほぼ断定できるのです。腕の最初の屈伸だけひっかかって、その後スムーズに動く現象をファーストリジッドと呼び、レビー小体型認知症でみられます。

アルツハイマー型認知症との鑑別法

このページで紹介しているレビースコアとアルツハイマースコア（93ページ）を同一患者に行うと、レビー小体型認知症かアルツハイマー型認知症かの鑑別ができます。アルツハイマー型認知症の患者であれば、レビースコアは2点以下の得点しかないことが確かめられているからです。

両スコアとも高得点になった場合、レビー小体型認知症のアルツハイマータイプと考えられます。

画像検査でレビー小体型認知症かアルツハイマー型認知症かを識別する方法には、MIBG心筋シンチグラフィがあります（51ページ参照）。

アルツハイマースコアとレビースコア

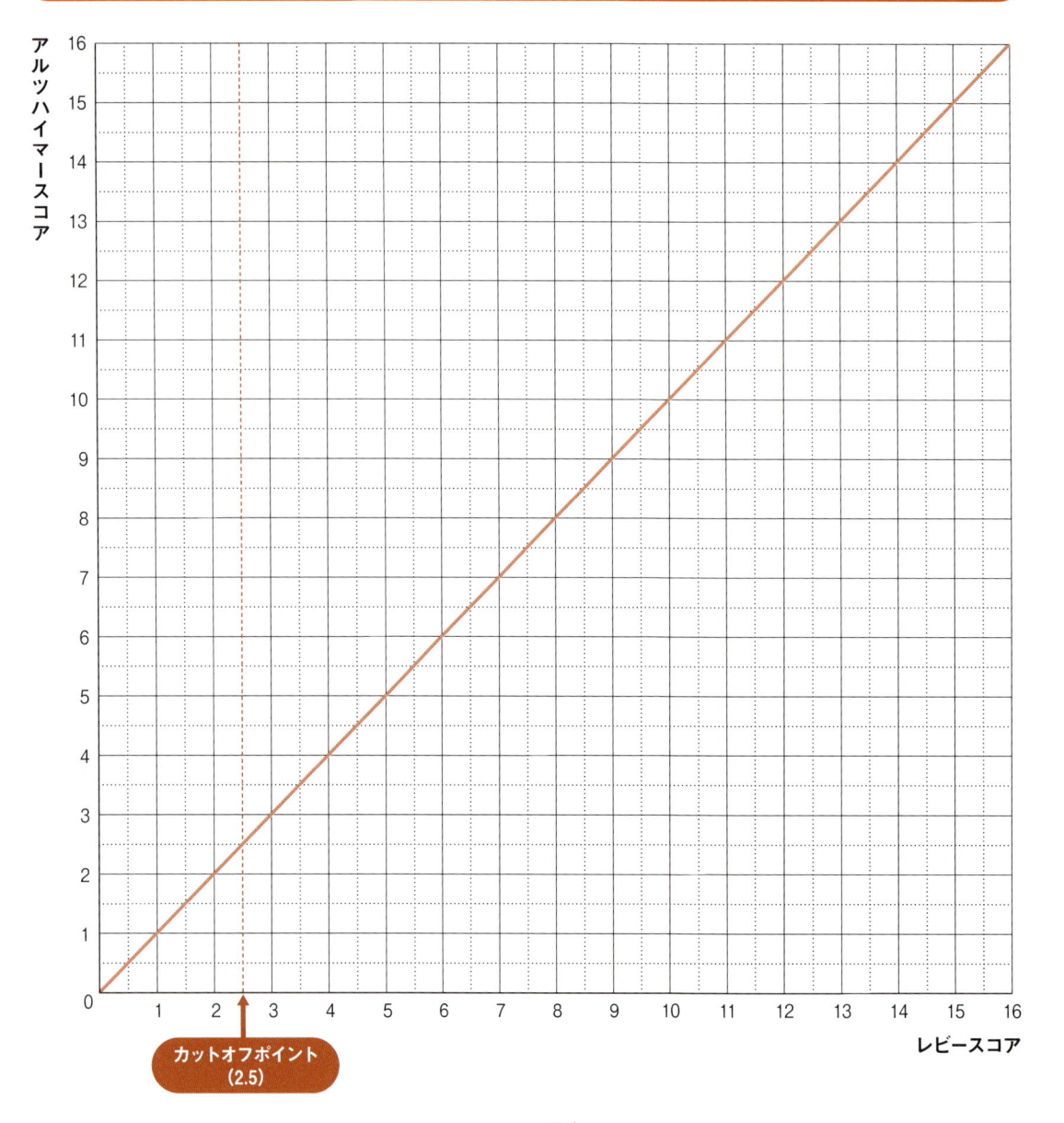

縦軸：アルツハイマースコア（0〜16）
横軸：レビースコア（0〜16）
カットオフポイント (2.5)

氏名 _____

コピーして使ってください

【使い方】
同一の患者に93ページのアルツハイマースコアと97ページのレビースコアの採点を行います。得られた点数を上の方眼紙上に書き込みます（縦軸アルツハイマースコアと横軸レビースコアの交点にマルを打つ）。どこにマルが打たれるかで、その患者の認知症がアルツハイマー型かレビー小体型かの鑑別ができます

脳の変性疾患② レビー小体型認知症

医療編 2 原因疾患別症状

アルツハイマー型とレビー小体型の鑑別

鑑別した結果を集計すると来院患者の病型の傾向がつかめます

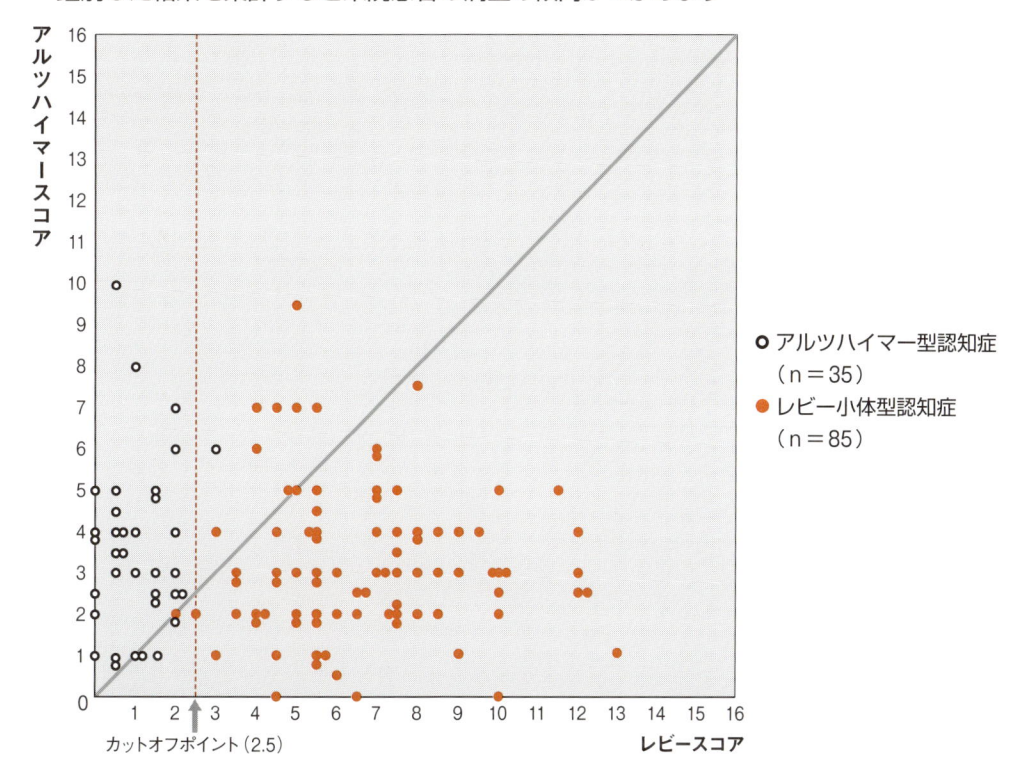

○ アルツハイマー型認知症（n＝35）
● レビー小体型認知症（n＝85）

名古屋フォレストクリニック（河野）、長久手南クリニック（岩田）による調査（2010年8月）

カットオフポイント（2.5）

【解説】

筆者（河野）が考案したレビースコア（97ページ）は、患者がアルツハイマー型認知症であれば、ほぼ2点以下しか得点できないことが確かめられています。そこで、アルツハイマースコアとレビースコアを両方採点して、レビースコアが2.5点以上ならその患者はアルツハイマー型認知症ではなく、レビー小体型認知症であることがわかります。

さらに、右の「分布の概念」を参考にすると、レビー小体型認知症の患者がどんな状態にあるかがつかめます。レビー小体型認知症であれば薬剤過敏性があるので、アルツハイマー型認知症とはまったく処方を変えなければなりません。

世のなかには認知症というとみんなアルツハイマー型にして、アリセプトを処方する医師が多すぎます。そうした誤診はピック病をこじらせ、レビー小体型認知症を悪化させます。介護者は、本当に患者がアルツハイマー型なのか、自分たちで鑑別する道具を持たなければ自衛できません。3つのスコアは、画像診断なしで鑑別できる道具として考案したものです。

105ページに掲げたピックスコアも、4点以上でアルツハイマー型ではなく前頭側頭葉変性症であることが鑑別できるスコアです。

【分布の概念】

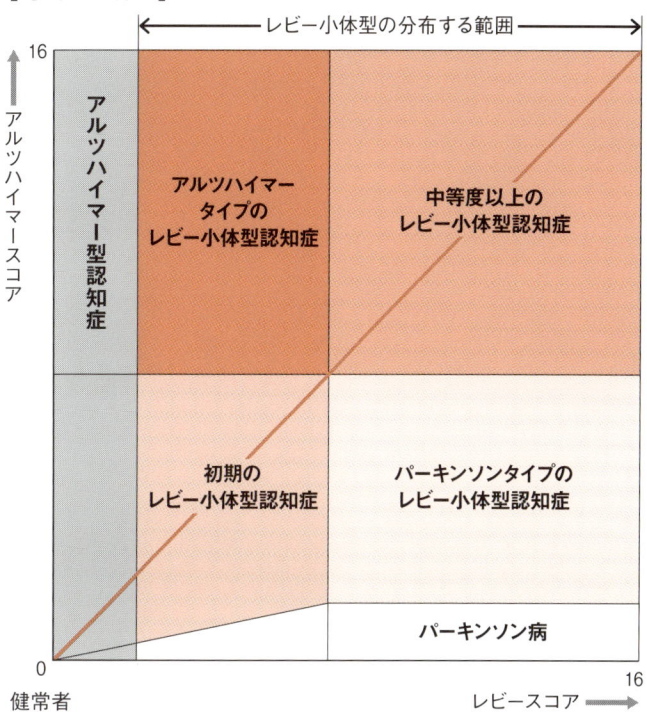

レビー小体型の分布する範囲

- アルツハイマー型認知症
- アルツハイマータイプのレビー小体型認知症
- 中等度以上のレビー小体型認知症
- 初期のレビー小体型認知症
- パーキンソンタイプのレビー小体型認知症
- パーキンソン病

健常者 — レビースコア →

99

前頭側頭型認知症（ピック病など）

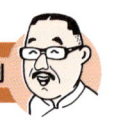

脳の変性疾患 ③

近年、分類方法が変わったので把握が難しい認知症です。このタイプの認知症の代表的な疾患は、ピック病として知られています

前頭側頭型認知症の比率

Dr.コウノ予測

ピック病を含む前頭側頭型認知症の比率は、全体の2.5％に過ぎない（82ページ参照）。しかし、ある日（2012年4月26日）の名古屋フォレストクリニックの外来を集計したところ、前頭側頭葉変性症が25.4％にのぼった

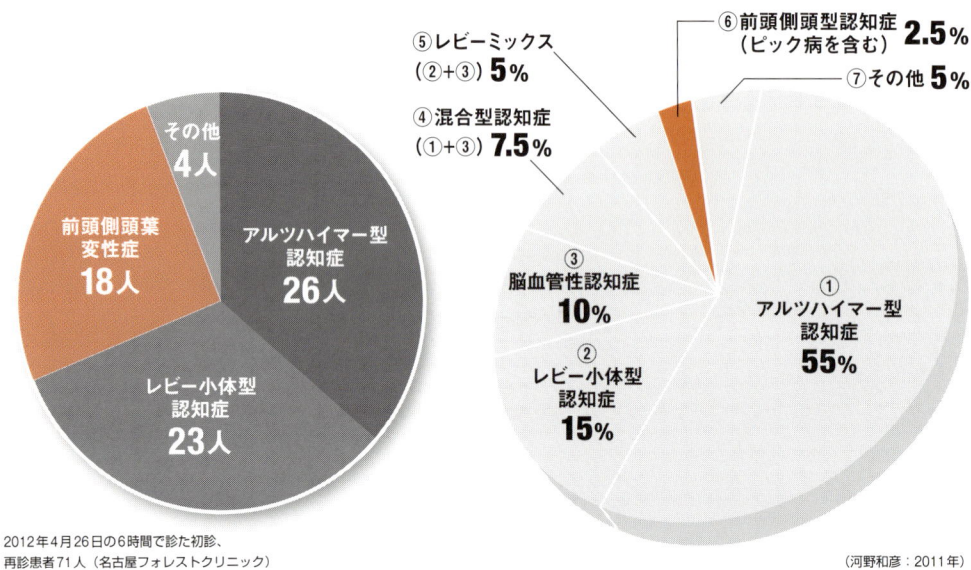

左円グラフ：
- アルツハイマー型認知症 26人
- レビー小体型認知症 23人
- 前頭側頭葉変性症 18人
- その他 4人

2012年4月26日の6時間で診た初診、再診患者71人（名古屋フォレストクリニック）

右円グラフ：
- ① アルツハイマー型認知症 55％
- ② レビー小体型認知症 15％
- ③ 脳血管性認知症 10％
- ④ 混合型認知症（①+③）7.5％
- ⑤ レビーミックス（②+③）5％
- ⑥ 前頭側頭型認知症（ピック病を含む）2.5％
- ⑦ その他 5％

（河野和彦：2011年）

ピック病の仲間は大きな勢力になる

前頭側頭型認知症は、前頭側頭葉変性症の一部で、その中心はピック病です。この分類はとても煩雑なので、左ページの下のチャートをもとに、筆者（河野）の分類法で説明します。

前頭側頭葉変性症には、失語症候群と認知症症候群があります。失語症候群には、言葉が流暢にしゃべれるが感覚失語的（理解ができない）な意味性認知症と、言葉が流暢にしゃべれない運動失語的（発語ができない）な進行性非流暢性失語があります。この2つは、認知症の失語状態なのです。

前頭側頭葉変性症のなかの認知症症候群が前頭側頭型認知症で、ほぼ従来のピック病に相当します。ピック病は、大脳皮質にピック球とよばれる変性組織が発生する疾患です。ピック球がなければ前頭葉が萎縮しても反社会的な行動は少なく、しゃべりにくさや比較的早期からの尿失禁といった前頭葉の機能障害は出るものの、介護しやすい認知症と言えます。

従来のピック病が前頭側頭型認知症とよばれるようになり、やがて前頭側頭葉変性症という概念が出てきた経緯は、左ページのコラムを参照してください。上に示したように、失語状態まで含めると、ピック病の仲間は一大勢力を築くのです。

アルツハイマー型認知症やレビー小体型認知症が頭頂葉や側頭葉後部の機能が低下することから「後方型認知症」と呼ばれるのに対し、前頭側頭型認知症は「前方型認知症」と呼ばれます。また、多くの患者が64歳以下で発症する若年認知症であることも大きな特徴です。

100

コラム：ピック病発見の経緯と分類の経緯

ピック病は、チェコスロバキアの神経病理学者で精神医学者のアーノルド・ピックにちなんで名づけられました。前頭側頭葉に限定された萎縮があり、特有の精神症状と失語状態に陥る症例を彼が最初に発表したのは1892年でした。

1926年に大成潔（満州医大教授）らがピック病の概念を確立しました。ここで、前頭葉疾患の症状と大脳前部に優位な萎縮があれば、ピック球がなくてもピック病と呼ばれることになり、1994年にマンチェスターグループから前頭側頭型認知症という呼称が提案されました。さらに同グループは1996年に意味性認知症と進行性非流暢性失語を加えて前頭側頭葉変性症（FTLD）と呼び始めたのです。現在、ピック病は、ピック球のある古典的なピック病、ピック小体病と呼ばれることもあります。

前頭側頭葉変性症（FTLD）は、前頭側頭型認知症（その中心はピック病）、進行性非流暢性失語、意味性認知症の3つに分かれます。

前頭側頭葉変性症
類縁の3つの病態が含まれる

- 前頭側頭型認知症
- 進行性非流暢性失語
- 意味性認知症

（池田学『認知症』中公新書より）

『前頭側頭葉変性症［FTLD］の診断と治療』
（織田辰郎著／弘文堂 2008年）55ページ写真を転載

ピック小体病では、ピック球またはピック嗜銀球とよばれる異常構造物が脳内に発生する

アルツハイマー型認知症と前頭側頭葉変性症の相違　Dr.コウノ予測

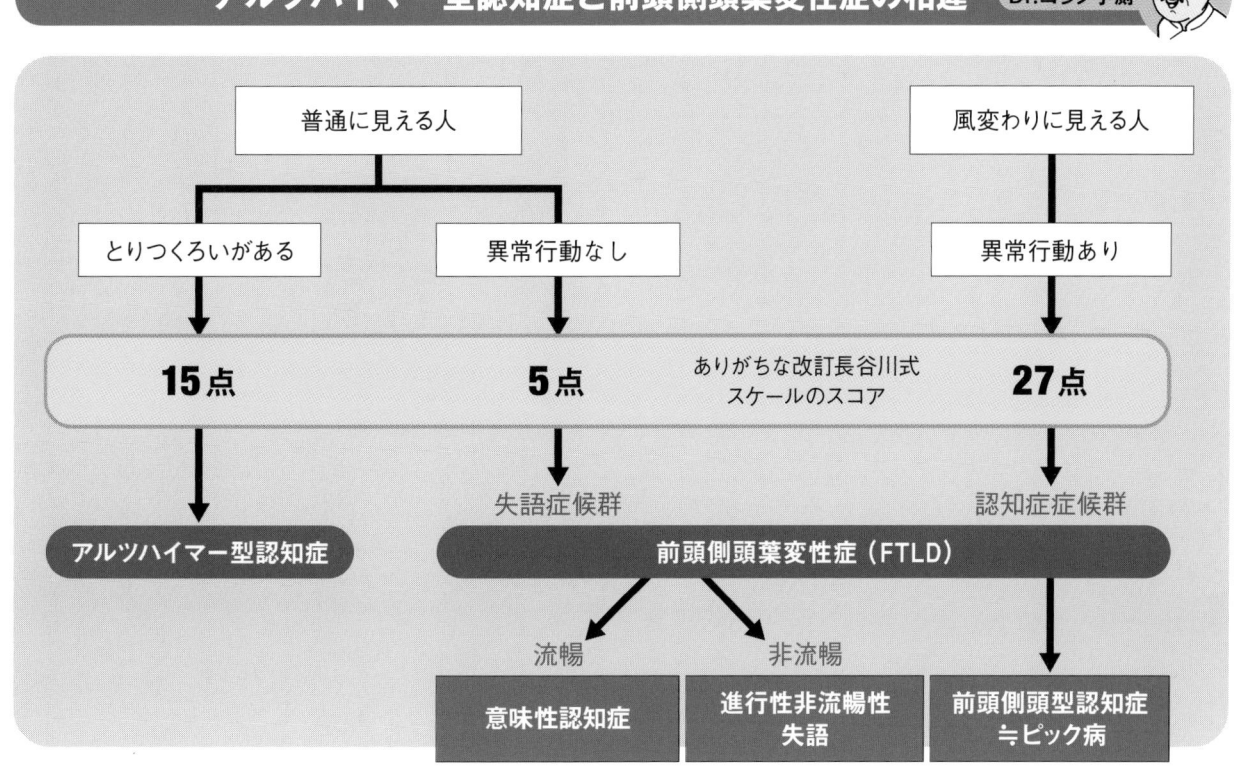

```
              普通に見える人                           風変わりに見える人
              ／        ＼                                    │
     とりつくろいがある   異常行動なし                    異常行動あり
         │                  │                                │
       15点                5点         ありがちな改訂長谷川式      27点
                                        スケールのスコア
         │                  │                                │
                          失語症候群                        認知症症候群
         ↓                  ↓                                ↓
   アルツハイマー型認知症        前頭側頭葉変性症（FTLD）
                        ／流暢        非流暢＼        │
                   意味性認知症   進行性非流暢性失語   前頭側頭型認知症
                                                      ≒ピック病
```

脳の変性疾患③ 前頭側頭型認知症（ピック病など）

前頭側頭型認知症（ピック病）の症状

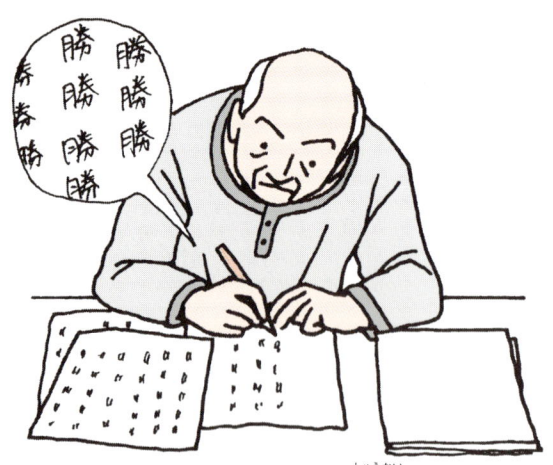

徘徊ではなく、同じ経路を歩く「周徊（しゅうかい）」をします。また、同じ字を書き続ける、手で膝をこすり続けるなど同じ動作を繰り返す「常同行動」が出ます

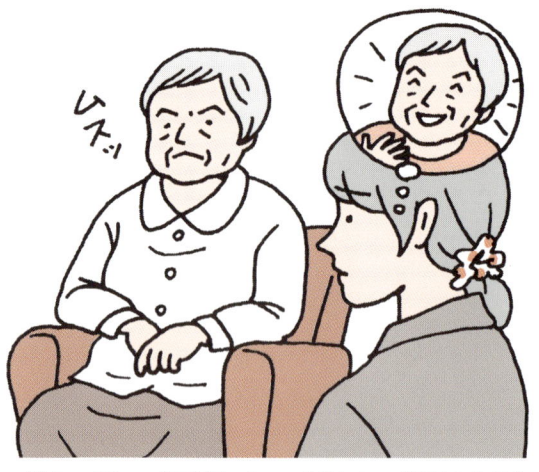

怒りっぽい、無愛想、しゃべらない、能面のような無表情、楽しい場面でないのに意志に反して笑う（強制笑い）など感情面が不自然になります

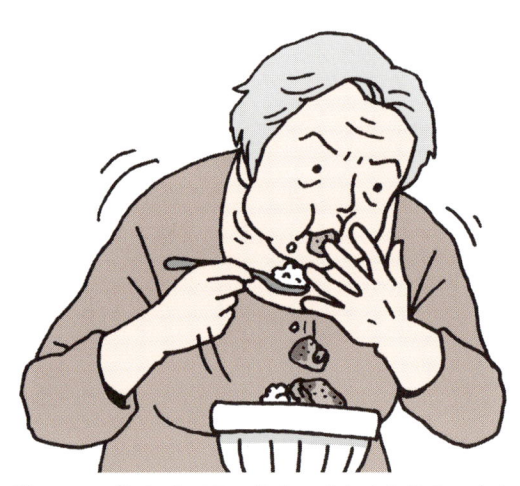

甘いものばかり食べる、他人のおかずを盗る、窒息しそうなほど食べ物を口の中にかき込んだり丸飲みするなど、幼い衝動的な食行動をとります

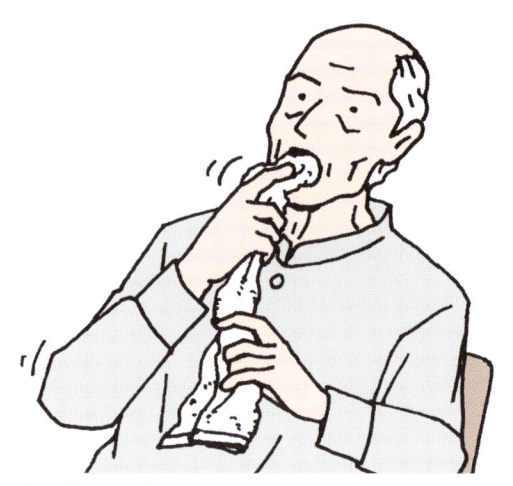

箸や鉛筆など長いものが口元にくると吸おうとします。指しゃぶりをしたり、タオルなど食べられないものを口にする「異食」が多くなります

脱抑制がもたらすさまざまな症状

前頭葉は、脳の後方からくる外界や体内の情報に対する衝動的な反応を制御し、理性的なふるまいをさせています。また、意欲や計画性をつかさどる場所です。そのため、前頭葉の機能が低下すると、さまざまな行動・心理症状が起こります。

前頭葉そのものの機能低下による症状は、病識の欠如と自発性の欠如です。散髪や入浴を拒否し、住まいがゴミ屋敷になることもあります。

次に前頭葉による連合野の抑制がはずれると、反射的かつ短絡的行為が目立つようになり、模倣行為（診察する医師のしぐさをまねる）、反響言語（オウム返し）、強迫的音読（ポスターの文字などを大声で読み上げる）、使用行動（勝手にカルテを手に取る）が起こります。これは前頭葉の内側側面が萎縮しているためで、CTで見ると脳室が大

102

医療編 2 原因疾患別症状

万引きもピック病特有の症状です。中年から初老期にかけての分別盛りの時期に万引きをした人の何割かはピック病だと考えてもいいでしょう

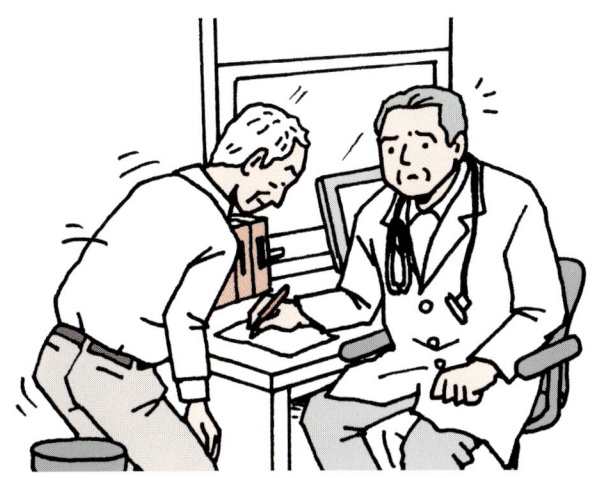

医師の診察を受けると診察行為をまねたり、診察中に何度も立ち上がったり、カルテを触ったり、勝手に立ち去るなど不合理な行動を起こします

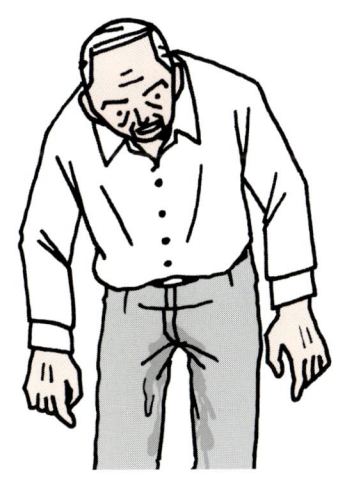

尿失禁が多くなります。これは多くの認知症に見られる症状ですが、ピック病の場合は、子どもの発達を逆にたどるようにオムツに戻る感じです

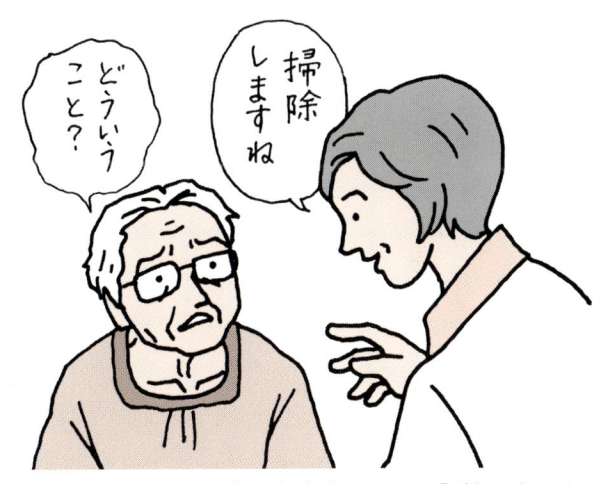

何かを言われても言葉の意味がわからず「どういうこと」と問い返してきます。「鼻をつまんで」と言うと鼻を押すなど、言語の理解が低下します

きく広がるのが特徴です。次に前頭葉による辺縁系の抑制がはずれると、盗癖、考え無精、鼻歌、立ち去り行動が起こります。これはもっともピック病らしい脱抑制症状です。ピック病の患者は診察室に無言で「ヌーッ」と入ってきて、横柄な態度で腕組みや足組みをします。また、スイッチが入ったように怒り出し、突然ケロッとおさまるのも特有の症状です。

次に前頭葉による大脳基底核の抑制がはずれると、常同、強迫、反復といった行動や言語が見られるようになります。特に滞続言語（どんな状況でも同じことを言う）、語間代（語尾を繰り返す）例：「私です、です、です」など）が有名です。

ピック病の患者は、知能検査の点数がよくて道にも迷いません。しかしこうした症状があるため、しばしば統合失調症や人格障害などの精神疾患と間違われます。一方、意味性認知症の患者は、言葉の意味や道具の使い方がわからないので、アルツハイマー型認知症と誤診されることが少なくありません。

ピック病を疑うチェックリスト

※40〜70代で3項目以上該当したら要注意

1	状況に合わない行動	身勝手な行為、状況に不適切な悪ふざけなど
2	意欲減退	原因不明の引きこもり、何もしない
3	無関心	服装や衛生状態に無関心で不潔になる。周囲の出来事に興味を示さなくなる
4	逸脱行為	万引きなどの軽犯罪を繰り返す。反省しない
5	時刻表的行動	散歩などを決まった時間に行う。止めると怒る
6	食物へのこだわり	毎日同じもの（特に甘いもの）しか食べない。際限なく食べる場合もある
7	常同行動・反響言語	同じ言葉を際限なく繰り返したり、他人の言葉をオウム返しにする。制止しても一時的にやめるのみ
8	嗜好の変化	好きな食べ物が変わる。飲酒・喫煙が大量になる
9	発語障害・意味障害	無口になる。はさみ、めがねなどを見せても、言葉の意味や使い方がわからなくなる
10	記憶・見当識は保持	最近の出来事は覚えているし、日時も間違えない。道も迷わない

宮永和夫：中日新聞 2005年9月23日より

脳の変性疾患③ 前頭側頭型認知症（ピック病など）

コウノ式前頭側頭葉変性症検出セット

Dr.コウノ考案

筆者（河野）は、脳の萎縮が軽いのに改訂長谷川式スケールの点数が低い（特に7点以下）患者がいたら、下記の質問をしています。

① 利き腕はどちらですか？　② 右手で左肩を叩いてください
③「サルも木から落ちる」の意味は何ですか？
④ 弘法も筆の（　　　）？

このうち2項目以上できなければ、意味性認知症の可能性があります。この患者は言葉の意味がわからない語義失語に陥っているため、言語性知能を調べる改訂長谷川式スケールが不得意なのです。

ピックスコア

Dr.コウノ考案

医療編 2 原因疾患別症状

場面	分類	状況	荷重	スコア	迷ったときの採点
態度	機嫌	診察拒否傾向。不機嫌。採血を異常に怖がる	1		
	横柄さ	医師の前で腕や足を組む。二重童(にじゅうわらわ)(子どものようなしぐさ)。ガムを噛む	1		
	集中力	なかなか座らない、立ち上がる、座る場所が違う、勝手に出ていく	1		眼が悪いなら0.5
診察	失語	前頭側頭葉変性症検出セット：①利き腕どちら ②右手で左肩叩け ③サルも木から落ちるの意味 ④弘法も筆の何？	1〜2		できるが遅いは1
	失語、反復	上記検査中に「どういう意味？」と聞く、相手の言葉をオウム返しする	2		
	非刺激性亢進	勝手にカルテを触る。口唇傾向(吸引、口鳴らし、鼻歌)	2		
	失語	ＡＤＬ（日常生活動作）がいいのに改訂長谷川式スケール7点以下	1		
問診	反社会行動	盗癖、盗食、無銭飲食（これら1回既往だけでも陽性）	1		
	食性行動異常	病的甘いもの好き、過食、異食、かき込み、性的亢進	1		もともとなら0.5
	衝動性	スイッチが入ったように怒る、急にケロッとする	1		いつも易怒なら0.5
	依存症	シャドーイング（家族の後ろをついてくる）、1人にされると逆上、人ごみで興奮	1		1人を怖がる0.5
CT	左右差	大脳萎縮度に明らかな左右差がある（側頭葉や海馬）	1		微妙なら0.5
	前側頭葉萎縮	ナイフの刃様萎縮（判定基準参照）か強い前頭葉萎縮	1		微妙なら0.5
		合計	16		

(河野和彦：2012)

【解説】

前頭側頭葉変性症（FTLD）を確定できるように筆者（河野）が考案した評価法です。ＣＴ所見の評価も入っているため医師でなければスコアを出せませんが、狙いはアルツハイマースコアやレビースコアと同じく、症状から見た素人でもわかる判断基準です。

診察：失語の項目の前頭側頭葉変性症検出セットは、右ページ下段の囲み記事を参照してください。

問診：重度の場合は、家族から発病後元気だった頃のことを聞きましょう。特に反社会的行動があったかどうか、食性行動異常があるかどうかは診察室ではわかりませんし、本人も答えてくれないので家族に協力してもらう必要があります。満点は16点ですが、4点以上で前頭側頭葉変性症の可能性が高いといえます。失語症候群の患者は異常行動が少ないため、失語の項目の荷重を2と重くして、患者の拾い上げの工夫をしています。

「ナイフの刃」判定基準

採点の3要素

| | するどさ35度以下 | 脳溝切れ込み | 頭蓋骨から乖離 |

するどさ	○	×	○	×
切れ込み	○	△	×	○○
乖離	×	○	×	×
判定	陽性	陰性	陰性	陰性

①するどい（35度以下の鋭角）、②脳溝の切れ込みがある、③頭蓋骨内側から脳表面が乖離している、の3要素のうち2項目が合致すれば陽性とする（1点）

脳の変性疾患 ④

その他の変性疾患

脳神経系の疾患には脳が退行変性する疾患がいくつかあり、進行すると認知症を発症します。ここでおもなものをみておきましょう。

退行変性疾患の一つパーキンソン病

パーキンソン病の4大症状

① 筋強剛
筋肉がこわばること（固縮）によって、関節の抵抗が大きくなる症状が出ます

② 安静時振戦
振戦とは、手足がふるえる現象です。これがじっとしているときにも出ます

③ 動作緩慢
徐々に体の動きが乏しくなり（寡動）、動けなくなったりします（無動）

④ 姿勢反射障害
バランスをとる動作が苦手になり、制御できない反射的な動きが出てきます

パーキンソン病と認知症との関連

パーキンソン病はゆっくりと進行します。初期に認知症はみられませんが、歩行障害が進み、嚥下障害も出る後期になると、認知症がみられることが少なくありません

⬇

認知症はもともと大脳皮質の変性によって起こるものが主流でした。しかし、進行性核上性麻痺やハンチントン病など皮質下の変性による疾患も認知症を引き起こすことが知られるようになりました

⬇

パーキンソン病が引き起こす認知症も皮質下性の変性によるものです。幻覚や妄想を伴い、レビー小体型認知症との移行関係が問題となります

脳の変性で起こるその他の認知症

これまでみてきたアルツハイマー型認知症、レビー小体型認知症、前頭側頭型認知症には共通点があります。それはアルツハイマー型、レビー小体型、ピック病が脳の退行変性疾患に属する病気だということです。

退行変性疾患とは、明らかな原因が不明なまま、ある領域の神経細胞が変性脱落することによって、神経症状を引き起こす疾患を指します。神経脱落が大脳で起これば、認知症になるのは当然の流れです。

退行変性疾患としてアルツハイマー型と並ぶ代表的な疾病にパーキンソン病があります。パーキンソン病は、脳幹部にレビー小体という病変が偏在する疾患で、このレビー小体が大脳皮質にまで広がるとレビー小体型

認知症が出るその他の退行変性疾患

病名	症状	病理	備考
大脳皮質基底核変性症（CBD）	大脳皮質症状（失行、失語、認知症など）とパーキンソン症状が同時にみられる疾患です。	前頭葉、頭頂葉に強い萎縮がみられ、皮質や皮質下の細胞が脱落します。また、神経細胞やグリア細胞内に異常な構造物が蓄積されています。	なぜこのような変化が起こるのかはわかっていません。パーキンソン病関連疾患として、特定疾患および特定疾病に指定されています。
進行性核上性麻痺（PSP）	転びやすさ、眼球運動障害（上下に視線を動かすことが困難になる）、構音障害、認知症などがおもな症状です。	脳の特定部位（基底核、脳幹、小脳）の神経細胞が減少しています。また、神経原線維変化が起こり、神経細胞やグリア細胞内に異常な構造物が蓄積されています。	なぜこのような変化が起こるのかはわかっていません。パーキンソン病関連疾患として、特定疾患および特定疾病に指定されています。
ハンチントン病	舞踏様不随意運動（顔面や手足が意志に反して動く症状）、性格変容、認知障害などが起こる遺伝性の神経変性疾患です。	特定の染色体に異常がみられます。また、大脳基底核や大脳皮質の萎縮、脳室の拡大、神経細胞の障害などがみられます。	発症の原因となる遺伝子の異常は特定されていますが、それ以上のことはわかっていません。特定疾患の一つです。
ALS様症状を伴う認知症（FTD-MND）	ALSは「筋萎縮性側索硬化症」で、運動神経細胞が次々と消失し、次第に全身の機能が失われていきます。認知症を合併したらFTD-MNDと呼びます。	患者の5～10％は遺伝性で、染色体の異常があります。その他の患者については、原因や発病の機序が未解明です。	全国に8500人ほどの患者がいて、紀伊半島に多発地域があります。特定疾患および特定疾病です。

（「難病医学研究財団／難病情報センター」の資料を一部改変）

認知症です。しかし、パーキンソン病は原則としてレビー小体型認知症には移行しないと言われていました。

2006年から特定疾患（公費が助成される難病）の分類が変わり、現在パーキンソン病は、進行性核上性麻痺と大脳皮質基底核変性症を併せたパーキンソン病関連疾患として扱われるのが一般的です。それに伴いパーキンソン病関連疾患も、進行すると認知症を発症しやすいとみられるようになりました。

脳が変性する神経疾患には脊髄小脳変性症もありますが、これは小脳、脳幹、脊髄の神経細胞が破壊されるものの、大脳には影響がないため認知症とは無縁です。重度化すると認知症に至るとされる退行変性疾患を、上の表にまとめました。

これらはすべて、原因が不明で治療法が確立されていない難病です。厚生労働省は、特定疾患に関する公費の助成を行っています。この特定疾患という名称は、介護保険の給付が前倒しできる特定疾病とまぎらわしいので注意が必要です。

二次性認知症 ①

脳血管性認知症

脳が変性するのではなく、何らかの疾患や外傷の影響を受けて発症する二次性認知症の代表です。以前は、大変多い認知症でした

脳血管性認知症の比率

Dr.コウノ予測

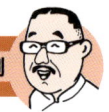

脳血管性認知症をいまだに30％程度と見積もる書籍もあるが、名古屋フォレストクリニックの外来では10％に過ぎない。しかし、アルツハイマー型やレビー小体型との重複を数えると22.5％になる

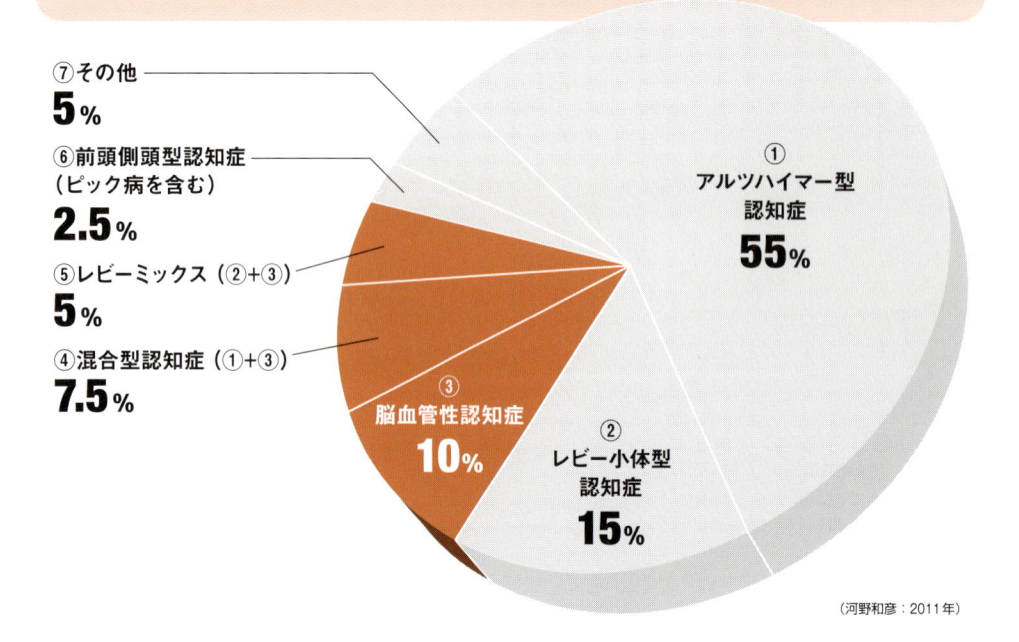

- ⑦ その他 **5%**
- ⑥ 前頭側頭型認知症（ピック病を含む）**2.5%**
- ⑤ レビーミックス（②+③）**5%**
- ④ 混合型認知症（①+③）**7.5%**
- ③ 脳血管性認知症 **10%**
- ② レビー小体型認知症 **15%**
- ① アルツハイマー型認知症 **55%**

（河野和彦：2011年）

かつては最大の原因疾患だった

脳血管障害が原因で起こる認知症が脳血管性認知症です。脳血管障害は総称ですが、具体的には血管が詰まる脳梗塞と血管が破れる脳出血、くも膜下出血があります。

1980年代までの日本は、脳血管性認知症が多い国でした。その後、高血圧の制御や生活習慣の見直しが功を奏し、脳血管障害だけで重い認知症になる人は少なくなっています。認知症の原因疾患としての脳血管障害は、1990年頃にアルツハイマー型認知症に1位の座を明け渡し、近年はレビー小体型認知症に2位の座を明け渡したというのが定説です。

それでも、アルツハイマー型やレビー小体型との重複を数えると22・5％になるなど、認知症への影響は無視できません。

脳血管障害が左大脳半球で発生した場合に起こりやすい症状は、右半身マヒ、失語症、知能低下などです。右大脳半球では左半身マヒや性格変化を起こしやすくなりますが、知能低下はあまり起こりません。これは、日本人の多くが左大脳半球で思考しているためです。

脳血管障害のなかで、認知症の原因になりやすさを比較すると、脳梗塞が群を抜いています。それも、救急車で病院に担ぎ込まれるような大きな脳梗塞ではなく、小さな梗塞が多発した多発性脳梗塞とよばれるタイプの疾患が多数を占めます。多発性脳梗塞は目に見える後遺症がなく、ときには発症したことさえ気づかない程度の軽い病気です。しかし、10年以上経過すると、高い確率で脳血管性認知症を引き起こします。

脳血管障害のおもなタイプ

脳血管障害（CVD）

- 血管が詰まる → **脳梗塞**
  - ラクナ梗塞
  - アテローム血栓性脳梗塞
  - 心原性脳梗塞
- 血管が破れる → **脳出血**
  - 脳出血
  - くも膜下出血

ラクナ梗塞（穿通枝の梗塞）
脳内の細い動脈（穿通枝）が詰まることによって起こる小さな梗塞です。ラクナ梗塞が多発すると多発性脳梗塞になります

アテローム血栓性脳梗塞（動脈硬化）
比較的太い脳内の動脈にコレステロールなどの脂肪が蓄積すると、粥状硬化が起こります。そこが詰まって起こる病気です

心原性脳梗塞（心臓からの血栓）
心臓でできた血栓が脳血管に詰まって発症します。太い動脈が詰まるため、脳の広範な部分が障害されやすいのが特徴です

脳出血
脳の内部で出血する病気です。その多くは、動脈硬化を起こしている脳内の細動脈が、高血圧を引き金に破れて起こります

くも膜下出血
脳や脊髄を包むくも膜と軟膜の間にあるくも膜下腔に出血する病気です。脳動脈瘤の破裂や脳動静脈奇形によって起こります

※上の図は脳を後ろから見た断面の模式図。赤い部分は動脈、黒い部分は脳の壊死した箇所を示す

コラム：ビンスワンガータイプとラクナ梗塞

ビンスワンガータイプとよばれるびまん（広範）性の大脳虚血は、もともとビンスワンガー病という名称で提唱された独立疾患でした。それが、画像検査が一般化したことから稀ではないことがわかり、脳血管性認知症の一種という位置を占めるようになったのです。

脳卒中によって倒れたことがない人でも、高血圧や糖尿病が続くと脳動脈の末端が壊死します。マクロファージ（貪食細胞）がこの腐った組織を食べると洞穴状態になりますが、日本人の場合このタイプのラクナ梗塞が多いよう です。はっきりとした脳卒中発作は起こさない無症候性脳梗塞となり、やがて多発性脳梗塞へと移行します。

ビンスワンガータイプも多発性脳梗塞も、脳血管性認知症になりやすい梗塞です。重度になるとすり足歩行、ワイドベース（両足を左右に大きく開いてバランスをとる歩行）になります。

両者とも動脈硬化がなければほぼ起こらない病気で、高血圧、糖尿病、高コレステロール血症などが危険因子です。

無症候性脳梗塞のCT画像

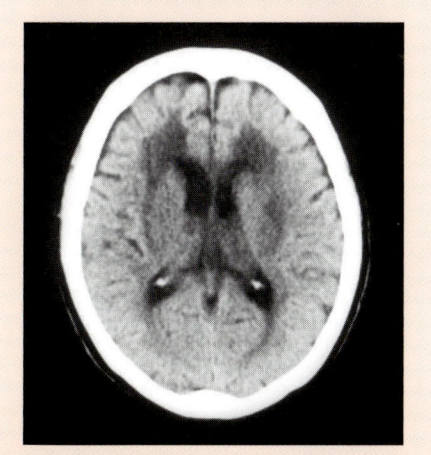

黒くみえるのはラクナ梗塞。これぐらい多発すると、明らかな脳血管性認知症となる

脳血管性認知症の症状

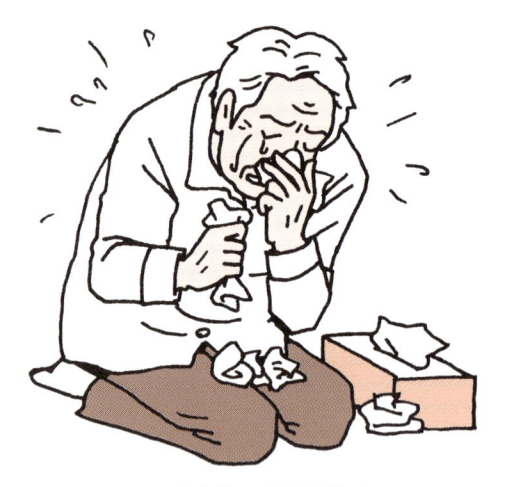

特徴的な行動・心理症状に感情失禁があります。これは、前頭葉の血流が阻害されて感情の制御ができなくなり、泣きじょうごなどになる症状です

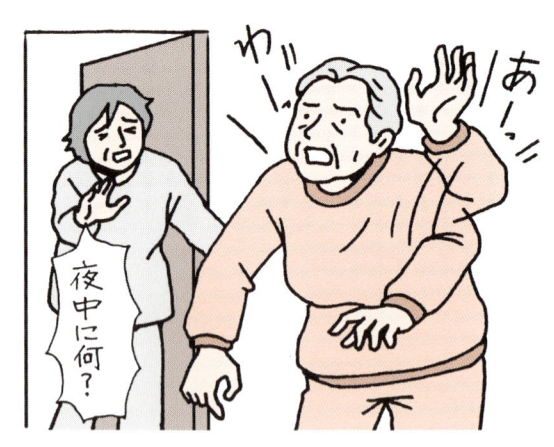

不安や怒りが強く、うつ状態に陥ります。夜になると徘徊やせん妄（意識障害を起こして取り乱すこと）が出て、悪化すると昼夜逆転を起こします

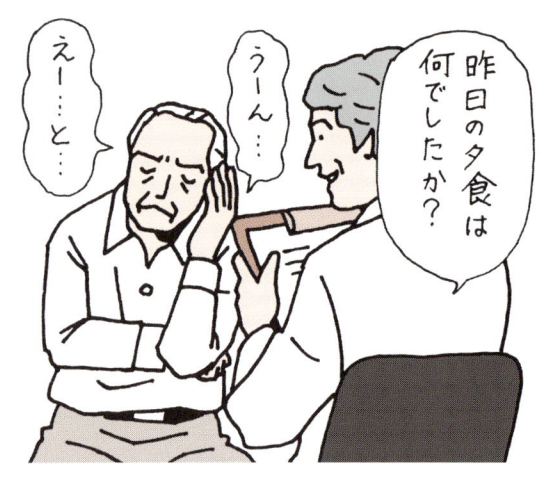

改訂長谷川式スケールを行うと、アルツハイマー型はでたらめに即答しますが、脳血管性認知症は真剣に長考します。とりつくろいはありません

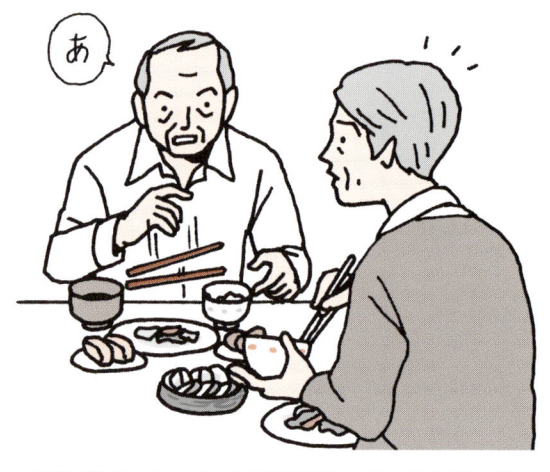

運動機能にさまざまな障害が出ます。尿失禁、足をひきずる、握力がなくなりすぐに箸を落とす、しゃべるとろれつが回らない、といった症状です

二次性認知症① 脳血管性認知症

中核症状は軽く比較的病識もある

アルツハイマー型認知症は健康な女性に多い病気ですが、脳血管性認知症は、動脈硬化が進んだ男性に多い傾向があります。ハイリスク群は高血圧、糖尿病、高コレステロール血症などの持病があり、これらのコントロールができていない人です。

脳血管性認知症を発症するとしばしばうつ状態に陥り、表情は暗く、動作は緩慢になります。また、易怒（怒りっぽさ）が多いのもこの病気の特徴です。当然のことながら、認知機能も低下しますが、わからないことを周囲の人にとりつくろわないところがアルツハイマー型認知症とは大きく異なる点で、比較的な病識もあります。

年をとると誰でも涙もろくなりますが、脳血管性認知症の感情失禁はささいなことで泣き出し、泣き笑いのような複雑な表情を示す独特の症状です。

認知症になりやすい脳梗塞とは

名称	中心性梗塞	ラクナ梗塞	境界領域梗塞	ビンスワンガータイプ
原因	動脈硬化（内腔狭小化）塞栓（血栓、脂肪、空気）	長年の高血圧（日本人に多い）無症候性脳梗塞→多発性脳梗塞	過度な血圧低下	長年の高血圧や糖尿病による脳動脈末端の壊死
CT画像のモデル図	左脳／失語／右脳／妄想		表層型／深部型	

※図は脳を真横に切った断面の模式図。黒い部分は脳室。赤い部分は梗塞を生じた箇所を示す

河野和彦『認知症治療28の満足』（女子栄養大学出版部）より

認知症になる脳梗塞の4タイプ

脳血管性認知症を起こす脳梗塞は、おもに4種類あります。ビンスワンガータイプ、境界領域梗塞、ラクナ梗塞、中心性梗塞の4種類です。

多発性脳梗塞は、多くの場合ラクナ梗塞が複数発症することによって起こります。ビンスワンガータイプとラクナ梗塞については、109ページ下段のコラムを参照してください。

中心性梗塞は、中大脳動脈域に起こりやすく、左大脳半球に発生すると多くの場合失語症になりがちです。失語症だけでは認知症と言えませんが、記憶障害と合わさると認知症になります。右大脳半球の前大脳動脈領域閉塞は、妄想やせん妄といった行動・心理症状を起こすので、明らかな認知症です。

境界領域梗塞は、各大脳動脈領域の境界部位で血行が阻害されて起こります。動脈硬化が重度の人に起こるので、これも明らかに脳血管性認知症に移行しやすいタイプの梗塞です。

二次性認知症 ②

その他の二次性認知症

認知症を引き起こす原因となる疾患は70種類もあると言われています。代表的なものにはどんな病気があるのかみてみましょう

その他の原因疾患

Dr.コウノ予測

● 脳内病変によるもの
1. 脳を圧迫する疾患
    ①正常圧水頭症　②慢性硬膜下血腫　③脳腫瘍、脳膿瘍
2. 感染症
    単純ヘルペス脳炎（後遺症）、AIDS脳症、進行麻痺、クロイツフェルト・ヤコブ病
3. 自己免疫疾患
    多発性硬化症、神経ベーチェット病
4. 頭部外傷後遺症

● 全身性疾患に伴うもの
1. 内分泌・代謝性疾患
    ①カルシウムなどの電解質：副甲状腺機能低下症、腎不全
    ②糖代謝：低血糖、高血糖　③甲状腺機能：甲状腺機能低下症
2. 欠乏症：ビタミンB₁₂　ビタミンB₁（ウェルニッケ脳症）
3. 中毒：アルコール、有機水銀、鉛、シンナー
4. 低酸素症：呼吸不全、心不全、貧血、二酸化炭素中毒

※山口晴保編著『認知症の正しい理解と包括的医療・ケアのポイント』（協同医書出版社）

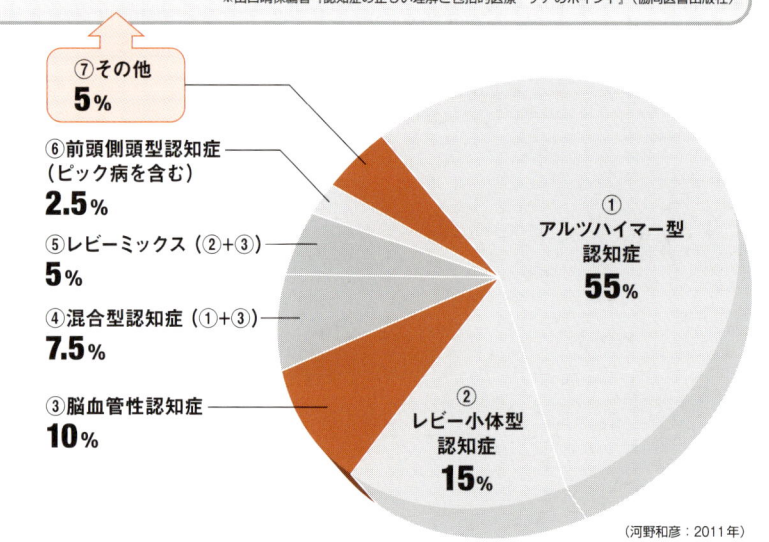

⑦その他 **5%**
⑥前頭側頭型認知症（ピック病を含む） **2.5%**
⑤レビーミックス（②+③） **5%**
④混合型認知症（①+③） **7.5%**
③脳血管性認知症 **10%**
②レビー小体型認知症 **15%**
①アルツハイマー型認知症 **55%**

（河野和彦：2011年）

- 退行変性疾患
- 二次性認知症
- 退行変性疾患と二次性認知症の合併

疾患に応じた検査が必要

これまで説明してきたアルツハイマー型認知症、ピック病などの変性型認知症、レビー小体型認知症は、画像検査よりも症状を主体に診断を下すべき認知症です。脳血管性認知症の診断では画像検査が重視されますが、混合型の存在が無視できないので、画像検査だけで脳血管性と言い切ることはできません。

しかし、ケースによっては画像診断に頼るべき疾患があり、その代表格が正常圧水頭症や慢性硬膜下血腫です（136〜139ページ参照）。

画像検査以外では血液検査（甲状腺機能低下やビタミンB₁₂欠乏）、脳波検査（クロイツフェルト・ヤコブ病）が必要になります。認知症の発見には、疾患に応じた検査が必要です。

脳を圧迫する疾患

脳の周辺には髄液が少ししかないが、打撲などをきっかけに貯留すると水腫となる。多くは自然に吸収される

高齢者は頭部打撲のあとに、このような血腫が発生してくることがある。通常は硬膜とくも膜の間に生じる

脳髄液が過剰になって脳を圧迫している。CTやMRIで撮影すると、脳溝が消失しているので確定診断できる

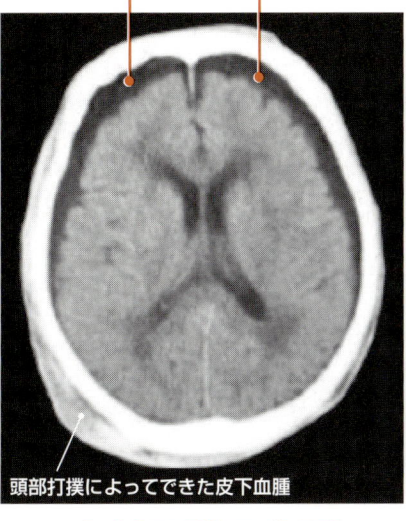

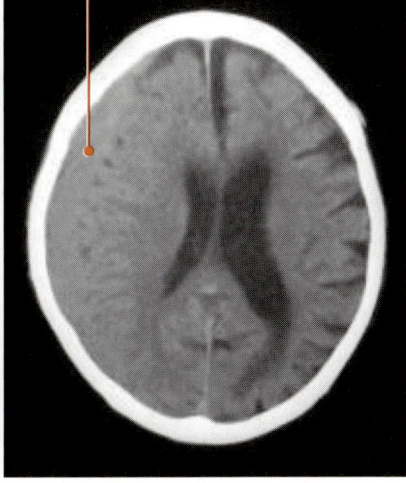

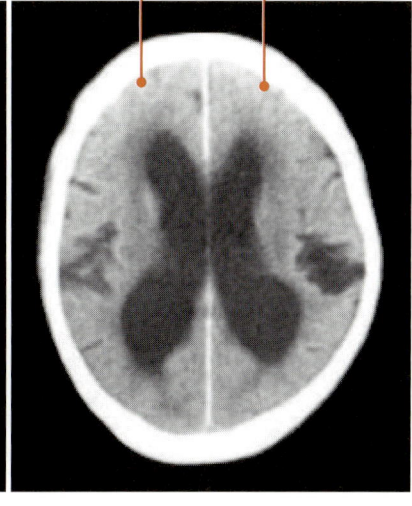

頭部打撲によってできた皮下血腫

急性硬膜下水腫　　**慢性硬膜下血腫**　　**正常圧水頭症**

正常圧水頭症と慢性硬膜下血腫

脳を圧迫することによって認知症を発生させる疾患の代表格は、正常圧水頭症、慢性硬膜下血腫、急性硬膜下水腫の3種です。また、脳腫瘍も発生する部位によってさまざまな認知症を引き起こします。

正常圧水頭症は、脳髄液が過剰になって脳を圧迫し、認知機能の低下、歩行障害、尿失禁を起こす疾患です。画像検査で発見できるので、髄液を逃がす外科手術を行えば治ります（詳しくは139ページを参照）。

慢性硬膜下血腫は、やせた飲酒歴のある男性の左大脳半球に起こりやすい疾患です。このタイプの男性は、しばしば転倒して頭を打撲します。若者のバイク事故などで起こる外傷性の血腫（硬膜外血腫）は硬膜と頭蓋骨の間にできることが多く、老人の打撲性の血腫は硬膜とくも膜の間に多いのが特徴です。

老人の場合、頭を打って硬膜下血腫ができたぐらいでは頭痛を感じません。その代わり、認知機能の低下、上体の傾斜、歩行障害、よだれを流す、箸を落とすといった症状が出て、認知症のように見えるのです。

不思議なことにこうした症状は、頭部打撲から1ヵ月ほど経っていることが少なくありません。これは、打撲直後に急性硬膜下水腫が先行して起こるからです。貯留した髄液は通常1ヵ月で自然吸収されますが、その水腫の中で引っ張られていた架橋静脈が再打撲などで破れて出血し、血腫が出現するのです。

軽度な血腫は自然吸収されることもありますが、片マヒなどの症状が出たら手術しなければなりません（詳しくは138ページを参照）。

注意しなければならないことは、アルツハイマー型、レビー小体型、ピック病などの変性疾患は、正常圧水頭症（なかでも原因不明の特発性正常圧水頭症）、慢性硬膜下血腫、急性硬膜下水腫を合併する頻度が高いということです。観察を怠らないためには、定期的に画像検査を行わなければなりません。

二次性認知症② その他の二次性認知症

脳内病変によるもの

ヘルペス脳炎（後遺症としての認知症）

単純ヘルペス脳炎になると必ず出る症状が、発熱、髄膜刺激症状、せん妄を含む意識障害、痙攣（けいれん）発作などです。また、幻覚、異常行動、記憶障害、失語が見られることもあります。

単純ヘルペス脳炎は重症化することが多く、なかでも昏睡に近い意識障害や痙攣が頻発するほど重症化すると、予後は極めて不良です。病理学的に見ると、脳炎を起こす部位は側頭葉や大脳辺縁系で、それらの部分は壊死し、神経組織にウイルス攻撃の残骸が見られます。

治療法は、ヘルペスウイルスで脳細胞が破壊される前に抗ウイルス薬を投与することです。しかし、側頭葉が激しい攻撃にさらされることから、危機的な状況を乗り越えて命が助かっても、後遺症として記憶障害を中心とした認知症が残ることが少なくありません。

後遺症として認知症が出るケースは、単純ヘルペス脳炎のほかにも低酸素脳症などで顕著です。脳に酸素が行かないと神経細胞がダメージを受け、回復しても認知症が残ります。

クロイツフェルト・ヤコブ病

細菌でもウイルスでもない特異なプリオンたんぱく体によって感染する病気です。狂牛病（BSE）と同じ亜急性海綿状脳症（亜急性とは急激に慢性化すること、海綿状脳症とは脳がスポンジのようになること）を起こすことで知られています。

平均的な発症年齢は60代半ばです。発症後2〜3カ月経つと急に発語が減少してしゃべれなくなり、歩行できなくなって認知機能が低下します。患者が異常な状態に陥ったことは明らかですが、発病直後は不安感、倦怠感、頭痛などの不定愁訴が多いため、初期の段階でクロイツフェルト・ヤコブ病と診断するのはかなり困難です。

確定するには、脳波検査を行わなければなりません。脳波が全般周期性同期性放電という独特の波形を示すので、確定診断を下すことができます。

症状で特徴的なのは、音に対する過激な反応です。大きな音を聞くと体を震わせて痙攣し、まるで踊っているように見えます。看護や介護では、感染に十分な注意が必要です。

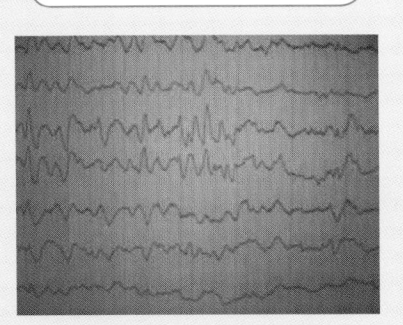

クロイツフェルト・ヤコブ病であることを示す独特の脳波

全身性疾患に伴うもの

甲状腺機能低下症

メージとしては、総コレステロール値が270mg／dℓ以上の女性で、表情が乏しく、顔が腫れぼったい感じであれば、可能性が高いと思われます。

甲状腺機能低下症などの内分泌・代謝異常を起こすと、思考力が鈍くなって認知症のような症状が出ます。一般に神経細胞が正常に働くためには、カルシウムなどの電解質濃度が安定する必要があるため、副甲状腺機能低下症や腎不全で電解質のバランスが崩れても、認知症のような症状が起こります。

確定診断を下すには、血液検査を行わなければなりません。血液検査で甲状腺の機能を調べれば、すぐに確定診断が下せます。医学書には甲状腺機能低下症の症状として、徐脈、うつ状態、寒がり、脱毛、便秘などが書かれていますが、こうした症状はどの老人にもあるので、あまり参考にはなりません。

認知症外来において、甲状腺機能低下症は決して特異な疾患ではありません。なぜなら、この疾患はよくアルツハイマー型認知症と合併するからです。イ

アルコール依存症

昔はアルコール中毒といいましたが、中毒という言葉は「フグの毒にあたった」ときのように短期的かつ劇的な症状に限定して使われるため、今ではアルコール依存症といいます。また、アルコール依存者は長期にわたる不養生な生活によって、栄養失調、脳血管障害、肝機能障害、動脈硬化症、糖尿病などを合併していることが多いため、総称してアルコール関連疾患と呼ぶこともあります。

一方で、アルコール性認知症の患者には肝臓や膵臓の障害が

少ないという見立てもあります。その場合、行動・心理症状は陽性で、易怒性や妻への暴力が問題です。イメージとしてはやせた初老期や老年期の男性に多く、転倒による慢性硬膜下血腫や急性硬膜下血腫に気をつけなければなりません。

アルコール性認知症の半数は血漿（けっしょう）ビタミンB₁が欠乏しているので、血液検査が必要です。併せて、脳血管性やアルツハイマー型認知症との合併も調べましょう。治療戦略は、総合的に立てる必要があります。

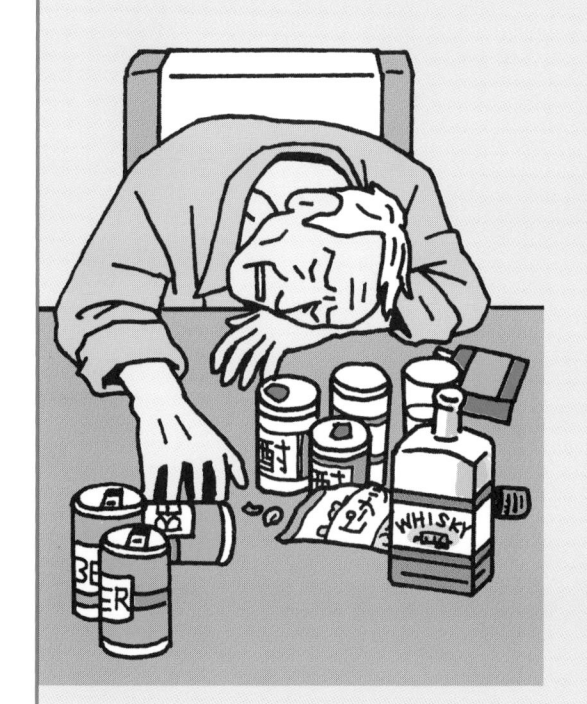

アルツハイマー型認知症がたどる経過

代表的認知症のたどる経過 ①

アルツハイマー型認知症は、どのような経過をたどるのでしょうか。治療や介護の計画を立てるためにぜひ理解しておきましょう

アルツハイマー型認知症の発症プロセス

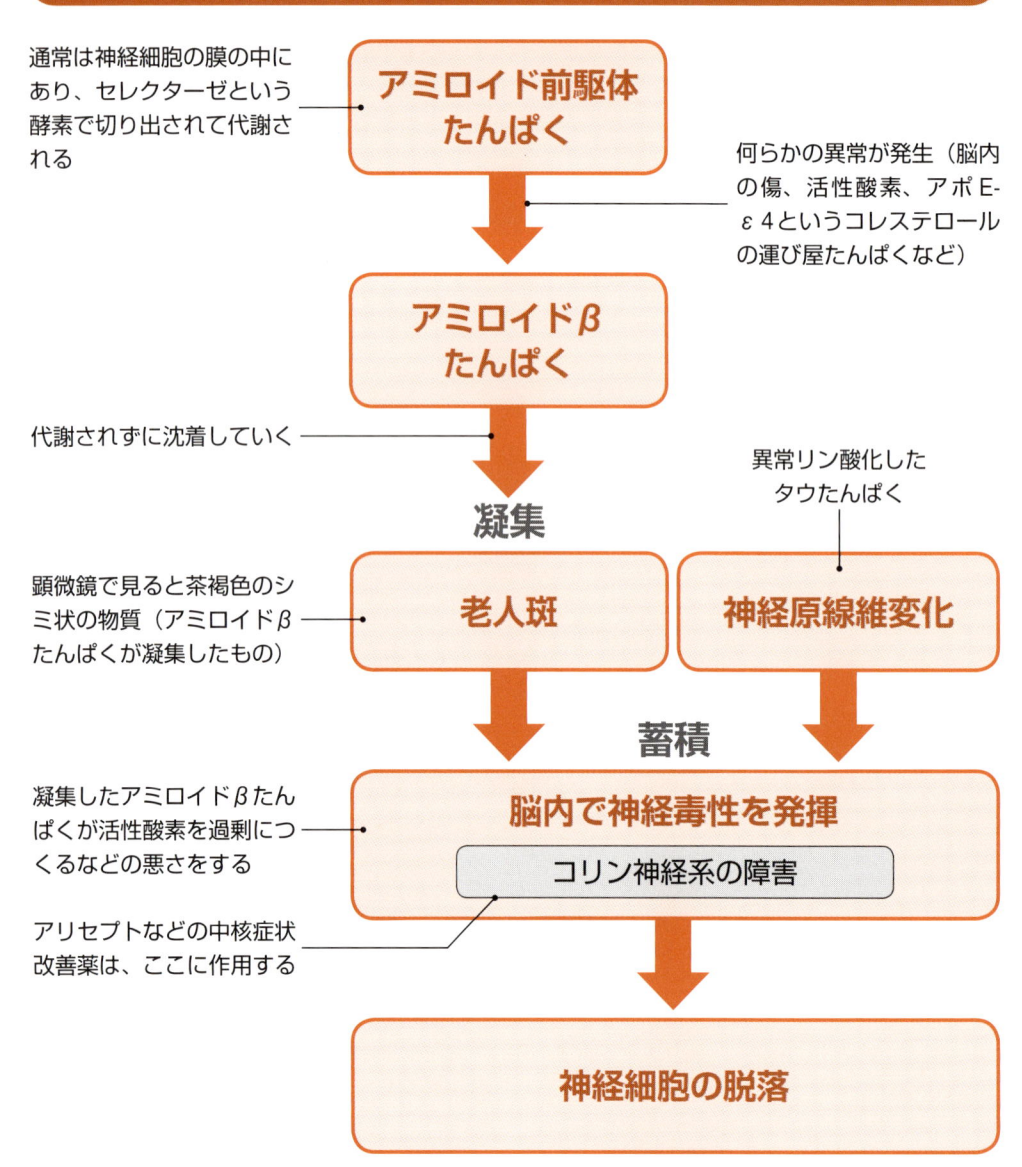

- **アミロイド前駆体たんぱく**
  - 通常は神経細胞の膜の中にあり、セレクターゼという酵素で切り出されて代謝される
  - 何らかの異常が発生（脳内の傷、活性酸素、アポE-ε4というコレステロールの運び屋たんぱくなど）
- ↓
- **アミロイドβたんぱく**
  - 代謝されずに沈着していく
- ↓ 凝集
- **老人斑**
  - 顕微鏡で見ると茶褐色のシミ状の物質（アミロイドβたんぱくが凝集したもの）
- **神経原線維変化**
  - 異常リン酸化したタウたんぱく
- ↓ 蓄積
- **脳内で神経毒性を発揮／コリン神経系の障害**
  - 凝集したアミロイドβたんぱくが活性酸素を過剰につくるなどの悪さをする
  - アリセプトなどの中核症状改善薬は、ここに作用する
- ↓
- **神経細胞の脱落**
- **脳萎縮**

長谷川和夫『わかりやすい認知症の医学知識』（中央法規出版）をもとに作成

発症までの経過は解明されつつある

アルツハイマー博士がアルツハイマー病の症例を発表したのは100年以上前のことです。その後長い間、アルツハイマー病は原因不明の難病とされてきました。脳内に老人斑と神経原線維変化があることはわかっていましたが、なぜそのような変化が起こり、どうして脳の神経細胞が脱落していくのかわからなかったのです。

いまでは研究が進み、細かなことが解明されつつあります。現在有力視されているのは、アミロイドβというたんぱく質が沈着して老人斑になり、これが毒性を発揮して脳細胞を死滅させているというアミロイドカスケード仮説です（上図参照）。こうした研究に基づいて、新薬の開発も進んでいます。

116

アルツハイマー型認知症が進行していく経過

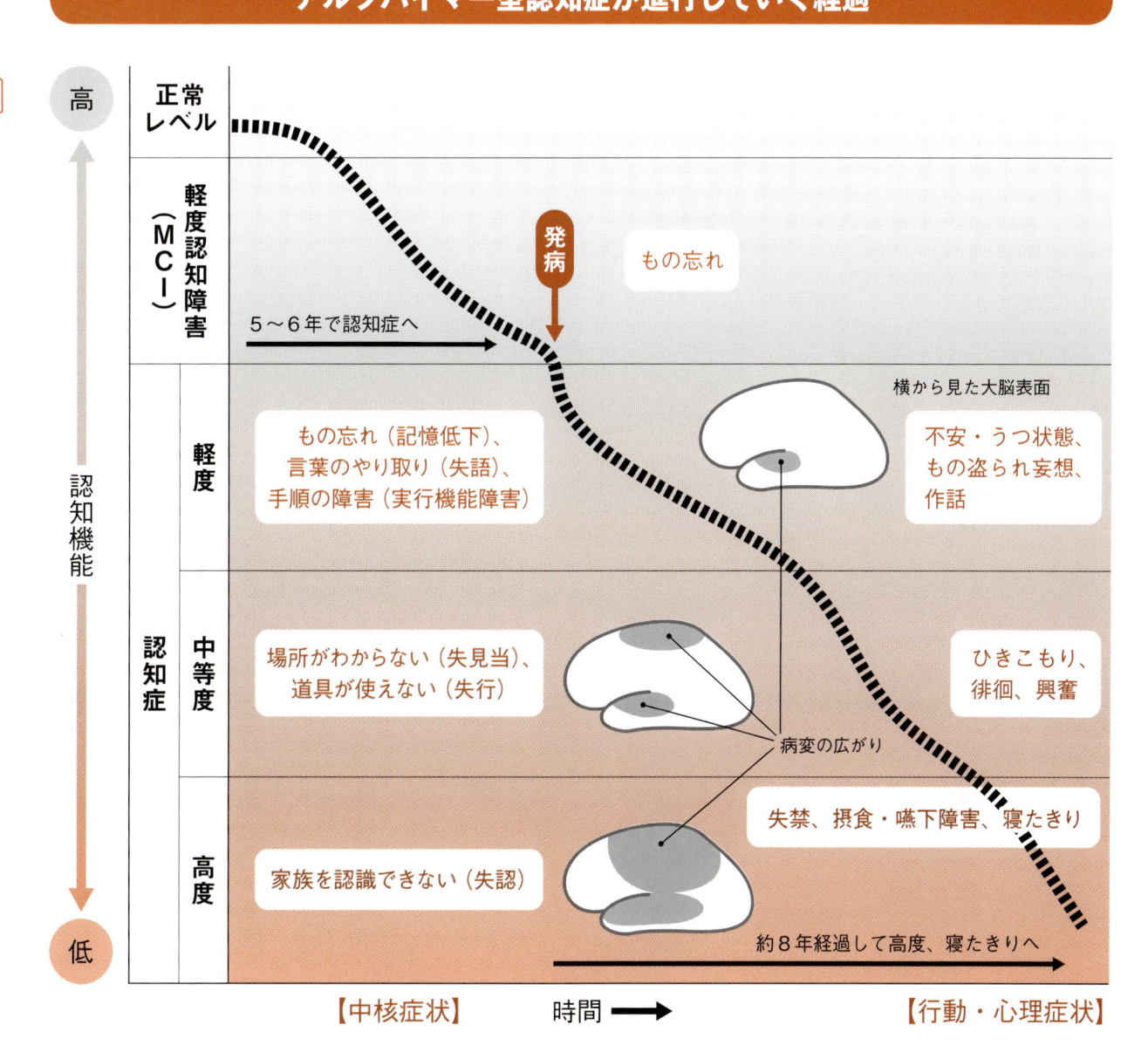

認知機能（高→低）

- **正常レベル**
- **軽度認知障害（MCI）** — 5〜6年で認知症へ　／　発病　もの忘れ
- **認知症**
  - 軽度：もの忘れ（記憶低下）、言葉のやり取り（失語）、手順の障害（実行機能障害）／不安・うつ状態、もの盗られ妄想、作話
  - 中等度：場所がわからない（失見当）、道具が使えない（失行）／ひきこもり、徘徊、興奮
  - 高度：家族を認識できない（失認）／失禁、摂食・嚥下障害、寝たきり

横から見た大脳表面／病変の広がり

約8年経過して高度、寝たきりへ

【中核症状】　時間→　【行動・心理症状】

須貝佑一『ぼけの予防』（岩波新書）、長谷川和夫『わかりやすい認知症の医学知識』（中央法規出版）をもとに作成

軽度認知障害とはどのようなものか

アルツハイマー型認知症はいきなり発病するわけではありません。人によっては20年にもおよぶ長い潜伏期間があり、その間徐々に脳細胞が変性していくのです。従って発病段階は、臨床的に初期であっても、病理学的には末期になります。

初期症状は、単純なもの忘れです。進行すると、それが生活に支障をきたすような深刻なもの忘れになっていきます。

正常レベルと発病までの中間的な時期が、軽度認知障害（MCI）です。軽度認知障害は、多少認知症の症状があるものの、自立した生活が送れる状態をいいます。この段階で適切な治療を受ければ、発病を延ばすこともできるのです。

上の図では、正常レベルから軽度認知障害を経て発病したアルツハイマー型認知症が、どのような経過をたどるかを示しました。このタイプの認知症は、なだらかな坂を下るように進行していくのが特徴です。

代表的認知症のたどる経過① アルツハイマー型認知症がたどる経過

初期（Ⅰ期または健忘期）の症状

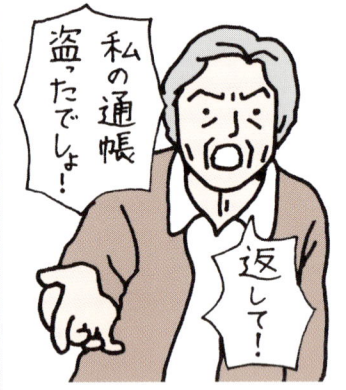

もの盗られ妄想が出る
自分が仕舞った場所を忘れて大切なものが見つからなくなり、身近な人を疑う

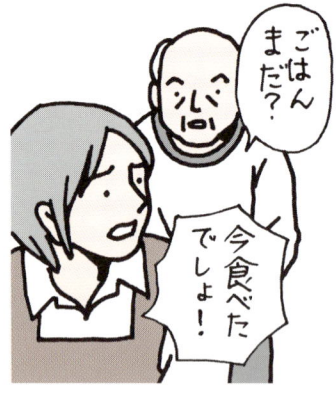

直前のことを忘れる
近時の出来事（エピソード記憶）が失われ、事実がすっぽり抜け落ちてしまう

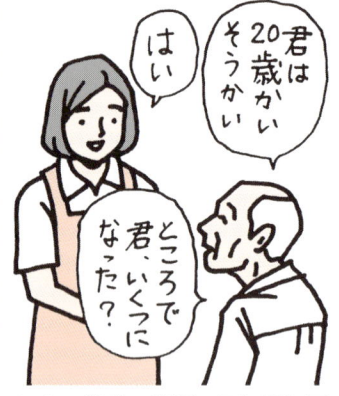

何度も同じことを言う
ほんの数分の間隔で同じ話に戻るなど、周囲が病的に感じる記憶障害が始まる

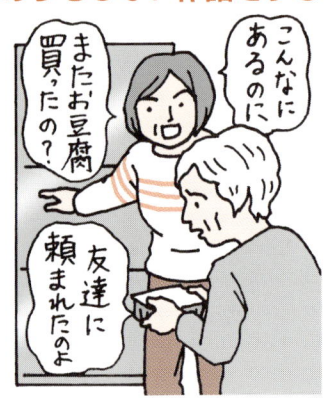

ありもしない作話をする
もの忘れによる失敗をとりつくろうために、積極的に作り話をするようになる

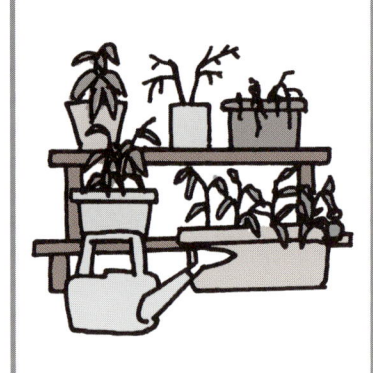

趣味や日課への無関心
以前は興味をもっていたことに関心がなくなり、毎日の日課を全然しなくなる

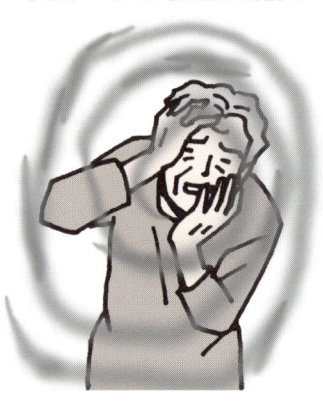

不安・うつ状態に陥る
現実とかみ合わなくなり、映画を観ているような非現実感と不安感に翻弄される

初期の特徴は進行性の記憶障害

老化による正常なもの忘れは「出来事の内容を忘れる」もの忘れですが、アルツハイマー型認知症のもの忘れは「出来事があったこと自体を忘れる」もの忘れだと言われます。認知症が疑われる人には、家族が「どうもおかしい」「こんな人じゃなかった」と気づく深刻な出来事があるものです。

こうした進行性の記憶障害が始まった場合、本人は現実との摩擦に不安を感じ、うつ状態に陥ることが少なくありません。また、記憶力の低下を知られたくない気持ちから、対外的な活動が不活発になりがちです。

初期のアルツハイマー型認知症の症状は、身近な人でなければ気づかないほど少しずつ進行します。見当識は、最初が時間、次が場所、最後に人物の順に加わりながら失われていくのが一般的です。

中期（Ⅱ期または混乱期）の症状

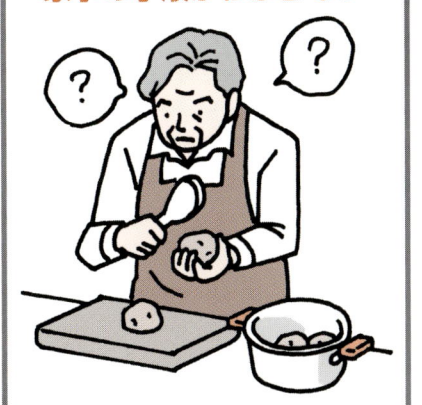

家事の手順がわからない
買い物や料理など段取りを要する行為ができなくなり、日常生活に失敗が目立つ

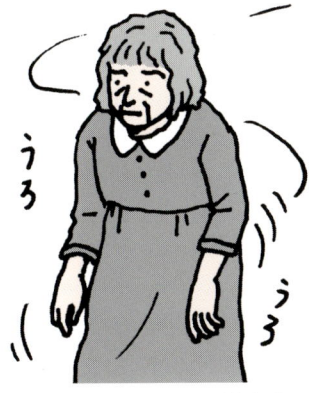

徘徊や妄想が多くなる
目的もなく出ていき、外出すると帰れなくなる。夜間に妄想が出現する

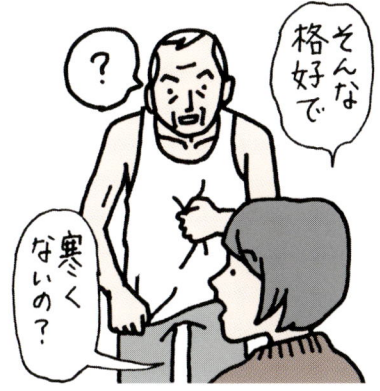

時間や場所がわからない
見当識（ここがどこで、いまがいつか）がわからなくなり、季節感も失われる

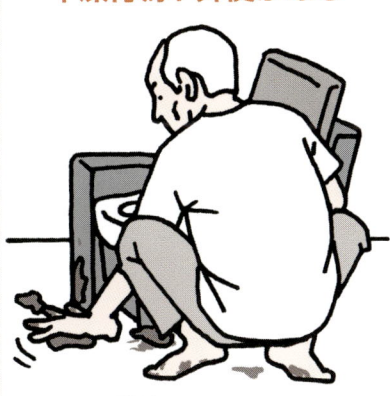

不潔行為や弄便がある
失禁、弄便（便いじり）、非衛生的な行為、社会的に不適切な脱抑制行動が出る

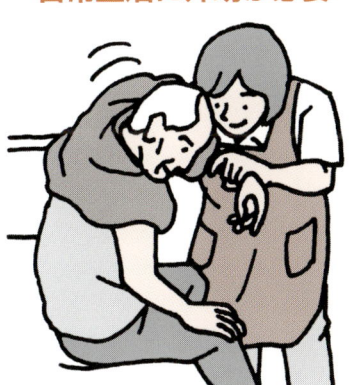

日常生活に介助が必要
食事がひとりでは食べられなくなり、入浴や着替えなども自分でできなくなる

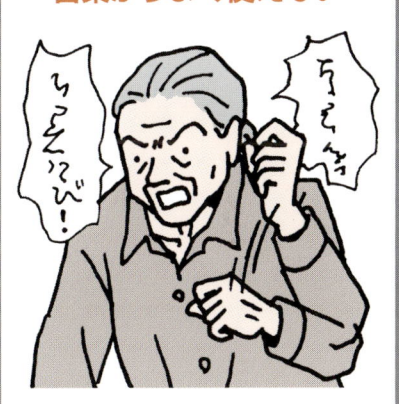

言葉がうまく使えない
言われた言葉の意味がわからなくなり、本人からも意味のある言葉が出なくなる

行動・心理症状が強く出る中期

この病気は、中期の介護が大変だと言う人が少なくありません。身体機能は失われていないのに徘徊などの行動・心理症状が強く出る時期だからです。

中期の行動・心理症状は、上のイラストで示したような失見当、徘徊、妄想、失語（言葉の理解や使用が障害される）、失認（感覚は正常なのに、それを脳で認識できなくなる）、失行（特定の行動ができなくなる）など多岐に及びます。

少数ながら特有の症状が「仮性作業」と「鏡現象」です。仮性作業は、言葉による意思疎通ができない重篤な患者に見られる症状で、掃除をするような動作を繰り返したり、寝ている患者の寝具をはがして歩くようなことをします。鏡現象は鏡に映った自分に話しかける症状です（テレビやラジオに話しかける「仮性対話」もある）。

中期の症状は深刻ですが、にこやかに挨拶するなど表面上の人格は保たれています。

代表的認知症のたどる経過① アルツハイマー型認知症がたどる経過

後期（Ⅲ期または終末期）の症状

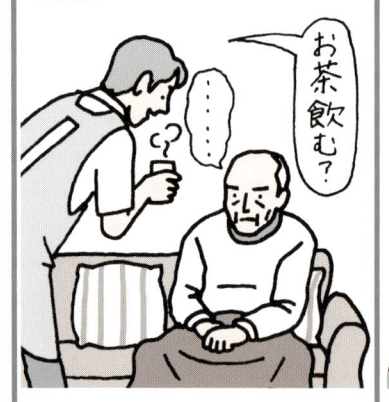

会話がまったくできない
言語によるコミュニケーション能力がほぼ失われ、相互の意思疎通が困難になる

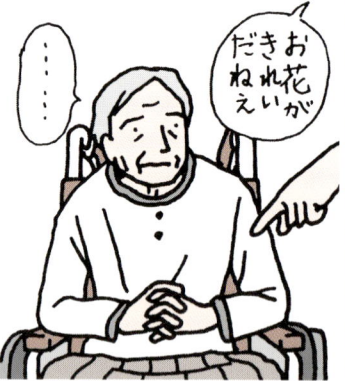

表情が乏しくなる
高度に知能が低下した結果、表情が失われ、膜がかかったように反応がなくなる

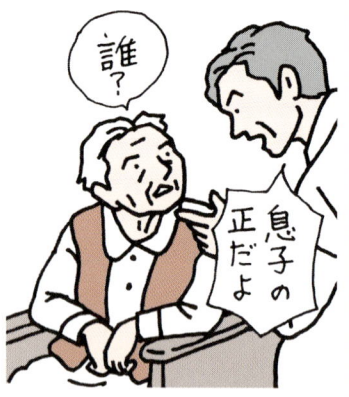

家族の顔がわからない
一緒に暮らしていた配偶者や子どもなど、身近な人の顔や名前がわからなくなる

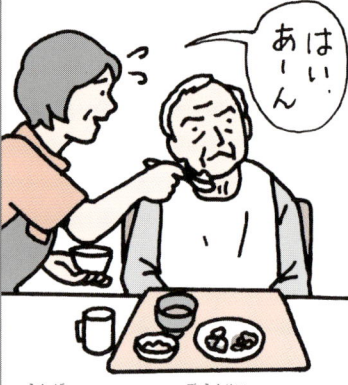

食事への関心を失う
嚥下障害が出て誤嚥性肺炎の危険が高まるが、やがて介助されても食べなくなる

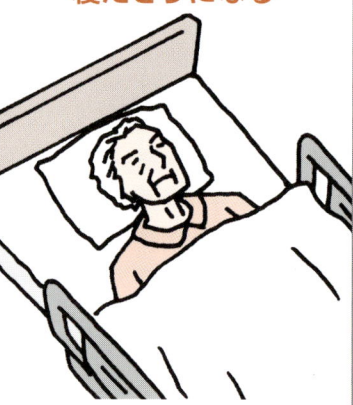

寝たきりになる
歩行ができなくなり、体幹が傾斜して座位が保てず、必然的に寝たきりになる

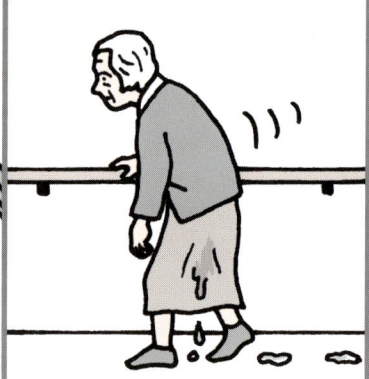

尿や便の失禁が常態化
尿意や便意を訴えられなくなり、トイレ以外での放尿が始まり、失禁を繰り返す

寝たきりへと移行する後期

アルツハイマー型認知症の予後は、よくありません。発病した年齢にもよりますが（かなり高齢になってから発病した人は、進行がゆるやかに進む。初老期に発病した若年認知症は左ページ参照）、短い人で4〜5年、長い人で十数年、平均8年で死亡します。つまり、慢性進行の難病なのです。

後期になると、大脳皮質の機能は広範に失われ「失外套症候群」になります。これは、大脳皮質を脳がかぶった外套にたとえ、人の尊厳を象徴する外套が失われたという意味です。

大脳皮質の機能が失われると、反射運動は残りますが随意運動がなくなります。まぶたは閉じず、口は動かせず、何も飲み込めず、表情もなく、手足が拘縮した状態が最期の姿です。通常は、そうなる前に肺炎や心不全などで亡くなります。

コラム

若年認知症とはどのような病気か

65歳未満で発病する認知症

若年認知症は、65歳未満で発病する認知症の総称で、初老期認知症とも呼ばれます。初老はかつて40歳の異称でしたが、平均寿命が延びたいまでは、50代、60代を指す言葉です。

若年認知症が注目を集めたのは、2006年に公開された日本映画「明日の記憶」で、主演の渡辺謙が若年認知症患者を演じてからです。この頃から若年認知症は、高齢者の認知症と比べると発病年齢だけでなく、さまざまな違いがあることが知られるようになりました。

若年認知症の原因疾患は、アルツハイマー病やピック病です。アルツハイマー病は高齢者にも多い病気ですが、65歳以下で発病するととても速く進行します。ピック病は65歳以下の発病が多く、高齢になって発病することの少ない病気です。

若年認知症は高齢者の認知症と異なり、働き盛りの年代を襲うので本人や家族が多くのものを失います。本人は仕事や役割から切り離されてストレスを抱え、家族は経済的に困窮してうつ状態に陥るなど、一歩間違えば家族ぐるみで悲劇に突き進む可能性が大きいのです。

厚生労働省の2009年の調査では、全国で推計3万7800人の若年認知症患者がいるとされましたが、10万人は下らないと語る専門家もいます。

多方面からの支援が必要

若年認知症は、介護保険の特定疾病（40～64歳でもこの病気があり、要介護か要支援であればサービスが受けられる）に指定されています。しかし、デイサービスやデイケアに通っても、65歳未満の患者は楽しくないでしょうし、そもそも若年と高齢者とでは介護のアプローチも異なるべきです。

そうしたなかで、東京を拠点とした「若年認知症家族会・彩星の会」、関西を拠点とした「朱雀の会 若年認知症家族会」という2つの家族会があります。ここでは家族介護の先輩たちが相談に乗ってくれ、医師の選び方や障害年金の申請方法などを聞くことができて有意義です。

なお、この病気の名称は若年性認知症と「性」をつけている資料が大部分ですが、家族会が「若年認知症」として採用しているので、本書ではこちらを採用しています。

「若年認知症家族会・彩星の会」のホームページ：http://www5.ocn.ne.jp/~star2003/
「朱雀の会 若年認知症家族会」のホームページ：http://hp.kanshin-hiroba.jp/suzakunokai/pc/

代表的認知症のたどる経過②

脳血管性認知症がたどる経過

脳血管性認知症は、どのような経過をたどるのでしょうか。アルツハイマー型認知症などとの違いを知っておくことは大切です

脳血管性認知症の進行経過

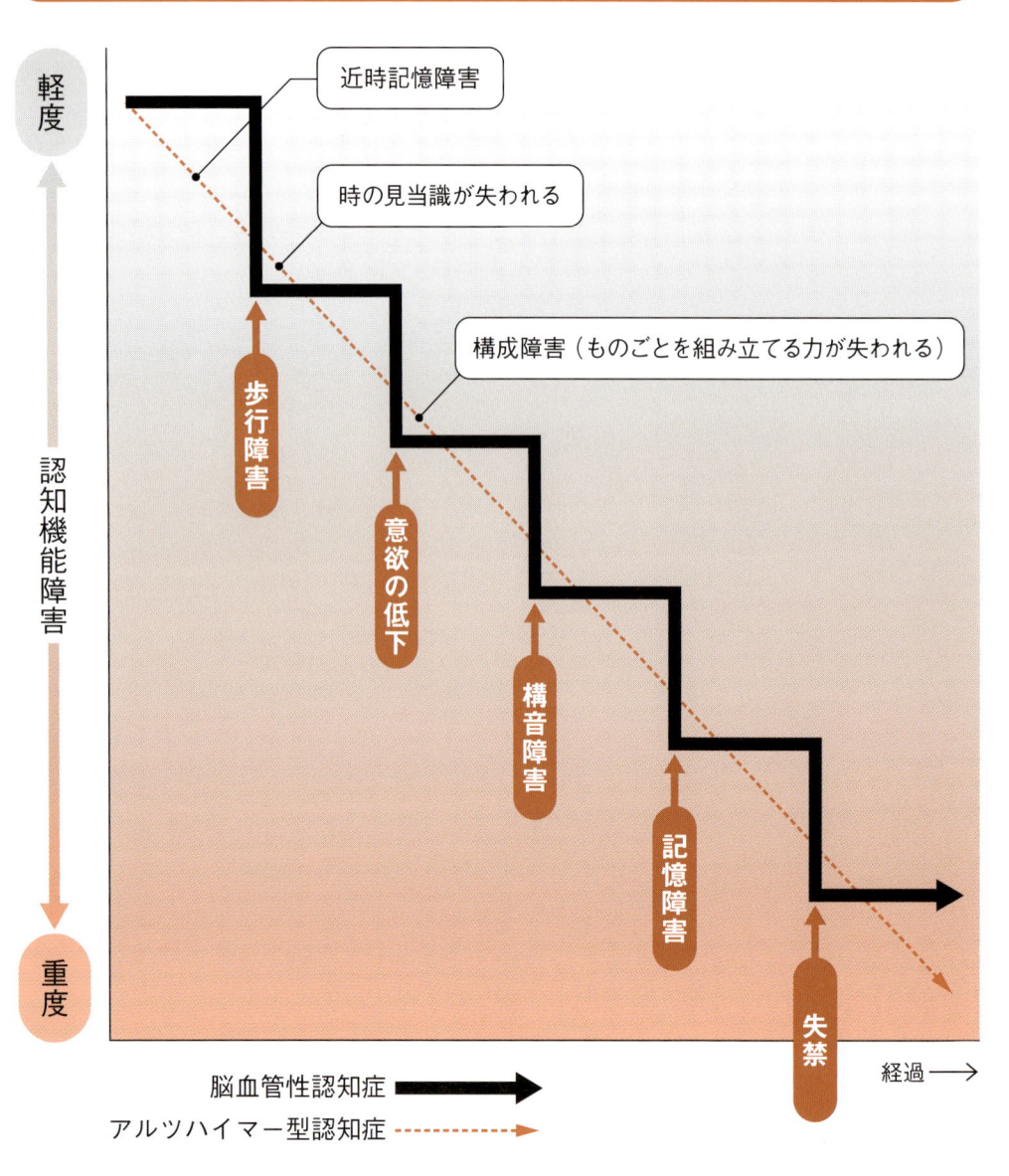

軽度 ← 認知機能障害 → 重度

- 近時記憶障害
- 時の見当識が失われる
- 構成障害（ものごとを組み立てる力が失われる）
- 歩行障害
- 意欲の低下
- 構音障害
- 記憶障害
- 失禁

経過 →

― 脳血管性認知症
--- アルツハイマー型認知症

池田学『認知症』（中公新書）をもとに作成

階段状に進行するのが特徴

脳の変性疾患による認知症（アルツハイマー型認知症、前頭側頭型認知症、レビー小体型認知症など）は潜伏期間が長く、いつとはなしに発症して徐々に進行する病気です。その点、脳血管性認知症は突然発症し、状態のダウンがはっきりとわかる段階的な進行を示します。

これは典型的なケースですが、最初に脳卒中の発作を起こして認知症が始まり（家族によっては、何年の何月何日からとはっきり言えることもあります）、その後脳卒中が再発するたびに悪化していくからです。

上に、典型的な脳血管性認知症の進行経過を示しました。全員がこのように進行するわけではありませんが、典型例を覚えておくことは大切です。

122

脳血管性認知症とアルツハイマー型認知症の比較

	脳血管性認知症	アルツハイマー型認知症
発症年齢・性差	60〜70歳、男性＞女性	70歳以上、男性＜女性
初期症状（前兆）	頭重、めまい、耳鳴り、四肢のしびれ感、もの忘れなど	もの忘れ
神経症状	片マヒ、パーキンソン症状、歩行失調	初期には出現しない
認知症の性質	まだら型認知症	全般的な認知症
経過	階段状に進行	ゆるやかに進行
合併身体疾患	高血圧、糖尿病、脂質異常症、心疾患	原則としてみられない
特徴症状	感情失禁、うつ状態、せん妄	奇異な屈託のなさ、内容のない多弁、とりつくろい現象
画像所見	多発性脳梗塞、局在性病変、脳室の拡大	全般的な脳の萎縮
基礎病変	前方型（大脳の前部領域） 皮質下型（大脳の深部など）	後方型（大脳の後部領域） 皮質型（大脳皮質の表面が主な病変）

長谷川和夫『わかりやすい認知症の医学知識』（中央法規出版）をもとに作成

脳虚血評価点数表（ハッチンスキースコア）

特徴	点数
急速に起こる	2
段階的悪化	1
動揺性の経過	2
夜間せん妄	1
人格保持	1
抑うつ	1
身体的訴え	1

特徴	点数
感情失禁	1
高血圧の既往	1
脳卒中の既往	2
動脈硬化合併の証拠	1
局所神経症状	2
局所神経徴候	2

※脳血管性認知症の場合：7点以上、アルツハイマー型認知症の場合：4点以下

特徴のなかの段階的悪化とは、ある時点で大きく悪化すること。動揺性の経過とは、ときどき逆によくなること。局所神経症状とは、頭痛、めまい、耳鳴り、手足のしびれなど。局所神経徴候とは、構音障害、運動障害、歩行失調（下肢の運動協調性が失われて起こる不安定な歩行）など

アルツハイマー型との鑑別方法

脳血管性認知症の主な症状は108ページで紹介しましたが、脳の障害された部位によっては失語症、意欲の低下、嚥下障害、構音障害（言おうとすることをうまく発声できない）などが出ます。また、初期の脳血管性認知症は、記憶障害が軽いことも特徴の一つです。

診断には問診や臨床的観察、知能検査に加えて、脳虚血評価（上図参照）が行われます。この評価は考案者の名前をとってハッチンスキースコアとも呼ばれ、アルツハイマー型認知症との鑑別に有効です。

脳血管性認知症特有の症状といえば感情失禁（110ページ参照）ですが、類似した症状に「強制泣き・笑い」があります。これは、刺激の内容にかかわらず顔をゆがめて泣き笑いの表情になる不思議な症状で、この症状が出る人はほぼ間違いなく脳血管性認知症です。脳血管性認知症は、内科合併症が多いという特徴もあります。

脳血管性認知症は予防が大切

禁煙
喫煙は、脳血管障害の大きな危険因子である。自力でやめるのが困難なときは、禁煙外来でカウンセリングやニコチン補充療法を受けると脱却の手助けになる

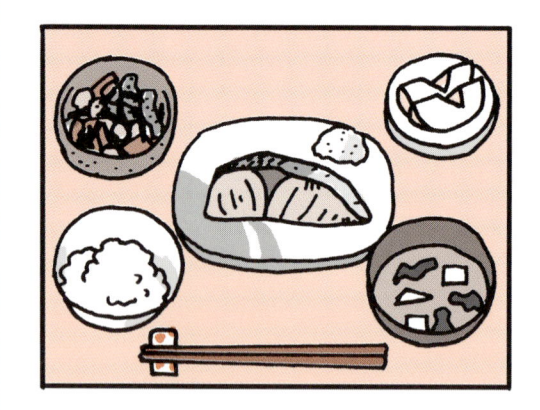

生活習慣病の改善
動脈硬化や高血圧を手始めに、脂質異常症、一過性脳虚血発作、心臓の病気、糖尿病、肥満などにならないよう、医師や栄養士の指導を受けながら生活習慣を見直す

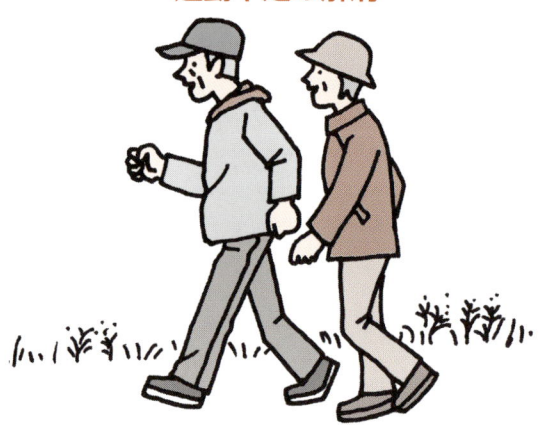

運動不足の解消
日頃から適度な運動を行うことは、脳血管障害を予防するうえでも、治療やリハビリの効果を上げるうえでも大切である。運動は精神を活発に保つのにも役立つ

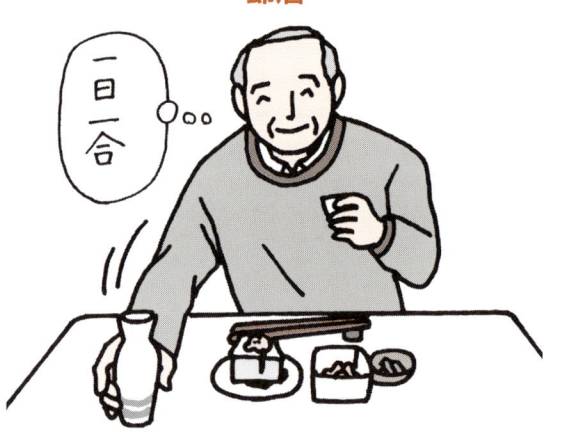

節酒
酒を飲みすぎると心拍数が上がって心臓に負担がかかり、血圧が上昇する。習慣的な飲酒は高血圧や動脈硬化の原因となり、ひいては脳卒中の引き金になる

初期の対応次第で進行を止められる

脳血管障害は、高血圧や動脈硬化に伴う前兆（一過性脳虚血発作）があります。頭痛やめまい、手足のしびれ、言葉が出なくなるといった一過性の症状です。このときすぐに検査を受けて脳出血や脳梗塞を予防すれば、脳血管障害を起こすこともなく、脳血管性認知症になることもありません。

問題は、倒れて救急車で運ばれるような脳卒中ではなく、気づかないうちに進行している微細な脳梗塞です。それでも上のイラストで示したような予防法をとることで、脳を健康に保つことができます。

脳血管性認知症は、発病したとしても、次の脳出血や脳梗塞を起こさなければ、進行が止まる認知症です。脳卒中を繰り返せば階段状に重度化しますが、次を起こさなければ認知症が改善することもあります。

医療編 2　原因疾患別症状

脳血管性認知症のケアとリハビリ

その人らしさとして受けとめる

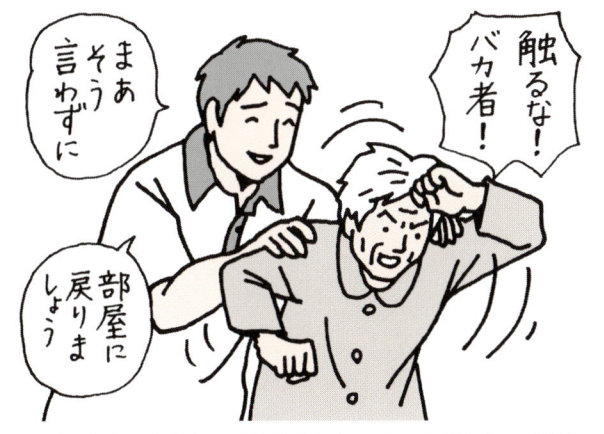

脳血管障害は後遺症で性格変化を起こすことがあり、感情失禁、易怒（怒りっぽさ）、夜間の徘徊やせん妄も出る。介護者はこうした症状をやさしく受け止めなければならない

廃用症候群を防ぐ

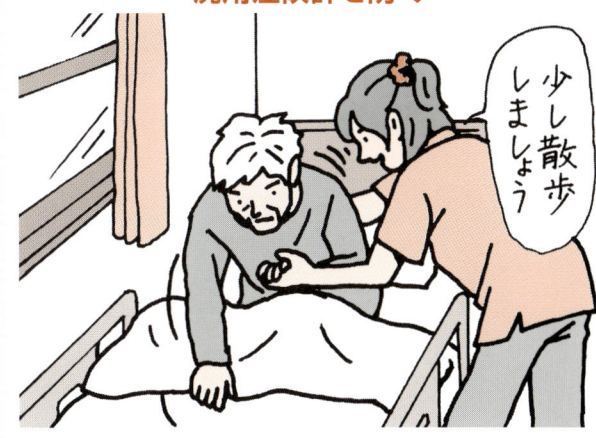

自発性を失って身体活動が低下した毎日を過ごすことは、認知機能の低下に直結する。心身の廃用を防ぎ、趣味や日課に積極的に取り組む生活をつくる必要がある

気分変動のパターンをつかむ

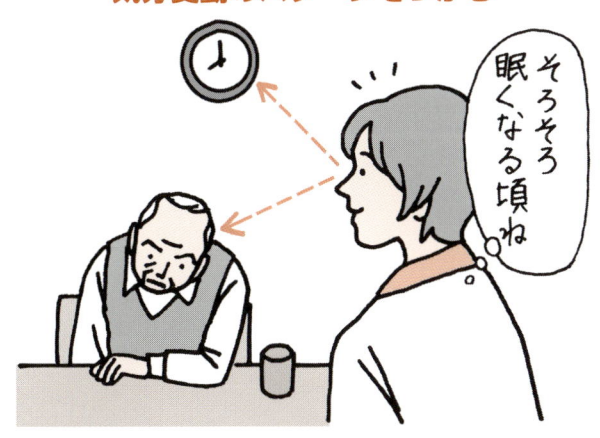

特に理由もなく、1日から数日の間隔で気分が変動することがある。覚醒レベルも低下や興奮が周期的に変動する。介護者はこの変動パターンを探って把握したい

まだら状態を理解する

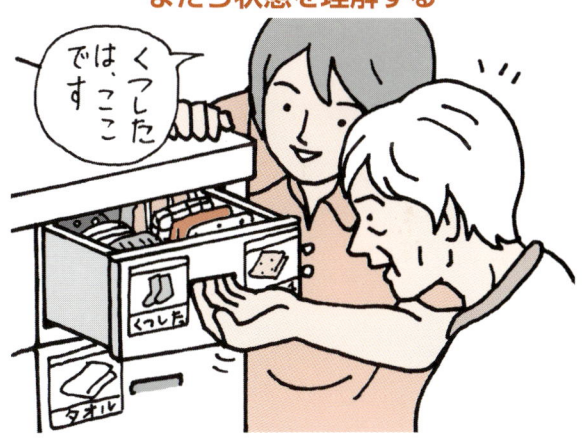

脳血管障害の患者は、できることとできないことが入り交じって変化する。手順やヒントを示せばできることもあるので、介護者は観察し見極める力が求められる

発病してからの経過と注意点

脳血管性認知症の発病以降の経過は、階段状の重度化です。こうした増悪を促進する因子としては、脳血管障害の再発、感染症の合併、アルツハイマー型認知症やレビー小体型認知症との合併、転倒による頭部打撲、同じく転倒による大腿骨頸部の骨折と寝たきりによる廃用症候群などがあります。

このようにはっきりとした原因がある場合は手も打ちやすいのですが、画像検査では病変の拡大が確認できないのに症状が悪化すると問題です。その場合、自発性が低下して引きこもり状態になっていないか調べてみなければなりません。

脳血管障害の後遺症でマヒや運動障害があると、生活空間が狭小化するものです。介護者はそうならないよう心がけながらケアやリハビリを行わなければなりません。その際気をつけるべきことは、リハビリを強要するのではなく、上のイラストのような気配りです。

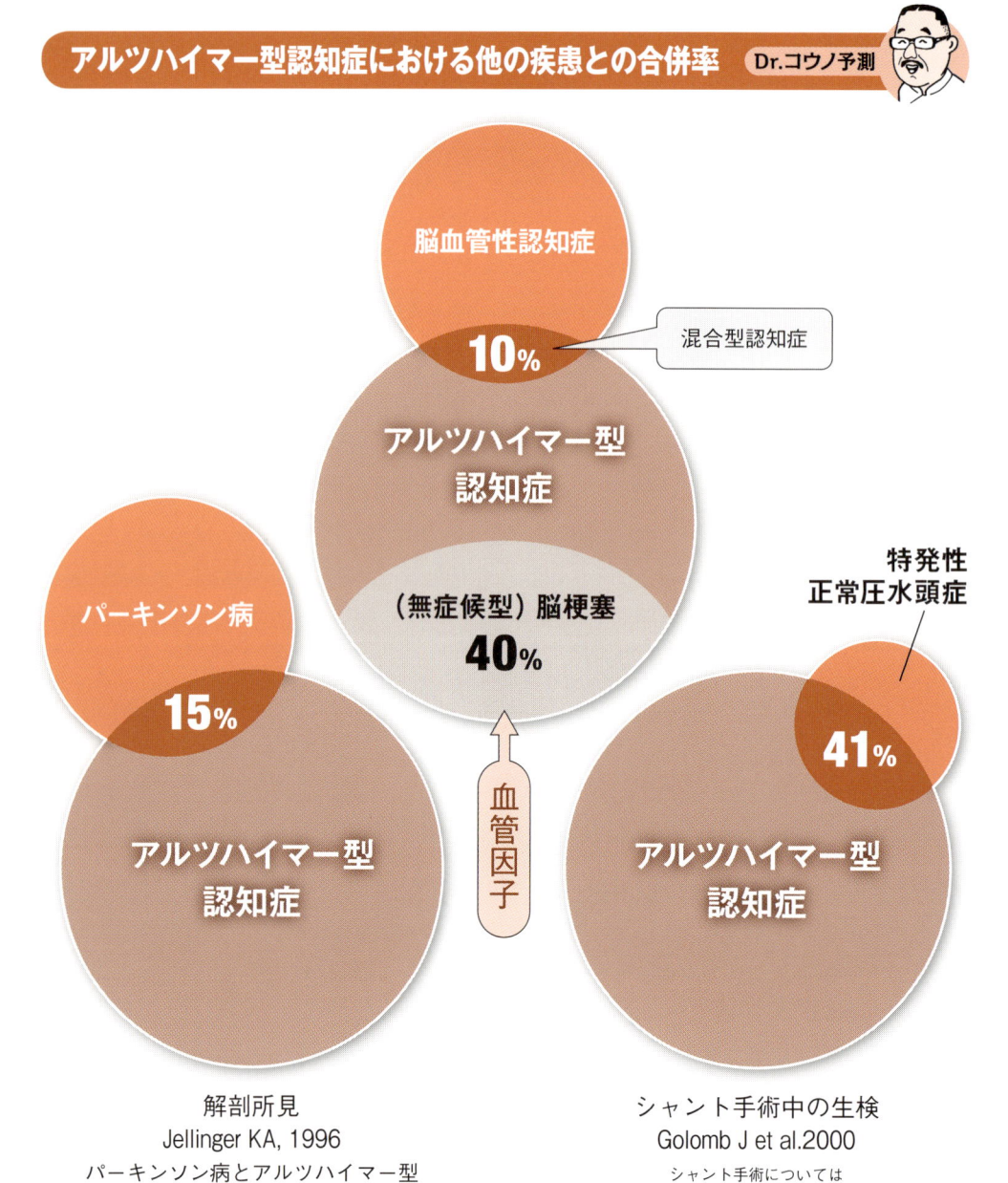

代表的認知症のたどる経過 ③ 混合型認知症とナン・スタディ

アルツハイマー型認知症と脳血管性認知症の混合型は、診断が困難です。どちらかを見落としがちなので意識しておきましょう

アルツハイマー型認知症における他の疾患との合併率　Dr.コウノ予測

- 脳血管性認知症 × アルツハイマー型認知症：10%（混合型認知症）
- アルツハイマー型認知症 ＋（無症候型）脳梗塞：40%（血管因子）
- パーキンソン病 × アルツハイマー型認知症：15%
  解剖所見 Jellinger KA, 1996
  パーキンソン病とアルツハイマー型認知症の合併と思われるなかには、レビー小体型認知症も含まれる
- 特発性正常圧水頭症 × アルツハイマー型認知症：41%
  シャント手術中の生検 Golomb J et al.2000
  シャント手術については139ページを参照

気づかれにくい混合型認知症

アルツハイマー型認知症と脳血管性認知症が合併して、同程度の影響力で認知症の原因になっているのが混合型認知症です。このタイプの診断は専門医でも難しく、臨床診断と病理診断（死後の解剖所見）を比較すると、誤診の多くを混合型認知症が占めています。

経験を積んだ医師であれば、画像診断で脳血管性認知症に気づき、臨床診断でアルツハイマー型認知症に気づいた場合、混合型認知症の診断を下すことでしょう。しかし、画像診断に頼りがちな若い医師は、脳血管性認知症を発見するとそこで判断が止まり、アルツハイマー型認知症を見逃してしまいます。

これがなぜ問題になるのかというと、単純な脳血管性認知症

コラム

「ナン・スタディ」が教えてくれるもの

ナン・スタディは、アメリカの疫学研究者デヴィッド・スノウドン博士が行った研究の名称で、ナンというのは修道女のことです。

スノウドン博士らは、1980年代の後半から、ノートルダム修道会の全面的な協力を得て、修道女の生活とアルツハイマー型認知症との関係を詳しく調査しました。参加した修道女は678人、調査開始時の年齢は75歳から102歳でした。

調査では、参加者に毎年認知機能の検査を行い、亡くなった参加者は全員脳の解剖が行われました。修道女たちは若い頃から同じ生活をし、同じものを食べているので、比較が容易だったのです。

その結果、脳の病変と認知症の発症とは必ずしも一致しないことがわかりました。脳に老人斑や神経原線維変化があっても、認知症を発症しなかった修道女が8％もいたのです。特に、アルツハイマー病変があっても脳梗塞がない（脳実質がきれいな）修道女は、認知症が重症化していませんでした。逆に、脳梗塞などの血管障害があると、アルツハイマー型認知症を発症しやすくなることもわかりました。またこの調査では、若い頃の日記のボキャブラリー（語彙）が豊富な修道女ほど、アルツハイマー型認知症を発症しにくいこともわかったのです。

ナン・スタディは、アルツハイマー型認知症になっても脳梗塞を起こさない生活を続けていけば、最後まで穏やかに暮らすことができる可能性を示しています。

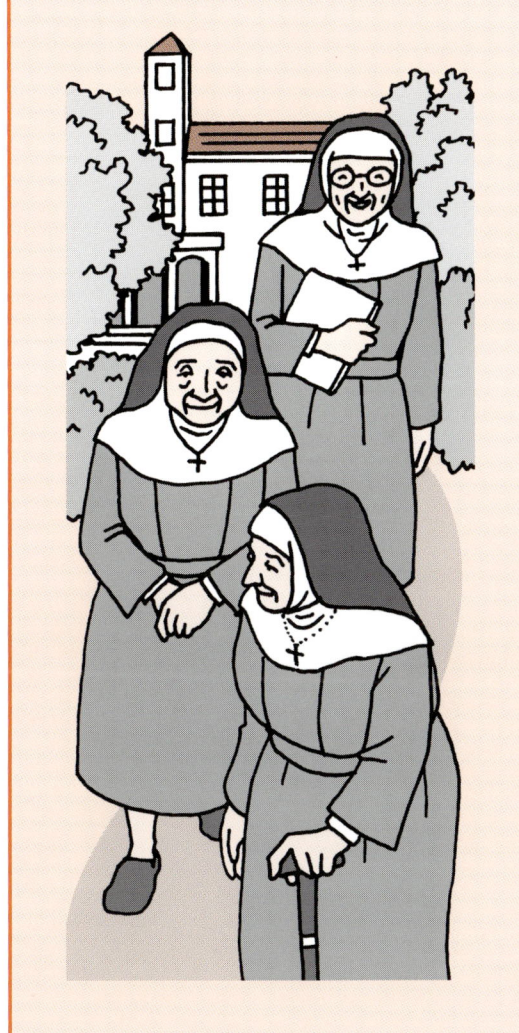

では中核症状に作用する薬の効果が少ないのに比べ、混合型認知症は中核症状に作用する薬がよく効くからです。血小板凝集抑制剤だけを処方されて中核症状に作用する薬を処方されないと、アルツハイマー型認知症がどんどん進行してしまいます。混合型は特に進行が速く、治しにくいのが特徴です。

もう一つ気をつけなければならない病型に、アルツハイマー型認知症の血管因子があります。血管因子というのは無症候性の脳梗塞のことで、その脳梗塞だけでは認知症にならないものが、アルツハイマー型認知症患者の脳に起こると認知症をひどく悪化させるのです。この問題に関する有名な研究に、「ナン・スタディ」があります（上のコラム参照）。

つまり、生活に支障をきたさない程度の脳梗塞であっても、アルツハイマー型認知症の患者は、病状が急激に悪化したり思いがけない意識障害を起こしたりするのです。高齢者は、転倒による頭部打撲に気をつけなければなりません。

代表的認知症のたどる経過④

レビー小体型認知症がたどる経過

レビー小体型認知症は発見が遅れやすく、気づいたときには悪化していることが多い認知症です。その理由を知っておきましょう

レビー小体型認知症とアルツハイマー型認知症との関係

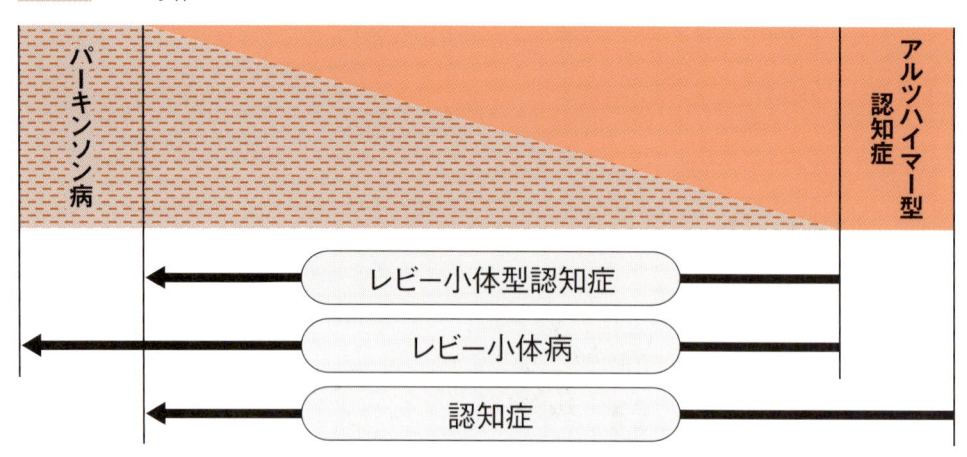

アルツハイマー型からレビー小体型への移行説

■ 老人斑
▨ レビー小体

パーキンソン病 / アルツハイマー型認知症
← レビー小体型認知症
← レビー小体病
← 認知症

上下の図はどちらも、脳内の老人斑がレビー小体へ置き換わっている経過を示したもの

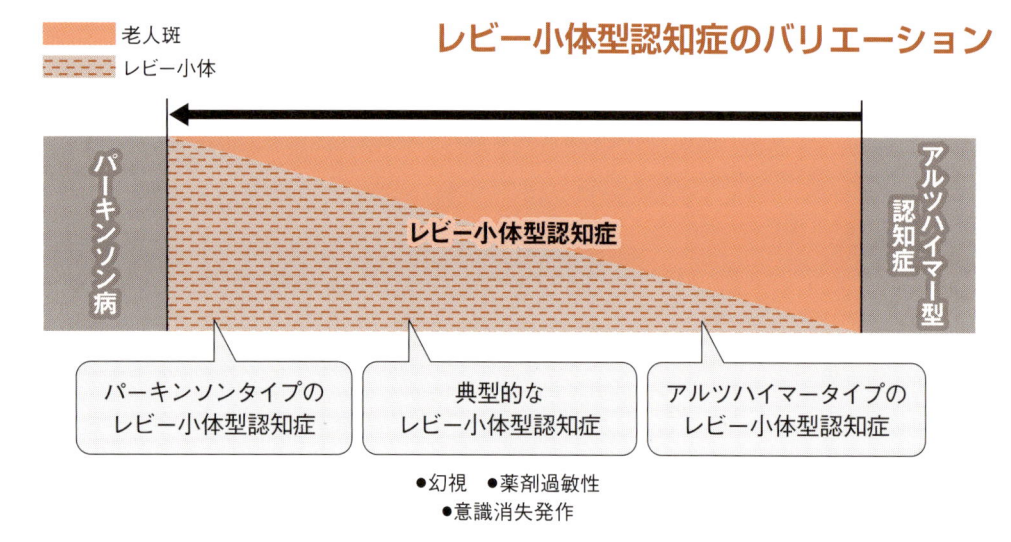

レビー小体型認知症のバリエーション

■ 老人斑
▨ レビー小体

パーキンソン病 / レビー小体型認知症 / アルツハイマー型認知症

- パーキンソンタイプのレビー小体型認知症
- 典型的なレビー小体型認知症
- アルツハイマータイプのレビー小体型認知症

●幻視　●薬剤過敏性
●意識消失発作

※秋山仮説からの考察（95ページ下のコラム参照）河野和彦：2011

アルツハイマー型からの移行に注意

レビー小体型認知症は、認知症のなかでも診断や治療が難しい病気です。この病気は誤診されやすいという特徴があり、しかも薬剤過敏性があるために、いったん処方を間違えると急激に悪化しかねません。

誤診の理由はいくつかありますが、アルツハイマー型認知症から移行してくるタイプには注意が必要です。レビー小体は封入体といって、異物を閉じ込めて脳を守るゴミ箱の役目を果たしています。一方、老人斑はアミロイドβたんぱくが凝集してできた神経細胞のゴミです。脳内に老人斑を持つ人のなかで、一部の人はそれを片づけようと封入体を用意するため、レビー小体型認知症に移行していくと考えられます。

128

レビー小体型認知症が発見されるパターン

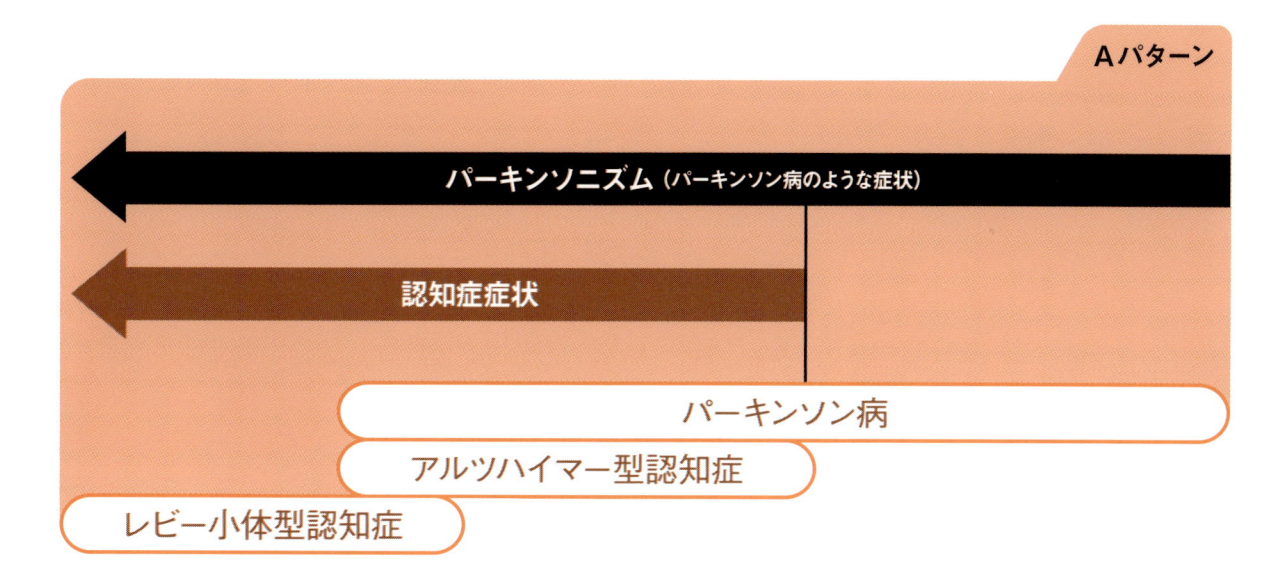

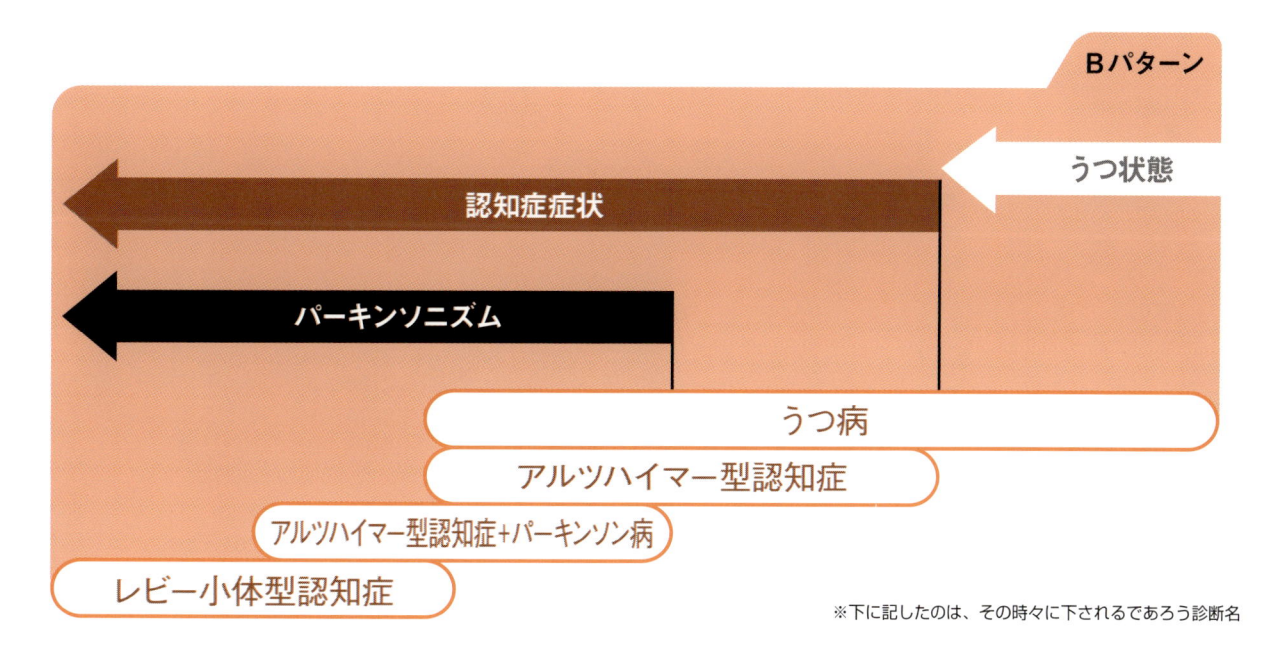

Aパターン

- パーキンソニズム（パーキンソン病のような症状）
- 認知症症状
- パーキンソン病
- アルツハイマー型認知症
- レビー小体型認知症

Bパターン

- うつ状態
- 認知症症状
- パーキンソニズム
- うつ病
- アルツハイマー型認知症
- アルツハイマー型認知症＋パーキンソン病
- レビー小体型認知症

※下に記したのは、その時々に下されるであろう診断名

発見が遅れるのはどうしてなのか

　レビー小体型認知症の典型例は、パーキンソニズム（小刻み歩行など）、パーキンソン病のような症状）、認知症症状（幻視など）、うつ状態が揃っている状態です。しかし、最初から主要な症状がすべて揃ってくるわけではありません。

　上に示したように、最初の数年間はパーキンソン病の症状しかなく、あとで認知症やパーキンソン病の症状が加わることもあります（Aパターン）。また、最初の数年間はうつ病のような症状しかなく、あとから認知症症状が加わってくることがあるのです（Bパターン）。

　レビー小体型認知症であるとわかっていれば、薬を少量使うことで症状を消すことができます。しかし、多くの場合は異なる診断名を付けられたまま、その病気の治療薬を通常使用量処方され、嗜眠（よく眠る）やせん妄などの意識障害を起こして、ようやくレビー小体型認知症の診断に行きつくのです。

代表的認知症のたどる経過④ レビー小体型認知症がたどる経過

レビー小体型認知症に気づくためのヒント集

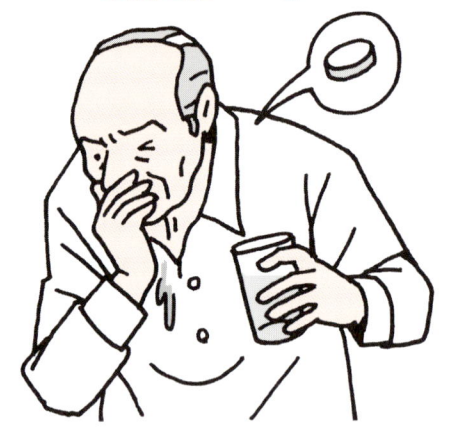

②薬を飲んで吐いた
認知症の中核症状治療薬（アリセプトなど）やパーキンソン病治療薬が吐き気で飲めない。または歩けなくなるほど薬が効いてしまう

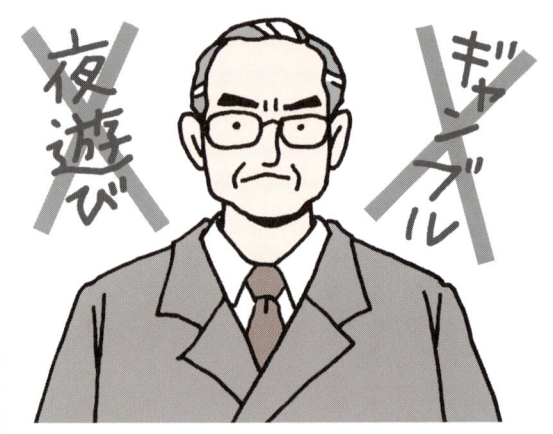

①まじめな男性に多い
パーキンソンもレビーも、遊びを知らないまじめなタイプに多い。男女比は男性が優位。初老期での発症は少なく、高齢者が発症する

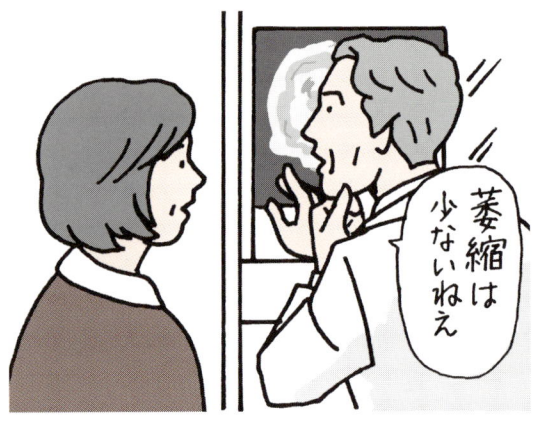

④脳の萎縮は少ない
医師がCTやMRIの画像を見て、「アルツハイマーにしては、脳の萎縮が少ないですね」と不思議そうに話しているのを聞いた

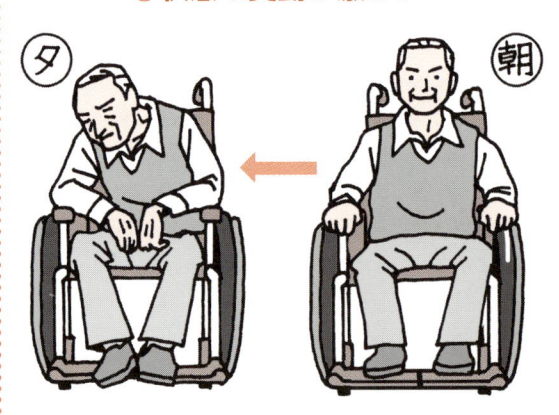

③状態の変動が激しい
認知機能が数日単位で変化する。または日内に変動して、朝と夕方で別人のように状態が変わる。知能検査の得点も変動が激しい

要点をつかめば素人でも発見可能

レビー小体型認知症は、64歳以下での発症が少なく、70代、80代の高齢で発症します。男女比は、アルツハイマー型が女性に多いのに比べて2対1と男性に多く、まじめな人に多い病気です。性格で判断してはいけないのですが、年間600人も初診のレビー患者を診ている筆者（河野）の臨床経験では、95％の人がまじめで、勤勉で、高学歴で、知的な職業に就いています。

上に掲げたのは、レビー小体型認知症に気づくためのヒント集です。なかでも⑤で掲げた認知機能の低下、幻視、パーキンソン病のような小刻み歩行が揃えば、医師に確かめるまでもありません。この3つが揃っているのにレビー小体型認知症という診断が出なければ、医師を替えたほうがいいでしょう。

専門医がパーキンソン症状を発見するためによく行うのは、

⑥ 姿勢が傾いている

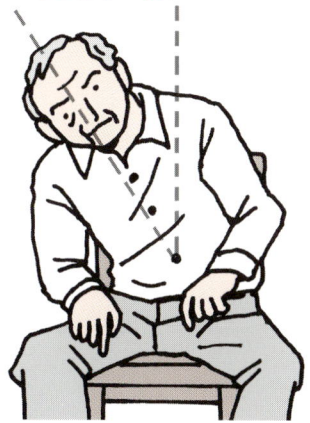

やや猫背。肘が曲がって両腕が体の前に出ている。首は前垂れか後倒。体幹は左右どちらかへの傾斜が多く、すり足で歩き、転倒が多い

⑤ 3つの症状のどれかがある

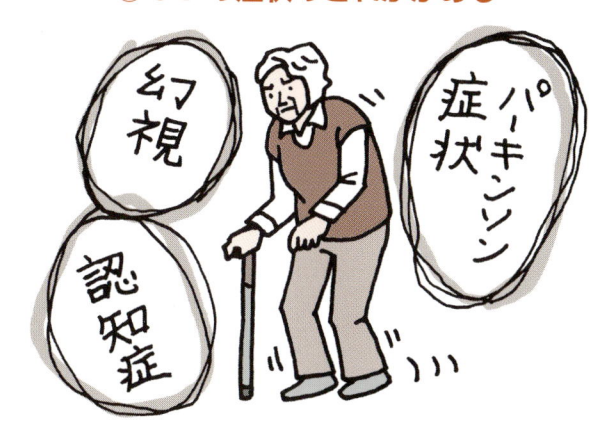

ここに書かれた症状のほかに、認知症、幻視、パーキンソン症状のどれかがある。特に幻視は、レビー小体型認知症の決め手となる

⑧ 寝言で叫ぶ

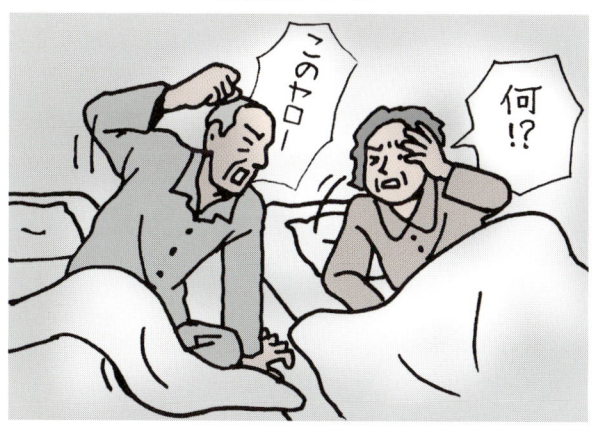

レム睡眠行動障害といわれる症状が出て、夢に体が反応してしまう。そのため大声で寝言を言ったり、横に寝ている人を叩いたりする

⑦ 昼間によく眠る

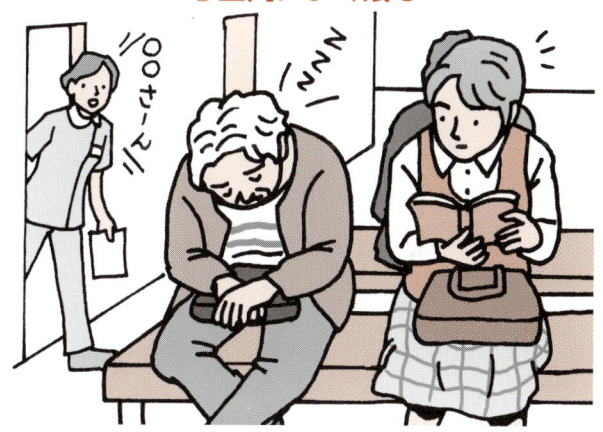

意識レベルが低下した嗜眠（よく眠る）状態に陥る。日中1時間以上眠ることがあり、診察中でも眠る。表情はうつろで、元気がない

36ページのイラストで示した肘の屈伸運動です。パーキンソン病やレビー小体型認知症になると、関節のなめらかな動きが失われ、歯車のようにカクカクと抵抗する動きになります。これは脳内のドーパミンが不足するために起こる筋固縮です。上腕に歯車のような筋固縮があって小刻み歩行があればパーキンソン病かレビー小体型認知症ですが、スタスタ歩けるのならレビー小体型認知症と見て間違いないでしょう。

もう一つ大きな特徴は、患者の元気のなさです。アルツハイマー型認知症やピック病が「元気な認知症」であるのに比べ、意識障害が前面に出るレビー小体型認知症は、「元気のない認知症」と言えます。

レビー小体型認知症は進行が速く、発病から死亡までの期間はアルツハイマー型認知症より短いと言われています。これはレビー小体型認知症がパーキンソン症状や自律神経障害（起立性低血圧、失神、便秘、尿失禁）などの身体症状を伴うことが影響しているようです。

代表的認知症のたどる経過 ⑤

前頭側頭型認知症がたどる経過

前頭側頭型認知症はどんな経過をたどるのでしょうか。特徴を知っておくと、どう接したらいいかケアのヒントが見つかります

前頭側頭葉変性症（FTLD）の分類

マンチェスターグループ：1996

注意：PNFAの病理組織には、ピック病やアルツハイマー型認知症、大脳皮質基底核変性症なども入ってくる。つまり異常行動が少ないと、失語に分類されることになる

前頭葉が萎縮した失語
- 進行性非流暢性失語（PNFA）

前頭葉が萎縮した認知症
- 前頭側頭型認知症（FTD） ── この一部がピック病
- 意味性認知症（SD） ── 流暢性失語の代表でもある。日本では語義失語とよばれていた

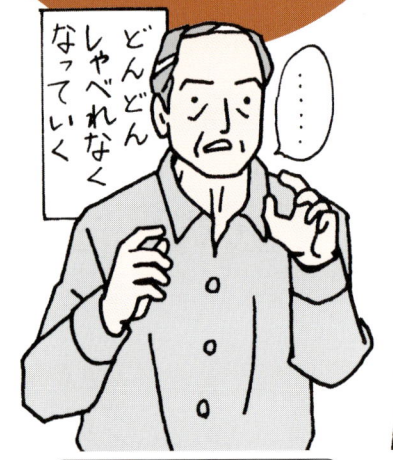

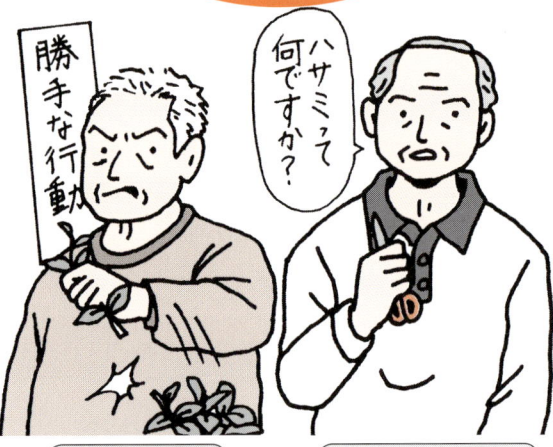

（イラスト）
- 進行性非流暢性失語：「どんどんしゃべれなくなっていく」「……」
- ピック病：「勝手な行動」
- 意味性認知症：「ハサミって何ですか？」

失語症との混同は大きな問題

前頭葉が萎縮するタイプの疾患は、前頭側頭葉変性症と総称されます。それらを大別すると2種類に分かれ、一つは認知症のグループ、一つは失語のグループです。

この分けかた（上図参照）は、英国の学者たちが提唱したもので、日本の学者は納得していません。筆者（河野）もこの分類には反対です。進行性非流暢性失語も意味性認知症も、認知症の失語状態とよぶとすっきりするのではないでしょうか（101ページ参照）。

一般的に失語症といえば、脳卒中などで脳の言語分野（日本人の多くは左脳にある）が障害されるために起こります。しかし、前頭側頭葉変性症の失語症候群である進行性非流暢性失語

132

前頭側頭型認知症の誤診パターン

うつ病と誤診される
自発性が低下して自分からは何もしなくなり、周囲や自分自身に対して無関心になるなどの症状が見られるため

統合失調症や人格障害と誤診される
脱抑制（理性によるコントロールがはずれたように自分勝手な態度をとること）や反社会的行動が見られるため

正常と誤診される
ピック病が原因で万引きをしたとしても、知能検査の点数がよくて脳萎縮も少ない場合、認知症には見えないため

アルツハイマー型認知症と誤診される
意味性認知症は、言葉の意味が理解できなくなったり人の顔がわからなくなったりすることで、もの忘れに見えるため

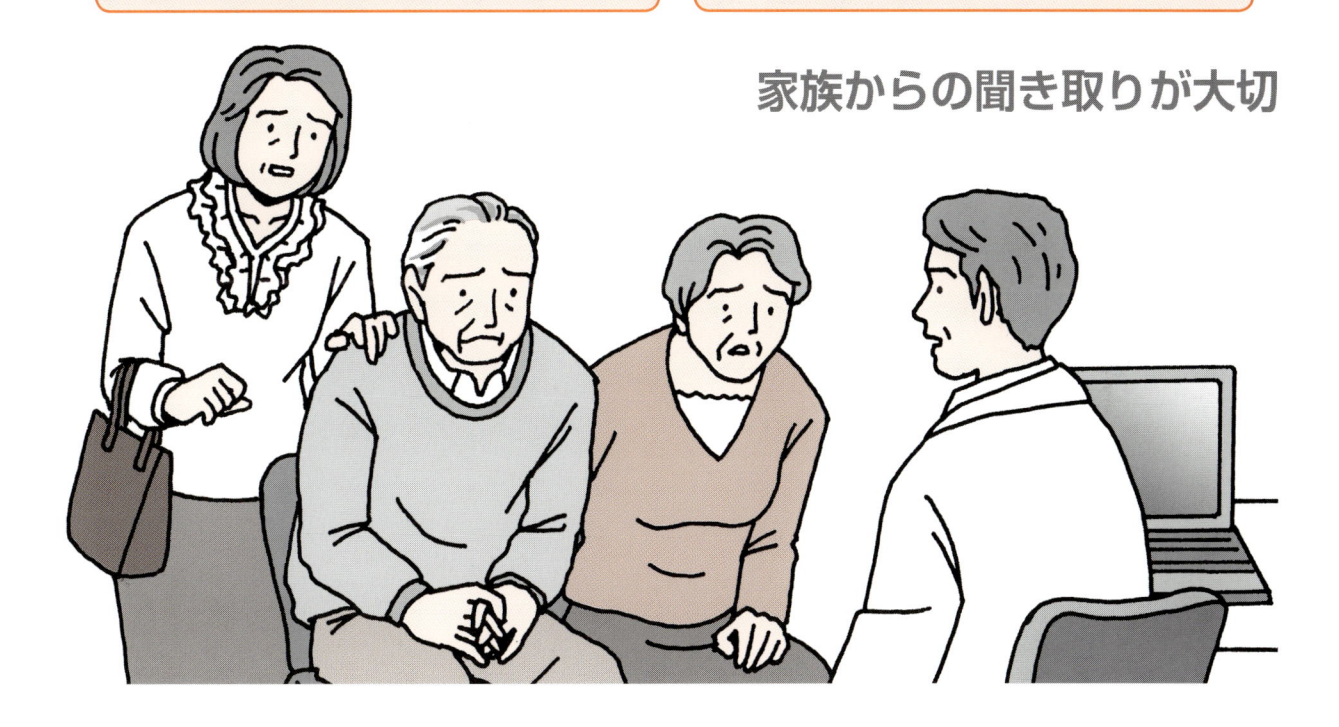

家族からの聞き取りが大切

は、脳の変性（萎縮）によって生まれたものです。従って、これを失語症とよぶと、かなり違和感が生じてしまいます。

失語症はあくまで脳卒中の後遺症であって、認知症ではないのです。一方、脳の変性による言語障害は、たとえばアルツハイマー型認知症の患者がしゃべれなくなった場合、失語症とよぶべきではありません。それはやはり認知症です。

このように、病理（認知症）と臨床（失語）をしっかり区別しないと混乱を招きます。脳卒中の後遺症でリハビリに励んでいる人を認知症とは呼べませんし、認知症の末期で言葉によるコミュニケーション力を失った人に言語訓練を行っても苦痛を強いるだけです。

前頭側頭型認知症（FTD）は、前頭側頭葉変性症（FTLD）から進行性非流暢性失語と意味性認知症を除外した疾患です。症状が多岐にわたることもあって誤診も少なくありません。男女比は半々で、アルツハイマー型に比べると男性に多い印象があります。

前頭側頭型認知症のケアのポイント

なじみの関係をつくる

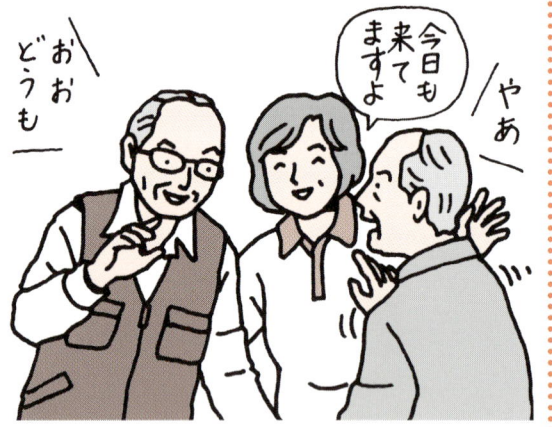

（おおどうも／今日も来てますよ／やぁ）

初期の段階では短期記憶が保たれているので、通所施設や介護職となじみの関係をつくっておきたい。相性がいい人に担当してもらうこと

通所介護で入浴を

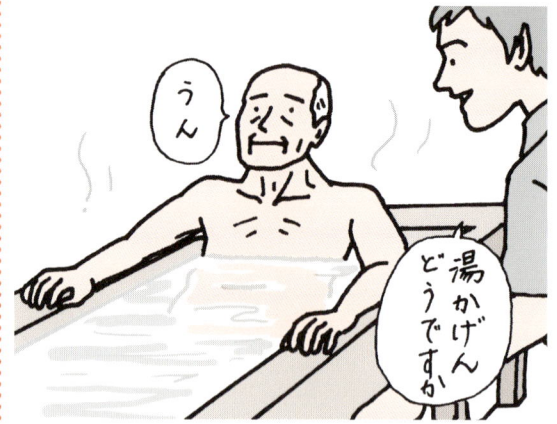

（うん／湯かげんどうですか）

身だしなみに構わなくなり、重度化すると入浴拒否が出る。早期の段階からデイサービスやデイケアに通い、週2回の入浴を習慣づけておくとよい

できることを繰り返す

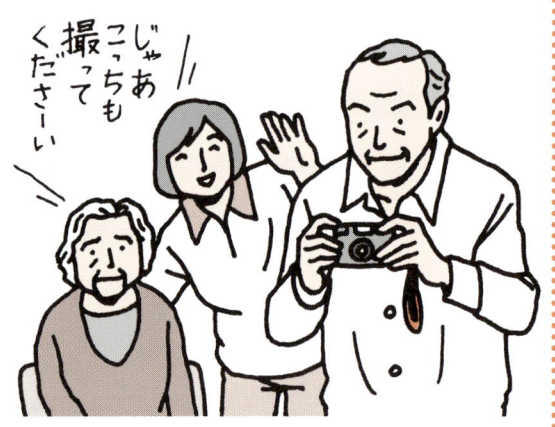

（じゃあこっちも撮ってくださーい）

体を動かす運動、道具の操作、空間把握、知覚に訴える遊びが得意。絵画、パズル、編み物、写真撮影などをしてもらうと落ち着くことがある

行動パターンを先取りする

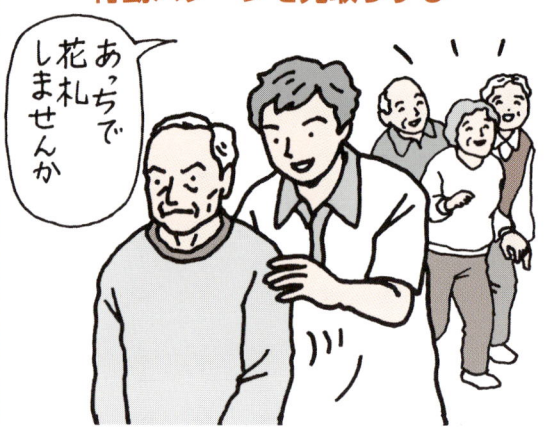

（あっちで花札しませんか）

集団行動が困難になる「立ち去り行動」が出たら、普段から興味あるものを用意しておいて関心を引く。言葉や腕ずくでの制止は逆効果

代表的認知症のたどる経過⑤ 前頭側頭型認知症がたどる経過

行動・心理症状を応用したケアを

ピック病の患者の介護はとても大変だと言われます。前頭葉の萎縮が、一見奇異に見えるさまざまな行動・心理症状を生むために、介護の初心者では制御不能な状態に陥り、家族や介護職は戸惑ってしまうのです。

それでも、そうした症状を先取りすることによって、望ましい方向へ向かうことはできます。その一つが、ピック病特有の「常同行動」であり、律儀なほどに時間割りのような習慣を守るという特徴です。

たとえばピック病の人は不潔を厭わなくなり、入浴や理髪や美容院を嫌うようになります。そうならない前に、デイサービスやデイケアで入浴の習慣をつけるのです。いったん習慣になると、病状が進行してもデイでの入浴を続けてくれます。

よく、ピック病の症状は暴力だと言われますが、それは本人

生活習慣を妨害しない

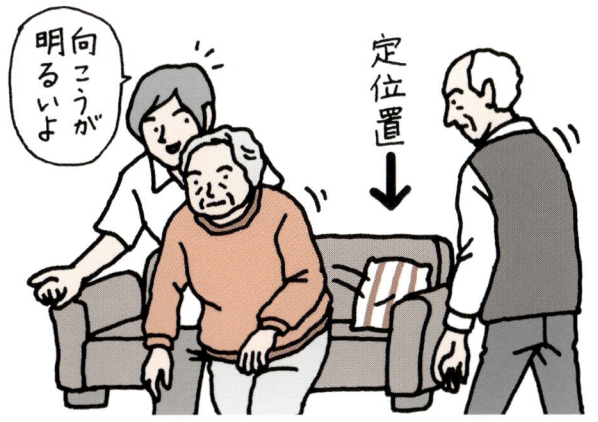

いつもの時間にいつも自分が座るソファが他の利用者に占拠されていたときなど、混乱して暴れることがある。介護スタッフが気を配らなければならない

新しい常同行動をつくる

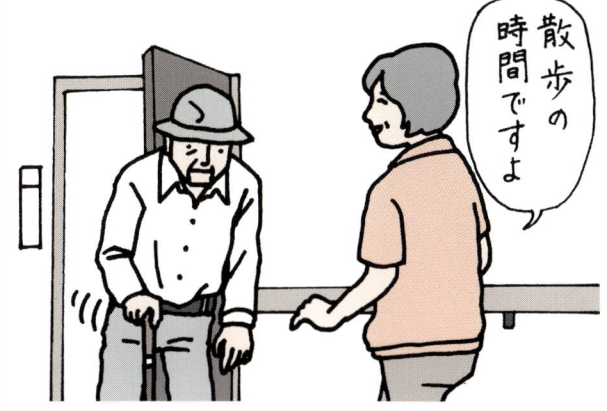

同一行為を繰り返す「常同行動」が顕著になる。毎日同じ時間に同じことをする習性を用い、（嫌がらない内容で）好ましい生活習慣をつくるとよい

摂食低下には根気よく対応する

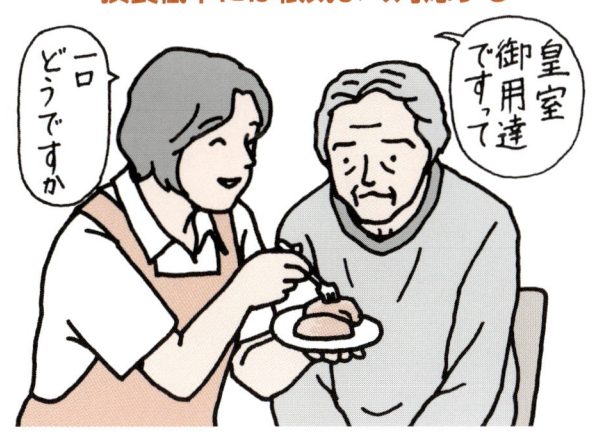

異常に食べる時期もあるが、やがて意欲が低下して介助しても食べなくなる。病院や施設の専門家の力を借りて、食べる力を取り戻してもらう必要がある

言語能力を維持させる

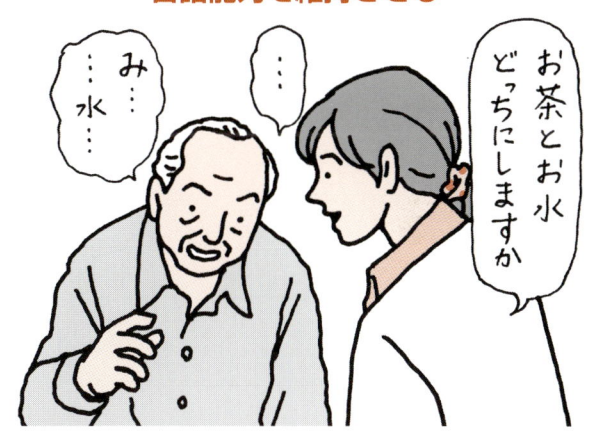

重度化すると、言葉の意味がわからなくなる。脳卒中による失語症で失った言葉を取り戻すような訓練ではなく、現状を維持する訓練を心がけたい

の常同行動や日課的生活習慣を妨害しているからです。楽しみを言葉や力で断念させるのは慎みましょう。

以前、スーパーで万引きをした50代の自治体職員が、ピック病だったという新聞記事がありました。万引きは、ほかの認知症ではみられないピック病特有の症状です。

分別盛りの人が万引きをした場合、かなりの確率でピック病の可能性があります。ピック病であれば本人に悪気はなく（初期から病識がないのが、ピック病のおもな症状の一つ）責任能力も皆無です。

そうなると、ピック病を見分けることができる医師に当たるかそうでないかは大きな問題になります。診断によって、万引きをした人が懲戒免職になるのか障害年金の受給者になるのかが決まるのですから、診察する医師は責任重大です。

ピック病は同じ道を通るので、立ち寄りそうな店に話を通し、品物を持ち去ったら連絡をもらいましょう。先払いにしている介護者も少なくありません。

代表的認知症のたどる経過 ⑥

治る認知症のいろいろ

大部分の認知症には根本的な治療法が見つかっていないため、完治は困難です。しかし、原因疾患によっては治るものもあります

時間の経過と治癒の可能性（慢性硬膜下血腫の場合）

1 転倒して頭を強打

ある夜、階段で足をすべらせて頭を打ったAさん（64歳）。念のため病院でCTを撮ったが、異常は発見されなかった

血腫はゆっくり広がるので、すぐには画像に出ない

2 認知症の症状が出る

2ヵ月近く経った頃からAさんの様子がおかしくなった。もの忘れがひどく、仕事の段取りができなくなり、以前とは別人のようにだらしなくなった

症状が出た時点で画像検査を行うと、ほぼ発見できる。この時点で手術を行うと「治る認知症」になる

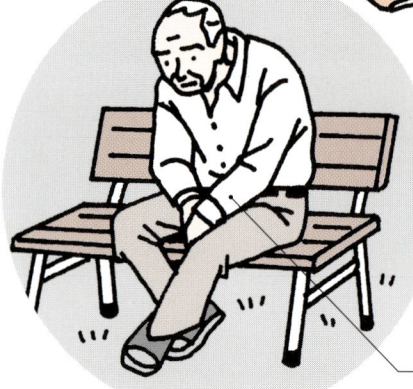

3 放置すると治せなくなる

定年退職の日がきたAさんは、退職後何もやる気が起こらず、普通の生活ができなくなった。精神科を受診したところ、退職に伴う燃え尽き症候群と診断された

圧迫された状態が続くと脳が損傷し、手術しても完全な回復は難しい

治る認知症でも手遅れはある

治る認知症というのは、治療を行えば治癒する疾患が原因となって、認知症の症状が出ている状態を指す言葉です。たとえば甲状腺機能低下症によって認知症が出ているとわかった場合、服薬して甲状腺の機能を上げると認知症は消滅します。

ただし、治る認知症であっても、時間が経つと完治は困難です。上に示したように、慢性硬膜下血腫であれば、血腫を除去する手術によって脳はほぼ元の状態に戻ります。しかし、圧迫された脳は明らかにダメージを受けているのです。

これに気づかないまま放置すると、悪くすると死に至ります。遅れて手術をするか運よく血腫が吸収されても、後遺症で認知症が残ることがあります。

136

コラム

ビタミンB₁₂欠乏症

ビタミンB₁₂が欠乏しても認知症になります。このタイプの認知症が発見される契機は、大球性貧血です。貧血で多いのは若い女性に見られる鉄欠乏性貧血ですが、検診などで大球性貧血が指摘された場合は、ビタミンB₁₂か葉酸の欠乏を調べなければなりません。

ビタミンB₁₂欠乏症が起こる原因は2つあり、ひとつは手術による胃の全摘です。胃が少しでも残してあればいいのですが、全摘すると4年ほどで体内のビタミンB₁₂が欠乏して認知症になります。

もうひとつの原因となるのは、悪性貧血です。これは胃壁を外敵と間違えて攻撃する疾患で、昔は予後が悪かったために悪性という名称が残っていますが、今は治療法があるので心配いりません。

ビタミンB₁₂を補充する確実な方法は、年に4回以上ビタミンB₁₂製剤を注射することです。錠剤の服用では効かないので、必ず注射しなければなりません。

大球性貧血を指摘されたら、ビタミンB₁₂か葉酸の血中濃度を調べてもらいましょう。

胃全摘から4年　認知症を発症

パクパク

脳腫瘍

頭蓋内に腫瘍が発生したもので、良性腫瘍（脳実質と腫瘍との境目がはっきりしていて、ゆっくり増殖する）と悪性腫瘍（いわゆるがん。脳実質に発生していて、増殖が速く転移する）に分けられます。そのほか、発生する部位に関係なく頭痛、嘔吐、めまい、痙攣発作などがみられます。

脳腫瘍は、摘出できるものであれば手術が第一選択です。手術以外の治療法としては、放射線療法や抗がん剤の投与があり、腫瘍や患者の状態に応じて、最適な組み合わせが選ばれます。

脳腫瘍は、発生した部位を圧迫してさまざまな症状を引き起こします。前頭葉にできるともの忘れが起こるため、認知症かと思って脳の萎縮を調べるためにCTやMRIを行い脳腫瘍が発見されるケースが少なくありません。

脳腫瘍が良性で、手術によって取り除くことができた場合、認知症も軽快するのが一般的です。

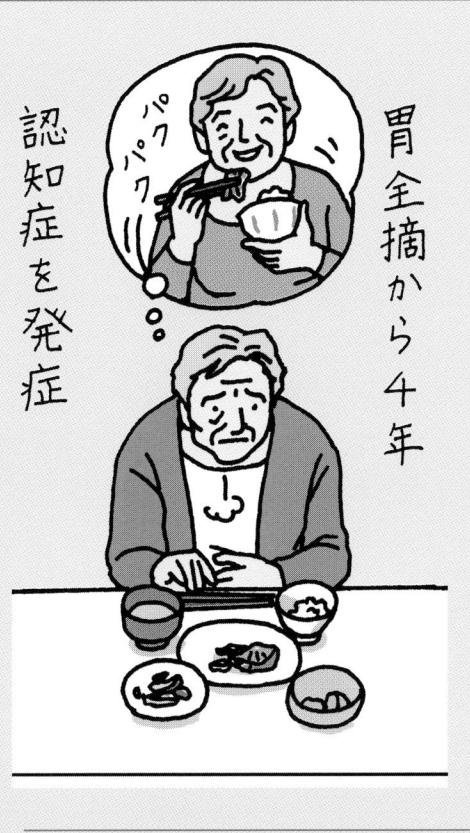

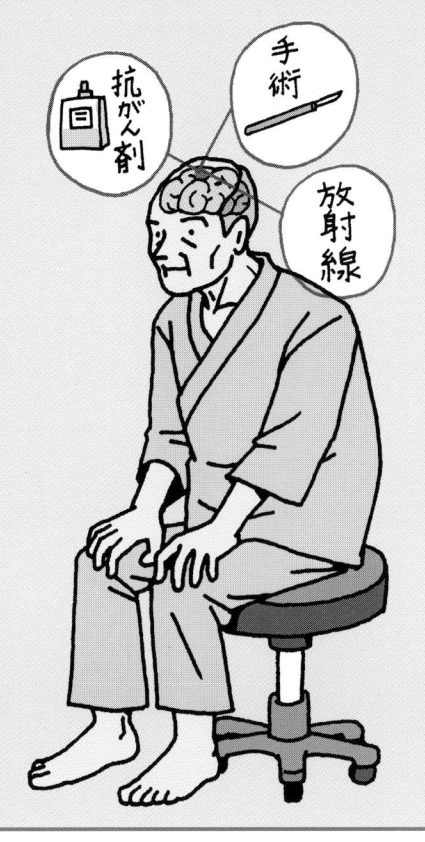

手術　抗がん剤　放射線

代表的認知症のたどる経過⑥ **治る認知症のいろいろ**

慢性硬膜下血腫の治療法

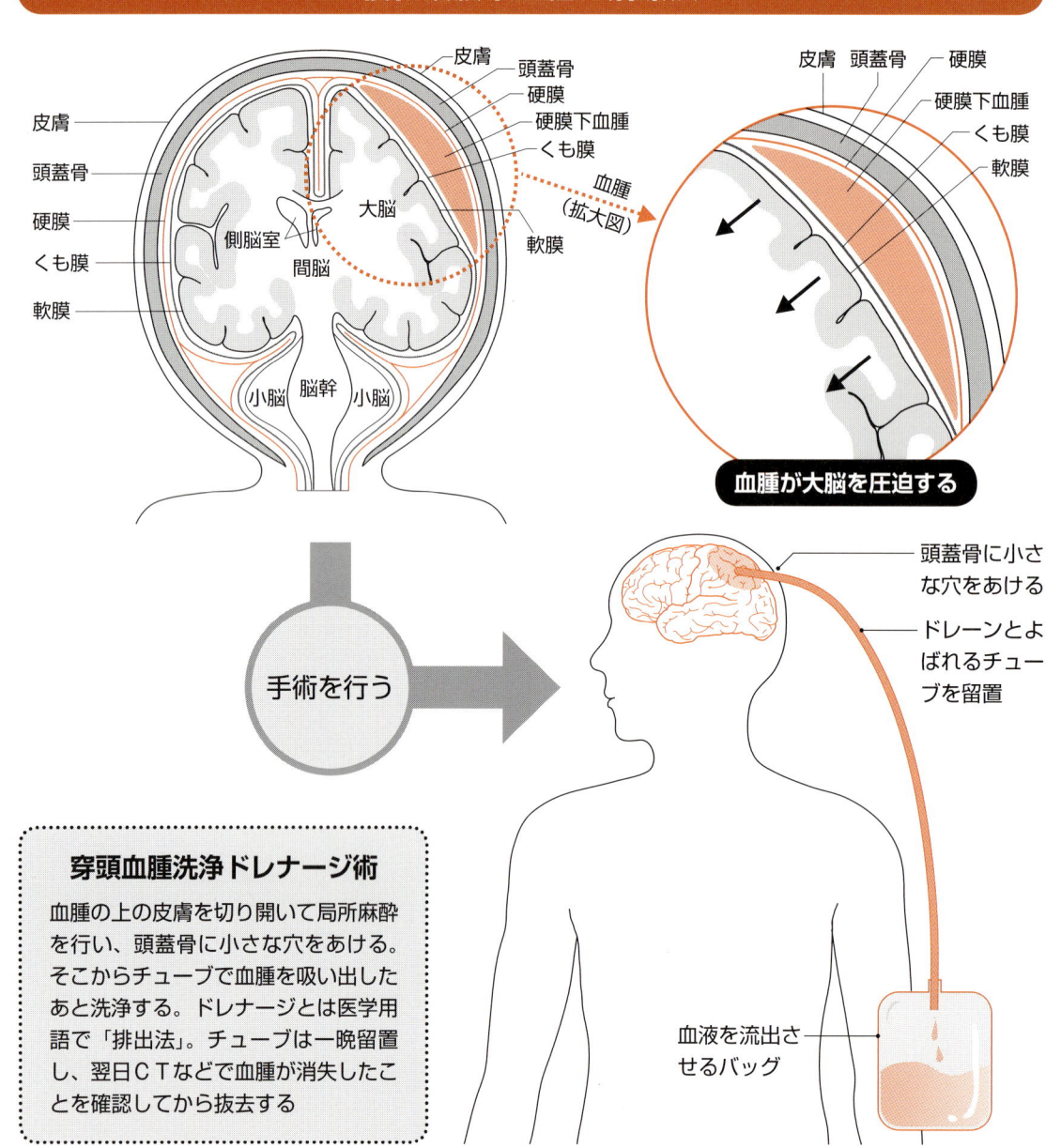

図（左上）：皮膚／頭蓋骨／硬膜／くも膜／軟膜／側脳室／大脳／間脳／小脳／脳幹／小脳／硬膜下血腫／血腫（拡大図）

図（右上・拡大図）：皮膚／頭蓋骨／硬膜／硬膜下血腫／くも膜／軟膜 — 血腫が大脳を圧迫する

手術を行う →

頭蓋骨に小さな穴をあける／ドレーンとよばれるチューブを留置／血液を流出させるバッグ

穿頭血腫洗浄ドレナージ術

血腫の上の皮膚を切り開いて局所麻酔を行い、頭蓋骨に小さな穴をあける。そこからチューブで血腫を吸い出したあと洗浄する。ドレナージとは医学用語で「排出法」。チューブは一晩留置し、翌日CTなどで血腫が消失したことを確認してから抜去する

頭に穴をあけて血腫を取り除く

慢性硬膜下血腫は、高齢者が頭を打ったあとによくできる血腫です。転倒して強打したような場合だけでなく、棚にコツンと当たるくらいの軽い打撲で起こることがあり、ごくまれには原因のない特発性の慢性硬膜下血腫もあります。

症状は頭痛、片マヒ、もの忘れ、失見当、意欲低下などです。しかし、こうした症状が出るのは頭部打撲の1ヵ月から3ヵ月後と時間がかかるため、なかなか因果関係がつかめません。もし、患者が飲酒家であれば、優先的に慢性硬膜下血腫を疑うとよいでしょう。

手術は、上の図のように穿頭血腫洗浄ドレナージ術を行うのが一般的です。血腫は硬いものではなく、ゼリー状のどろどろしたものなので吸い出すことができます。開頭手術が行われるのは、困難事例だけです。

138

正常圧水頭症の治療法

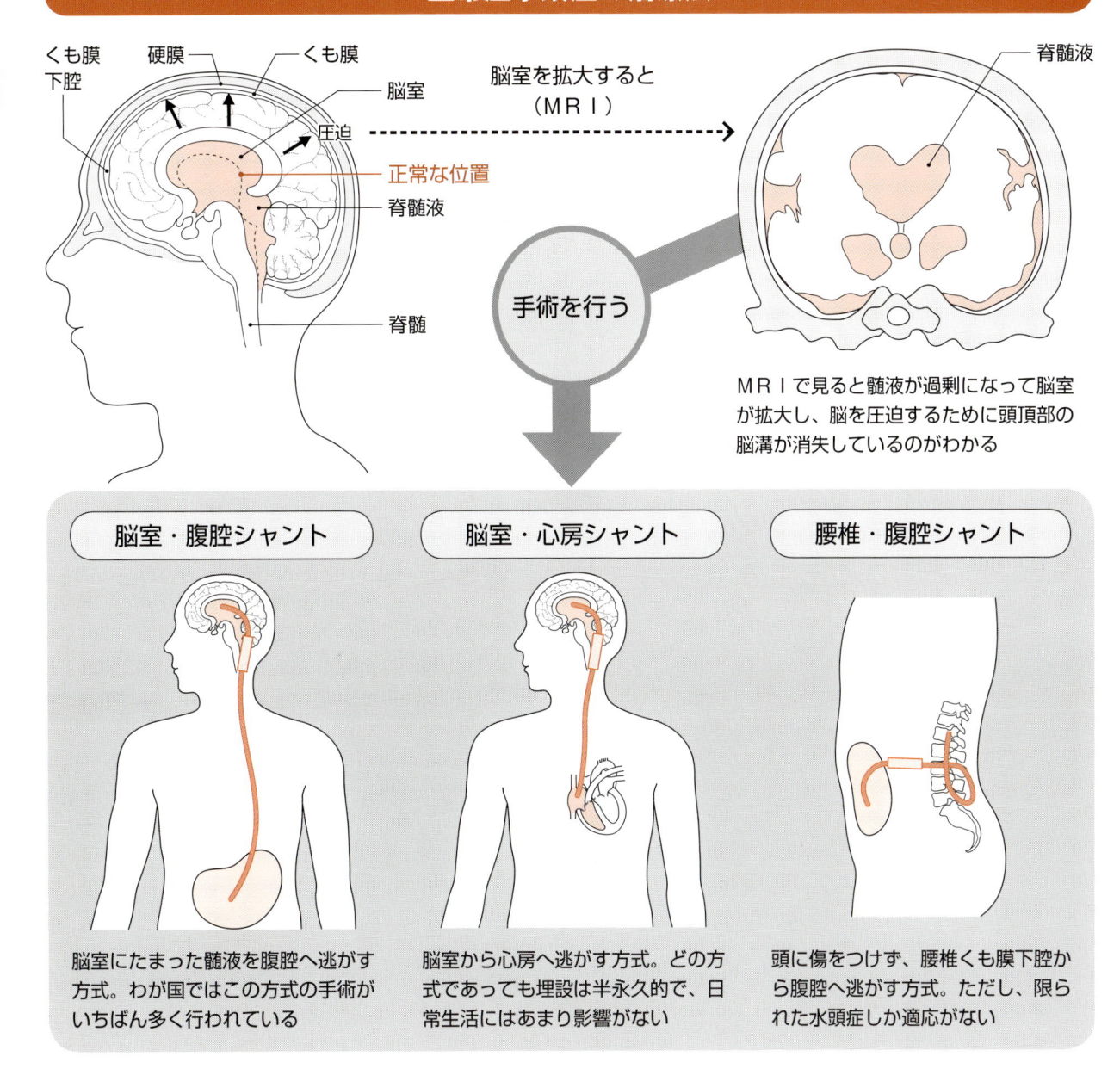

脳室を拡大すると（MRI）

図中ラベル: くも膜下腔、硬膜、くも膜、脳室、圧迫、正常な位置、脊髄液、脊髄、脊髄液

MRIで見ると髄液が過剰になって脳室が拡大し、脳を圧迫するために頭頂部の脳溝が消失しているのがわかる

手術を行う

脳室・腹腔シャント
脳室にたまった髄液を腹腔へ逃がす方式。わが国ではこの方式の手術がいちばん多く行われている

脳室・心房シャント
脳室から心房へ逃がす方式。どの方式であっても埋設は半永久的で、日常生活にはあまり影響がない

腰椎・腹腔シャント
頭に傷をつけず、腰椎くも膜下腔から腹腔へ逃がす方式。ただし、限られた水頭症しか適応がない

髄液シャント術で髄液を外に逃がす

脳は髄液という液体に浸されていますが、この髄液は脳や脊髄をゆっくり循環したあと、頭部の静脈から吸収されます。そのため、脳内の髄液は常に一定に保たれているのです。

しかし、何らかの病気が原因で髄液の循環障害が起こったり（これを続発性正常圧水頭症という）、原因不明のまま脳内で髄液が過剰になると（これを特発性正常圧水頭症という）、脳が圧迫されるために特有の症状を発症します。

正常圧水頭症で起こる症状は、①歩行障害、②認知症、③尿失禁です。この順番に発生し、数ヵ月のうちに急速に悪化します。このうちの歩行障害は、パーキンソン病が両足の距離がせばまるのに比べて、広がるのが特徴です。

正常圧水頭症は、脳のダメージが少ないうちに上の図のようなシャント手術（シャントは導線でつないだ回路のこと）を行えば、症状が改善します。

フロンタルレビー

コラム❷

なぜか前頭葉が萎縮しているレビー小体型認知症が多い

レビー小体型認知症の代表的な症状は幻視です。これは脳の後頭葉（網膜に映った映像を解析している部分）の血流が局所的に低下するために起こります。しかし、幻視があるる患者のCTを撮ると、後頭葉は萎縮していません。むしろ、前頭葉が萎縮しているレビー小体型認知症が多いのです。

このことに気づいた筆者（河野）は、医師に注意を呼びかけるために「フロンタルレビー」という用語をつくりました。これは画像上前頭葉萎縮が強いレビー小体型認知症のことで、前頭側頭型認知症（ピック病など）と誤診されないよう注意を喚起するための用語です。

レビー小体型認知症のCT所見は「特徴がないのが特徴」と言えます。アルツハイマータイプのレビー小体型認知症であれば脳萎縮は強いのですが、そうでなければ脳萎縮はとても軽く、正常老人とアルツハイマー型認知症との中間くらいです。それ

なのに、一部のレビー小体型認知症は、ピック病かと思われるくらいはっきりと前頭葉が萎縮しています。こういう場合、レビー小体型認知症か前頭側頭型認知症かの鑑別はどのようにすればいいのでしょうか。答えは「画像と症状が食い違っていたら、症状で診断する」です。ピック病らしさ（102〜103ページ参照）があれば前頭側頭型認知症、なければレビー小体型認知症と診断できます。

レビー小体型認知症の患者のなかには、夜中に奇声をあげたり日中介護者に暴力を振るったりして、ピック病との鑑別が難しい人もいます。もし、日中の介護抵抗が嗜眠やせん妄によって起こっているのであれば、レビー小体型認知症の可能性が高いでしょう。それに薬剤過敏性が加われば、レビー小体型認知症で確定です。

フロンタルレビーという用語はもちろんのこと、今のところレビー小

体型認知症の一部に前頭葉の萎縮が見られると書かれた医学書はありません（筆者の本以外）。しかし、事実だから仕方がないのです。画像だけで診断されるとレビー小体型認知症がピック病と誤診され、強い薬を処方されたりグループホームへの入所を断られてしまいます。そこで筆者は声を大にしてフロンタルレビーの存在を告げているのです。

なお、レビー小体型認知症とアルツハイマー型認知症との鑑別は、次のように行います。

①海馬の萎縮が強く幻覚がある‥アルツハイマータイプのレビー小体型認知症と考える。アリセプトは低用量で開始。

②海馬の萎縮が軽く幻覚もない‥アルツハイマー型認知症の治療を開始する。ただし将来のレビー化に備え、小刻み歩行になったらアリセプトを減らす。

140

医療編

第3章

認知症の薬物療法

中核症状に作用する薬 ①

認知症治療薬の基本情報

薬物療法は、認知症治療で中心的な役割を果たします。症状を和らげ進行を遅らせるには、どんな薬をどう使えばいいのでしょうか

認知症の治療に用いられる薬剤

興奮系薬剤（行動・心理症状治療薬）

抑制系薬剤（行動・心理症状治療薬）

周辺症状

- 陰性：無気力、無関心、独語、無言、うつ状態
- 陽性：徘徊、暴力、妄想、幻覚、過食、不眠、介護抵抗

中核症状：記憶障害、失見当、判断力障害、性格変化、実行機能障害、失認・失行・失語

認知症治療薬の登場

1999年「アリセプト」 → 12年後 → 2011年「レミニール」「リバスタッチパッチ」「メマリー」「イクセロンパッチ」

中核症状治療薬と周辺症状の改善薬

認知症には中核症状と周辺症状があります（86～89ページ参照）。中核症状とは記憶障害をはじめとする根本的な症状で、周辺症状とは、中核症状に伴って現れる行動・心理症状です。

昔は中核症状に効果のある薬剤はなく、周辺症状を薬で抑えて様子をみました。陽性の症状であれば抑制系の薬剤を投与して落ち着かせ、陰性の症状であれば興奮系の薬剤で活動を促していたのです。

そんななか、1999年に世界で初めてアルツハイマー型認知症の中核症状治療薬「アリセプト」（商品名。一般名はドネペジル塩酸塩。本書で薬品名は特段の表記がない場合商品名とする）が日本で開発されました。これによって、認知症の

早期に薬物投与を始めたほうが改善効果が高い

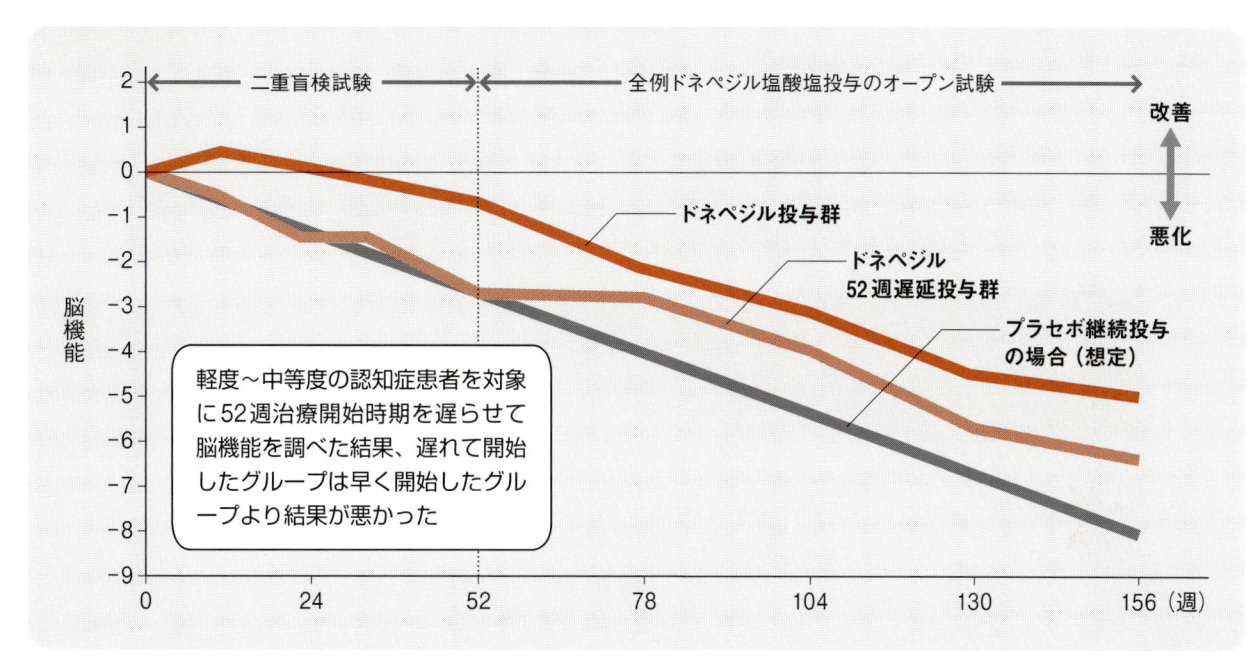

二重盲検試験 / 全例ドネペジル塩酸塩投与のオープン試験

脳機能 (縦軸: -9 ～ 2、改善/悪化)
横軸: 0, 24, 52, 78, 104, 130, 156（週）

- ドネペジル投与群
- ドネペジル52週遅延投与群
- プラセボ継続投与の場合（想定）

軽度～中等度の認知症患者を対象に52週治療開始時期を遅らせて脳機能を調べた結果、遅れて開始したグループは早く開始したグループより結果が悪かった

※『アルツハイマー病のすべてがわかる本』新井平伊監修（講談社）

認知症の治療に用いられる薬剤のおもな形状

パッチ製剤	内服ゼリー剤	内服液	口腔内崩壊錠	細粒剤	フィルムコート錠
内服ではなく、湿布のように皮膚に貼ることで効果を得られる薬剤。服薬管理がしやすい	嚥下障害があるためにむせやすい人でも、飲み込みやすいようゼリー状に加工された薬剤	液状なので喉につかえる心配がない薬剤。食べ物や飲み物に混ぜで服用するにも便利	見た目は錠剤のようだが、口に含むと少量の唾液で簡単に溶けるように加工された薬剤	粉薬が飛び散りにくいように細かい粒状に加工された薬剤。量の細かな調節が可能	一般的な錠剤。表面を膜で覆うことで苦みを感じず飲みやすいように加工されている

進行を遅らせることが可能になり、生活の質を以前より長く保てる道が開けたのです。

1999年から12年間、日本で発売されている中核症状治療薬はアリセプトだけでした。2011年、新たに4つの認知症治療薬が日本で発売開始され、認知症の薬物治療は新たな局面を迎えています。

新たに発売された薬を含め、認知症治療薬は認知症を根本的に治す薬ではなく、記憶障害などの中核症状を改善し、病気の進行を遅らせる薬です。早期に投与を始めると、より改善効果が高いことがわかっており、発症後も質の良い生活を長く保つためには、早期発見と早期治療が重要になっています。

認知症の薬剤はおもに高齢者が使用するため、剤形が多岐にわたっているのが特徴です。嚥下障害などで錠剤の服用が困難な場合は、少量の唾液で簡単に溶ける口腔内崩壊錠やゼリー剤があります。服薬管理が難しい場合は、肌に貼るだけのパッチ製剤もあるので、その人に合った形状を選びましょう。

中核症状に作用する薬 ②

アリセプト

12年もの間、日本における唯一の認知症治療薬として広く使われてきたアリセプト。その仕組みや作用について見てみましょう

アリセプトの作用機序

シナプス前細胞

アリセプトがくっついてきて、アセチルコリンを分解できない！

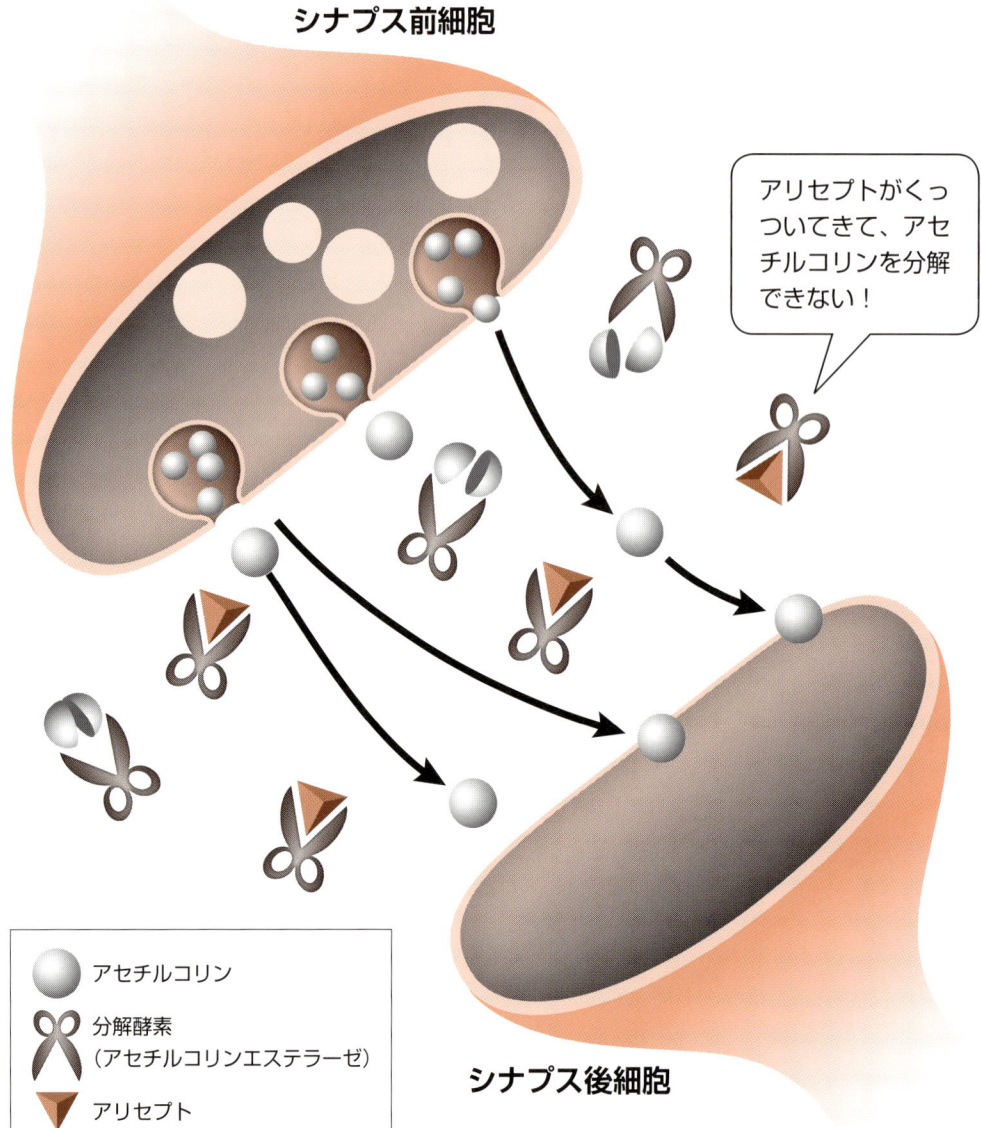

シナプス後細胞

- ○ アセチルコリン
- ✂ 分解酵素（アセチルコリンエステラーゼ）
- ▲ アリセプト

（エーザイのホームページをもとに作成）

アリセプト誕生の経緯とその意義

アルツハイマー病が20世紀初頭にドイツ人の精神科医アルツハイマーによって発見されて以来、治療薬の研究は各国の大きな課題でした。

1970年代になると脳内の神経伝達物質アセチルコリンに記憶との深いかかわりがあり、アルツハイマー病になるとアセチルコリンが不足することがわかりました。その後も研究が進められ、世界初の認知症治療薬は日本で誕生したのです。

アリセプトは日本のエーザイ株式会社において、杉本八郎氏（現京都大学客員教授）によって発見、合成されました。アセチルコリンを分解する酵素の作用を抑えるこの薬は、全身の中でも脳で選択的に作用するという、優れた発明でした。

144

医療編 3　認知症の薬物療法

アリセプトの適応と用量

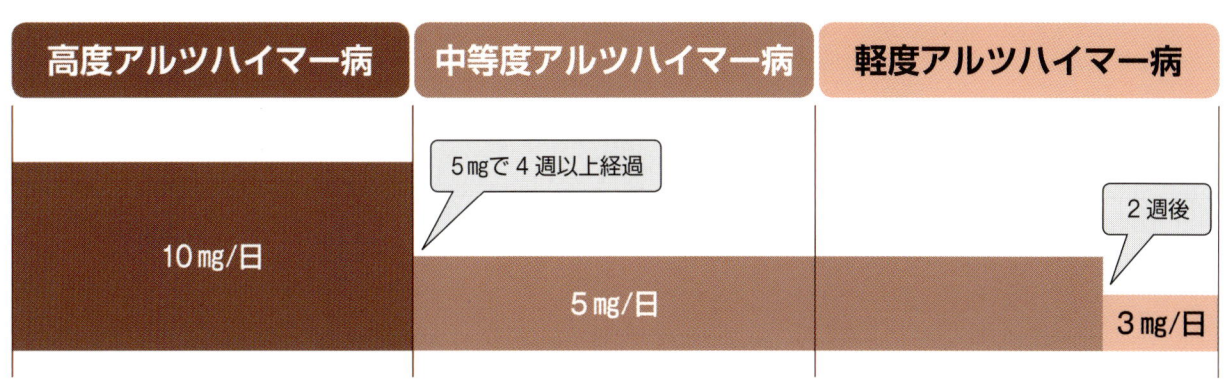

高度アルツハイマー病	中等度アルツハイマー病	軽度アルツハイマー病
10mg/日	5mgで4週以上経過 → 5mg/日	2週後 → 3mg/日

1日1回3mgから服用開始。2週間を目安に1日5mgに増量し、維持する。
1日5mgでは足りない場合、5mgで4週間以上経過していれば10mgまで増量可能

（エーザイのホームページをもとに作成）

アリセプトの概要

商品名（発売日）	一般名	剤形	投与回数	維持用量	開発会社	販売会社
アリセプト（1999年11月）	ドネペジル塩酸塩	フィルムコート錠、口腔内崩壊錠、細粒、ゼリー	1日1回	1日5mg、高度は1日10mg	エーザイ	エーザイ

（エーザイのホームページをもとに作成）

アリセプトの働きと得られる効果

脳内において記憶や学習などの情報伝達は、神経細胞間をアセチルコリンという物質が伝わることでやり取りされています。この神経伝達物質アセチルコリンの量が少なくなってしまうのがアルツハイマー型認知症の特徴です。少なくなってしまった貴重なアセチルコリンは、分解酵素によってさらに分解されるため、脳内のアセチルコリン量はどんどん減少し、病気が進行していきます。

アリセプトはアセチルコリンの分解酵素に結合して、アセチルコリンの分解を阻害する薬剤です。分解酵素の働きを抑えることで、少なくなってしまったアセチルコリンを有効に活用できるようになります。アリセプトの働きによって脳内のアセチルコリン量が一定に保たれることで、認知症の中核症状である記憶障害や判断力の低下といった認知機能障害の進行を遅らせることができるのです。

アリセプトは認知症治療薬のなかで唯一、軽度から高度まですべての段階のアルツハイマー型認知症の人に使用することができます。さらに、アリセプトは認知症を発症する前段階にある軽度認知障害（MCI）の人に対しても、進行を遅らせて発症を予防するのに有効です。診断されたらなるべく早く服用を開始しましょう。

一方、高度の服用量に達したあと、どの段階まで薬を服用し続けるのかは非常に難しい決断です。一般的には高度認知症の後期、つまり全面介助が必要になる頃を目安に、家族や介護者が医師と相談しながら服用を中止することもあります。

周辺症状に関しては、興奮系の薬剤として作用するのがアリセプトの特徴です。無気力、無関心などの陰性症状が出ている患者には、明るくなったり活動的になるなどの改善効果が期待できます。しかし陽性症状が出ている患者がアリセプトを服用すると、約二割に易怒や暴力、徘徊や転倒などが起こり、陽性症状が急激に悪化することがあるので注意が必要です。

アリセプトは認知症治療薬の

アリセプトの剤形ラインナップ

販売名	性状、剤形	外形	販売名	性状、剤形	外形
アリセプト錠 3mg	黄色、錠剤	直径7.1mm	アリセプトD錠 10mg	赤橙色、口腔内崩壊錠	直径9.5mm
アリセプト錠 5mg	白色、錠剤	直径7.1mm	アリセプト細粒 0.5%	白色、細粒剤	
アリセプト錠 10mg	赤橙色、錠剤	直径8.6mm	アリセプト内服ゼリー 3mg	ピンク色のパッケージ、中身は白色〜微黄色のゼリー剤	
アリセプトD錠 3mg	黄色、口腔内崩壊錠	直径8.0mm	アリセプト内服ゼリー 5mg	水色のパッケージ、中身は白色〜微黄色のゼリー剤	
アリセプトD錠 5mg	白色、口腔内崩壊錠	直径8.0mm	アリセプト内服ゼリー 10mg	黄色のパッケージ、中身は白色〜微黄色のゼリー剤	

※エーザイのホームページをもとに作成

中核症状に作用する薬② アリセプト

アリセプトの服用方法について

アリセプトは1日1回、3mgの服用から開始します。3mgという用量は副作用を起こさないために定められた暫定的な用量です。大きな問題がないようでしたら、2週間を目安に1日5mgに増やし、5mgを維持量として経過を見守ります。

病状が進行して1日5mgでは日常生活に問題が起こる高度期になったら、1日10mgまでの増量が可能です。また、アリセプトを服用開始する時点ですでに病状が高度まで進行している場合は、1日5mgで4週間以上投与を続けてから10mgに増量できます。ただしこの処方では、副作用の発現率を高めるので注意が必要です。

アリセプトの剤形は通常の錠剤以外にも口腔内崩壊錠やゼリー剤、細粒など多岐にわたっているので、その人の病状に合った剤形が選べます。

アリセプトのおもな副作用

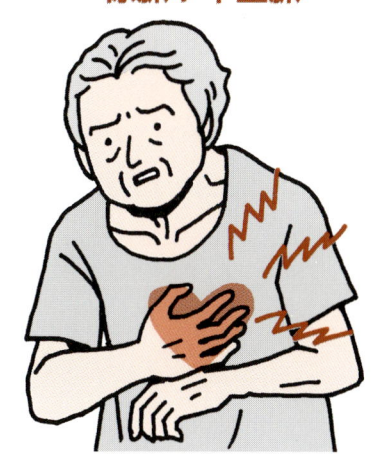

徐脈や不整脈
心拍数が低下する徐脈、不整脈、心拍が途絶える心ブロックなど

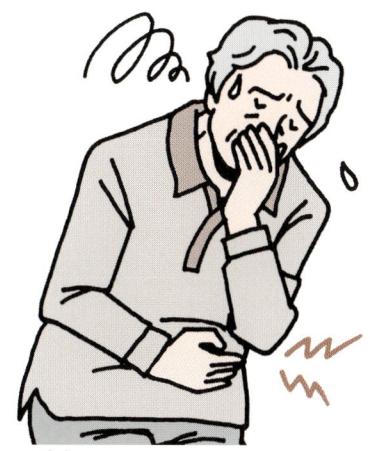

消化器症状
吐き気、嘔吐（おうと）、食欲不振、下痢、便秘など消化器関連の不快症状

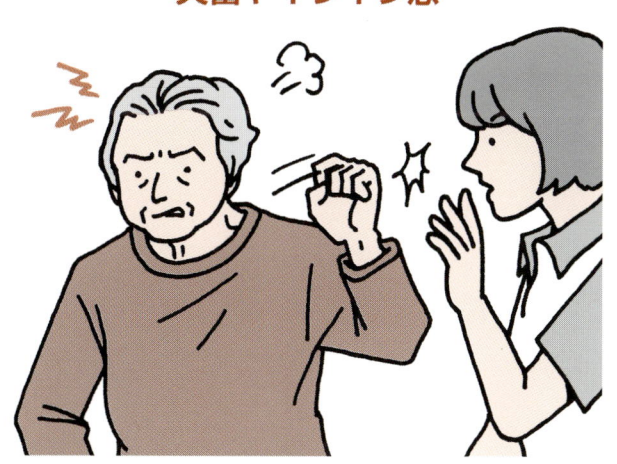

興奮やイライラ感
易怒、不眠、徘徊、暴力、イライラ感など興奮系の精神症状

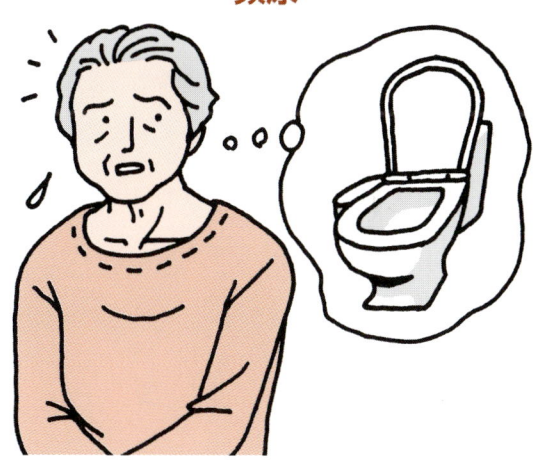

頻尿
頻繁に尿意を感じる頻尿や尿失禁など泌尿器に関連する不快症状

アリセプトの副作用と対応

アリセプトはアセチルコリン分解酵素の働きを阻害する薬なので、副作用は脳以外のアセチルコリン作用点である消化管、心臓、泌尿器などにおもに出現します。一番多い副作用は吐き気や下痢、食欲不振などの消化器症状です。他にも徐脈（じょみゃく）や不整脈、頻尿（ひんにょう）などもまれに見られます。心疾患がある人、肺や気管支疾患、胃潰瘍などの病歴がある人は、服用を開始する前に医師に相談しましょう。

また、人によっては攻撃的になったり突然徘徊を始めたりと陽性症状が強く出る場合もあります。介護者の負担が大幅に増えてしまうようでしたら、処方量を減らしてもらうか、抑制系の薬を処方してもらうなど、医師に相談して対応することが大切です。

これらの副作用はアリセプトを飲み始めた時期や、増量した時期に多く現れるので、その時期は特に体調の変化に注意して見守りましょう。

中核症状に作用する薬 ③

アリセプトのジェネリック

アリセプトの日本発売から12年が経過した2011年11月、ジェネリック（後発）医薬品が登場しました。種類や薬価を見てみましょう

アリセプトとジェネリックの薬価比較

	アリセプト	ジェネリック
細粒0.5%	337.1円	236円
3mg錠	238.5円	167円
5mg錠	356円	249.2円
10mg錠	636円	なし
3mg内用液	なし	149.8円
5mg内用液	なし	223.5円

	アリセプト	ジェネリック
3mg口腔内崩壊錠	238.5円	167円
5mg口腔内崩壊錠	356円	249.2円
10mg口腔内崩壊錠	636円	なし
3mg内服ゼリー	233.4円	163.4円
5mg内服ゼリー	356円	249.2円
10mg内服ゼリー	636円	なし

※2012年6月末現在

ついにアリセプトの後発品が登場

2011年にアリセプトの日本国内特許期限が切れたことに伴い、同年11月28日に「ドネペジル塩酸塩」の名称で各社からジェネリック医薬品が発売されました。ジェネリック医薬品は別名「後発医薬品」とも呼ばれ、開発会社の特許が切れた薬剤を、別の製薬会社が同じ成分で作った薬剤です。

この場合、薬の成分や効果は同じですが、開発費用がかかっていない分安い価格で販売することができます。アリセプトのジェネリック医薬品は、各社共に7割程度の価格です。

第一弾として2011年11月にドネペジル塩酸塩を発売した会社は30社に上りました。これによって新たに選択できるようになった薬剤数の合計は100品目以上です。多くの会社はフィルムコート錠と口腔内崩壊錠を揃えて発売しましたが、なかには細粒剤を出した会社もあります。また、2012年6月にはゼリー剤も登場するなど、改めてアリセプトの需要の高さを思い知らされるような各社の参入ぶりでした。

一方エーザイは、アリセプト10mgの特許権存続期間の延長を求める裁判を起こしました。この裁判にエーザイが勝利したことで、2013年6月までは各社がドネペジル塩酸塩の10mgを販売することができなくなり、高度のアルツハイマー型認知症の人に10mg処方を行うなら、エーザイのアリセプトしか選択肢がない状況です。しかしそれも2013年6月まで。今後アリセプトは、その多くがジェネリック医薬品に置き換わっていくことでしょう。

148

アリセプトのジェネリック一覧

メーカー	薬品名	細粒	3mg錠	5mg錠	3mgOD	5mgOD	3mgゼリー	5mgゼリー	3mg液	5mg液
日医工	ドネペジル塩酸塩「日医工」	○	○	○	○	○	○	○		
共和	ドネペジル塩酸塩「アメル」	○	○	○	○	○				
沢井	ドネペジル塩酸塩「サワイ」	○	○	○	○	○				
ニプロ	ドネペジル塩酸塩「NP」		○	○	○	○	○	○		
東和	ドネペジル塩酸塩「トーワ」		○	○	○	○			○	○
富士フイルム	ドネペジル塩酸塩「FFP」		○	○	○	○				
シオノケミカル	ドネペジル塩酸塩「科研」		○	○	○	○				
杏林	ドネペジル塩酸塩「杏林」		○	○	○	○				
明治	ドネペジル塩酸塩「明治」		○	○	○	○				
日本ケミファ	ドネペジル塩酸塩「ケミファ」		○	○	○	○				
大正薬品工業	ドネペジル塩酸塩「興和テバ」		○	○	○	○				
日本ジェネリック	ドネペジル塩酸塩「JG」		○	○	○	○				
全星薬品工業	ドネペジル塩酸塩「ZE」				○	○				
テバ製薬	ドネペジル塩酸塩「タイヨー」		○	○	○	○				
高田	ドネペジル塩酸塩「タカタ」		○	○	○	○				
田辺三菱製薬	ドネペジル塩酸塩「タナベ」		○	○	○	○				
大日本住友	ドネペジル塩酸塩「DSP」		○	○	○	○				
辰巳化学	ドネペジル塩酸塩「TCK」		○	○	○	○				
日新製薬	ドネペジル塩酸塩「日新」		○	○	○	○				
マイラン製薬	ドネペジル塩酸塩「マイラン」		○	○	○	○				
陽進堂	ドネペジル塩酸塩「YD」		○	○	○	○				
寿製薬	ドネペジル塩酸塩「KO」				○	○				
ダイト	ドネペジル塩酸塩「モチダ」				○	○				
第一三共エスファ	ドネペジル塩酸塩「DSEP」		○	○	○	○				
大原薬品工業	ドネペジル塩酸塩「オーハラ」		○	○	○	○				
興和ジェネリック	ドネペジル塩酸塩「NPI」		○	○	○	○				
ビオメディクス	ドネペジル塩酸塩「BMD」		○	○						
鶴原製薬	ドネペジル塩酸塩「TSU」		○	○						
サンド	ドネペジル塩酸塩「サンド」		○	○						
ザイダスファーマ	ドネペジル塩酸塩「ZJ」		○	○						
エルメッド エーザイ	ドネペジル塩酸塩「EE」				○	○				

※厚生労働省発表2012年6月末収載分

中核症状に作用する薬 ④ レミニール

2011年3月、日本国内において2番目に発売されたアルツハイマー型認知症治療薬のレミニール。その詳細を見てみましょう

レミニールの作用機序

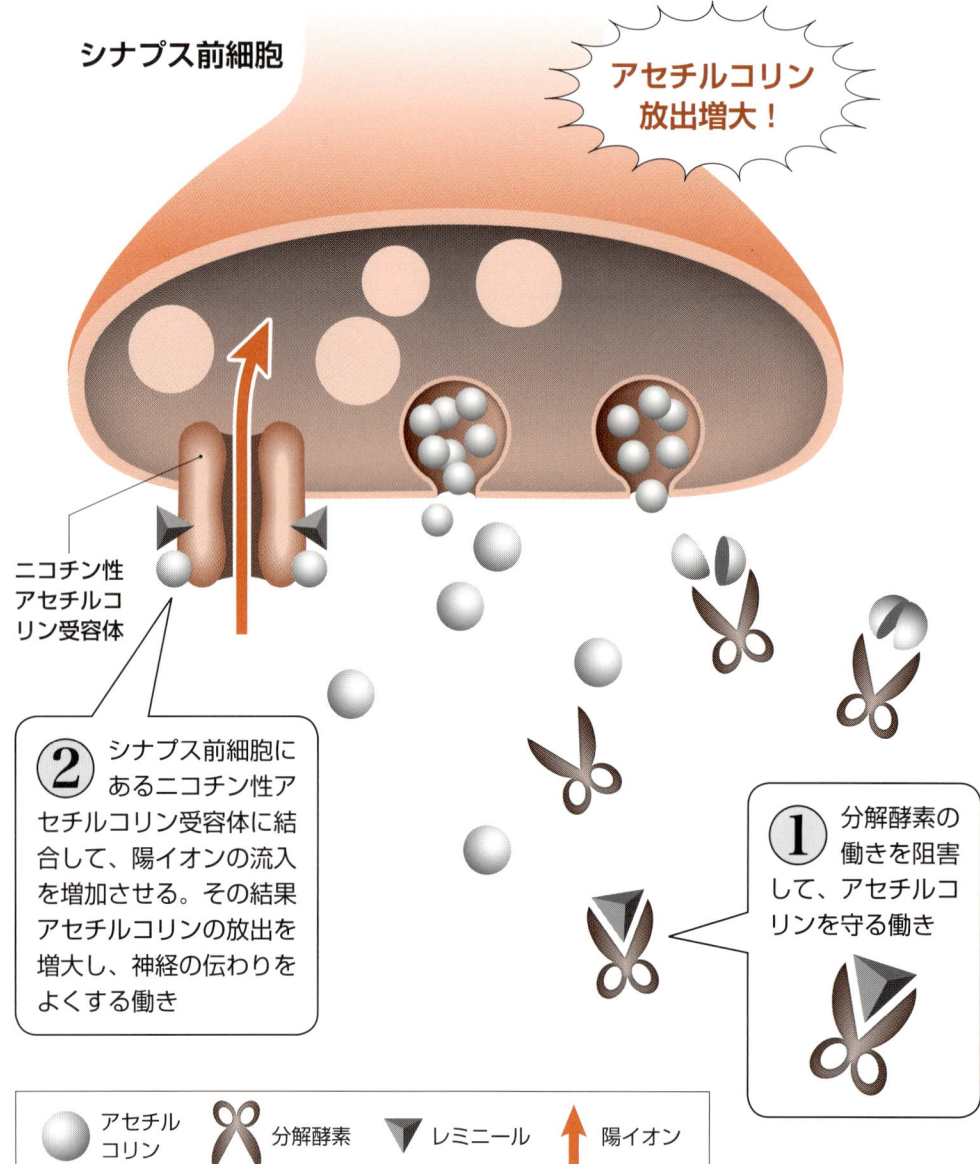

シナプス前細胞

アセチルコリン放出増大！

ニコチン性アセチルコリン受容体

② シナプス前細胞にあるニコチン性アセチルコリン受容体に結合して、陽イオンの流入を増加させる。その結果アセチルコリンの放出を増大し、神経の伝わりをよくする働き

① 分解酵素の働きを阻害して、アセチルコリンを守る働き

○ アセチルコリン　✂ 分解酵素　▼ レミニール　↑ 陽イオン

（武田薬品工業のホームページをもとに作成）

レミニール開発と日本での認可

レミニールはジョンソン・エンド・ジョンソン・ファーマシューティカル・リサーチ・アンド・デベロプメントとシャイア社との間で共同開発された認知症治療薬です。日本では2011年3月より販売が開始されました。新薬として注目されているレミニールですが、世界的に見ると既に長年の実績がある薬剤です。2000年にスウェーデンで承認されて以来、10年以上にわたり80ヵ国以上の国と地域で使用されています。

レミニールの有効成分であるガランタミンは、ヒガンバナ科のマツユキソウの球根から抽出された成分です。現在は薬剤用に化学的に合成されていますが、天然由来の構造体であることが大きな特徴です。

医療編 3 認知症の薬物療法

レミニールの適応と用量

高度アルツハイマー病	中等度アルツハイマー病	軽度アルツハイマー病
1日8mgから服用開始。4週間を目安に1日16mgに増量し、維持する。1日16mgでは足りない場合、16mgで4週間以上経過していれば24mgまで増量可能。高度アルツハイマー病は適用外	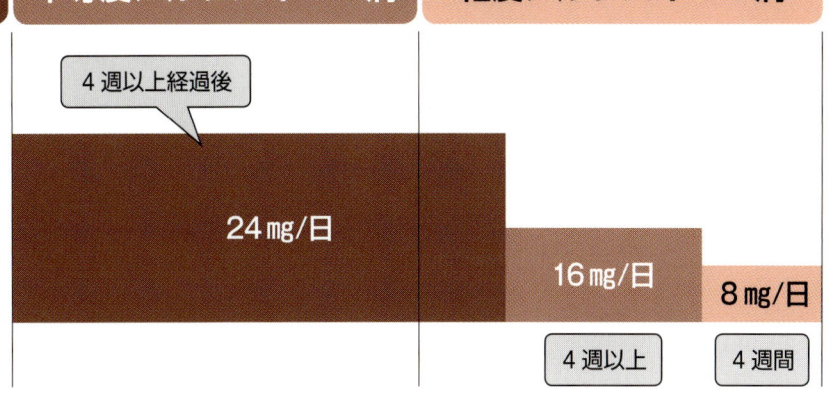 4週以上経過後　24mg/日	16mg/日（4週以上）　8mg/日（4週間）

（武田薬品工業のホームページをもとに作成）

レミニールの概要

商品名（発売日）	一般名	剤形	投与回数	維持用量	開発会社	販売会社
レミニール（2011年3月）	ガランタミン臭化水素酸塩	フィルムコート錠、口腔内崩壊錠、内用液	1日2回	1日16mg、最大1日24mg	ジョンソン&ジョンソン、シャイア社	ヤンセンファーマ、武田薬品工業

（武田薬品工業のホームページをもとに作成）

レミニールの働きと得られる効果

レミニールのアルツハイマー型認知症に対する働きは、大別して2種類あります。

一つ目はアリセプトと同じで、アセチルコリン分解酵素の働きを阻害し、脳内のアセチルコリン量を一定に保つ働きです。脳内のアセチルコリン濃度が高まると、神経の伝達が活発になり、認知機能障害の進行を遅らせることができます。

もう一つは、ニコチン性アセチルコリン受容体に結合することで、神経の伝わりをよくする働きです。ニコチン性アセチルコリン受容体にアセチルコリンが結合すると陽イオンが流れ、神経伝達物質が放出されます。

レミニールは、ニコチン性アセチルコリン受容体の中で、アセチルコリンとはまた別の部位に結合することができる働きがあるのです。レミニールが結合すると、アセチルコリンだけが結合していた時よりも受容体が強く反応し、多くの陽イオンが流入するので神経の伝わりがよくなります。これがレミニールの持つ「APL作用」です。APL作用が起こると、陽イオンの増大に伴って前シナプスではアセチルコリンの放出が増大され、後シナプスでは刺激伝達が増大されます。さらに前シナプスで起こるAPL作用には、アルツハイマー型認知症によって減少しているアセチルコリン以外の神経伝達物質の放出も促す作用があるのです。

こうした働きによって、レミニールを服用すると認知症による言語障害が改善しやすいという特徴があります。また、海外の研究では脳血管障害を伴うアルツハイマー病への効果が認められているのです。

アリセプトは、周辺症状に関して興奮系の薬剤としての機能がありましたが、レミニールも無気力、無関心などの陰性症状に効果があります。しかしレミニールはγアミノ酪酸（GABA）などの緊張緩和を促す神経伝達物質の分泌も同時に促進するため、アリセプトのような易怒や暴力などの強い陽性症状の出現は少ないようです。

151

中核症状に作用する薬④ レミニール

レミニールが放出促進するおもな神経伝達物質の効果

ドーパミン

快・喜びの感情や運動調節機能があり、パーキンソン症状を改善する

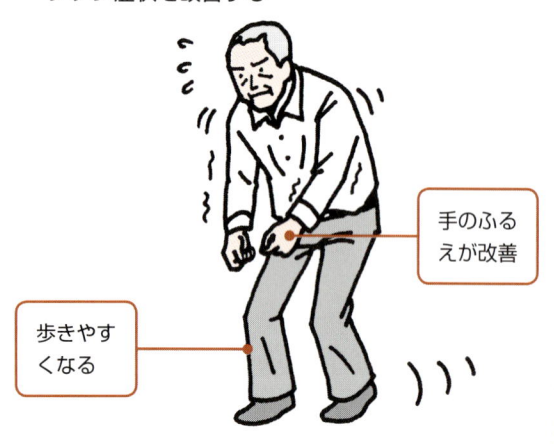

- 手のふるえが改善
- 歩きやすくなる

セロトニン

気分を安定させる機能があり、うつ状態を改善する

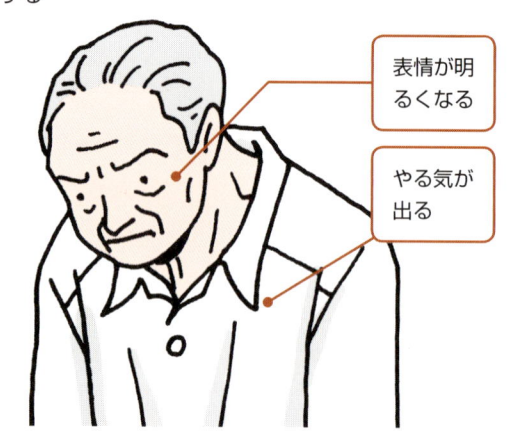

- 表情が明るくなる
- やる気が出る

ノルアドレナリン

意欲に働きかける機能があり、自律神経症状を改善して気分を明るくする

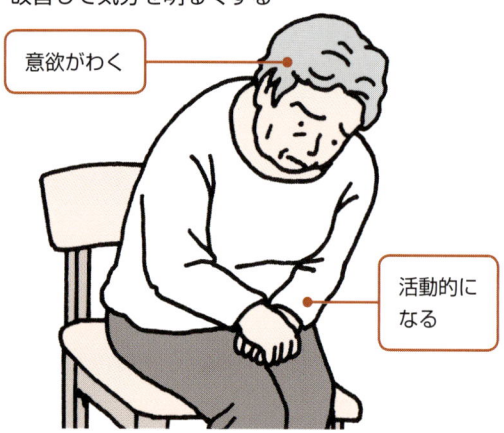

- 意欲がわく
- 活動的になる

GABA

緊張の緩和や精神安定の機能があり、易怒性を改善する

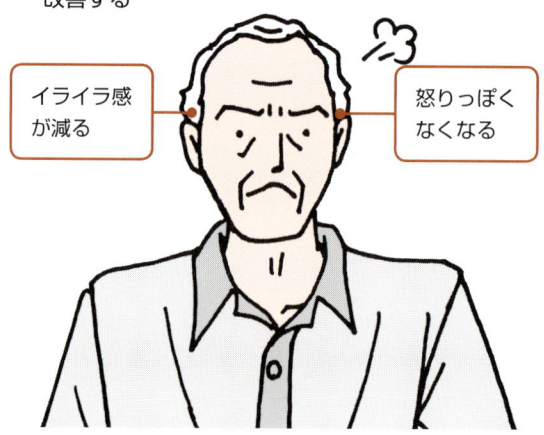

- イライラ感が減る
- 怒りっぽくなくなる

アリセプトにないレミニールの効果

アリセプトの持つ「アセチルコリン分解酵素の働きを阻害する」という薬効以外にも、レミニールにはAPL作用によりアセチルコリン以外のさまざまな神経伝達物質の分泌を20％程度増量する働きがあるとされています。それによってどんな効果があるのでしょうか。

レミニールで分泌が促進されるおもな神経伝達物質は、セロトニン、ドーパミン、GABA、ノルアドレナリンなどです。セロトニンは気分を安定させる作用があり、ドーパミンは快・喜びの感情を刺激し、運動機能を調節します。GABAはストレスを和らげ、緊張を緩和させる働きがあり、ノルアドレナリンは意欲に働きかける神経伝達物質です。これらが分泌されることによって、陰性症状や易怒などさまざまな問題行動の改善が期待できます。

医療編 3 認知症の薬物療法

レミニールの服用方法

レミニールは1回4mg（1日2回）から開始し、4週間後に1回8mg（1日2回）に増量します。その後、医師の判断によって1回12mg（1日2回）まで増量できます

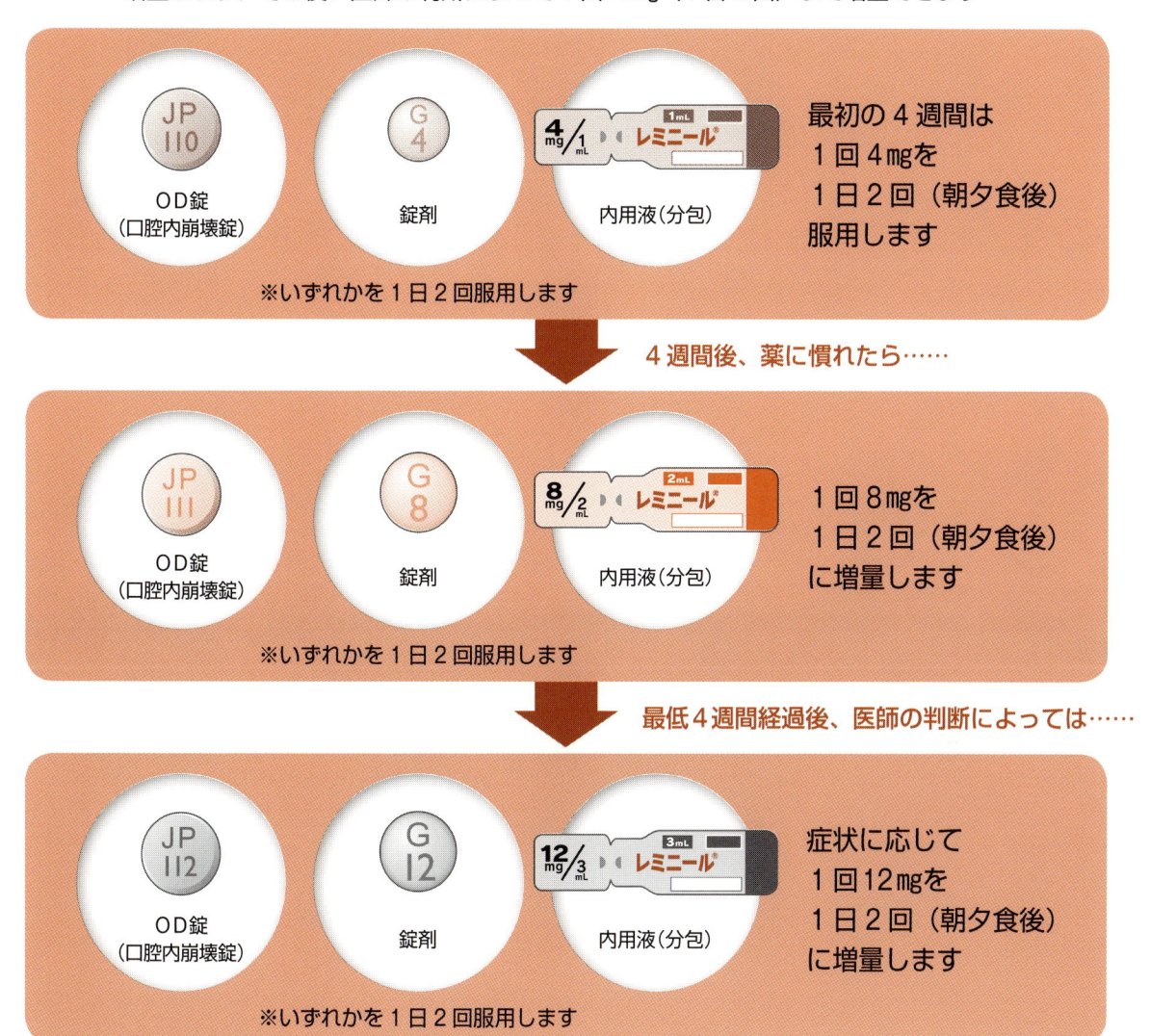

- OD錠（口腔内崩壊錠）JP110 / 錠剤 G4 / 内用液（分包）4mg/1mL レミニール
  ※いずれかを1日2回服用します
  最初の4週間は1回4mgを1日2回（朝夕食後）服用します

4週間後、薬に慣れたら……

- OD錠（口腔内崩壊錠）JP111 / 錠剤 G8 / 内用液（分包）8mg/2mL レミニール
  ※いずれかを1日2回服用します
  1回8mgを1日2回（朝夕食後）に増量します

最低4週間経過後、医師の判断によっては……

- OD錠（口腔内崩壊錠）JP112 / 錠剤 G12 / 内用液（分包）12mg/3mL レミニール
  ※いずれかを1日2回服用します
  症状に応じて1回12mgを1日2回（朝夕食後）に増量します

※武田薬品工業のホームページより

レミニールの副作用について

レミニールは薬の半減期が7時間と短いので、1日2回の服用です。アリセプトと同じ作用機序を持っているのでアリセプトとレミニールの併用は不可で、副作用もアリセプトに非常に似ています。代表的な副作用である消化器症状（嘔吐）を減らすためにも、胃に負担がかからないように朝食と夕食の後に服用するようにしましょう。

用量は、体を薬に慣れさせ副作用を抑えるために開始時は1回4mg（1日8mg）からです。4週間後に1回8mg（1日16mg）まで増量し、そのまま維持します。もし医師が判断してそれでは効果が足りない場合は増量できますが、最大用量は1回12mg（1日24mg）です。

副作用の内容はアリセプトに似ていますが、アリセプトと比べて薬効の持続期間が非常に短く蓄積性がないので、夜に服用しても不眠が起こりにくいようです。むしろ日中の傾眠を起こすことがあります。

153

中核症状に作用する薬 ⑤

リバスチグミンのパッチ製剤

認知症治療薬のなかで貼り薬として登場したリバスチグミンのパッチ製剤。パッチ製剤ならではのさまざまな特徴を持っています

リバスチグミンの作用機序

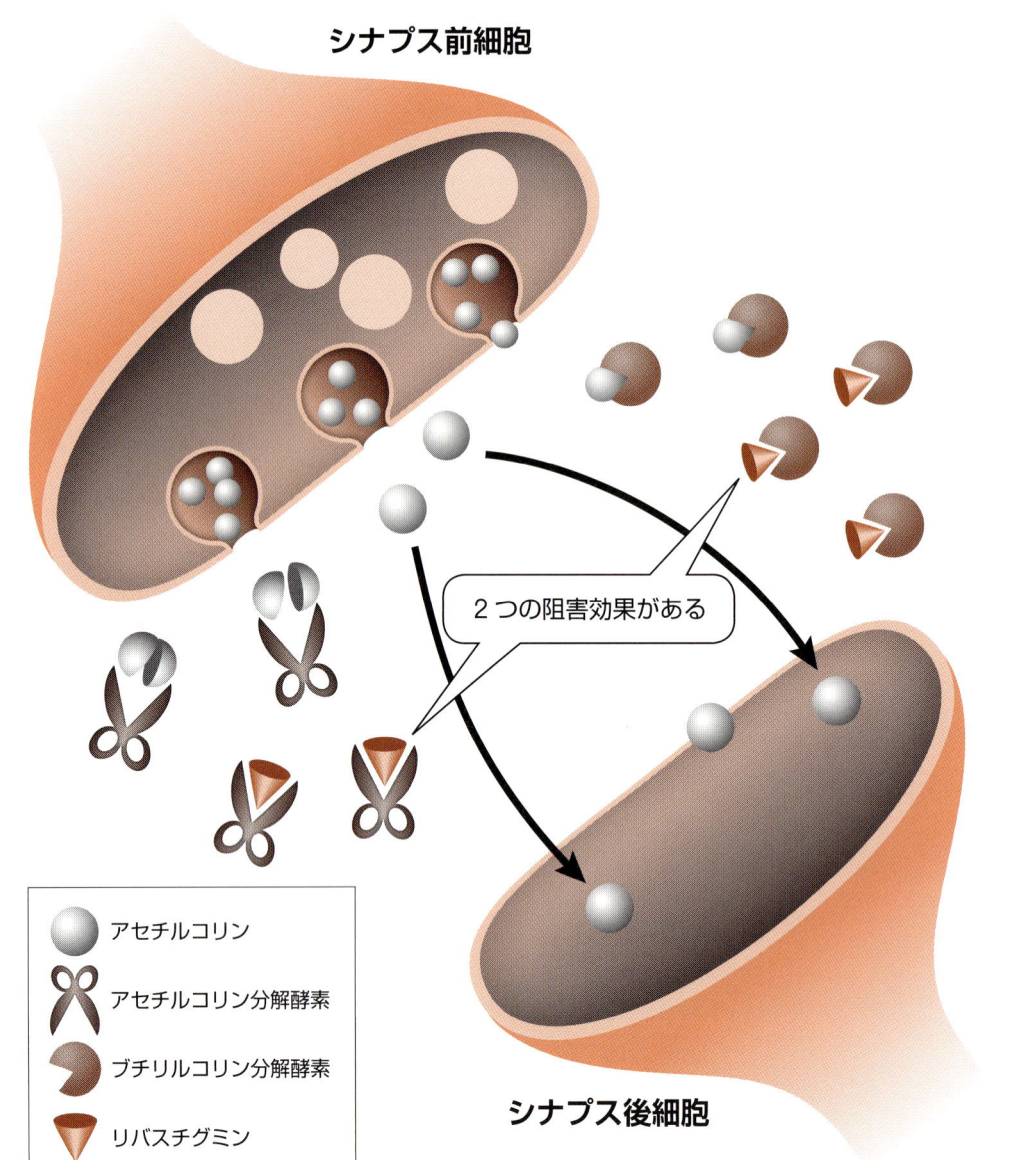

シナプス前細胞

2つの阻害効果がある

シナプス後細胞

- アセチルコリン
- アセチルコリン分解酵素
- ブチリルコリン分解酵素
- リバスチグミン

（ノバルティス ファーマのホームページをもとに作成）

リバスチグミンの開発と承認の経緯

リバスチグミン（一般名）はアリセプトやレミニールと同じアセチルコリンエステラーゼ阻害剤の一つです。飲み薬としては、1997年にスイスで初めてアルツハイマー型認知症の治療薬として承認されました。

しかし飲み薬としてのリバスチグミンは吐き気などの副作用が強すぎたため、あまり普及しませんでした。その後、リバスチグミンが低分子であることを利用して、パッチ製剤としての開発が進められました。

パッチ製剤としては、2007年にアメリカで承認されて以来世界中に広がり、2011年1月現在世界82の国と地域で使用されている実績ある薬剤です。日本では2011年7月から販売が開始されました。

154

リバスチグミンの適応と用量

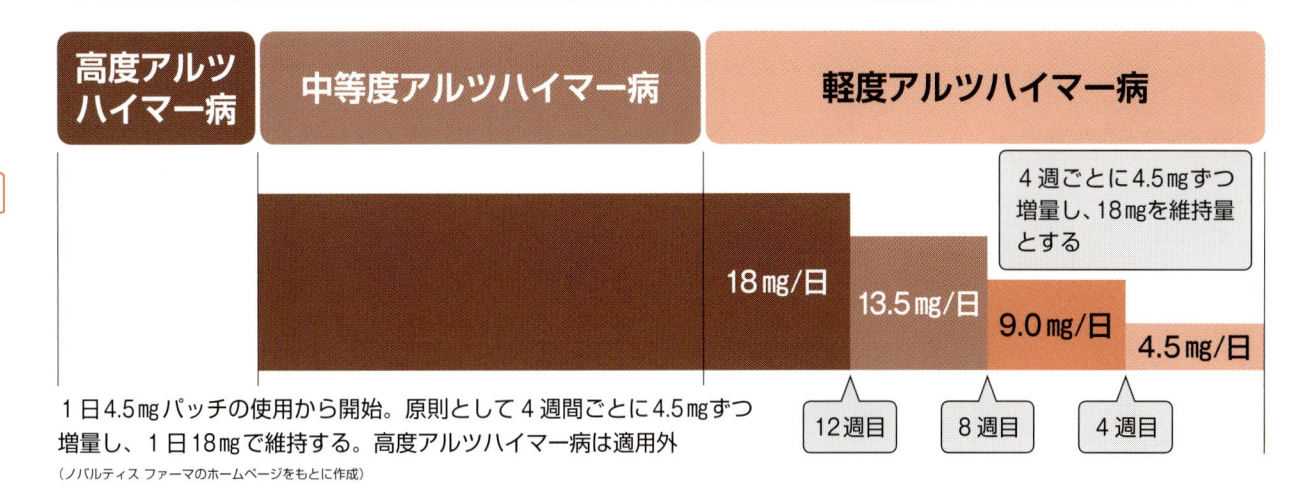

高度アルツハイマー病	中等度アルツハイマー病	軽度アルツハイマー病

- 18 mg/日
- 13.5 mg/日（12週目）
- 9.0 mg/日（8週目）
- 4.5 mg/日（4週目）

4週ごとに4.5mgずつ増量し、18mgを維持量とする

1日4.5mgパッチの使用から開始。原則として4週間ごとに4.5mgずつ増量し、1日18mgで維持する。高度アルツハイマー病は適用外

（ノバルティス ファーマのホームページをもとに作成）

リバスチグミンの概要

商品名（発売日）	一般名	剤形	投与回数	維持用量	開発会社および販売会社
①イクセロンパッチ ②リバスタッチパッチ （2011年7月）	リバスチグミン	貼付剤	1日1回	1日18mg（1日4.5mgから4週ごとに増量）	①ノバルティス ファーマ ②小野薬品工業

（ノバルティス ファーマのホームページをもとに作成）

リバスチグミンの働きと薬の効果

リバスチグミンもアリセプトやレミニールと同じく、アセチルコリンエステラーゼの働きを阻害し、脳内のアセチルコリンの量を保つ薬剤です。しかし他の2剤とは違い、リバスチグミンではアセチルコリンエステラーゼだけでなく、ブチリルコリンエステラーゼの働きも同時に阻害することができます。

このことからリバスチグミンは、すでにアルツハイマー型認知症がある程度進行し、脳内の神経細胞が脱落してグリア細胞が増えてきた時期にあっても、アリセプトやレミニールにはない中核症状への効果が期待できるのが大きな特徴です。

周辺症状に対しては、他のアセチルコリンエステラーゼ阻害剤よりも気分をおだやかにさせ、しかも体の動きを阻害しない作用なので安心して使えます。

「アセチルコリンエステラーゼの働きを阻害する」という基本的な作用機序がアリセプトやレミニールと同じなので、リバスチグミンとこの2剤を併用することはできません。

アリセプトやレミニールで見てきたように、脳内のアルツハイマー型認知症は、脳内のアセチルコリンの生産量が減ってしまうという特徴がある病気です。しかもアセチルコリンエステラーゼという分解酵素の働きによって、アセチルコリンが分解され、さらに量が減ってしまいます。ところが、アセチルコリンが減る原因は他にもあるのです。

アルツハイマー型認知症がある程度進行し、神経細胞が脱落してくると、脳内では神経細胞に代わってグリア細胞が増えます。その結果グリア細胞から生産されるブチリルコリンエステラーゼという分解酵素が通常よりも活性化されますが、このブチリルコリンエステラーゼにもアセチルコリンを分解する働きがあるのです。こうして2つの分解酵素によって分解されたアセチルコリンの量はどんどん減少し、認知症の中核症状が進んでしまいます。

中核症状に作用する薬⑤ リバスチグミンのパッチ製剤

リバスチグミンのパッチ製剤の構造

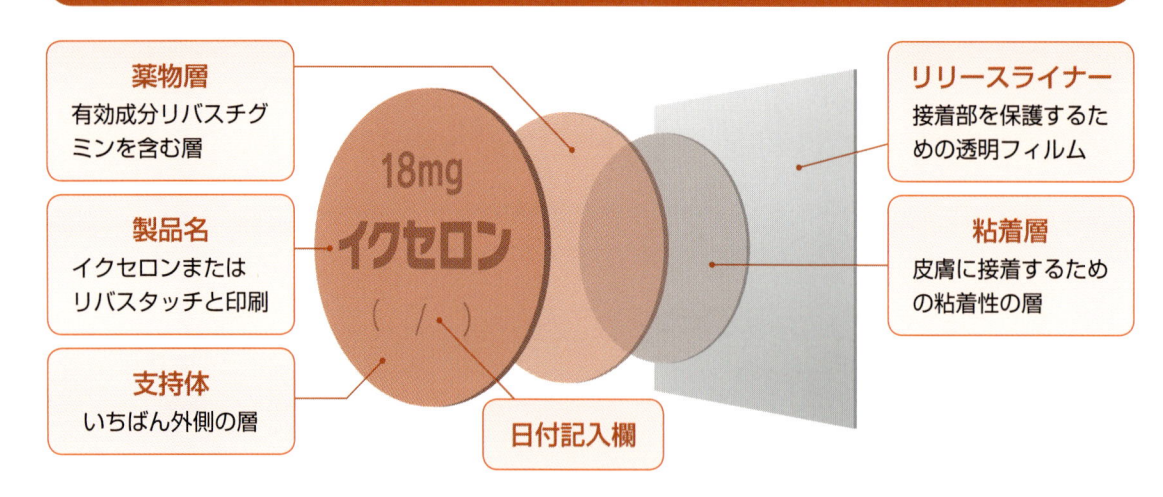

- **薬物層**：有効成分リバスチグミンを含む層
- **製品名**：イクセロンまたはリバスタッチと印刷
- **支持体**：いちばん外側の層
- **日付記入欄**
- **リリースライナー**：接着部を保護するための透明フィルム
- **粘着層**：皮膚に接着するための粘着性の層

リバスチグミンのパッチ製剤の血中濃度の変化

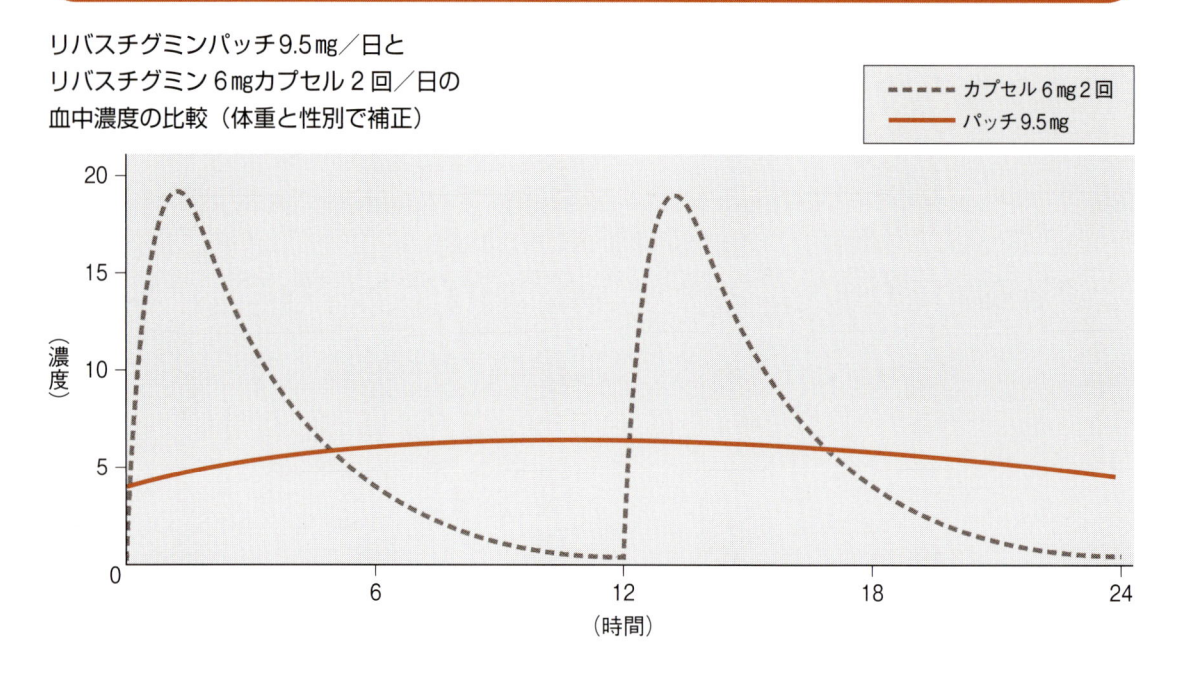

リバスチグミンパッチ9.5mg／日とリバスチグミン6mgカプセル2回／日の血中濃度の比較（体重と性別で補正）

凡例：カプセル6mg2回（破線）／パッチ9.5mg（実線）

縦軸：濃度（0〜20）、横軸：時間（0〜24）

パッチ製剤としての特徴とメリット

リバスチグミンは現在ある認知症治療薬の中で唯一の貼り薬です。嚥下障害のある人や、何らかの理由で薬を飲むことができない人でも、問題なく投与することができます。パッチの表面に「何月何日に貼ったか」を記入することができ、目で見て貼付状況を確認できるのも、記憶障害で苦しむ人の病気である認知症の治療薬としては大きなメリットです。

また、飲み薬とは違って有効成分が皮膚から徐々に吸収されるので、薬剤の血中濃度の上下が少なく、長時間一定に保たれます。そのため他の経口投与のコリンエステラーゼ阻害剤よりも、吐き気などの消化器症状が少ないのもメリットの一つです。また、万一強い副作用が出たとしても、パッチをはがしてしまえば即座に薬の吸収を止めることができます。

リバスチグミンのパッチ製剤でかぶれにくい部位

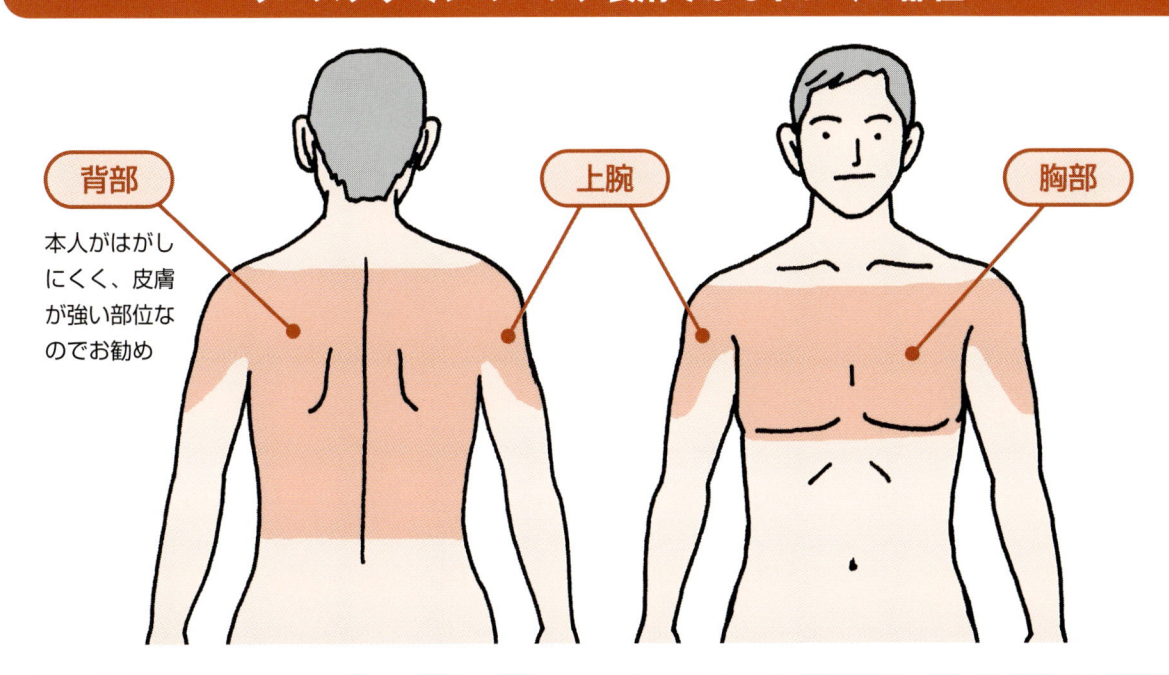

背部 — 本人がはがしにくく、皮膚が強い部位なのでお勧め

上腕

胸部

かぶれを予防する保湿方法

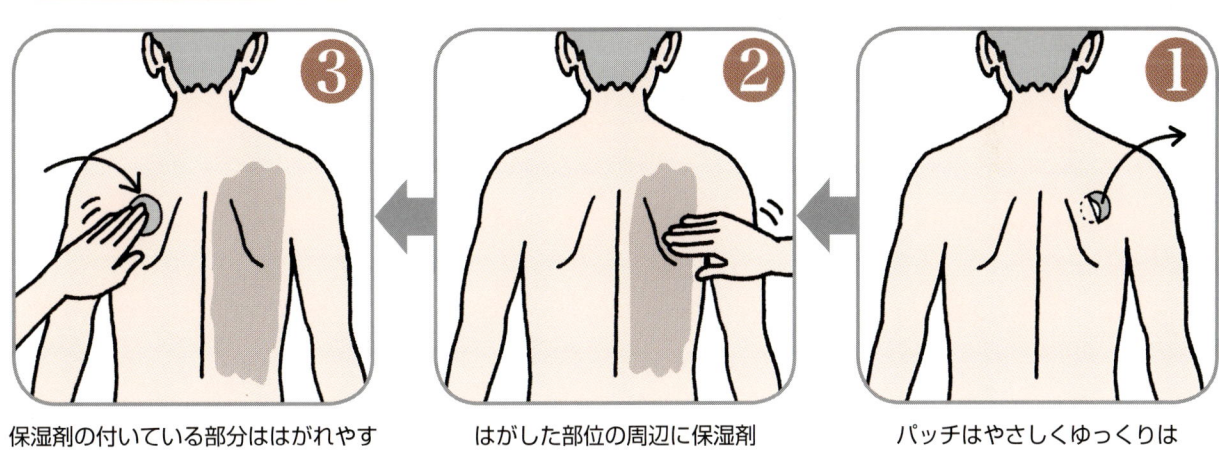

① パッチはやさしくゆっくりはがす

② はがした部位の周辺に保湿剤を塗る

③ 保湿剤の付いている部分ははがれやすいので、反対側に新しいパッチを貼る

リバスチグミンの副作用と対応法

リバスチグミンの国内臨床試験において、副作用の発現率は83・9％と非常に高い割合でした。しかしこの副作用の内容の多くは皮膚のかぶれなど軽度なもので、投与を中止しなければならないほど深刻な副作用はほとんどありませんでした。

かぶれなどの皮膚症状を防ぐためには、薬剤を貼る部位に気をつけることが大切です。なるべく皮膚が強く、本人がうっかりはがしたりしにくい背部などを選ぶとよいでしょう。また、同じ場所に続けて貼らずにその都度場所をずらし、はがした後を保湿するだけでも、皮膚症状の改善が期待できます。

一方、パッチ製剤は副作用が緩いといっても、アセチルコリンエステラーゼ阻害剤としての特性はあるので、その点は注意が必要です。消化器症状や心疾患、ぜんそくなど気管支や肺に疾患がある人は特に、重篤な副作用が起こらないよう注意して見守りましょう。

医療編 3 認知症の薬物療法

157

中核症状に作用する薬 ⑥ メマリー

認知症治療薬として唯一、他の薬剤と違う作用機序を持つために併用することができるメマリー。どのような薬剤なのでしょうか

メマリーの作用機序

アルツハイマー型認知症

学習時 / 通常時
- シナプス前膜
- Ca^{2+}
- グルタミン酸
- NMDA受容体
- シナプス後膜
- ノイズ
- 神経伝達シグナル
- ノイズにかき消される

メマリーを服用した場合

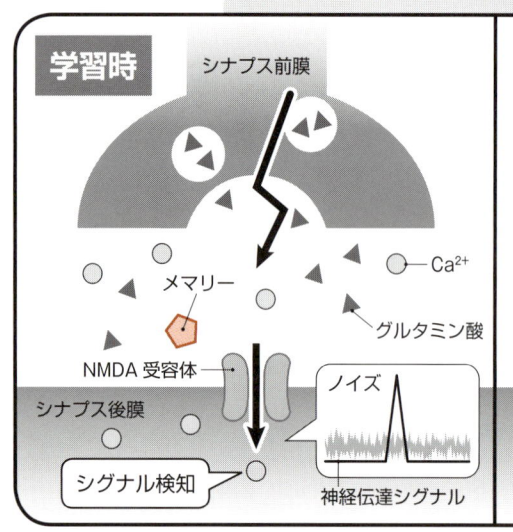

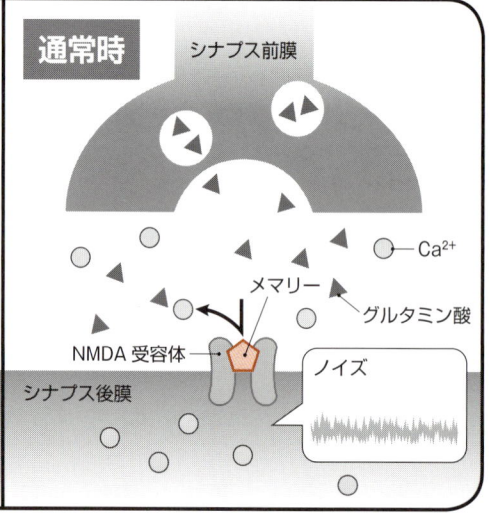

学習時 / 通常時
- シナプス前膜
- メマリー
- Ca^{2+}
- グルタミン酸
- NMDA受容体
- シナプス後膜
- ノイズ
- 神経伝達シグナル
- シグナル検知

（第一三共のホームページをもとに作成）

メマリー開発の歴史と位置づけ

　ここまで見てきた認知症治療薬はすべてアセチルコリンエステラーゼ阻害剤でした。しかしメマリーはまったく違う作用機序を持つため、他の薬剤と併用することができます。メマリーの登場によって認知症治療の選択肢が広がったのです。

　メマリーはドイツで開発されました。その後2002年にヨーロッパで、翌2003年にアメリカで承認され、現在までに世界70ヵ国で使用されている薬剤です。日本では承認が大幅に遅れ、2011年3月に国内販売が開始される予定でした。しかし東日本大震災が発生したために福島の工場で製造されていたメマリーの発売は延期され、2011年6月から販売が開始されました。

メマリーのおもな副作用

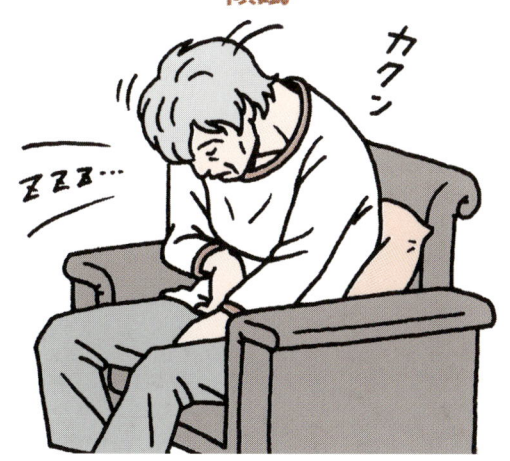

傾眠
日本で発売してから多く報告されている副作用。眠気によって寝込んでしまうこともある

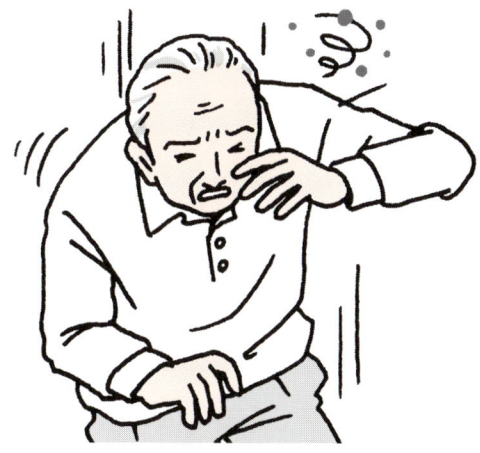

浮動性めまい
もっとも多く報告されている副作用は、ふらつき・よろめきなど。転倒には十分な注意が必要

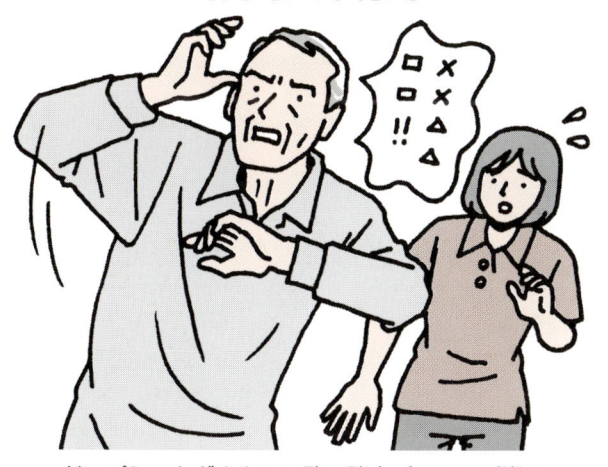

幻覚等異常行動
ドーパミンとグルタミン酸の脳内バランスが崩れると、幻覚や妄想、幻視などが出ることもある

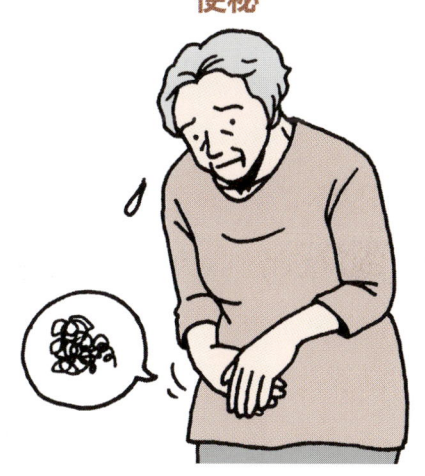

便秘
日本国内で行われた臨床試験の結果では、約3％の被験者に便秘の副作用が出たと報告された

メマリーの服用と副作用について

メマリーの適応は中等度以上のアルツハイマー型認知症なので、軽度では服用できません。ですから既にアセチルコリンエステラーゼ阻害剤を服用している人に対する追加投与や、体質的な問題でアセチルコリンエステラーゼ阻害剤を服用できない人の新たな選択肢として使用されることが多い薬です。

メマリーの服用は1日1回5mgから開始し、その後1週間に5mgずつ維持量（20mg）まで増量します。ただし高度腎排泄型の薬剤なので、高度腎機能障害のある人の維持量は10mgとします。

メマリーの服用によるおもな副作用は浮動性めまい、傾眠、便秘、幻覚等異常行動などです（上のイラスト参照）。基本的には攻撃性などを改善する効果がある薬なのですが、メマリーによってドーパミンとグルタミン酸の脳内バランスが崩れると、攻撃性や激越などの副作用が起こることもあるので十分注意しましょう。

その他の認知症治療薬 ①

開発中のワクチン

アルツハイマー型認知症の発症を予防できるワクチンが現在世界中で研究されています。ワクチン開発の現状を見てみましょう。

アルツハイマー病の経過と薬物

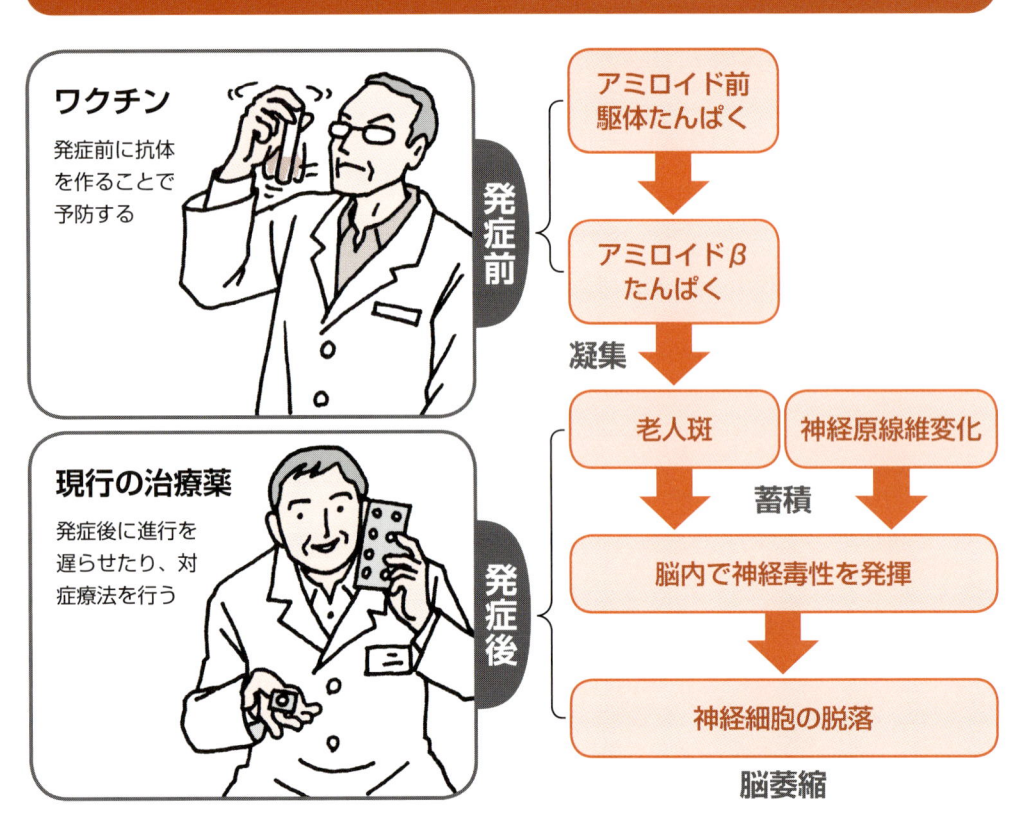

ワクチン
発症前に抗体を作ることで予防する

現行の治療薬
発症後に進行を遅らせたり、対症療法を行う

【発症前】
アミロイド前駆体たんぱく
↓
アミロイドβたんぱく
凝集
↓
【発症後】
老人斑　　神経原線維変化
蓄積
↓
脳内で神経毒性を発揮
↓
神経細胞の脱落
脳萎縮

認知症治療薬とワクチンの違い

現在アルツハイマー病の発症は、「アミロイドカスケード仮説」で説明されています。これは脳内にアミロイドβと呼ばれる特殊なたんぱくが蓄積され、それが原因でアルツハイマー病が発症するという考え方です。

アミロイドβが蓄積されると脳内に老人斑というシミのようなものができます。その後神経原線維変化が起こって脳内で毒性が発揮され、神経伝達物質を減少させます。そのため記憶障害などが起こり、認知症が発症するというのです。

現在使用されている認知症治療薬はすべて、認知症が発症した後、神経伝達物質の量を調整して認知症の進行を遅らせる働きをします。しかし、もっと早い段階でアミロイドβを分解で

きれば、認知症を根本的に治療することができるはずです。そこで長年、認知症の研究では根本治療ができる薬の開発を目指していました。

そんななかアメリカのシェンク博士は、自分の免疫を使ってアミロイドβを排除させようと大きな発想の転換を図ったのです。ここから認知症ワクチンの研究が始まりました。

ワクチンとは一般的に、病気に感染する前に体内に無毒化もしくは弱毒化した病原体を注射するものです。病原体を入れることで体内に抗体を作って免疫力を高め、病気の発症を防ぎます。これと同じ考え方で、アルツハイマー型認知症の原因物質であるアミロイドβをワクチン化することによって、脳内でアミロイドβが溜まり始めたらこれらの細胞が分解できるようにしようと考えたのです。

ワクチンがアミロイドβの蓄積を阻害するしくみ

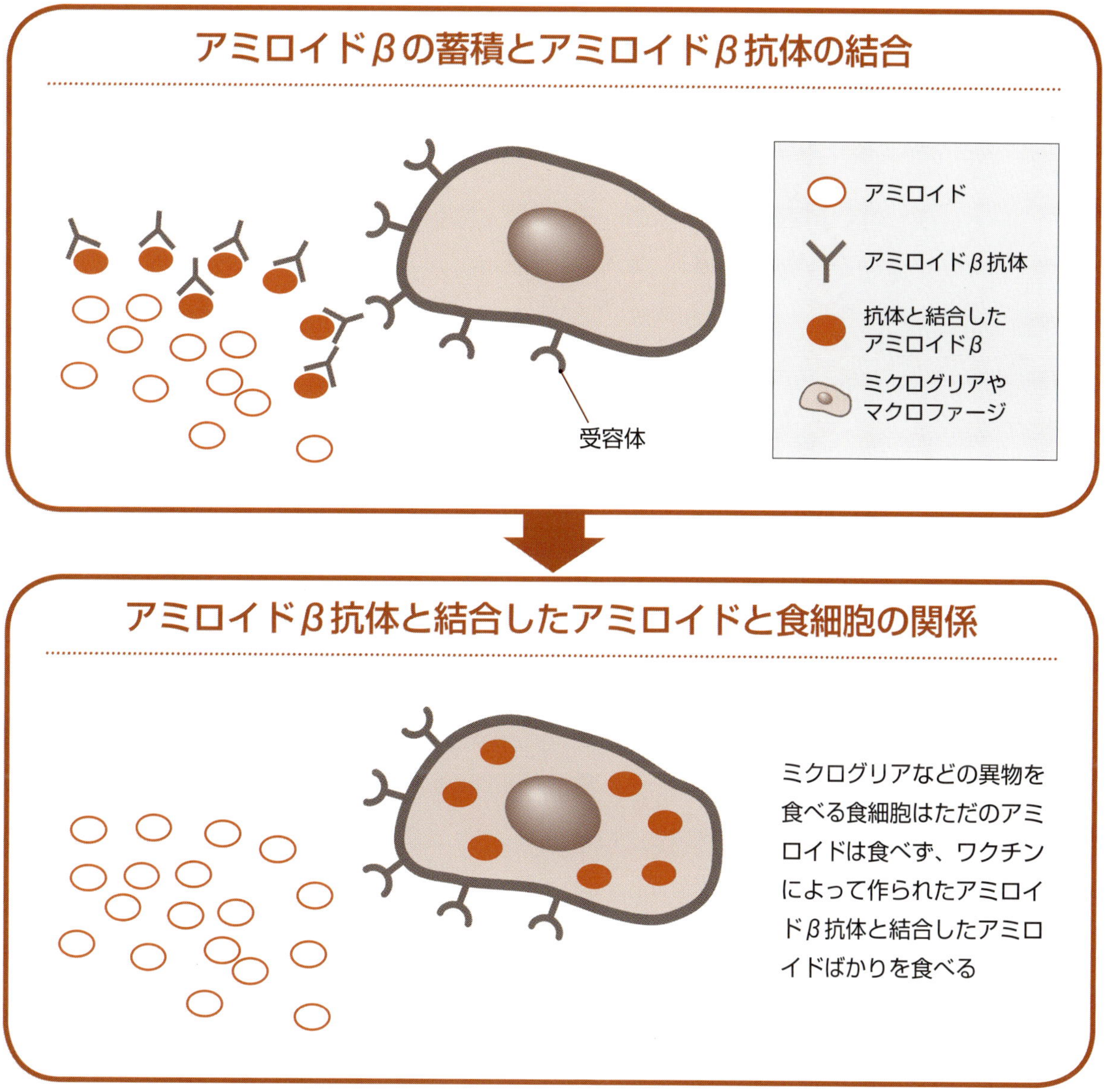

アミロイドβの蓄積とアミロイドβ抗体の結合

凡例：
- ○ アミロイド
- Y アミロイドβ抗体
- ● 抗体と結合したアミロイドβ
- ミクログリアやマクロファージ

受容体

↓

アミロイドβ抗体と結合したアミロイドと食細胞の関係

ミクログリアなどの異物を食べる食細胞はただのアミロイドは食べず、ワクチンによって作られたアミロイドβ抗体と結合したアミロイドばかりを食べる

（参考文献：田平武『アルツハイマー・ワクチン』中央法規出版）

アルツハイマー病ワクチンの開発史

アルツハイマー型認知症はインフルエンザなどと違ってウイルスや細菌感染によって発症する病気ではありません。ですから認知症のワクチンとは、アミロイドβをウイルスに見立てて考えているのです。

人間の体内には、病原体に感染したときなどに大活躍する「異物を食べてしまう細胞」があります。アミロイドβは異物なので、ミクログリアという細胞が食べるべきものです。しかしどういうわけか、アミロイドβはミクログリアでもうまく食べられずに蓄積してしまいます。そこでワクチンによってアミロイドβの抗体を作ったところ、その抗体が結合したアミロイドβをミクログリアが非常によく食べたのです。

この作用を利用して、最初のワクチンAN-1792が誕生しました。しかしこのワクチンは治験の最中に髄膜脳炎という重大な副作用が発生し、開発中止を余儀なくされました。

163

その他の認知症治療薬① 開発中のワクチン

経口ワクチンのしくみ

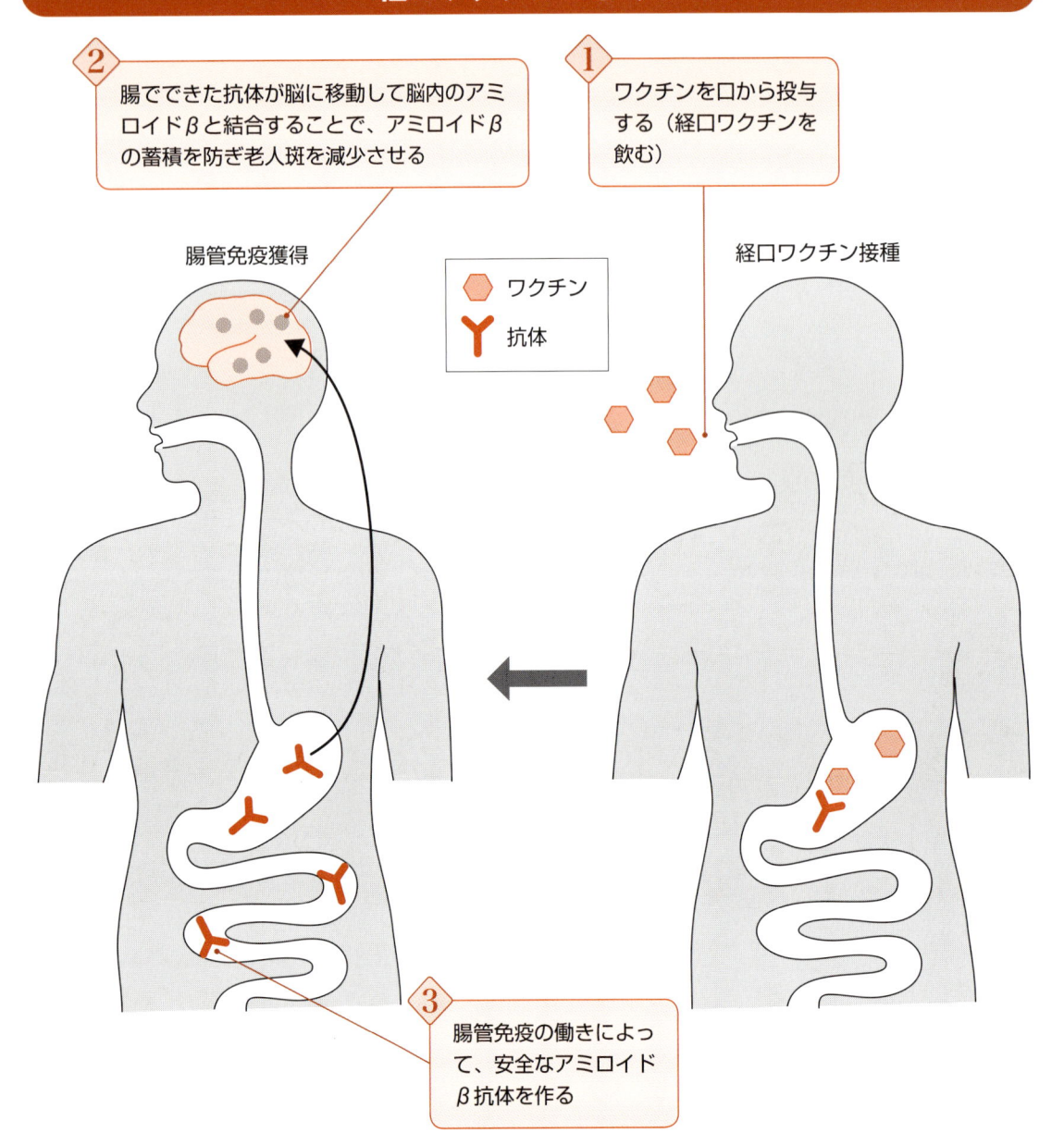

1. ワクチンを口から投与する（経口ワクチンを飲む）

経口ワクチン接種

2. 腸でできた抗体が脳に移動して脳内のアミロイドβと結合することで、アミロイドβの蓄積を防ぎ老人斑を減少させる

腸管免疫獲得

ワクチン
抗体

3. 腸管免疫の働きによって、安全なアミロイドβ抗体を作る

経口ワクチンの開発と今後の展望

画期的なワクチンであったAN-1792は中止されましたが、この治験を通して多くのことが発見されました。

まず、ワクチンを接種した人の脳から老人斑が消えたり、大幅に減少したことが判明しました。これによってワクチンが実際に人間にも効果があることが証明されたのです。

また、末期の患者は老人斑が消えても病気の進行を止めるのは難しいこともわかりました。これによって、なるべく早期にワクチンを接種する必要があることが判明したのです。

その後、副作用の起きにくいワクチンの開発が世界中で進められています。なかでも代表的なのは、日本でも開発が進められている経口ワクチンです。

経口ワクチンは薬のように口から飲んで接種します。消化酵素によって分解されない運び屋

164

医療編 3 認知症の薬物療法

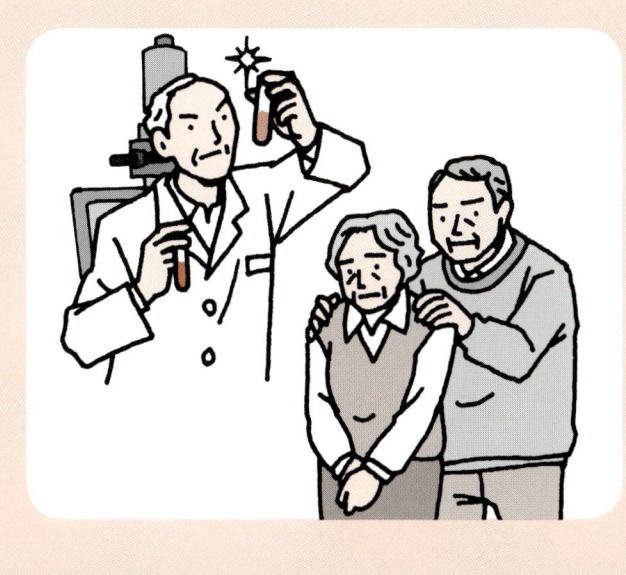

コラム

まだまだある！ 新薬の開発状況

アルツハイマー型認知症を治療する新薬は、ワクチン以外にもさまざまな研究が進められています。開発中の新薬で代表的なのは、ワクチンと同じくアミロイドカスケード仮説に基づいて開発されている新薬です。

これらの新薬はアミロイドβの分解促進剤やアミロイドβの凝集阻害剤など、薬剤の効果としてアミロイドβの蓄積を防ぐものと、免疫療法といって、体内に抗体を作ることでアミロイドβの蓄積を防ぐものとの2種類があります。どれも現行の薬剤とは違い、より病気の根本に働きかけるものなので、実用化されればアルツハイマー型認知症の治療が大きく前進することになるでしょう。

一方、近年ではアミロイドカスケード仮説に加えてタウ仮説に基づいた研究も活発です。最近の研究ではアミロイドβたんぱくに加えて、デルタタウと呼ばれるたんぱくの蓄積も相互的にアルツハイマー型認知症の発症に関係があるのではないかと考えられるようになりました。そこで新たに登場したのが、アミロイドβとデルタタウの両方を標的とした治療薬の開発です。

この分野の研究もアミロイドカスケード仮説と同じようにタウ凝集阻害剤やタウ免疫療法として病気の根本に働きかけるもので、タウたんぱくとアミロイドβの両方を標的としたワクチンの開発が進められています。

アルツハイマー型認知症の新薬開発は非常に難しく、開発費用に平均で1000億円以上かかり、開発期間も10～15年を要するという大きなリスクを伴う研究です。それでも研究者たちはアルツハイマー型認知症の完治を目指し、新薬の完成を信じて、今日も世界中で研究が進められています。

を使って胃を通り、腸にたどり着いたら、腸管免疫によって抗体を作るのです。腸管免疫による筋肉注射であったAN-1792とは違い、腸管では脳炎が引き起こされるような免疫反応は起きにくいので安全とされています。

アルツハイマー型認知症に対するワクチンの今後の展開としては、安全なワクチンが完成した場合、どのタイミングでどのような人に接種をするのかという運用面を解決しなければならないのが課題の一つです。ワクチンは初期に接種することが望ましいので、アルツハイマー型認知症の早期発見が今以上に大切になってきます。

そこで現在、PETという装置を使って、脳内の老人斑をレントゲンのように可視化するアミロイドイメージングという研究が進行中です。これが実用化できれば、大きく展望が開けます。近い将来、50代～60代の人は健康診断の一環で脳を検査し、老人斑ができ始めていたらワクチンを接種して認知症の発症を予防できる時代がくるかもしれません。

その他の認知症治療薬 ②

周辺症状を抑える薬

認知症は、中核症状よりも周辺症状で困っている人がたくさんいます。周辺症状を抑える薬には、どんなものがあるのでしょうか

学者や医師が陥りやすい間違い

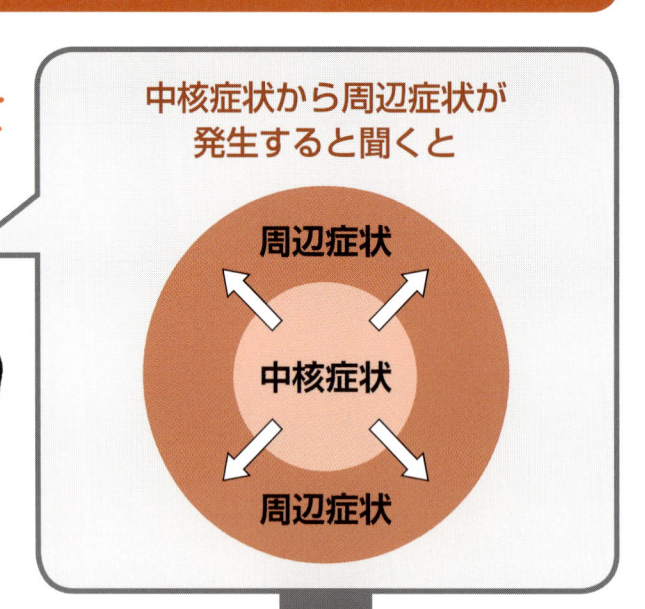

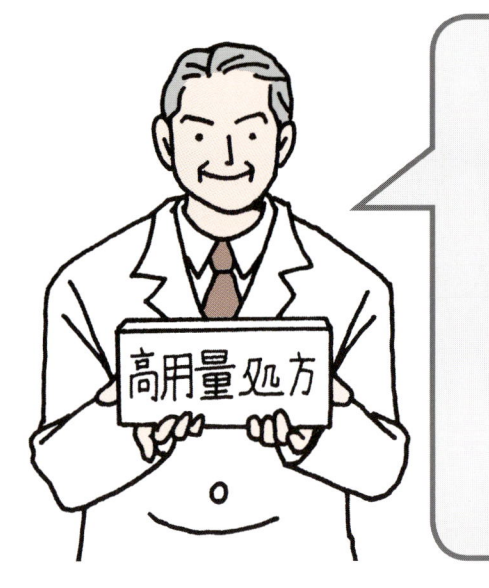

中核症状から周辺症状が発生すると聞くと

中核症状 → 周辺症状

中核症状を治せば周辺症状は消えるだろうと思ってしまう

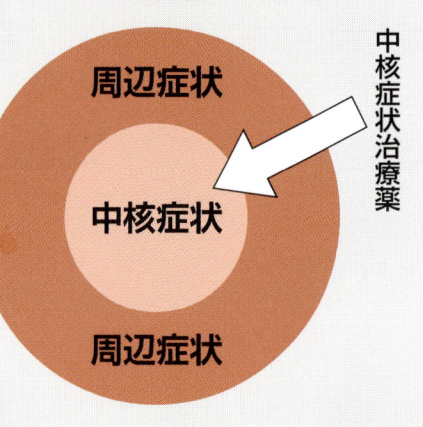

中核症状治療薬 → 中核症状

高用量処方

なぜ周辺症状の薬が大切なのか

認知症の症状には、中核症状と周辺症状（行動・心理症状）があります（86〜89、142ページ参照）。中核症状は、記憶や見当識（自分が置かれた状況を把握する力）、判断力など認知機能そのものの症状で、認知症の重度化（軽度、中等度、高度）と比例しています。

一方の周辺症状は、認知症の重度化とは関係なく、陽性症状（徘徊、暴力、妄想など）と陰性症状（無気力、独語、うつ状態など）に分けられます。

認知症の薬物療法では、中核症状と周辺症状を分けて考えることがとても大切です。上の図で示したように、中核症状を治すことでしか周辺症状を治せないと考える医師は、アリセプトに代表される中核症状治療薬に

166

おもな周辺症状薬剤の特徴

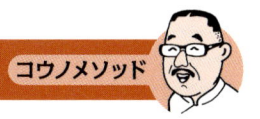

コウノメソッド

	商品名	一般名	適用症およびコウノメソッドでの使い方	推奨用量
抑制系薬剤	グラマリール	チアプリド塩酸塩	●在宅生活が可能な程度の陽性症状に ●初歩的な薬だが安全なので抑制系の第一選択	まず25mg錠で1日1～6錠の維持量を決める
	抑肝散 抑肝散加陳皮半夏	抑肝散 抑肝散＋陳皮＋半夏	●体幹バランスの悪いレビー、ピック病の陽性症状に ●アルツハイマーにはあまり効かない ●血清カリウム低下に注意。特にラシックス併用時	1日1～4包 クラシエの3.75gなら1日2回
	セロクエル	クエチアピンフマル酸塩	●在宅生活が難しい陽性症状の人、ピック病の人に ●レビーでも少量なら可能 ●体の傾斜を起こしやすい	25mgを1日0.5～6錠 強いので微調整も考える （朝10mg＋夕10mgなど） 糖尿病患者には禁忌
	ウインタミン	クロルプロマジン	●陽性症状の強いピック病の第一選択、アルツハイマーにおいてはグラマリール、セロクエルが効かない場合の第二選択、糖尿病がある場合は第一選択	軽度：4mgや6mgの組み合わせで10mg 中度：12.5mgを2.5錠 最大：12.5mgを6錠
	セレネース	ハロペリドール	●暴力はなく、妄想だけの人に ●歩行のしっかりしたレビーにも少量使用可能	1錠（0.75mg）は多い、0.2mg、0.5mgの細粒で開始
	リスパダール	リスペリドン	●暴力に対して頓用で用いてもよい ●パーキンソン症状が悪化するので常用は避ける ●ピック病には効きにくい	暴力的なときに1mgか2mgシロップを1日3回まで
興奮系薬剤	シンメトレル	アマンタジン塩酸塩	●正常圧水頭症の意識障害や歩行障害に、髄液排除28mℓに次ぐ第二選択として ●パーキンソン症状に多用されるが、あまり効かない	1日150mgまで レビーには100mgまで （過量で幻視誘発）
	サアミオン	ニセルゴリン	●脳血管性認知症のうつ状態に対する第一選択 ●アリセプトを増量できないが元気にしたいレビー、筋力をアップさせ、切迫性尿失禁を改善したいとき	5mgを1日3回 易怒の場合は1日6mgや、グラマリール少量の併用

※「コウノメソッド2012」より作成

医療編 3 認知症の薬物療法

頼り過ぎる傾向があり、そのことでかえって周辺症状を悪化させてしまいます。

なぜなら、中核症状治療薬であるアリセプト、レミニール、イクセロンパッチ、リバスタッチパッチは、興奮系の薬剤だからです。周辺症状で陽性症状が出ている患者には、中核症状の進行を遅らせることばかり考えてはいけません。中核症状を治せば周辺症状は消えるだろうと考えがちですが、そんな簡単なものではないのです。

陽性症状が出ている患者の家族や介護者は、興奮系の中核症状治療薬を処方されるとよけい介護が困難になります。しかし、病気の進行を止めることが真の医療だと思っている医師は、中核症状が改善されないと医学の敗北だと考え、さじを投げてしまいかねないのです。

認知症の治療では、中核症状治療薬を高用量で処方して、知能検査の数値を上げることだけを目的にしてはいけません。周辺症状を抑えて患者が穏やかになり、介護者がらくになることも治療の大切な目的です。

その他の認知症治療薬② 周辺症状を抑える薬

急に陽性症状が加わる時期の対応　コウノメソッド

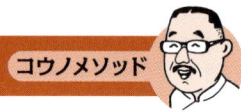

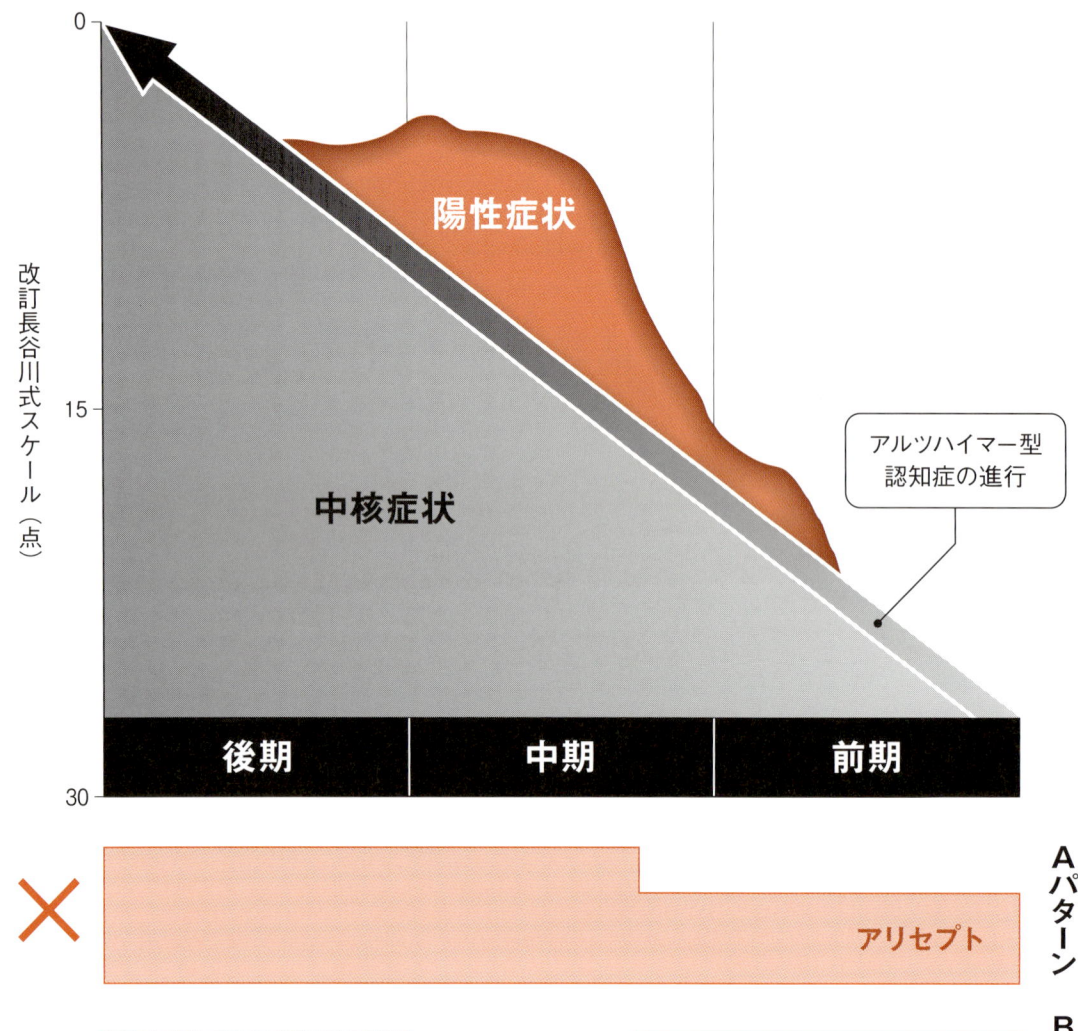

改訂長谷川式スケール（点）　0／15／30

陽性症状／中核症状／アルツハイマー型認知症の進行

後期／中期／前期

Aパターン　× アリセプト
Bパターン　○ メマリー　アリセプト
抑制系薬剤で対応　グラマリール

周辺症状治療薬のじょうずな使い方

上の図に示したように、アルツハイマー型認知症は中期でもっとも陽性症状が出やすく、介護者が苦労します。それを見て認知症の進行を止めようと中核症状治療薬を増量すると、患者はますます興奮するのです。

この時期は、グラマリール、抑肝散（よくかんさん）、セロクエル、ウインタミン、セレネースといった抑制系の薬を使わなければなりません。ただし、抑制系の薬は連続して使うと過鎮静（かちんせい）（患者が弱って転倒したり食事のときにむせたりすること）になりがちなので、注意が必要です。

もし、患者に陰性症状が出てきたら、シンメトレル、サアミオンなどの興奮系の薬を処方する必要があります。

抑制系と興奮系のバランスをとるには、左ページのDBCシート（筆者考案）をつけて医師に見てもらいましょう。

DBCシート（ディメンシア・バランス・チェックシート） Dr.コウノ考案

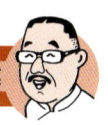

氏名　　　　　　　　病名：アルツハイマー型　　レビー小体型　　ピック病　　脳血管性　　混合型
年齢　　　　　　　　　　　　脳血管障害　　正常圧水頭症　　硬膜下血腫　（　　　　　　　）

評価日　H　年　月　日　　　H　年　月　日

A 陽性症状　　　　　　　　　　　　（合計　　点）　　　　（合計　　点）

番号	陽性症状項目	投薬前	投薬後
1	いらだち、怒り、大声、暴力	0　1　2　3	0　1　2　3
2	介護抵抗、入浴拒否	0　1　2　3	0　1　2　3
3	帰宅願望、外出企図	0　1　2　3	0　1　2　3
4	不眠	0　1　2　3	0　1　2　3
5	徘徊（一日中、日中、夜間）	0　1　2　3	0　1　2　3
6	自己顕示、家族呼び出し頻回	0　1　2　3	0　1　2　3
7	あせり	0　1　2　3	0　1　2　3
8	妄想、幻覚、独語	0　1　2　3	0　1　2　3
9	神経質	0　1　2　3	0　1　2　3
10	盗み、盗食、大食、異食	0　1　2　3	0　1　2　3

B 陰性症状　　　　　　　　　　　　（合計　　点）　　　　（合計　　点）

番号	陰性症状項目	投薬前	投薬後
1	食欲低下	0　1　2　3	0　1　2　3
2	あまり動かない（活力低下）	0　1　2　3	0　1　2　3
3	昼寝、傾眠、発語低下、無表情	0　1　2　3	0　1　2　3
4	うつ状態（否定的発言、自殺願望）	0　1　2　3	0　1　2　3
5	無関心（リハビリ不参加）	0　1　2　3	0　1　2　3

C 体幹バランス　　　　　　　　　　（合計　　点）　　　　（合計　　点）

番号	体幹バランス項目	投薬前	投薬後
1	体幹傾斜	0　1　2　3	0　1　2　3
2	易転倒性	0　1　2　3	0　1　2　3
3	小刻み歩行	0　1　2　3	0　1　2　3
4	嚥下不良、むせる	0　1　2　3	0　1　2　3
5	突進か振戦（パーキンソン病）	0　1　2　3	0　1　2　3

0：見たことなし　　1：たまに　　2：ときどき　　3：しょっちゅう
（程度が強い場合は、頻度のスコアを1段階アップする）

評価法　Aスコア低下：患者が穏やかになった
　　　　Bスコア上昇：抑制系薬剤が強すぎる。元気になるまでウォッシュアウト（完全に休むこと）しましょう
　　　　Cスコア上昇：抑制系薬剤が強すぎる。元気になるまでウォッシュアウトしましょう
抑制系薬剤：グラマリール、抑肝散、セロクエル、ウインタミン、セレネース、リスパダールなど

コウノメソッド①

コウノメソッドとは何か

認知症の診断と治療は歴史が浅く、まだ確立されていない部分が少なくありません。そのため、誤診や薬の誤用がよく起こります

医師にもいろいろなタイプがある

中枢神経系専門医（内科）
病状が進行してしまうことが敗北だ

認知症専門医（老年科）
介護者が倒れたら敗北なのです

医師の専門性が妨げとなる

本章では認知症の治療法を解説していますが、ここからはコウノメソッドの本格的な解説に入ります。コウノメソッドというのは、筆者（河野）が提唱する認知症の薬物療法です。

コウノメソッドの立場は、上の絵を見ていただければわかります。左側は中核症状の改善にしか興味を示さない医師で、薬剤は「適応症」に沿った処方にこだわり、家族や介護者の健康は気にしません。右側は周辺症状の改善も心がけてくれる医師で、要介護高齢者は介護者がいないと生きていけないことを知っているため、介護者の健康にも気を遣ってくれます。

コウノメソッドは、患者も介護者も同時に救う処方です（興奮系に作用する中核症状治療薬は少量処方、同時に抑制系薬剤も処方するなど）。上の絵でいえば両者の中間にいるわけですが、どうしても治せないときは患者よりも介護者を救う処方を行うので、どちらかというと右の絵に近い存在です。

認知症の治療は、ほかの医療分野に比べて歴史が長くありません。日本では、中核症状治療薬がアリセプトしかない時代が続いたことも、治療法が確立できていない原因です。2011年から中核症状治療薬が増えましたが、用量を決められた機械的な処方しかできない医師が少なくありません。

コウノメソッドは、認知症の専門医でなくても間違いのない処方ができるマニュアルです。詳しく解説する前に、よく起こる誤診と薬の誤用パターンを示しておきますので参考にしてください（左ページ）。

よく起こる誤診と薬の誤用

本当の病気	誤診のわけ	医師の誤診（投与した薬）	最悪の結果
パーキンソン病	パーキンソン病の患者は表情が暗いのでうつ病に見える	うつ病（抗うつ薬）	認知症症状出現
本態性振戦	振戦（ふるえ）＝パーキンソン病と即断してしまう	パーキンソン病（パーキンソン病治療薬）	認知症症状出現
脳血管性認知症	うつ状態になることがある	うつ病（抗うつ薬）	認知症悪化 寝たきり
軽いうつ病	軽症なのでやさしい抗うつ薬を使おうと思った	軽いうつ病※（ドグマチール）	薬剤性パーキンソニズム（歩けなくなる）
パーキンソン病とアルツハイマー型認知症の合併	症状が出てきたのでパーキンソン病が進行したためと考えた	パーキンソン病の悪化（パーキンソン病治療薬を増量）	アルツハイマー型認知症が悪化、元に戻らなくなる
正常	MRIで血管周辺腔の拡大を多発性脳梗塞と過剰診断した	多発性脳梗塞（アスピリン製剤）	出血性胃潰瘍で緊急入院

※診断は間違っていないが、副作用を起こしやすい患者の場合は薬剤性パーキンソニズムが起こる

（『認知症　家族を救う劇的新治療』河野和彦著：主婦の友社より）

中枢神経系専門医の誤診と薬の誤用

専門医	正診	誤診	誤処方	結果
精神科医	レビー小体型認知症	うつ病	抗うつ薬（三環系、四環系）	認知機能・ADL※・意識レベル・食欲低下（要介護度上昇）
神経内科医	レビー小体型認知症	パーキンソン病	パーキンソン病治療薬（Lドーパ）	妄想・幻視の出現、食事不能、せん妄（緊急入院）
神経内科医	レビー小体型認知症	アルツハイマー型認知症	アリセプト5〜10mg	歩行不能、食欲低下（死亡）

レビー小体型認知症が誤診されると特に危険なので、独立した表にした　　　※ADL：日常生活動作

（『認知症　家族を救う劇的新治療』河野和彦著：主婦の友社より）

コウノメソッド②
患者と家族のどちらかしか救えないときはどうするか

認知症の中核症状治療薬を使い続けると、周辺症状が悪化していく場合があります。そんなときはどうすればいいのでしょうか

介護者の立場を理解しよう

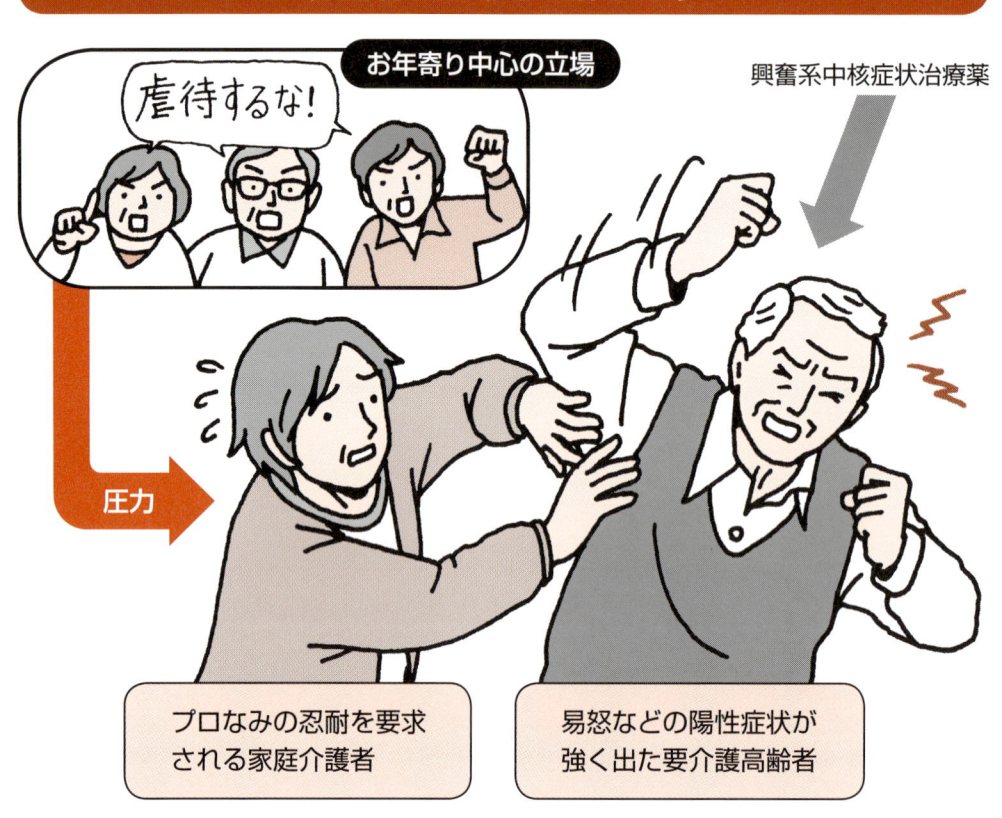

お年寄り中心の立場
「虐待するな！」
圧力

興奮系中核症状治療薬

プロなみの忍耐を要求される家庭介護者

易怒などの陽性症状が強く出た要介護高齢者

中核症状治療薬の「処方の足かせ」

認知症の治療で問題になるのは、中核症状に作用する薬に「増量処方が定めてある」ことです。アリセプトを例にとると、3mgで2週間試行ののち、5mgの処方へと移行しなければならない決まりになっています（厚生労働省からの指導があるため、そのように処方しなければ保険が通りにくい。万一保険が通らなければ、報酬返還で医療側の全額負担になってしまう）。

その後発売されたレミニール、リバスタッチパッチ、イクセロンパッチ、メマリーなどの中核症状治療薬も、増量規定つきです。このように患者の症状に関係なく「増量しなければならない」と規定された薬は、とても珍しいといえます。アリセプトや同じ作用機序を持つレミニール、リバスタッチパッチ、イクセロンパッチの副作用で介護者を困らせるのは、易怒（怒りっぽさ）です。これは全部の患者に出るわけではありませんが、出る患者は薬が効いているのですから、量さえ減らせばうまくいく可能性があります。易怒が出たらチャンスだと思って、本人の調子がよくなり、介護者も困らない量を探し当てればいいのです。

しかし、「増量規定」がそれを許してくれません。規定量まで上げていくか、その薬の服用を止めるか、医師は二者択一を迫られているのが現状です。

増量規定問題は、レビー小体型認知症の治療において深刻な事態を引き起こしています。薬剤過敏性があるレビー小体型認知症の患者には少量投与が欠かせないにもかかわらず、それが通常、アリセプトや同じ作用できないからです。

症状をみて処方のさじ加減が必要

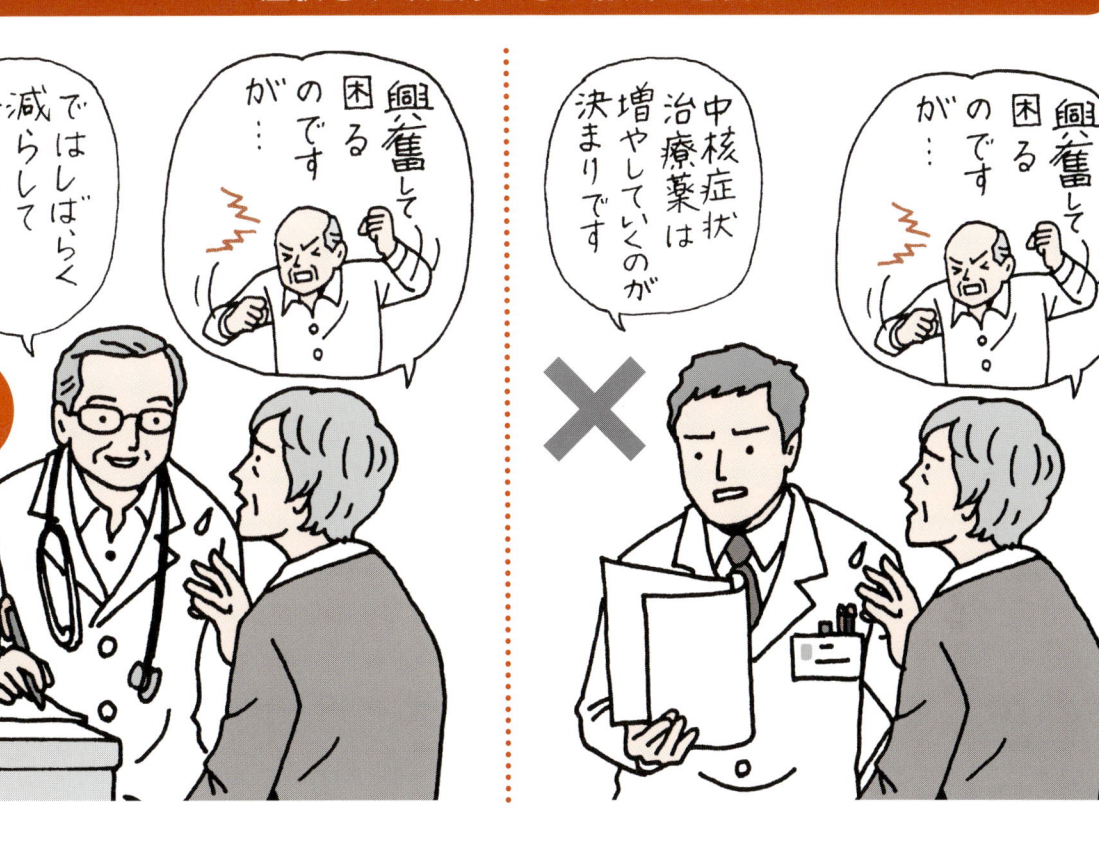

○「興奮して困るのですが…」「ではしばらく減らしてみましょう」

×「興奮して困るのですが…」「中核症状治療薬は増やしていくのが決まりです」

介護者を救うには医師の工夫が必要

レビー小体型認知症の患者にアリセプトなどアルツハイマー型認知症の薬が効くという話は、以前からありました。また、実際に処方しているケースも少なくありません。しかし、少量でなければいけないのが知られていなかったために、増量規定によって、暴れたり歩けなくなったりした患者が全国で多発したのです。レビー小体型認知症の薬物療法は特に難しいので、194〜199ページで詳しい説明を行います。

中核症状治療薬をどう使うかは、医師によって反応がさまざまです。大学病院や国公立病院の勤務医は、おおむね増量規定のとおりに処方を行います（理由は、国が決めたのなら正しいと信じている、規則順守が職場で徹底されている、周辺症状に関心がない、など）。

民間の病院や開業医のなかには、患者の症状や介護者の苦労を和らげるために少量処方を行ってくれる医師もいますが、少数派です。そうした少数派の医師は、レセプト（診療報酬明細書）を通すためにあれこれと工夫をしています。その工夫を述べることは本書の役割ではないので割愛しますが、症状に合わせた用量を医師が決められない増量規定は、せっかくの中核症状治療薬を使いにくくするだけでなく、医師の力を奪う悪しき介入と言うべきです。

興奮して中核症状治療薬が飲めない（介護者が疲弊し、家庭が崩壊してしまう）患者への対応法は、少量処方以外にないのでしょうか。一つには、患者が落ち着く抑制系の薬剤を同時に処方するという方法があります。また、先に陽性症状を改善させてから中核症状の改善へ向かうのも一つの方法です。

どちらにしても医師は、患者だけでなく介護者も助ける処方をしなければなりません。日本の家庭介護者の多くは、患者中心の生活を送るべく社会から有形無形の圧力を受けています。認知症の治療において、医師は「究極の場合、介護者のほうを救う」覚悟が必要です。

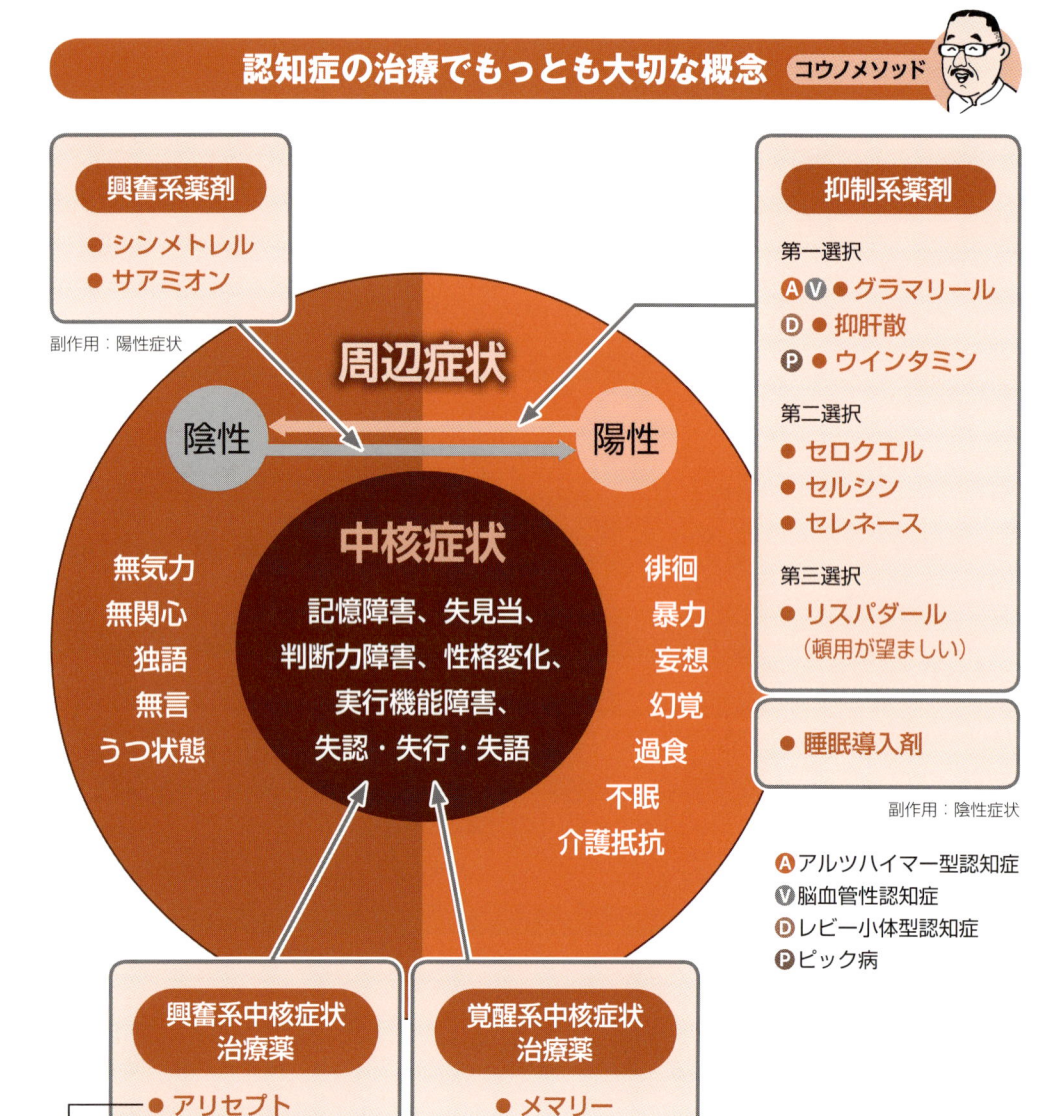

コウノメソッド③ 認知症治療でもっとも大切なこと

認知症の治療では、患者にどんな周辺症状が出ているか（陽性か陰性か）によって、処方する薬を変えなければなりません

認知症の治療でもっとも大切な概念　コウノメソッド

興奮系薬剤
- シンメトレル
- サアミオン

副作用：陽性症状

抑制系薬剤

第一選択
- Ⓐ Ⓥ ● グラマリール
- Ⓓ ● 抑肝散
- Ⓟ ● ウインタミン

第二選択
- セロクエル
- セルシン
- セレネース

第三選択
- リスパダール（頓用が望ましい）

- 睡眠導入剤

副作用：陰性症状

Ⓐ アルツハイマー型認知症
Ⓥ 脳血管性認知症
Ⓓ レビー小体型認知症
Ⓟ ピック病

周辺症状

陰性 ←→ 陽性

陰性：無気力、無関心、独語、無言、うつ状態

陽性：徘徊、暴力、妄想、幻覚、過食、不眠、介護抵抗

中核症状
記憶障害、失見当、判断力障害、性格変化、実行機能障害、失認・失行・失語

興奮系中核症状治療薬
- アリセプト
- レミニール
- リバスチグミンのパッチ製剤

覚醒系中核症状治療薬
- メマリー

これらの中核症状治療薬が興奮系に属している点がポイント

陽性か陰性かの見極めが大切

認知症の治療でもっとも大切なことは、患者の周辺症状が陽性か陰性かを見極め、陽性症状が出ている患者は抑制系の薬剤で落ち着かせてから中核症状治療薬を処方することです。患者に陰性症状が出ているのであれば、最初から中核症状治療薬を処方しても構いません。

なぜなら、アリセプト、レミニール、リバスチグミンのパッチ製剤などの中核症状治療薬は、どちらかというと興奮系に属しているからです。すでに陽性症状を示している患者に処方すると、興奮して介護ができなくなる恐れがあります。

メマリーだけは作用機序が異なるため他の中核症状治療薬と併用できる薬です。アリセプトほどの興奮性はないようです

医療編 3 認知症の薬物療法

周辺症状を消してから本格治療を始める　コウノメソッド

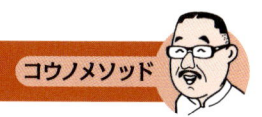

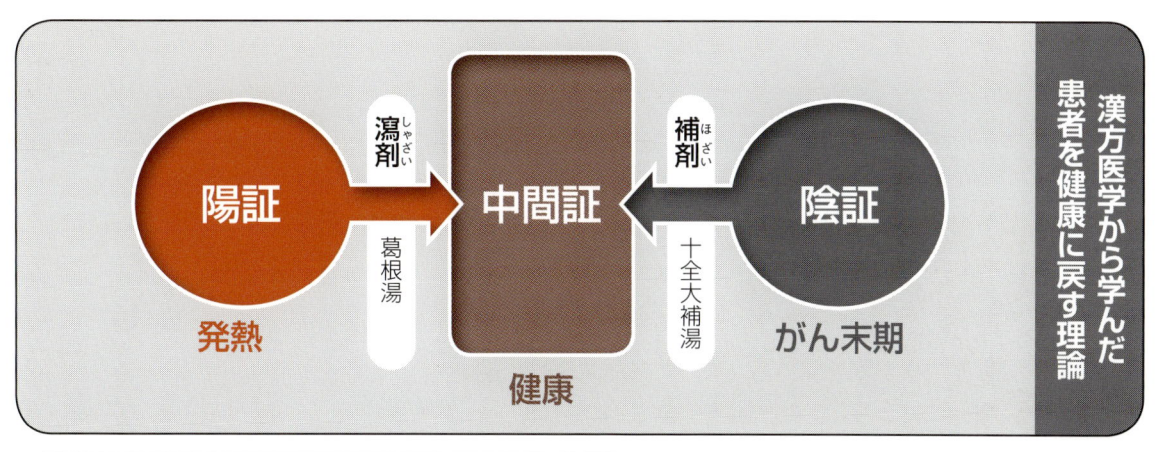

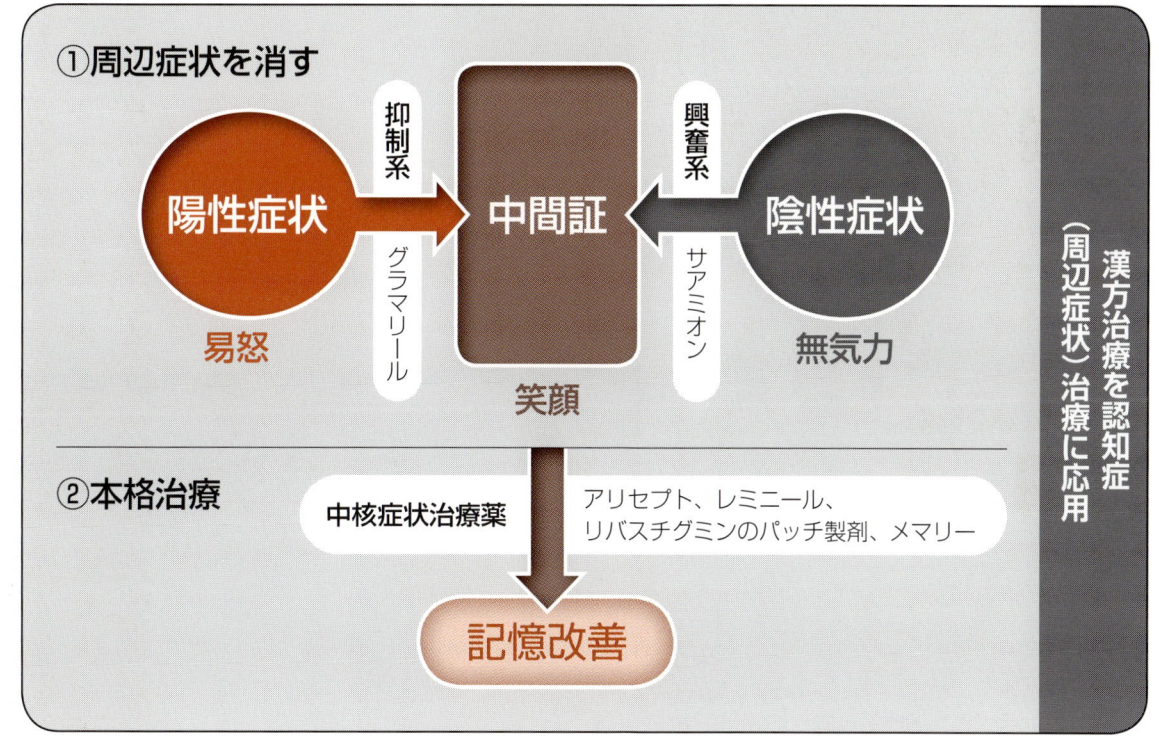

漢方医学から学んだ患者を健康に戻す理論

陽証（発熱） →瀉剤（葛根湯）→ 中間証（健康） ←補剤（十全大補湯）← 陰証（がん末期）

漢方治療を認知症（周辺症状）治療に応用

①周辺症状を消す

陽性症状（易怒） →抑制系（グラマリール）→ 中間証（笑顔） ←興奮系（サアミオン）← 陰性症状（無気力）

②本格治療

中核症状治療薬　アリセプト、レミニール、リバスチグミンのパッチ製剤、メマリー
→ 記憶改善

が、ここでは独立させて覚醒系と位置付けました。ただし副作用の出かたが複雑なので第一選択とせず、アリセプトかリバスチグミンのパッチ製剤との併用が望ましいでしょう。

中核症状治療薬が興奮系の薬剤であることさえ理解していれば、認知症の治療は格段に上達します。過去10年間以上、医師が認知症の診断と同時にアリセプトを機械的に処方してきたために、多くの介護者や家族が泣かされてきたのです。陽性症状が出ている患者であれば、中核症状治療薬は抑制系薬剤と一緒に出さなければなりません。

上に、漢方医学で行われている陰陽のバランスをとる処方を示しました。現代医学は病気の原因を究明して取り除こうとしますが、漢方の目的は症状を治し、全身を目安に体質の偏りを治し、中間状態に戻すことです。

コウノメソッドでは漢方の考えを取り入れ、患者の陽性症状と陰性症状のバランスをとります。そのことで患者が落ち着き、家族が介護を続けられることを優先するのです。

コウノメソッド④

医師の指示のもとで介護者が薬の量を加減する「家庭天秤法」

医師は24時間患者をみているわけではありません。薬による副作用が出たとき素早く対応するには、介護者の協力が必要です

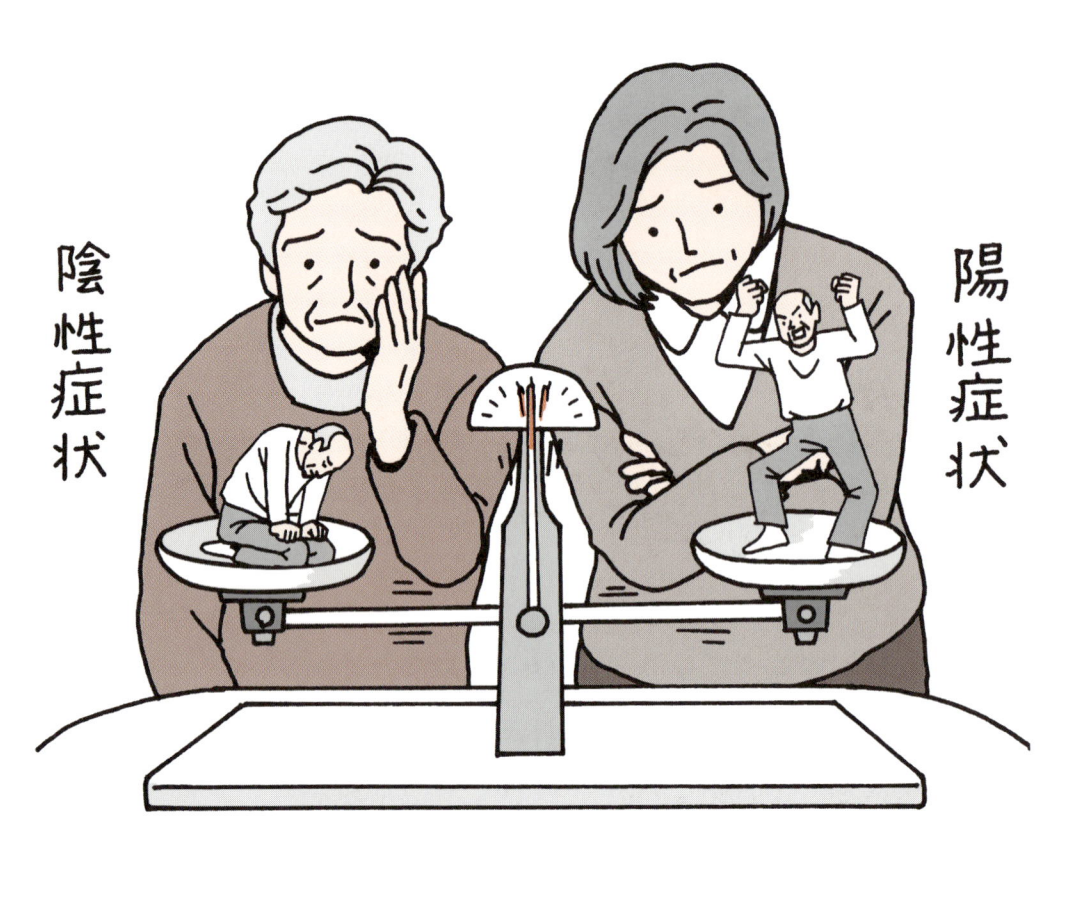

陰性症状

陽性症状

「家庭天秤法」とは何か

医師が、中核症状治療薬は興奮系薬剤の一種であることを知り、増量規定（172ページ参照）があっても何とか工夫して少量投与ができるようになれば、認知症はかなり治せます。

その仕上げを行うのが、ここで述べる「家庭天秤法」です。

家庭天秤法というのは、「医師の了解、指示のもとで」家族など身近な介護者が薬剤の量を調整することをいいます。

これまで述べたように、認知症で陽性症状が強い患者に必要なのは、中核症状の進行を止める薬ではなく、介護を続けるための抑制系薬剤です。抑制系薬剤を用いると、陽性症状は治まりますが、効きすぎると転んだり食事のときにむせたりします。こうした効きすぎ（薬剤過

量）は徐々に強まり、介護者がはっと気づいたときには、患者が息も絶え絶えに弱っていることがよく起こるのです。

そこでコウノメソッドの実践医は家族に「もし患者の元気がなくなったら、抑制系薬剤をウォッシュアウト（完全に休むこと）してください」と伝えます。これは、どんな専門医であっても、すべての患者にちょうどいい薬の種類や量を一発で出すのは難しいことだからです。

高齢者は、一般の成人と同じ速度で薬を代謝できるわけではありません。前日の薬がまだ残っている体内に翌日も薬が入っていくと、気づかないうちに危険な領域へ移行していくのです。医師が24時間患者の状態を観察できない以上、患者の危険を回避するためには、家族や介護者に細かく指示を与え、協力を得なければなりません。

医療編 3 認知症の薬物療法

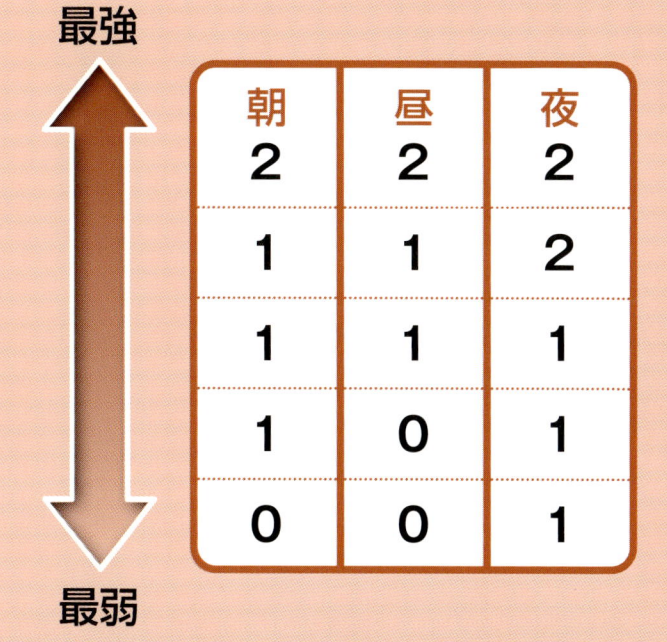

家庭天秤法による抑制系薬剤の加減（例） コウノメソッド

最強 ↑↓ 最弱

朝	昼	夜
2	2	2
1	1	2
1	1	1
1	0	1
0	0	1

- 数字は錠剤数
- 例として挙げた薬はグラマリール25mg錠またはウインタミン12.5mg錠またはセロクエル※25mg錠
- 1日0～6錠の間で維持量を決めるが、維持量が決まっても機械的に服用を続けるのではなく、介護者が状態を見て加減する

※セロクエルは糖尿病患者には禁忌

中核症状治療薬の減らし方

右のページで述べたように、危険なのは抑制系薬剤が効きすぎたときです。医師が処方した薬の量を家族などが勝手に変えることは法律的に認められていないので、必ず医師が指示を与えなければなりません。

この家庭天秤法を、すべての家族に適用するのは困難です。認知症の場合は、本人が自発的に薬を飲むことを期待してはいけないので、服薬管理をしてくれる介護者の時間に合わせた処方を行うことも必要です（朝夕服用する薬であっても、介護者が朝しかいないのであれば、1日1回の処方にするなど）。

中核症状を治療する薬もまた、家庭天秤法の対象になります。たとえばアリセプトを服用しているうちに興奮が起こった場合、3日ほど休んだあと半錠で再開するなどの対策が必要です（興奮の内容は、介護抵抗、神経症のように何度も同じことを確認する、トイレが頻回になる、など）。

レミニールを飲んでいて、易怒、ハイテンション、嘔吐などの副作用が出た場合も、医師に相談したうえで服用量を減らすといいでしょう。減らし方は、1日2回飲んでいたら1回にする、1日1回なら錠剤を半錠に割って毎日飲むか2日に1回にする、しばらく止めてときどき飲む、などです。

メマリーを飲んでいてめまい、悪心、妄想、便秘、日中傾眠、歩く力が弱まる、攻撃性、激越などの副作用が出た場合も、量を減らしましょう。減らし方は、半錠に割る、2日に1回にする、しばらく止めてときどき飲む、などです。

たとえばメマリーの場合、いったん10mgが処方されたら5mgは法律上処方しにくくなります。そこで半分に割るわけですが、何錠余ったかは次回の診察で主治医に伝え、新たな処方を受けましょう。

コウノメソッド⑤

コウノメソッドのコンセプト

ここでは、筆者（河野）が開発し、公開している認知症の薬物マニュアル「コウノメソッド」のコンセプト（考え方）を紹介します

コウノメソッドの考え方

「コウノメソッド」は、長年老年科医として認知症を診てきた筆者が、開業医として行っている自分の処方を公開するものです。

通常、自分の処方を公開する医師はまずいません。筆者があえてそれを行うのは、現在行われている認知症医療のあり方に問題意識を抱いているからにほかなりません。以下に箇条書きで示したものが、筆者の抱く問題意識です。

① 認知症は患者の死後に脳を解剖してようやく確定診断ができる器質疾患であり、原因疾患が重複する認知症も少なくありません。そのため、生前の完璧な鑑別診断ははじめから無理だという認識が必要です。

② しかし学会に出て認知症に関する発表を見ると、診断の議論には高い関心を示すものの、治療の議論では関心が低下する医師が少なくありません。このことから推測すると、世の中には医師にかかっても改善しない認知症患者が多数いるはずです。そればかりか、一部の患者はかえって悪くされているのではないかと危惧されます。

③ 高齢者は薬の安全域が狭いため、薬の選択と同時に用量の設定（成人の規定量よりどれだけ減らすか）が重要です。しかし、高齢者への用量が書かれた薬物マニュアルはどこにもありません。製薬会社が示すべきですが、高齢者向けガイドラインはどこの製薬会社も出していないのが実情です。

④ 認知症の患者を抱えた家族や介護者は、周辺症状で苦しんでいます。従って医師は患者を落ち着かせることを優先し、それは、筆者が「すべてを患者から教わった」からです。

に向かうべきです。

⑤ コウノメソッドにおいては、患者が興奮していたら抑制系薬剤を、落ち込んでいたら興奮系薬剤を投与します。投与はすべて、高齢者の安全域の狭さを考えた少量投与であることはもちろんです。さらに薬の副作用を出さないため、介護者に用量を加減してもらいます。また、不幸にも患者と家族のうち一方しか救えないときは、介護者を救うのが究極の処方哲学です。

以上の考え方を左ページに簡便にまとめました。コウノメソッドの全文は、ホームページで閲覧できます。

なお、一般的に医学書や論文は引用文献が多く書かれたほうが科学的で権威があるとされますが、コウノメソッドには引用文献がほとんどありません。それは、筆者が「すべてを患者から教わった」からです。

医療編 3 認知症の薬物療法

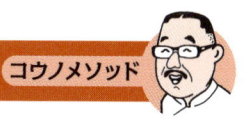

コウノメソッドのコンセプト　　コウノメソッド

1　家庭天秤法
薬の副作用を出さないために、医師の指示のもとで介護者が薬を加減する

2　介護者保護主義
患者と介護者の一方しか救えないときは介護者を救う
（記憶力を高めることより、おだやかにさせる薬を優先させる）

3　安全で高い改善率の処方術を2007年から公開中
認知症を何も知らない医師でもうまく治せる
→コウノメソッド実践医が全国に増加中

コウノメソッドが掲載された名古屋フォレストクリニックのホームページ
http://www.forest-cl.jp/

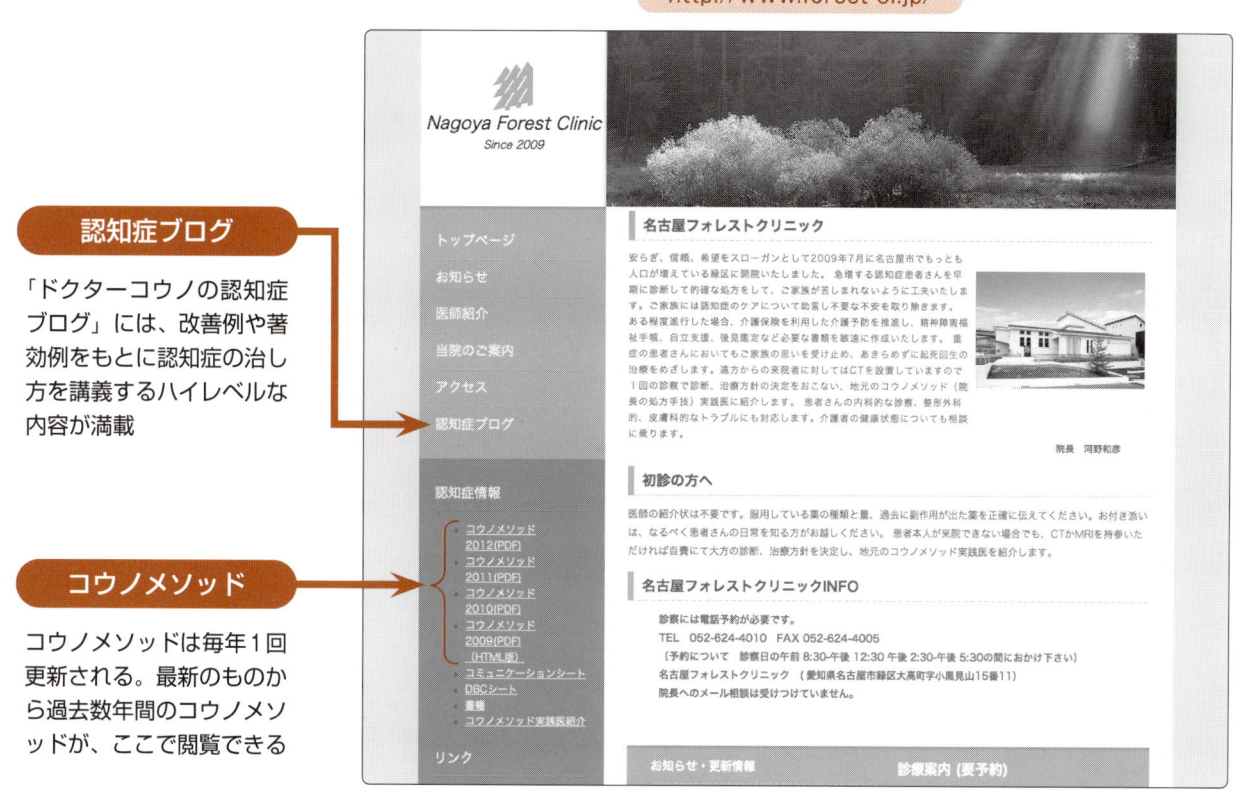

認知症ブログ
「ドクターコウノの認知症ブログ」には、改善例や著効例をもとに認知症の治し方を講義するハイレベルな内容が満載

コウノメソッド
コウノメソッドは毎年1回更新される。最新のものから過去数年間のコウノメソッドが、ここで閲覧できる

コウノメソッド⑥ フェルラ酸含有食品の活用

コウノメソッドでは、健康補助食品を活用しています。自費になるのが難点ですが、よく推奨するのはフェルラ酸含有食品です

ANM176の実験結果

アルツハイマー化したマウスを用いた受動回避試験

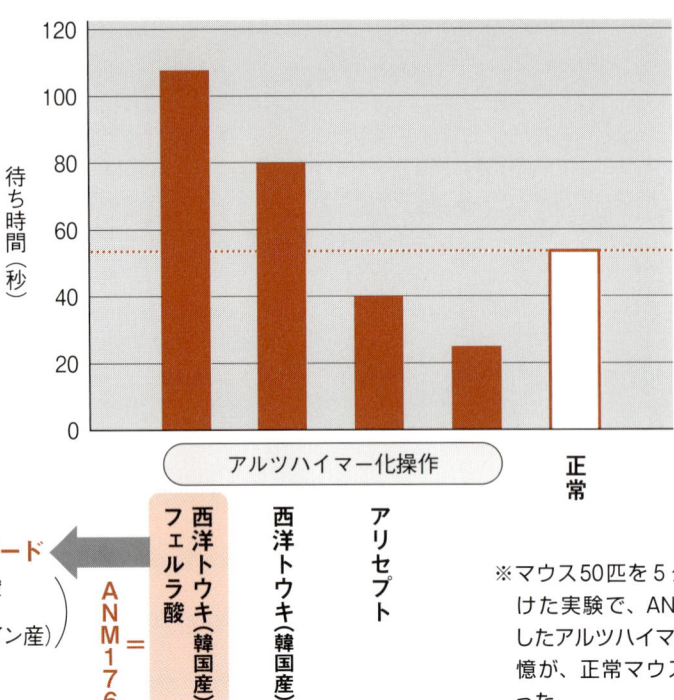

（グラフ：縦軸 待ち時間（秒） 0〜120）
- 西洋トウキ（韓国産）＋フェルラ酸：約108
- 西洋トウキ（韓国産）：約80
- アリセプト：約41
- アルツハイマー化操作：約25
- 正常：約55

ANM176 ＝ 西洋トウキ（韓国産）＋フェルラ酸

Newフェルガード ←（フェルラ酸＋西洋トウキ（スペイン産））

※マウス50匹を5グループに分けた実験で、ANM176を摂取したアルツハイマーマウスの記憶が、正常マウスの2倍高まった

ANM176の臨床体験から

2006年に筆者（河野）は、韓国のサイジェニック社が開発したANM176を使ったアルツハイマー型認知症の臨床試験に参加しました。ANM176は、米ぬかなどに含まれるフェルラ酸とガーデンアンゼリカ（西洋トウキ）が配合された健康補助食品です。

それ以前に韓国には、INM176という医薬品がありました。これはフェルラ酸とガーデンアンゼリカ（韓国トウキ）を同量配合したものです。しかし、韓国トウキが薬品であるためにINM176は輸入できません。日本で発売するためには、治験を行って医薬品の認可を受けなければならないからです。

そこで韓国トウキを日本で食品扱いされている西洋トウキに替え、健康補助食品として輸入することになりました。これがANM176です。

治験には9名の認知症専門医が参加しました。健康補助食品をアリセプトが効かなかった患者に使ってみるというのですから、筆者も最初は半信半疑でした。ところが、進行性のアルツハイマー型認知症の患者（14・3人）に対して、悪化抑制率は統計的に優位に高い結果になりました。ANM176の有効性が証明されたのです。

筆者がその治験のなかで担当した4人の患者のうち、3人はかなりの改善を示しました。そこで筆者は、自分の外来でアリセプトが効かなくなった患者に、自費での購入を推奨するようになったのです。その後も多くの好結果を残し、いまではコウノメソッドになくてはならない切り札となっています。

日本で流通しているフェルラ酸含有食品の例

フェルガード®100M

- フェルラ酸（米ぬか）
- ガーデンアンゼリカ（20%）

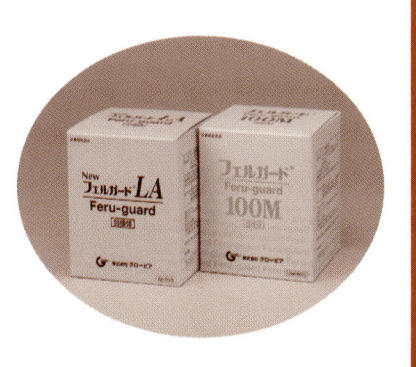

推奨したい患者のタイプ
- アルツハイマー型認知症の予防
- レビー小体型認知症 ● ピック病
- ヘルペス脳炎

Newフェルガード®LA

- フェルラ酸（米ぬか）
- ガーデンアンゼリカ

推奨したい患者のタイプ
- アルツハイマー型認知症 ● 嚥下障害
- 正常圧水頭症 ● 石灰化を伴うびまん性神経原線維変化病

※本書中に登場するNewフェルガードとフェルガード100は2013年までに終売し、現在は作用時間を長く加工したNewフェルガードLAとフェルガード100Mが販売されている

	フェルラ酸	ガーデンアンゼリカ
作用	神経細胞死抑制	神経再生
1	アミロイドβが毒性を持つ過程を阻止	脳神経細胞の新生
2	強い抗酸化作用 細胞死のあとTNF-α（腫瘍細胞を壊死させるサイトカイン）が上昇して二次性炎症が起こるのを阻止	アストロサイト（脳内細胞のひとつ）がニューロンになるのを促進（ニューロンのネットワークを再構築）

健康補助食品だが第一選択のことも

その後、ANM176の販売体制の整備が遅れたため、日本の会社がスペイン産の西洋トウキを使ってNewフェルガードという健康補助食品を開発しました。INM176やANM176とほとんど変わらない効果があるので、筆者が現在おもに使っているのは、入手しやすいNewフェルガードです。

ANM176もNewフェルガードも、効きすぎてハイテンションになる人が出るのには驚きました。既定の量はスティックタイプの顆粒剤を1日2包ですが、効きすぎると1回にしたり、2分の1包に減らしたりしなければなりません。

やがて同じ会社からフェルガード100という商品が出ました。高価なガーデンアンゼリカを20％に減らしたものです。コスト削減のためでしたが、これが思わぬ好結果を生みました。易怒が出ている患者に使いにくかったのが、安定して推奨できるようになったのです。

コウノメソッド⑦ 病型別の治療戦略

ここから、認知症の具体的な原因疾患別の治療に入ります。その前に、治療にあたっての基本的な姿勢を確認しておきましょう

認知症に共通する治療戦略

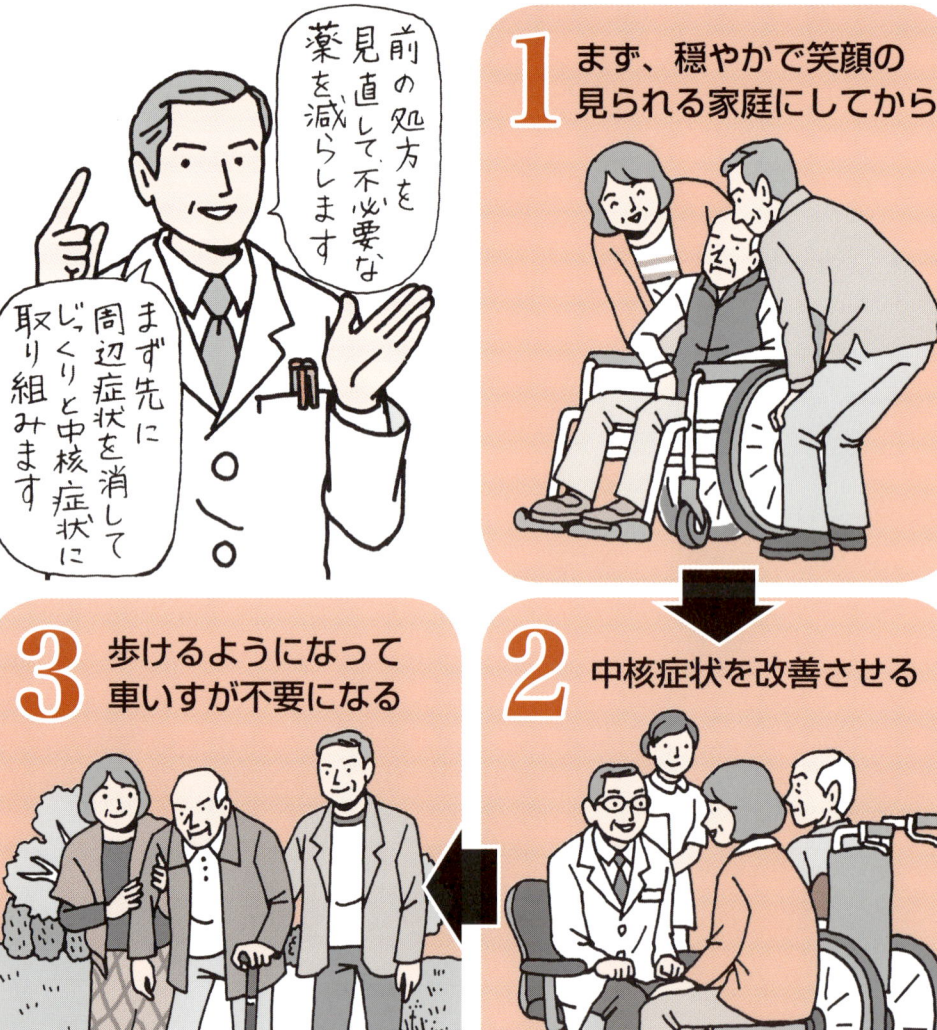

1 まず、穏やかで笑顔の見られる家庭にしてから

2 中核症状を改善させる

3 歩けるようになって車いすが不要になる

前の処方を見直して、不必要な薬を減らします

まず先に周辺症状を消してじっくりと中核症状に取り組みます

病型を探すより症状を見ること

学会に出席すると、「なぜMRIをしない、なぜ脳血流シンチをしない、どの論文にそんなことが書いてある」と若手を問い詰める教授に遭遇します。認知症の病型鑑別がそんなに大切なのでしょうか。約1割の認知症は、専門医でも病型を決めることはできないのです。

患者の陽性症状を鎮めるためであれば、認知症の鑑別診断を行う必要はありません。患者本人や介護者は、この苦しみをなんとかしてほしいと願って外来の門を叩きます。対症療法で治せる症状はいくらでもあるのですから、医師はその願いに応えなければなりません。

認知症はご存じのようにアルツハイマー型、脳血管性と原因疾患で分けますが、問題だと思

病型別、発症前後の治療戦略　コウノメソッド

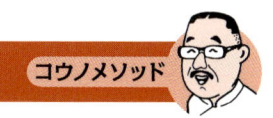

医療編 3 認知症の薬物療法

病型	アルツハイマー型認知症	脳血管性認知症	レビー小体型認知症	正常圧水頭症
ハイリスク（危険度が高い状態）	●健康な女性 ●加齢 ●意識を失うほどの頭部打撲	●動脈硬化の強い男性 ●加齢	●真面目一本な人 ●加齢 ●アルツハイマー型認知症やパーキンソン病の先行	●くも膜下出血や硬膜下血腫の既往 ●ほかの認知症の合併
病状完成直前の病態（対策）	軽度認知障害（フェルガード100M）	無症候性脳梗塞（血小板凝集抑制剤とプロルベインDR）	パーキンソニズム（メネシット） 幻視（抑肝散）	尿失禁、すり足歩行、認知機能の悪化（髄液排除）
発症後の対策 第一選択	アリセプトかリバスチグミンのパッチ製剤	陰性：サアミオンとレミニール 陽性：グラマリール	意識障害：シチコリン注射 一般：カクテル処方	サアミオンかシンメトレル
発症後の対策 第二選択	Newフェルガード	陰性：Newフェルガード 陽性：フェルガード100M	フェルガード100Mで始めてNewフェルガードへ移行	シチコリン注射やNewフェルガード

Newフェルガード、フェルガード100M、プロルベインDR：健康補助食品
陰性：元気のない患者
陽性：怒りっぽい患者
カクテル処方：リバスチグミンのパッチ製剤＋メネシット＋抑肝散

うのは「薬剤性認知症」とでも呼びたくなるような患者の存在です。前医の処方を見直し、薬をカットするだけで改善する患者は少なくありません。

特に問題なのは、薬剤過敏性があるレビー小体型認知症の場合です。神経内科ではアリセプトが多くて歩けなくなったレビー小体型認知症の患者に、アリセプトを減らさないままパーキンソン病治療薬をプラスします。患者の表情が暗くなると今度は抗うつ薬まで追加され、いわゆる「パニック処方」に行きつくのです（パニック処方とは、混乱した医師が、ただ自分を安心させるためだけに薬を積み重ねていく処方のこと）。

医師は、自分の安心のために処方してはいけません。世の中が求めているのは、安全で確実な薬の組み合わせと用量です。いわば、処方の標準化にほかなりません。それが、コウノメソッドの目指すところです。

そのためには、漢方薬や健康補助食品も動員した総力戦に持ち込む必要があります。上に示したのは、その概略です。

コウノメソッド⑧ アルツハイマー型認知症の治療

アルツハイマー型認知症の治療は、中核症状の進行を止めることと、家族や介護者を苦しめている周辺症状を和らげることです

アルツハイマー型認知症の治療薬

中核症状治療薬の分類

種類	薬剤名	特徴	注意点
アセチルコリンエステラーゼ阻害剤	アリセプト	脳内の神経伝達物質アセチルコリンの減少を防ぎ、認知症の進行を抑制する	興奮系薬剤
	レミニール	アリセプトと同じ働きをする／神経の伝わりをよくする働きもある	嘔吐が強い 弱興奮系薬剤
	イクセロンパッチ リバスタッチパッチ	アリセプトと同じ働きをする／パッチ製剤	皮膚がかぶれる 弱興奮系薬剤
NMDA受容体拮抗薬	メマリー	脳内の神経細胞を保護し、認知症の進行を抑制する／上記の薬と併用できる	副作用（めまい、傾眠など）の出かたが複雑で強いため、第一選択にしにくい

興奮系薬剤と抑制系薬剤の望ましい比率

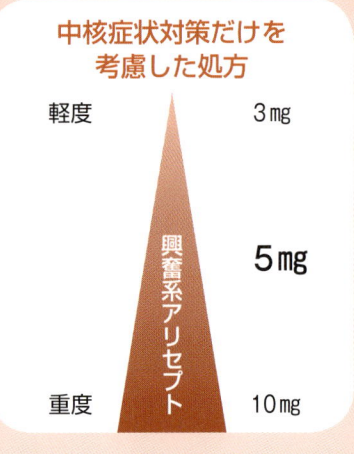

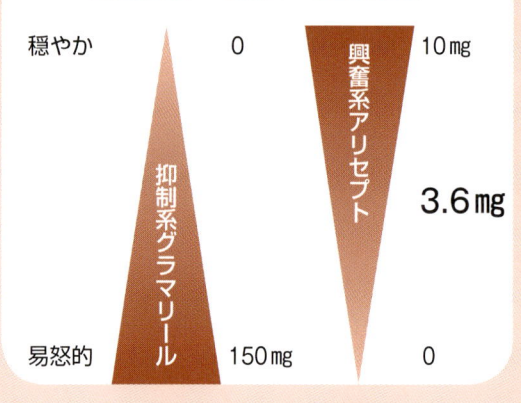

中核症状対策だけを考慮した処方
- 軽度 3mg
- 興奮系アリセプト 5mg
- 重度 10mg

周辺症状も考慮した処方配分
- 穏やか 0 ／ 興奮系アリセプト 10mg
- 抑制系グラマリール 3.6mg
- 易怒的 150mg ／ 0

治療薬は増えたが処方は難しい

アルツハイマー型認知症と診断されたら、すぐに治療を始めなければなりません。治療内容は、記憶障害などの中核症状の進行を止めることと、随伴する周辺症状を和らげることです。

最初に、中核症状の治療について解説しましょう。

アルツハイマー型認知症は、脳の神経細胞が死滅し、神経伝達物質であるアセチルコリンが減少していく病気です。この症状の進行を抑制する薬は、作用によって2種類あります。

①アセチルコリンの減少を防ぐタイプ：アリセプト、レミニール、イクセロンパッチとリバスタッチパッチ。

②神経細胞の死滅を防ぐタイプ：メマリー。

このなかでアリセプトは、発

中核症状に対する薬の使い方　コウノメソッド

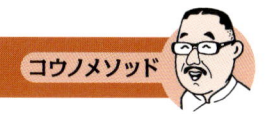

❶ アルツハイマー型認知症の中核症状治療

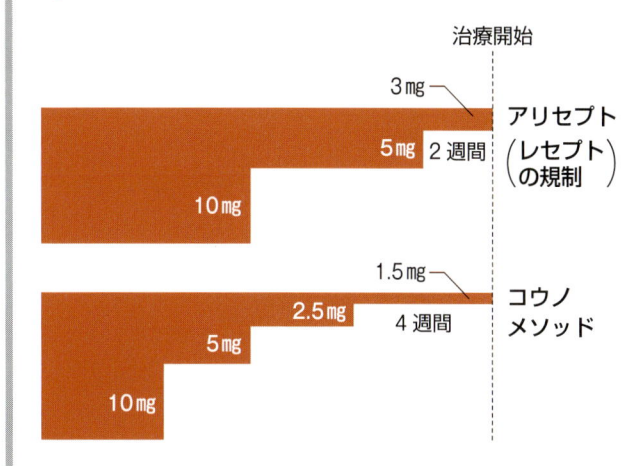

治療開始
- アリセプト（レセプトの規制）: 10mg → 5mg（2週間）→ 3mg
- コウノメソッド: 10mg → 5mg → 2.5mg（4週間）→ 1.5mg

コウノメソッドでは、少量からのスタートを推奨している

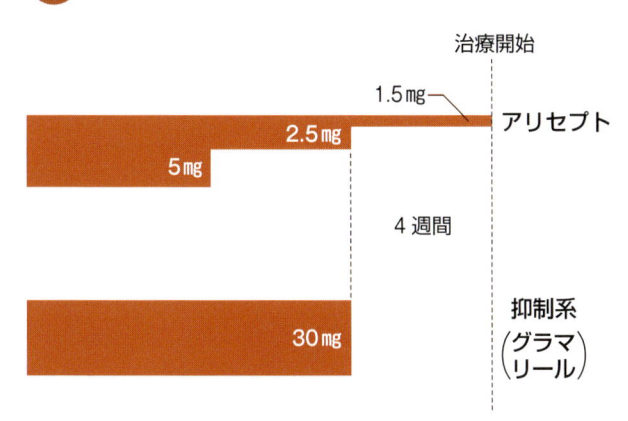

❷ 易怒がある場合

治療開始
- アリセプト: 5mg → 2.5mg（4週間）→ 1.5mg
- 抑制系（グラマリール）: 30mg

易怒がある場合は、増量時に抑制系薬剤を併用するとよい

❸ 強い易怒がある場合

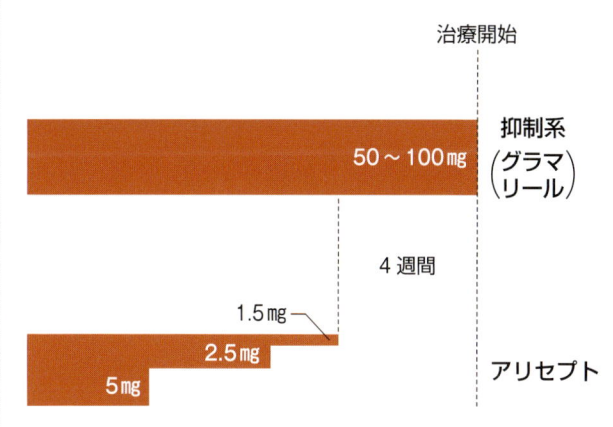

治療開始
- 抑制系（グラマリール）: 50～100mg
- アリセプト: 5mg → 2.5mg（4週間）→ 1.5mg

強い易怒がある場合は、抑制系薬剤を先行して用いる

❹ 易怒がある場合の長期戦略

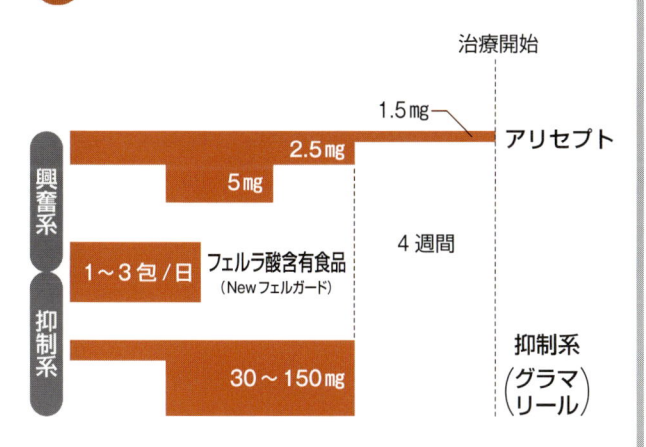

治療開始
- 興奮系 アリセプト: 5mg → 2.5mg（4週間）→ 1.5mg
- フェルラ酸含有食品（Newフェルガード）: 1～3包/日
- 抑制系（グラマリール）: 30～150mg

長期的には、興奮系と抑制系の双方を減量してNewフェルガードにつなぐ

売り出されてから十数年が経過してジェネリック（後発医薬品）も出ているように、いちばん多く使われてきた認知症の中核症状治療薬です。アリセプトを服用すると、約6割に効果が現れ、認知症の進行を平均9ヵ月遅くできます。しかし興奮系の薬剤であるために、陽性症状を悪化させる働きもあるのです。

さらにアリセプトには（他のアセチルコリンエステラーゼ阻害剤にも）増量規定があり、アリセプトの場合3mgから始めて2週間後には5mgに引き上げなければなりません。これは、現場の実態にまったくそぐわない規定です（右ページ中段の図を参照）。

5mgに増量すると、陽性症状で介護ができなくなる患者が出ます。これまで筆者（河野）が経験してきたアリセプトの平均的著効量は3・6mgでした。そこでコウノメソッドでは、1・5mgで開始する上の図のような処方を推奨しています。

なお、アリセプトの服用開始時や増量時に歩けなくなる患者は、レビー小体型認知症です。

185

コウノメソッド⑧ アルツハイマー型認知症の治療

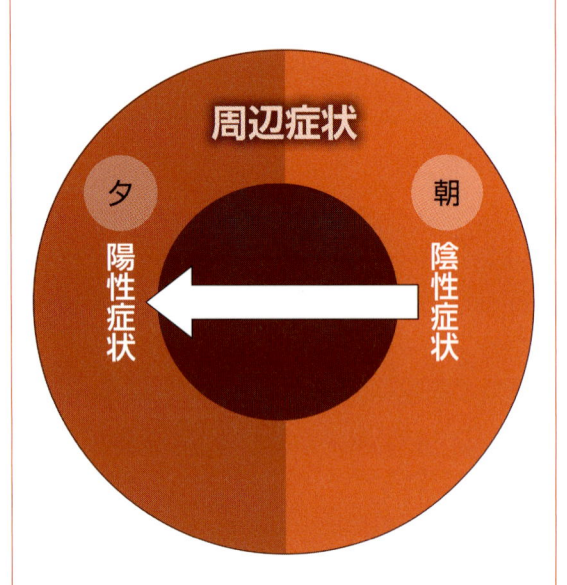

周辺症状（陽性症状と陰性症状）

興奮系と抑制系を併用することもある

周辺症状
夕 陽性症状 ← 朝 陰性症状

併用する患者

①昼夜逆転している患者
朝：サアミオン
15時：夕方症候群にはリーゼ、デパス
夕：グラマリール

②歩行をよくしたいが易怒がある患者
- サアミオンで歩行改善
- サアミオンで起こるであろう易怒をグラマリールで抑える

進行時期と出やすい症状

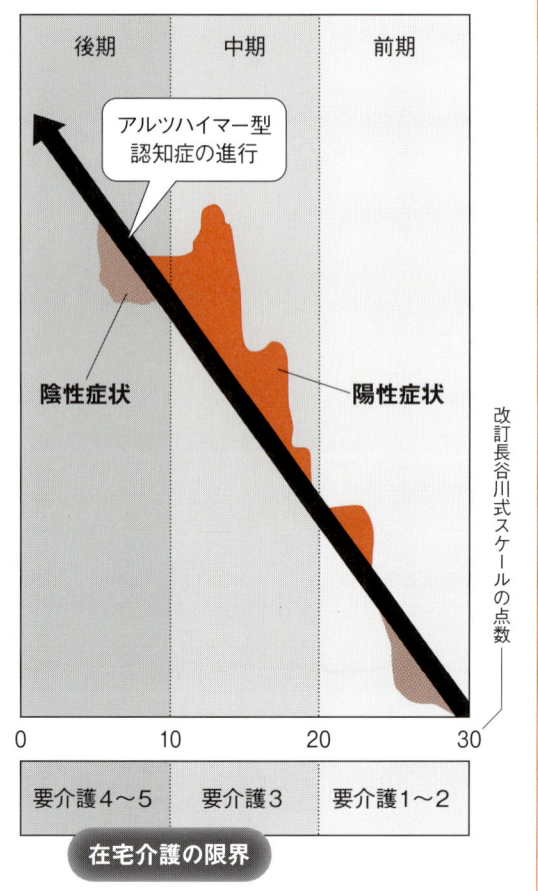

後期　中期　前期

アルツハイマー型認知症の進行

陰性症状　陽性症状

改訂長谷川式スケールの点数

0　　10　　20　　30

要介護4～5　要介護3　要介護1～2

在宅介護の限界

病状の進行に伴い、陽性症状や陰性症状が出る。医師は周辺症状にもしっかり対応しなければならない

周辺症状をどう抑えるか

アルツハイマー型認知症がどのような経過をたどるかは、116～120ページで詳しく紹介したとおりです。簡単に言えば上の右側の図で示したように、中核症状に伴う周辺症状の出かたに一定のパターンがあります。周辺症状は、もの忘れなどに対する不安などから陽性症状が強く出ますが、陰性症状の出現も少量ながら頻回です。

これらの周辺症状に対して医師は、認知症の治療（中核症状の進行抑制）とは関係がないからと、放置してもいいものでしょうか。家族や介護者は（おそらく患者も）周辺症状に苦しめられているのですから、すみやかに患者や介護者をらくにする処方を行うことが必要です。具体的には、左ページのイラストで示したような処方が行われなければなりません。

これらの周辺症状治療薬のな

周辺症状に対する薬の使い方　コウノメソッド

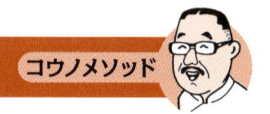

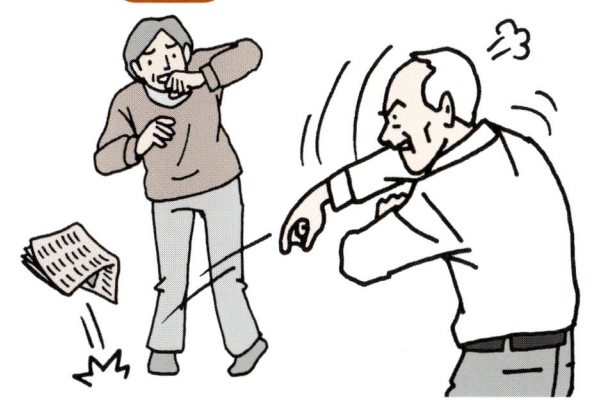

陽性　暴力が出たら
ウインタミン（歴史ある抗精神病薬）、セルシン（抗不安薬、抑うつや筋緊張の軽減）、テグレトール（抗てんかん薬、焦燥性興奮に有効）を使う

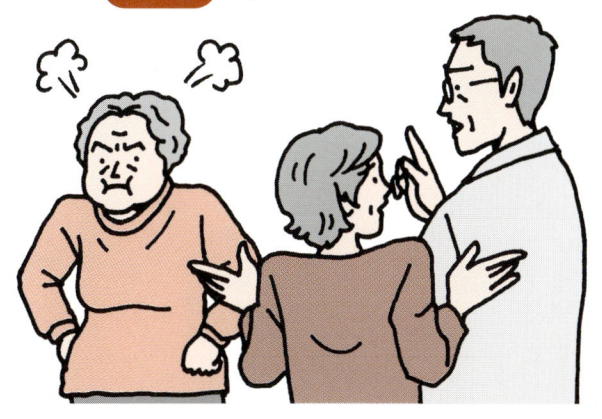

陽性　怒りっぽいとき
易怒、がんこ、介護抵抗など陽性症状のこだわりを消したいとき頼りになるのがグラマリール（中枢神経系用薬）。安全面からも高齢者に向いている

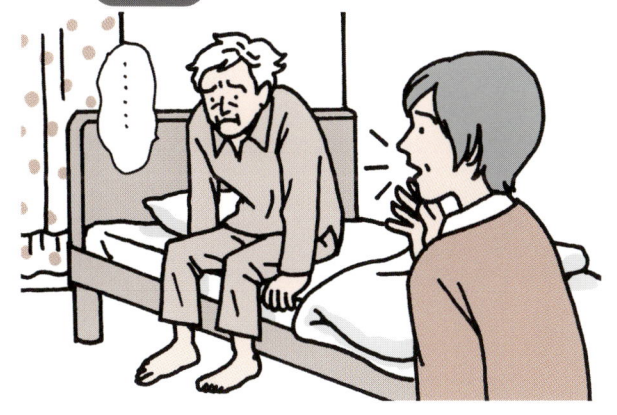

陰性　無気力になったら
寝たきりに近い状態になったり食欲を失ってやせてきたら、シンメトレル（抗パーキンソン剤、精神活動改善剤）やサアミオン（脳代謝改善剤）などの興奮系薬剤を投与

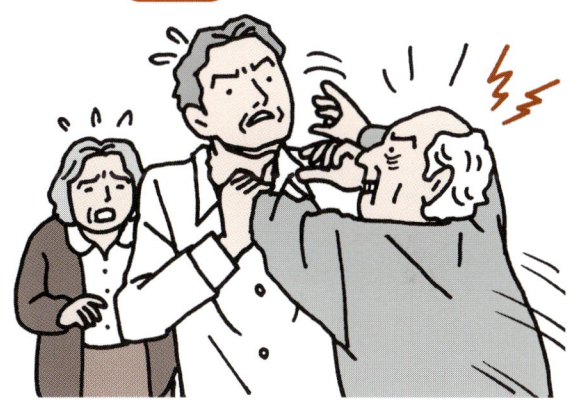

陽性　凶暴なとき
非定型抗精神病薬のジプレキサザイディス錠（水が不要で瞬時に使える）、リスパダール（シロップがあり、苦いが味噌汁など味の濃いものに混ぜて非告知投与できる）など

かでも、陽性症状を穏やかにするのにグラマリールは欠かせない薬です。まだアリセプトがない時代から、筆者（河野）は怒りっぽい患者を落ち着かせるのによく使ってきました。本来は脳梗塞後遺症の薬ですが、おかげで介護者からは喜ばれ、ほかの医師に移られることはほとんどありませんでした。精神科医は「グラマリールなんて、水みたいで効かない」と言いますが、高齢者には、長く使われてきた安全な薬を優先して使っていく必要があります。

多くの医師の考えは、中核症状の進行を完全に止められない以上、周辺症状を改善しても根本的な解決にはならない、というものです。しかし、そんなことはありません。医師は「認知症に根本治療はないが、一時的に改善すれば介護者の疲れを癒すことができるのだから、介護をしやすいように処方しよう」と考えるべきです。

介護者もまた、漠然と「認知症を治してください」と言うのではなく、困っている症状を具体的に伝えましょう。

コウノメソッド⑨ 脳血管性認知症の治療

脳血管性認知症を治療するにあたっては、合併症への配慮が欠かせません。また、感情の起伏のコントロールが重要になります

脳血管障害と認知症との関係

診断の助言

- 脳血管障害の既往がある場合、3ヵ月以上経過してから認知症症状が出てきて緩徐に進行したらアルツハイマー型認知症を否定しない
- 脳血管障害の既往がある場合、3ヵ月以内に急激ないし段階的におかしくなっていくなら脳血管性認知症と診断する

病歴に脳血管障害がない者に認知症様症状が出現した場合は、次の項目のチェックを行う

感覚障害、視野欠損、構音障害①、下部顔面神経麻痺などの局所神経症状、片マヒ、バビンスキー徴候などの錐体路徴候②
持続する高血圧、コントロール不良の糖尿病、脱水、TIA（一過性脳虚血発作）の既往、心因性でないめまい③、ふらつき、心房細動などの不整脈
ハッチンスキースコア④が7点以上

上記を認めたらCT検査を行うのが望ましい。
病巣がなければアルツハイマー型認知症を否定しない

①：口やのどのまわりに機能障害があり、言葉が明確に発音できない症状
②：大脳から伝わる運動指令のうち、延髄錐体を通る経路の障害を錐体路徴候という。バビンスキー徴候は、足裏を刺激して錐体路徴候を検査する方法のひとつ
③：不安やストレスなど精神的な理由で発生しているめまいが心因性のめまいである
④：ハッチンスキースコアは、123ページを参照

日本老年精神医学会「アルツハイマー型認知症診断マニュアル」より

合併症への配慮が欠かせない

近年、降圧剤の使用などで高血圧が制御されてきたことから、画像診断での鑑別が困難な脳血管性認知症が増えています。つまり、脳の変性疾患（アルツハイマー型認知症、レビー小体型認知症、前頭側頭型認知症など）と脳血管性認知症の区別がつきにくくなっているのです。

脳血管障害があっても、認知症の進行が緩やかであればアルツハイマー型認知症の疑いは消えません（上の囲み参照）。そこに近年、制御された高血圧下で起こる極小タイプの脳梗塞が増えてきたことから、ゆっくり進行する脳血管性認知症が珍しくなくなり、鑑別診断の難しさは増すばかりです。

脳血管性認知症は、アルツハイマー型認知症と比べると運動

脳血管性とアルツハイマー型の認知症を見分ける天秤法の考え方

脳血管性認知症
- 神経症状
- 急激な発症、段階的悪化
- 言語障害
- 感情失禁
- 人格の保たれ
- 高血圧の既往

アルツハイマー型認知症
- 記憶障害、失見当
- 無関心
- 多動、落ち着きのなさ
- 進行性経過
- もっともらしさ、人格の形骸化
- 高度の認知症

両端に近い項目を重く、中心に近い項目を軽く評価して、天秤が左に傾いたら脳血管性認知症、右に傾いたらアルツハイマー型認知症と診断する。天秤が水平に近づいたら混合型と診断できる

松下正明、石井毅：多発梗塞性痴呆をめぐる2,3の問題（精神医学、1979）

障害、感情障害（特に感情失禁）、夜間せん妄が多く見受けられます。しかし、記憶障害などの中核症状はアルツハイマー型認知症より軽く、人格や病識は保たれているものです。

上に、脳血管性認知症とアルツハイマー型認知症を見分ける天秤法を掲げました。ある患者がどちらのタイプの認知症かわからない場合、両端に近い項目に大きな点数をつけて採点すると、傾いた方向が診断名です。古い鑑別法ですが、採点の結果が水平に近ければ混合型認知症と診断できる点でも、この天秤法は優れています。

脳血管性認知症の治療にあたっては、高血圧や動脈硬化がベースにあることが予想されるため、代謝系や循環系など全身疾患治療への配慮も必要です。脳梗塞の再発防止にはプレタールやプラビックスなどの抗血小板剤を使いますが、他の診療科でアスピリン製剤やワーファリンが処方されていないかを調べなければなりません。処方されていたら、家族を通して先方と薬剤の調整が必要です。

コウノメソッド⑨ 脳血管性認知症の治療

脳梗塞が起こす神経疾患と適合する薬剤

神経疾患	誤選択	明確なエビデンス※	進行抑制
脳血管性認知症（陰性症状）	△ アリセプト	サアミオン（脳の血液循環や代謝を改善する）	プレタールかプラビックス（どちらも脳梗塞の再発を防ぐ薬）
脳血管性パーキンソニズム	× パーキンソン病治療薬	〃	〃
脳血管性うつ状態	× 抗うつ薬	〃	〃

△はあまり効かない　×は効かない
※エビデンスは「本当に改善する裏づけがある」ことを意味する

- **サアミオン**　：脳代謝改善剤。脳の血流を増加させ、意欲や自発性を向上させる
- **プレタール**　：抗血小板剤。脳卒中の抑制度が高く、出血が少ない点で優れている
- **プラビックス**：抗血小板剤。心不全の既往症がある患者、浮腫がおきやすい患者、安静時心拍数が85以上の患者にはプレタールではなくプラビックスを用いる

感情の起伏をコントロールする

脳血管性認知症の治療は、原因となっている脳血管障害の治療と再発防止をベースとして組み立てられます。病状の進行は、原因疾患（脳梗塞など）の再発によるものが多いからです。従って、脳の変性疾患で使われる中核症状治療薬（アリセプトやレミニールなど）は、第一選択になりません。

多くの脳血管性認知症の患者が陰性症状を示すこともあり、第一選択になるのは、脳代謝改善剤のサアミオンです。脳代謝改善剤と呼ばれる薬剤は、脳の血流を増加させ、患者の意欲や自発性を向上させます。

実は、サアミオンより以前に、または同時に発売されていた脳代謝改善剤は、すべて市場から消えているのです（1989年に副作用による死亡でホパテが、1998年に効果が認められないという理由でアバン、

患者の状態を見極めた対処を　コウノメソッド

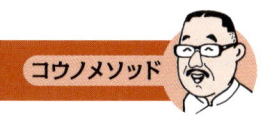

陰性　サアミオンを使っても悪化したら

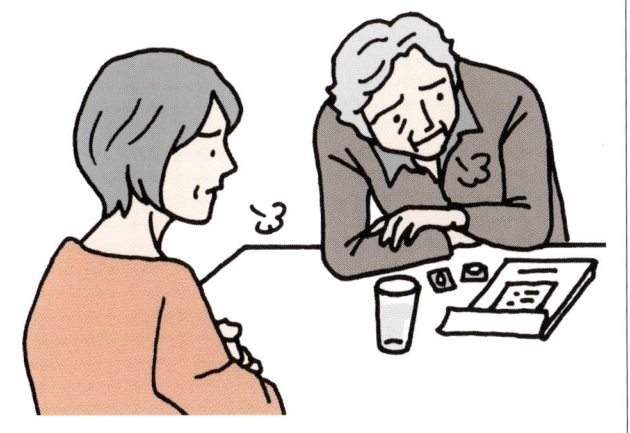

アルツハイマー型認知症との混合型が疑われるので、医師にそのことを伝えて、中核症状治療薬を処方してもらう

陰性　次第に無気力になってきたら

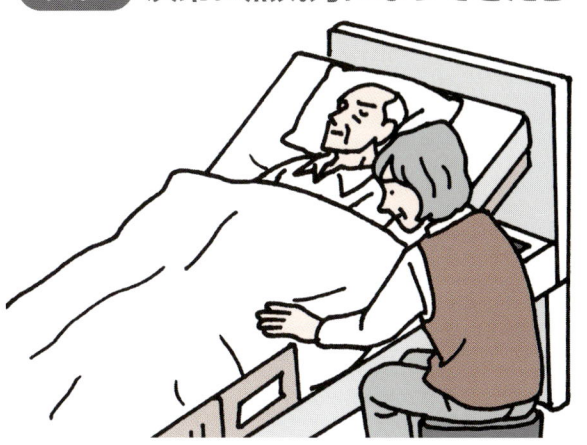

寝たきりに近くなったり食欲がなくなったら、サアミオン（脳代謝改善剤）を投与して脳血流を増やし、意欲を高める

陰性　医師が混合型を認めなければ

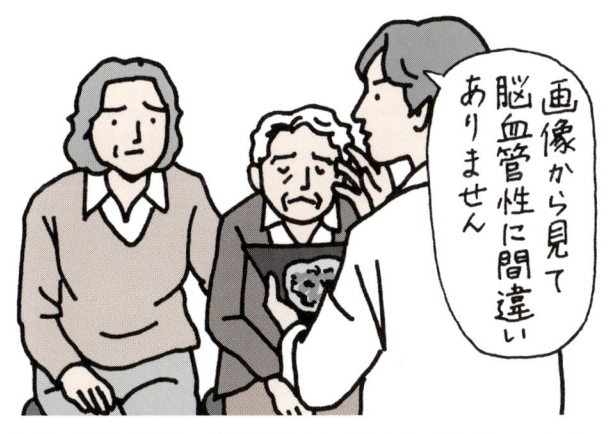

「画像から見て脳血管性に間違いありません」

医師が変性疾患との合併を認めなければ、自費でフェルガードを試してみる（陰性のときにはNewフェルガード）

陽性　妄想などが起こってきたら

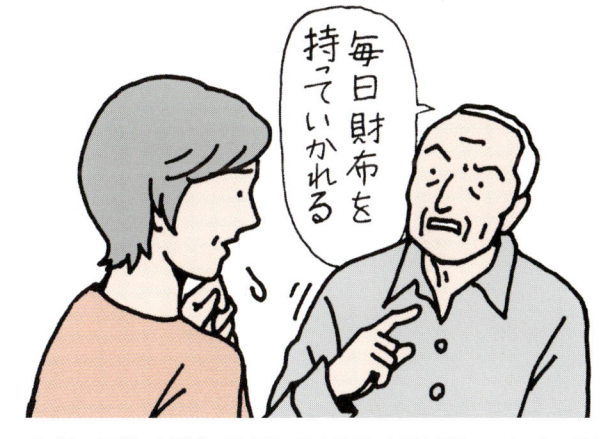

「毎日財布を持っていかれる」

妄想、幻覚、不穏、徘徊などの陽性症状が起こったら、抑制系のグラマリールやセレネースを処方してもらう

エレンなど4種類の脳代謝改善剤が承認を取り消された）。

このとき唯一市場に残ったのがサアミオンでした。つまり、安全性においても脳の機能を改善する効果において、有用と認められたことになります。右ページ上の囲みでサアミオンに明確なエビデンスとあるのは、そのような意味です。

陰性症状の脳血管性認知症には、ドーパミン作動薬のシンメトレル（パーキンソン病治療薬で、抗精神病薬と反対の働きをする精神活動改善剤）もよく使われます。シンメトレルは、少量で患者の活動性を増し（少量のため妄想や幻覚などの副作用が出にくい）、ドーパミン作動薬の特徴である嚥下機能の向上（誤嚥性肺炎の防止）にも役立つのがメリットです。

サアミオンは脳血管性認知症で陰性症状（無気力など）が出ているときの第一選択ですが、興奮系の薬剤なので、妄想などの陽性症状が出ているときには使えません。陽性症状には、抑制系薬剤のグラマリールやセレネースを使います。

コウノメソッド⑩ 混合型認知症の治療

認知症の症状が急激に悪化したら、混合型になっていないかを疑いましょう。正確に処方すると、歴然とよくなることがあります

認知症の発病形式と治療開始時期

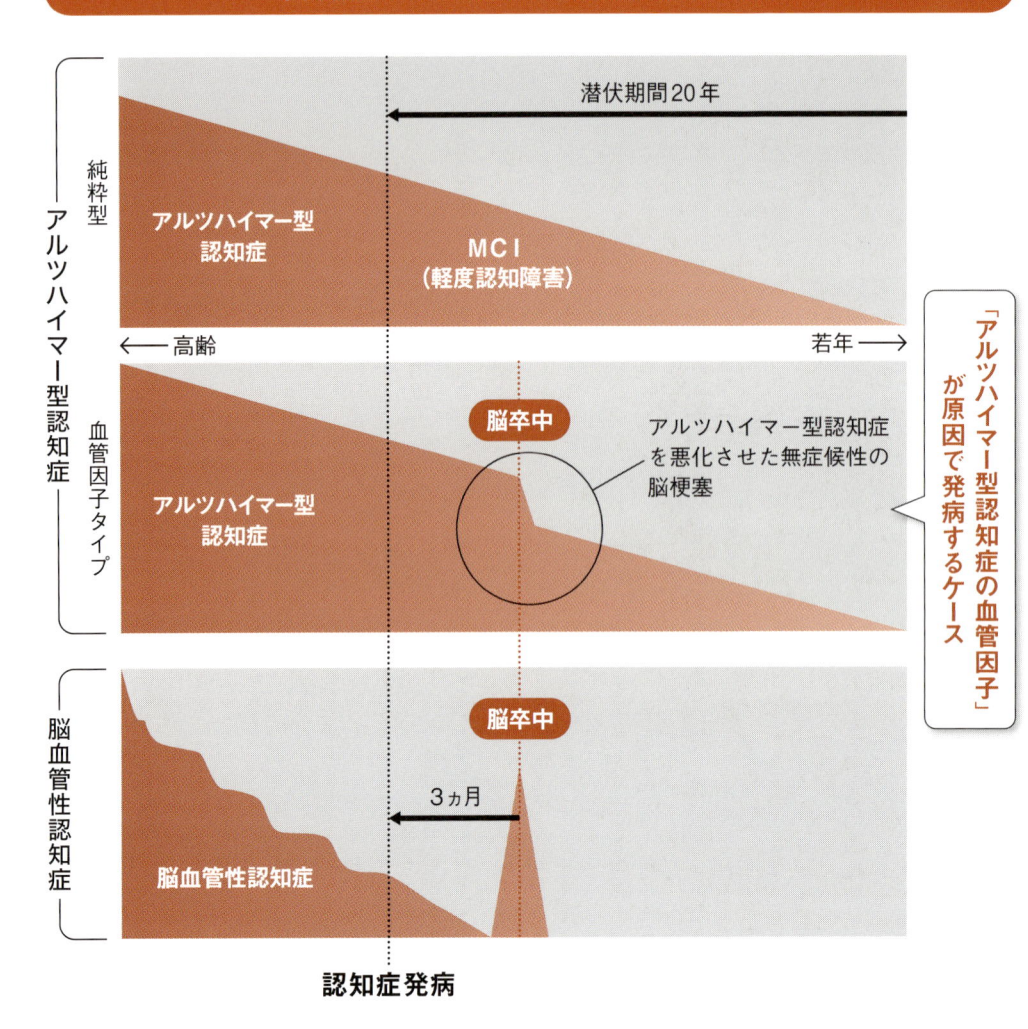

【アルツハイマー型認知症】
- 純粋型：アルツハイマー型認知症 → MCI（軽度認知障害） 潜伏期間20年
  （←高齢　若年→）
- 血管因子タイプ：アルツハイマー型認知症／脳卒中／アルツハイマー型認知症を悪化させた無症候性の脳梗塞　←「アルツハイマー型認知症の血管因子」が原因で発病するケース

【脳血管性認知症】
脳血管性認知症／脳卒中／3ヵ月

認知症発病

まん中のグラフは「アルツハイマー型認知症の血管因子」。それだけでは認知症を起こしえない規模の脳血管障害がアルツハイマー型認知症のきっかけになったり、アルツハイマー型認知症を重度化させたりする

アルツハイマーの血管因子

脳血管性認知症とアルツハイマー型認知症が合併したものが混合型認知症です。多くは画像診断で脳血管性認知症の存在が、症状でアルツハイマー型認知症の存在がわかり、脳血管性認知症の治療に中核症状治療薬を加えた治療を行います。

混合型は診断も治療も複雑ですが、決して珍しい病態ではありません。筆者（河野）の経験によると、認知症全体に占める混合型認知症の患者は7・5％です（82ページ参照）。

「アルツハイマー型認知症の血管因子」という病態もあります。上の図のまん中のグラフのように、認知症にならない程度の脳血管障害が、アルツハイマー型認知症を急激に重度化させるというものです。

192

「アルツハイマー型認知症の血管因子」にアプローチした成功例　コウノメソッド

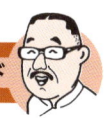

HDS-R（点）
（改訂長谷川式スケール）

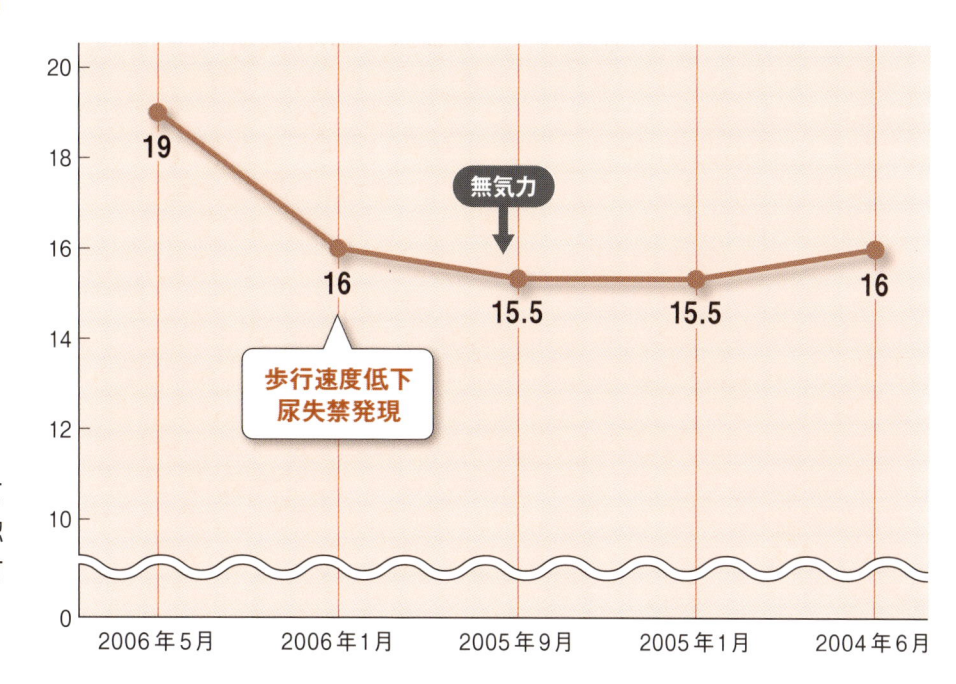

医療編 3　認知症の薬物療法

71〜75歳まで通院してきたアルツハイマー型認知症の女性。初診時改訂長谷川式スケール25点

グラフ（左から右へ）：
- 2006年5月：19
- 2006年1月：16
- 2005年9月：15.5（歩行速度低下、尿失禁発現）
- 2005年1月：15.5（無気力）
- 2004年6月：16

（適応）／（処方薬剤名）

- 記憶障害（アルツハイマー型認知症の中核症状）：アリセプト5mg → アリセプト2.5mg
- 易怒（周辺症状）：グラマリール25mg＋リーゼ5mg
- 無気力、歩行速度低下、尿失禁（虚血症状）：サアミオン7mg　プレタール100mg

急に歩行が悪くなり、尿失禁を起こしたアルツハイマー型認知症の患者。多くの医師はアルツハイマー型認知症が進行したと考えてアリセプトを増量するところだが、それでは悪化していたと考えられる

改善しなければ血管因子を疑う

上の図で紹介するのは、筆者の外来に軽症の頃から4年間通院していたアルツハイマー型認知症の女性です。75歳当時、初診時に25点あった改訂長谷川式スケールは15点前後にまで落ちていました。

あるときその患者は、急に歩行が悪化したかと思うと、尿失禁を起こしたのです。頭部のCTを撮りましたが、大きな変化はありません。しかし、以前から脳室の周囲が黒ずんでいたので、血管因子が悪さをしたのではないかと疑いました。

そこでアリセプトを増量する代わりにサアミオンとプレタールを処方したところ、尿失禁はすぐになくなり、改訂長谷川式スケールは19点まで改善しました。まさに、アルツハイマー型認知症の血管因子に対する著効例だったと思います。

血管因子はアルツハイマー型認知症だけでなく、レビー小体型認知症や前頭側頭型認知症にも起こるので注意が必要です。

コウノメソッド⑪ レビー小体型認知症の治療

いよいよ難敵の治療です。レビー小体型認知症は一筋縄ではいかない相手なので、じっくり腰を据えて取り組む必要があります

アセチルコリンとドーパミンのバランス

ドーパミン低下傾向のレビー小体型認知症患者にアリセプト5mgを処方してしまった場合

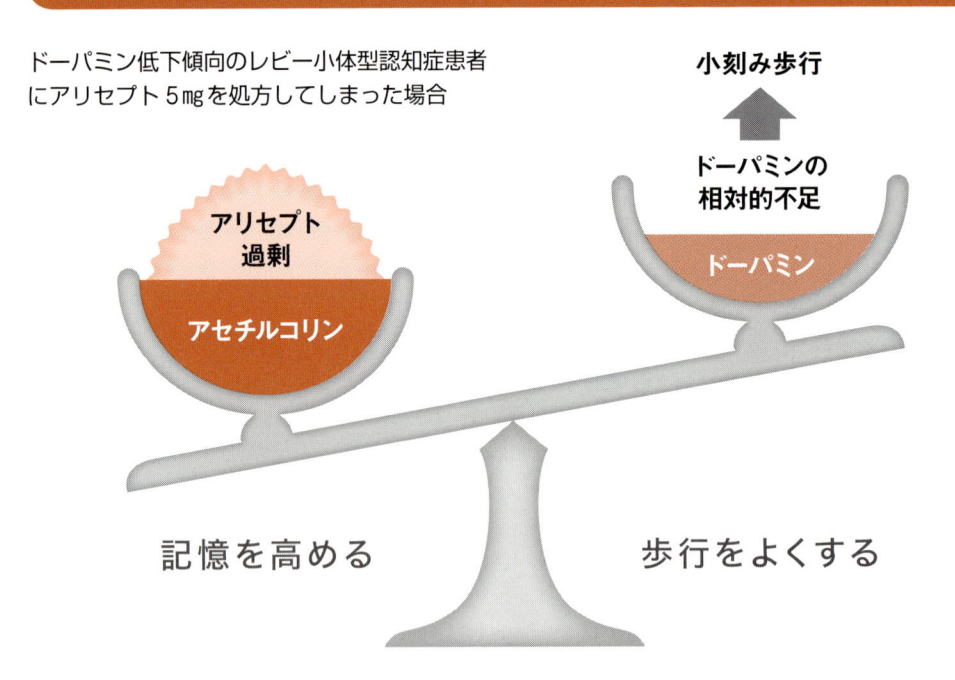

- アリセプト過剰 / アセチルコリン — 記憶を高める
- ドーパミンの相対的不足 / ドーパミン → 小刻み歩行 — 歩行をよくする

代表的疾患における神経伝達物質の不足

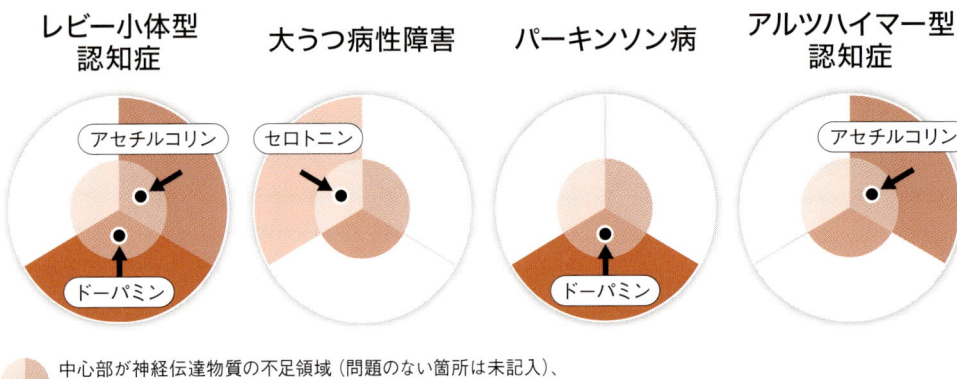

- レビー小体型認知症：アセチルコリン、ドーパミン
- 大うつ病性障害：セロトニン
- パーキンソン病：ドーパミン
- アルツハイマー型認知症：アセチルコリン

中心部が神経伝達物質の不足領域（問題のない箇所は未記入）、経年変化による神経伝達物質の減少については81ページ中段の図を参照

アセチルコリンとドーパミンの欠乏

脳内の神経伝達物質のうち、アセチルコリンの低下で認知機能が低下しているのがアルツハイマー型認知症、ドーパミンの低下で歩行障害を起こしているのがパーキンソン病ですが、レビー小体型認知症はその両方が低下しています。しかし、アルツハイマー型認知症やパーキンソン病とは異なり、レビー小体型認知症には薬剤過敏性があるので、アセチルコリンとドーパミンの補充は半分程度でがまんしなければなりません。

脳内におけるアセチルコリンとドーパミンは、シーソーの関係です。アリセプトだけを処方するとドーパミンの「相対的」不足が起こるので、歩行障害を起こします（薬剤性パーキンソニズム）。アリセプトの増量規

医療編 3 認知症の薬物療法

レビー小体型認知症「悪魔のトライアングル」　コウノメソッド

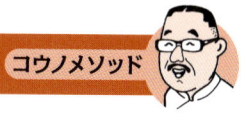

標的症状と処方の主作用・副作用の関係

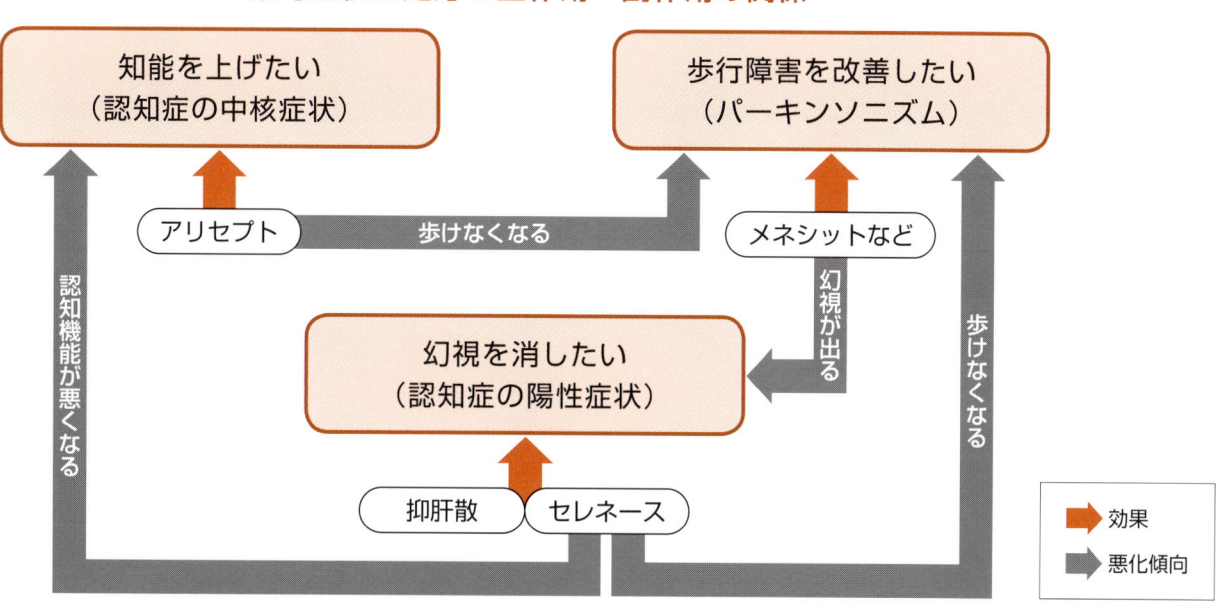

- 知能を上げたい（認知症の中核症状）
- 歩行障害を改善したい（パーキンソニズム）
- 幻視を消したい（認知症の陽性症状）

アリセプト → 知能を上げたい（効果）／歩けなくなる
メネシットなど → 歩行障害改善（効果）／幻視が出る
抑肝散・セレネース → 幻視を消す（効果）／認知機能が悪くなる・歩けなくなる

凡例：　効果　／　悪化傾向

レビー小体型認知症への処方　コウノメソッド

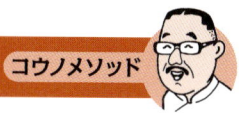

～対症療法（オーダーメイド）がよい～

治療目的	適応薬
知能を上げたい	アリセプト少量（現在はリバスチグミンのパッチ製剤がベスト）
歩行障害を改善したい	パーキンソン病治療薬（メネシットなど）少量
幻視を消したい	抑肝散

処方例（3タイプのどれかで）

ポイント：
すべての症状を治そうとしないほうがいい（パーキンソニズムがない患者にメネシットは禁忌、食欲がない場合は抑肝散は減量が望ましい）

定（投与開始から2週間で5mgにしなければならない）に疑問を持たずに処方していると、悲劇を生むことになるのです。

また、典型的なレビー小体型認知症では幻視が出現しますが、メネシットなどでドーパミンを賦活させると、幻視が悪化します。認知機能低下、歩行障害、幻視の改善薬は、それぞれがほかの機能を阻害する悪魔のトライアングル（上図参照）の関係にあるのです。

そのため、レビー小体型認知症の治療では、知能、歩行、幻視をどれも完璧にしようと考えてはいけません。どれかを後回しにするか、カクテル処方を行うのであれば、ごく少量ずつにとどめる勇気が必要です。

さらにレビー小体型認知症には、ほかの認知症で見られない不思議な特徴があります。ほかの認知症の認知機能は変動しませんが、レビー小体型認知症はよくなったり悪くなったり、変動が大きな認知症なのです。治療にあたっては、症状を見ながら常に処方を見直していかなければなりません。

コウノメソッド⑪ レビー小体型認知症の治療

高齢者への投薬は綱渡り（安全域が狭い）

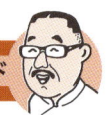

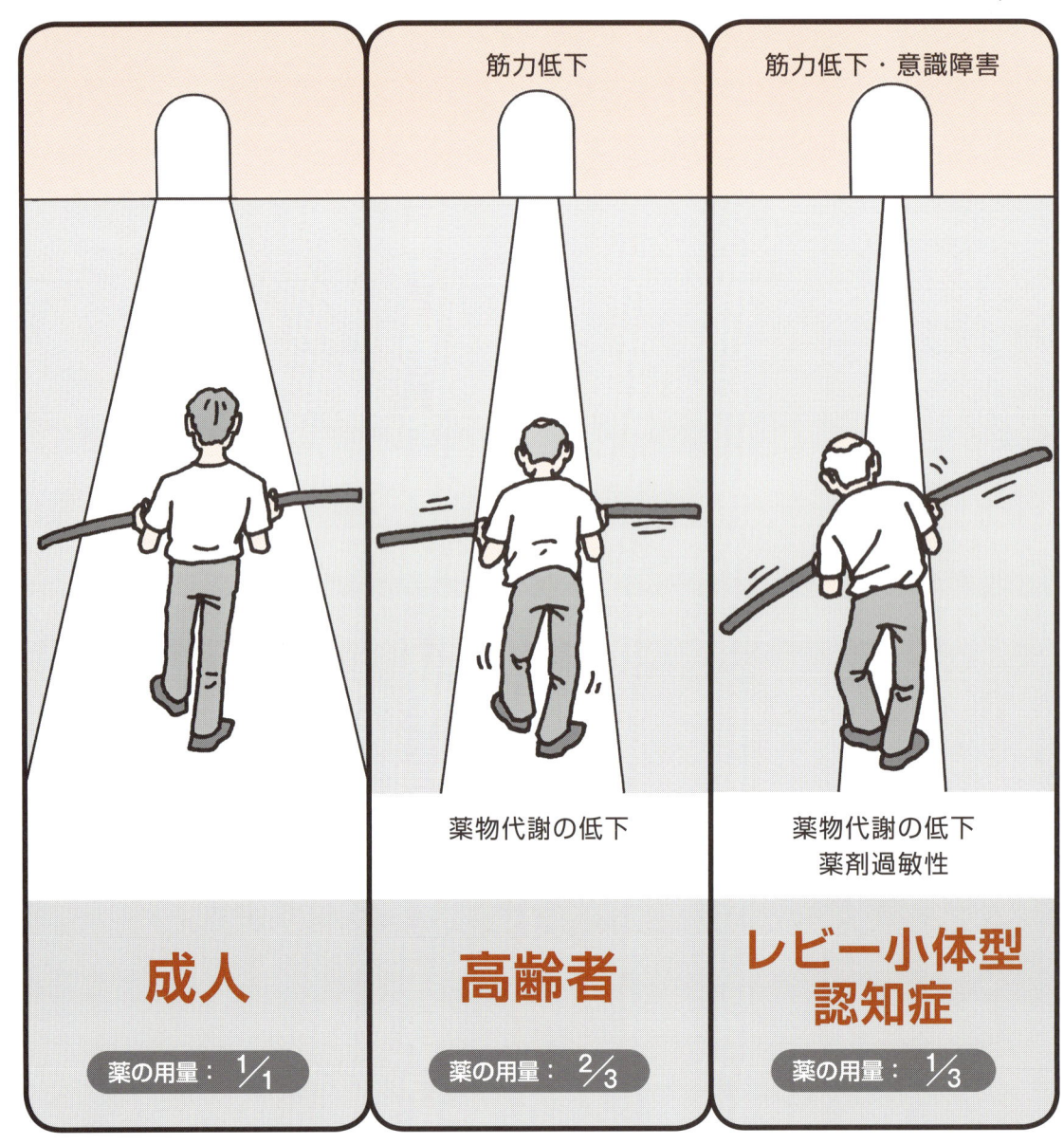

成人	高齢者	レビー小体型認知症
	筋力低下	筋力低下・意識障害
	薬物代謝の低下	薬物代謝の低下 薬剤過敏性
薬の用量：1/1	薬の用量：2/3	薬の用量：1/3

薬剤過敏性という大きな落とし穴

筆者（河野）にレビー小体型認知症への少量投与を教えてくれたのは、ある男性患者の娘さんです。その患者は、初診時かさからパーキンソン病として処方を開始しました。しかし、認知機能が低下してきたので、アルツハイマー型認知症が合併したものと考え、アリセプト2.5mgを追加したのです。

アリセプトは3mgでの開始が義務づけられていますが、一部の患者に易怒が出ることがわかっていました。しかも2週間後には5mgに増量しなければなりません。そこで、その患者が遠方であったことを理由に、2.5mgを28日処方という形にしたのです。2.5mgなら副作用が起こりにくいだろうという考えもありました。

ところが10日後に娘さんから電話がかかってきて、「父は初日から歩けなくなってしまいま

医師の対応の違いが悲劇を生む

アルツハイマー型認知症だと思っていた患者に歩行障害が出現したときの医師の対応

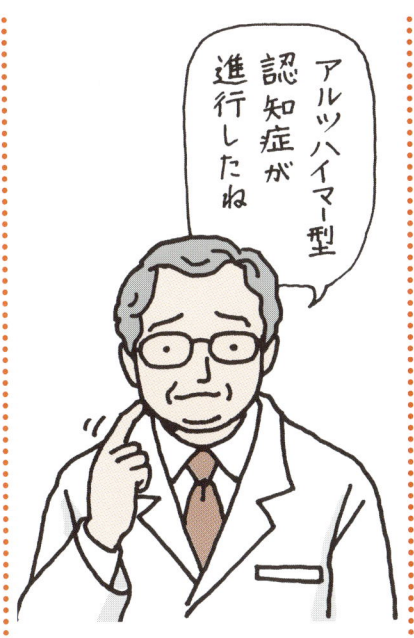

医療編 3 認知症の薬物療法

低レベルの医師
「アルツハイマー型認知症が進行したね」

なんだかよくわからない。アリセプトを10mgに増やして、Lドーパ開始だ

結果 → 寝たきりになり、誤嚥性肺炎のため3週間後に死亡

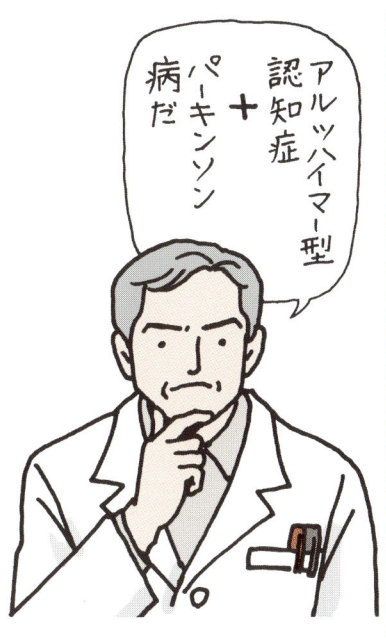

中レベルの医師
「アルツハイマー型認知症＋パーキンソン病だ」

パーキンソン病が合併してきた。パーキンソン病治療薬（Lドーパ）をたくさん飲ませよう

結果 → Lドーパで食べられなくなり、幻覚や妄想が出現して緊急入院

高レベルの医師
「レビー小体型認知症だ」

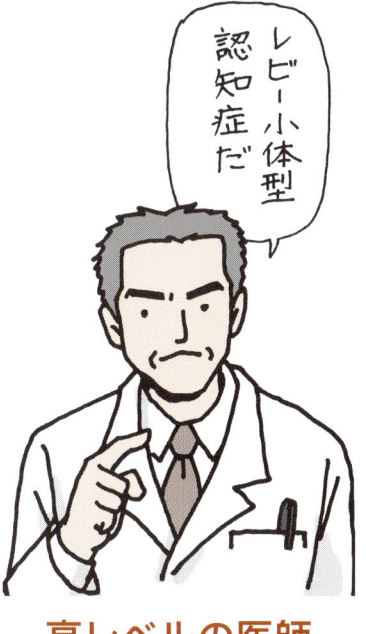

最初からレビー小体型認知症だったのだ。アリセプトを1mgに減らしてメネシットを出そう

結果 → 歩行はもとにもどり、認知機能も改善

多くの医師が、いまではアリセプトがレビー小体型認知症にも効くことを知っています。実は、それが怖いのです。大学病院や病院の勤務医は、レセプトの規則上アリセプトを3mgで開始し、2週間後から5mgにせざるを得ません。レビー小体型認知症にアリセプトは必要ですが、3分の1でいいのです。少量投与がヒットすると、患者は劇的によくなります。

した」というのです。アリセプトを中止しましたが、娘さんは「認知機能を上げるのはアリセプトしかない」という筆者の言葉が忘れられず、驚くべき行動に出ました。4日間服薬を休んだあと、最初から半分に割ってあった5mg錠を包丁でさらに半分に切り、1・25mgにして父親に飲ませたのです。

今度は歩行に影響はなく、6日後から驚くほど活発になりました。自転車で出歩けるようになり、改訂長谷川式スケールも15点から23点に改善しました。あとで考えると、この患者こそ薬剤過敏性のあるレビー小体型認知症だったのです。

コウノメソッド⑪ レビー小体型認知症の治療

レビー小体型認知症と気づかない医師の怖さ

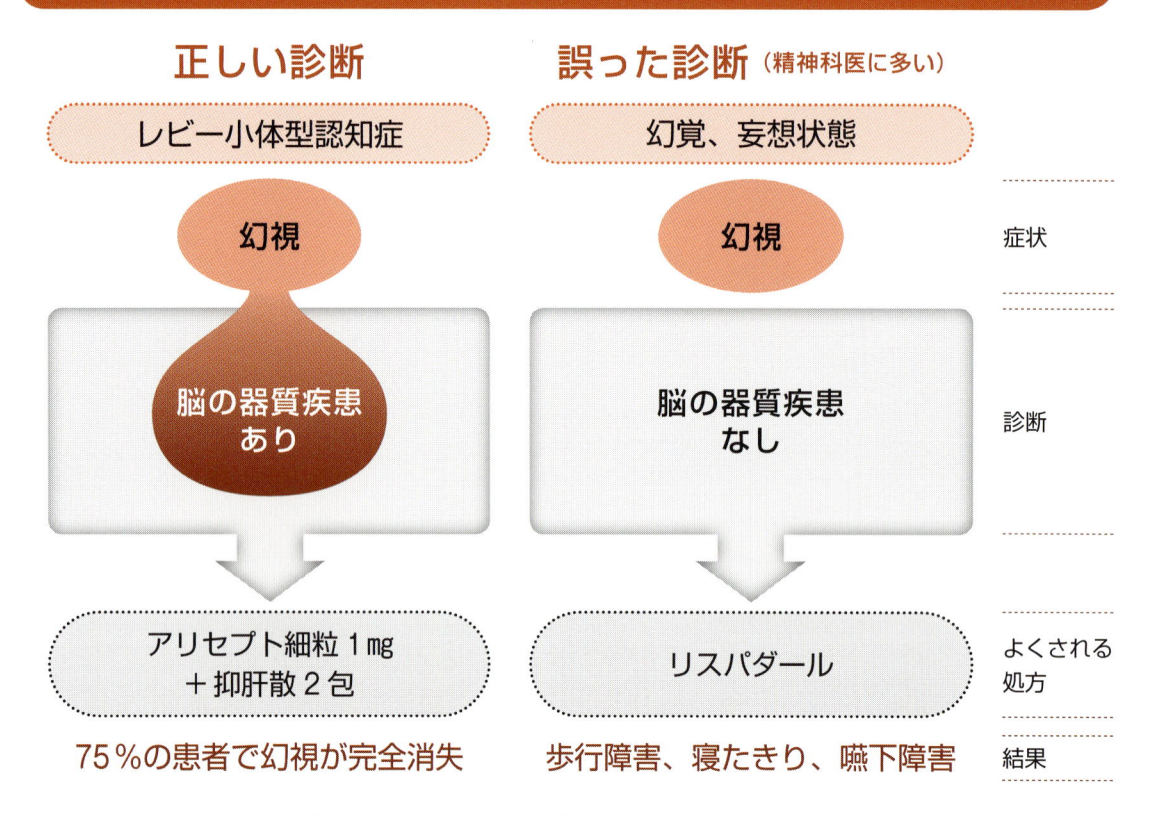

	正しい診断	誤った診断（精神科医に多い）	
	レビー小体型認知症	幻覚、妄想状態	
症状	幻視	幻視	
診断	脳の器質疾患あり	脳の器質疾患なし	
よくされる処方	アリセプト細粒1mg＋抑肝散2包	リスパダール	
結果	75％の患者で幻視が完全消失	歩行障害、寝たきり、嚥下障害	

精神科医は幻視が脳の器質疾患から出ていることに気づかず、機能性障害だと考えてリスパダール（統合失調症の幻覚や妄想を消すときに用いられる非定型抗精神病薬）などの強い薬を処方しがちである

アリセプト投与量の注意点

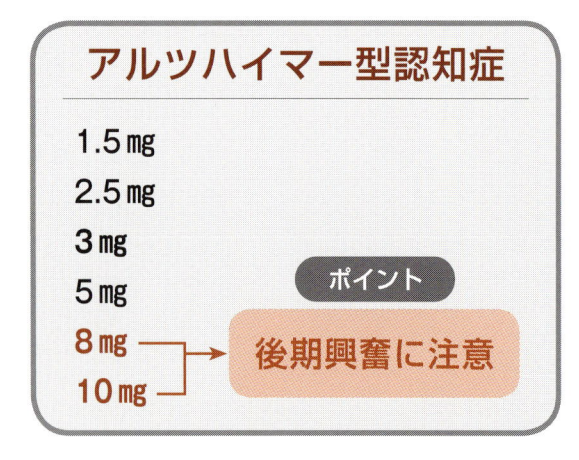

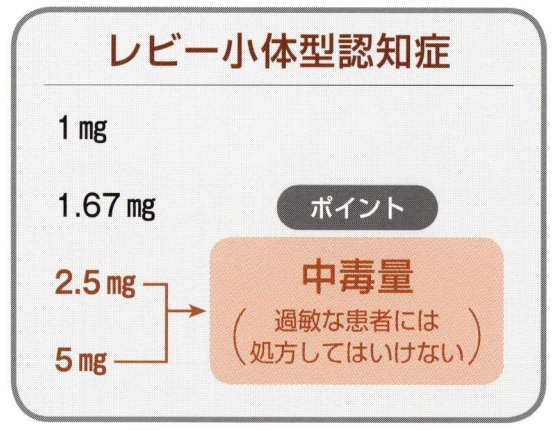

アルツハイマー型認知症
- 1.5 mg
- 2.5 mg
- 3 mg
- 5 mg
- 8 mg ┐
- 10 mg ┘ → ポイント：後期興奮に注意

レビー小体型認知症
- 1 mg
- 1.67 mg
- 2.5 mg ┐
- 5 mg ┘ → ポイント：中毒量（過敏な患者には処方してはいけない）

レビー小体型認知症でもアリセプトを5mg以上服用できる患者はいるが、薬剤感受性が低いことの裏返しでもあり、そのような患者はあまり改善しない。副作用が出やすいレビー小体型認知症の患者のほうが劇的に改善する可能性をもっている。増量規定でアリセプトの用量が限定される（少量投与できない）ことにより、患者の改善の芽は摘み取られることになる

レビー小体型認知症のタイプ別処方　コウノメソッド

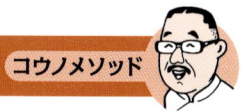

タイプ	中核症状治療薬	メネシット100mg	抑肝散	サアミオン	シチコリン注射	フェルガード100M	Newフェルガード	ジェイゾロフト
アルツハイマータイプ	アリセプト2.5～5mg	0	0	0～3錠		○	○	×
うつ状態意識喪失	アリセプト1.67～2.5mg	0	×	3錠	++	△	○	△
パーキンソンタイプ	リバスチグミンのパッチ製剤9mg	0.5～6錠	1～3包	3錠	+	△	○	×
典型例（幻視）	リバスチグミンのパッチ製剤9mg	0.5～2錠	1～4包	2～3錠	++	○	△	△

○：推奨　△：症例によっては望ましくない。慎重投与　+：効果あり
×：禁止　　　　　　　　　　　　　　　　　　　　　++：効果大

ジグソーパズルの完成　コウノメソッド

認知機能低下 — イクセロンパッチ／リバスタッチパッチ — 抑肝散 — 幻視
意識障害 — シチコリン注射 — メネシット — 歩行障害
前頭葉機能低下 — フェルラ酸含有食品 フェルガード100M — ジェイゾロフト — うつ状態

右のカクテル処方に加えて、シチコリン注射、フェルラ酸含有食品（フェルガード100M）、ジェイゾロフトが使えれば、レビー小体型認知症にほぼ対応できる

まちがいのないカクテル処方　コウノメソッド

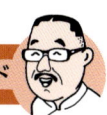

認知機能低下に
イクセロンパッチ、リバスタッチパッチ9mg

幻視に
抑肝散2包

歩行障害に
メネシット少量100mg 1～2錠

あくまでも対症療法。それぞれの症状がない患者に処方してはならない。数字は奇跡的改善が望める黄金比（三種の神器）

レビー小体型治療のまとめ

レビー小体型認知症の治療では、複数ある症状に応じた薬をピンポイントで処方しなければなりません。認知機能の低下にはリバスチグミンのパッチ製剤9mg、歩行障害にはメネシット100mg 1～2錠、幻視には抑肝散2包がいちばん改善率の高いカクテル処方です（数字は筆者の経験による黄金比）。各薬剤が微量なのはレビー小体型に薬剤過敏性があるためですが、逆にいえばレビー小体型は微量の薬で改善する「治し甲斐のある病気」です。

これら三種の神器（リバスチグミンのパッチ製剤、メネシット、抑肝散）に加えて、意識障害ならシチコリン注射、活気を出すにはフェルラ酸含有食品、うつ状態があればジェイゾロフト（SSRI：選択的セロトニン再取り込み阻害剤）の計6種を使いこなすことができれば、症状が複雑に絡み合ったレビー小体型認知症であっても、ほぼ対応できます。

コウノメソッド⑫ 前頭側頭型認知症（ピック病）の治療

ここでは前頭側頭葉変性症のうち、前頭側頭型認知症のほとんどを占めるピック病の治療法を解説します。まずは鑑別法の話から

ピック病のCT指標6項目の検出頻度（20名） Dr.コウノ予測

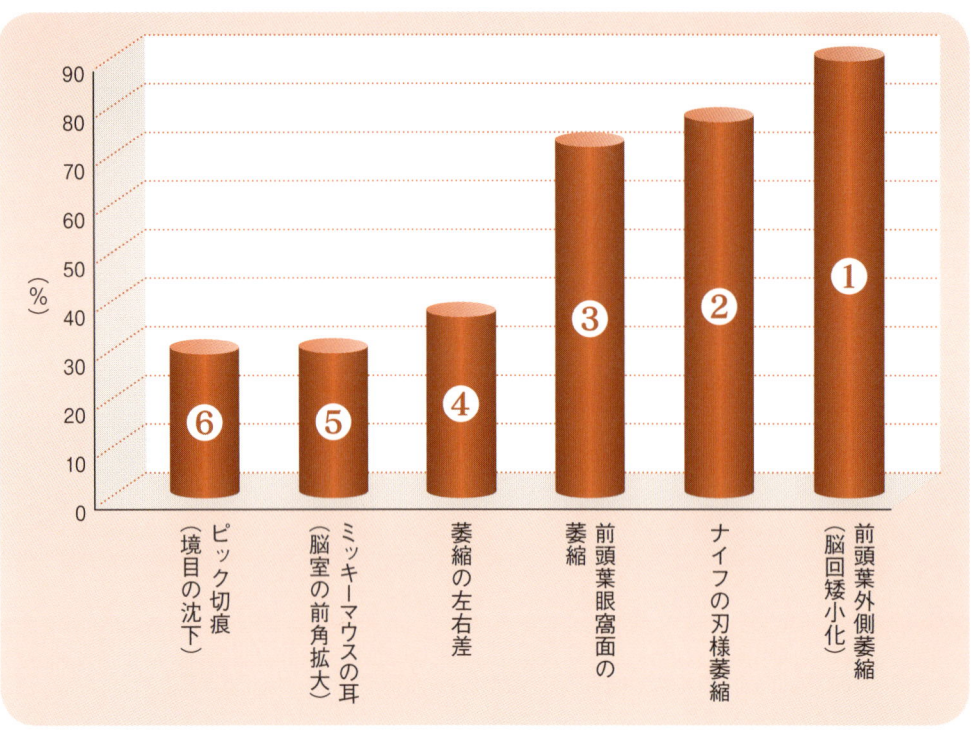

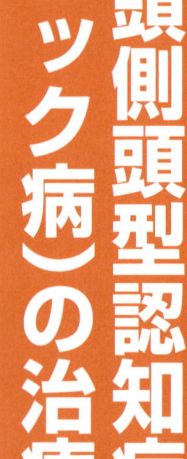

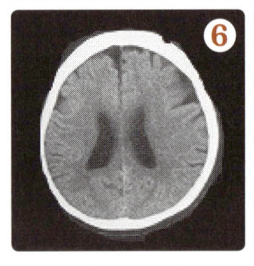

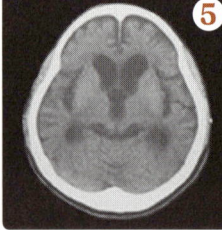

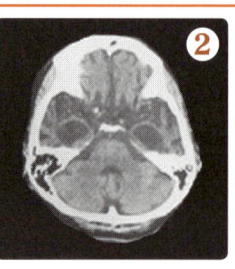

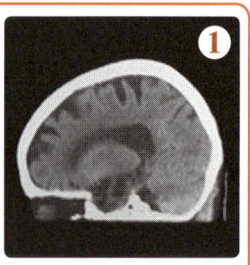

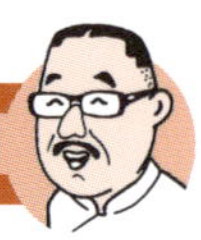

グラフ（頻度%）：
1. 前頭葉外側萎縮（脳回矮小化）：約95%
2. ナイフの刃様萎縮：約80%
3. 前頭葉眼窩面の萎縮：約75%
4. 萎縮の左右差：約40%
5. ミッキーマウスの耳（脳室の前角拡大）：約30%
6. ピック切痕（境目の沈下）：約30%

CT画像：
6 ピック切痕　5 ミッキーマウスの耳　2 ナイフの刃様萎縮　1 前頭葉外側萎縮

上のグラフは、前頭側頭葉変性症の患者をCTで撮影したとき、陽性を示す指標がどのくらいの頻度で現れるかを筆者（河野）が調べたもの。ミッキーマウスの耳（脳室の前角が後角に比べて大きくなる）とピック切痕（前頭葉と側頭葉の境目の皮質が沈み込む）は筆者の命名による指標

ピック病は画像のどこでわかるか

ピック病は日本では少ないと思われているようですが、死後の病理解剖では一定程度の患者が存在します。それらのピック病患者は、さまざまな疾患に誤診されているのです（133ページの図版参照）。

誤診される理由は、医師がピック病を知らないという単純な事実に尽きます。知能検査で高得点をとったり、脳萎縮が下部に限局していることが多いなど、ピック病は熟知していないと診断できない病気です。

従って、ピック病の診断は「症状重視」で行わなければなりません。102〜103ページで紹介したような脱抑制行動がピック病の症状であることを知らない医師は歯が立たないのです。症状で診断してピック病

ピック病の画像鑑別（わずかなナイフの刃を見つける）　コウノメソッド

水平断（すいへいだん）
頭を真横に切って上下を分けるような切り口で撮影した画像

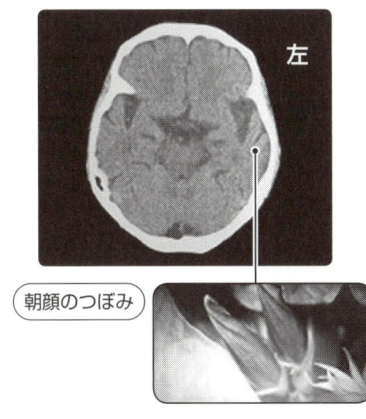

朝顔のつぼみ

冠状断（かんじょうだん）
頭を顔と平行に切って前後を分けるような切り口で撮影した画像

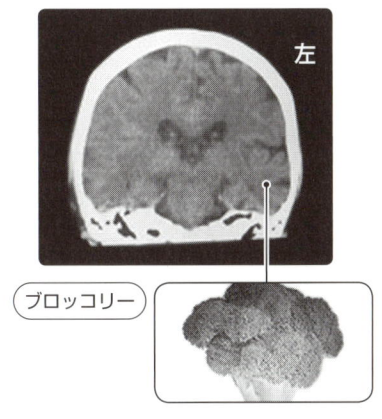

ブロッコリー

矢状断（しじょうだん）
頭を縦方向に切って左右に分けるような切り口で撮影した画像

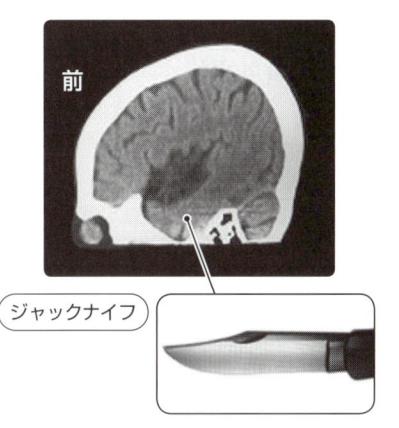

ジャックナイフ

② CTの画像では、水平断で下から見ると朝顔のつぼみ、冠状断で前から見るとブロッコリー、矢状断で左側から見るとジャックナイフに見える。左右差があるのもピック病の指標

海馬全域を観察できる撮影方法

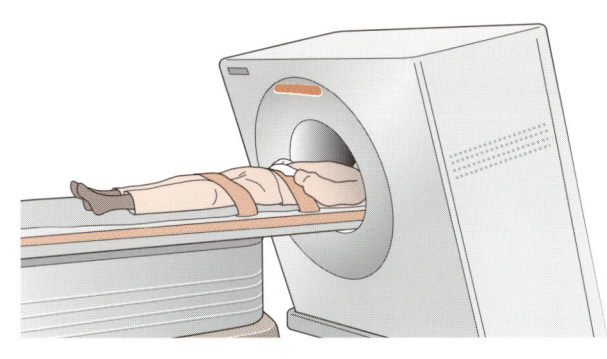

ピック病は側頭葉下部だけが萎縮している患者が多い。水平断では見落とすので、CTを20度前傾させると海馬全域が観察できるだけでなく、側頭葉下部がはっきり見える

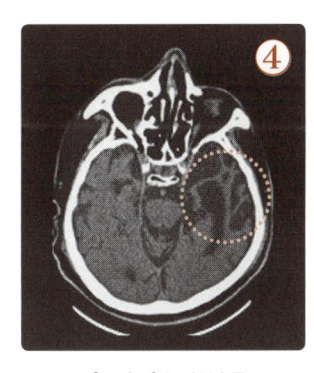

④ ピック病における片側優位の海馬萎縮

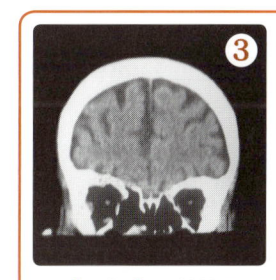

③ ピック病における前頭葉眼窩面の萎縮

らしいと感じたら、その意識（先入観）でもう一度CT画像を見ると鑑別診断ができます。

多くの医師が誤診するのは、ピック病を症状ではなく画像のみで鑑別しているからです。いちばん確実な画像検出法は、CTの検出機を20度傾けて海馬（記憶の出入り口）の全体像を観察する方法ですが、これなどは症状でピックを疑っているからこそできる検出法といえます。

画像診断が難しい理由の一つは、前頭葉の外側萎縮（指標①）が、レビー小体型認知症でも起こるからです。レビー小体型は後頭葉の血流が低下するために幻視が起こる認知症ですが、不思議なことによく前頭葉が萎縮します。これは筆者（河野）が「フロンタルレビー」と呼んで注意をうながしている現象で、前頭葉萎縮だけではピックかレビーかわかりません。前頭葉症状（脱抑制、無言、尿失禁、常同行動など）があるのがピック、ないのがレビーです。もし幻視、薬剤過敏性があれば、ピック病ではなくレビーと診断できます。

コウノメソッド⑫ 前頭側頭型認知症（ピック病）の治療

前頭側頭葉変性症の理解　コウノメソッド

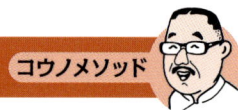

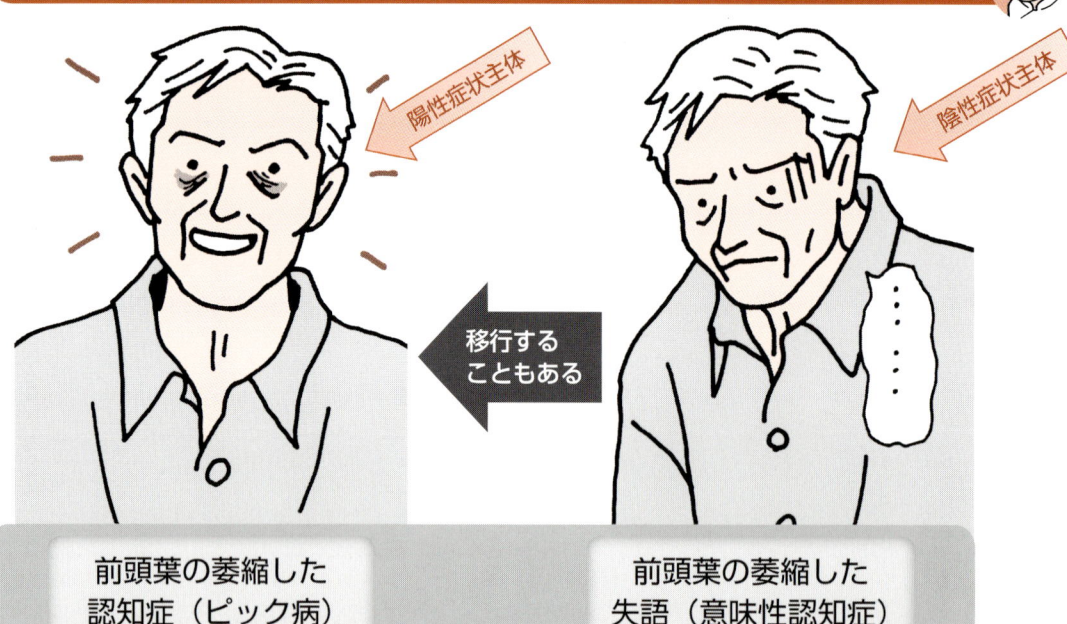

陽性症状主体 → 前頭葉の萎縮した認知症（ピック病）
　ウインタミン ＋ フェルガード100M

陰性症状主体 → 前頭葉の萎縮した失語（意味性認知症）
　Newフェルガード　もっとも改善しやすい処方

移行することもある

ピック病を改善できれば一流

ピック病の症状は、脳内のどの神経伝達物質の欠乏によるものかよくわかっていません。目立った症状に常同行動（同じ動作を繰り返す）があるため、セロトニンの不足を指摘する仮説が語られ、抗うつ薬として使われるSSRI（選択的セロトニン再取り込み阻害剤）で常同行動を止めようという精神科医もいるようです。

常同行動は過食にも拒食にもつながって、患者の体調を崩します。繰り返し口に手を運ぶ常同行動が過食を起こし、勝手に体が動くことが食事への集中を妨げているのです。

これは患者にとっても苦しいことですから、止める治療が必要になります。しかし、いちばん大切なことはSSRIを投与することではなく、アリセプトの投与をやめることです。アリセプトは前頭葉にストレスをかけて常同行動を引き起こしているので、アリセプトを止めるだけで常同行動が消える患者もいます。アリセプト以外で認知機能を上げ、ウインタミンでドーパミンを抑制することで平穏が達成できるのです。

ピック病の陽性症状には、ウインタミンが第一選択になります。コウノメソッドではグラマリールを陽性症状の第一選択に挙げてきましたが、ピック病は1日も早く穏やかにしないと家庭が崩壊するので、用量に気をつけながら強い薬を少量使うのです。ただし、ウインタミンは肝障害を起こすことがあるので、黄疸が出てきたらセロクエルに切り替えます。セロクエルは副作用で体幹が傾斜しやすい薬ですが、それよりも血糖値が急激に上がってしまうことがあるので、糖尿病を持つ患者には禁忌です。

セロクエルを使うには、事前にヘモグロビン・エイワンシーという検査を行って、耐糖能異

202

ピック病にどう対応するか

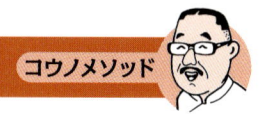

コウノメソッド

❶ ピック病の過去の治療

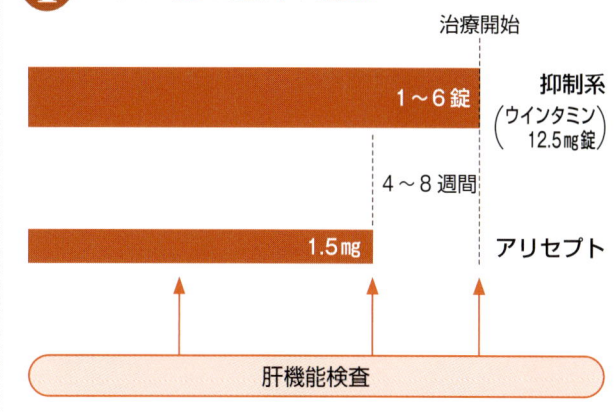

治療開始

抑制系（ウインタミン 12.5 mg錠） 1～6錠

4～8週間

アリセプト 1.5 mg

肝機能検査

ウインタミンは肝障害を起こすことがあるので、定期的に肝機能検査を行う

❷ ピック病の最新治療

治療開始

抑制系（ウインタミン 12.5 mg錠） 1～6錠

4～8週間

フェルガード100M（フェルラ酸含有食品） 1～3包

肝機能検査

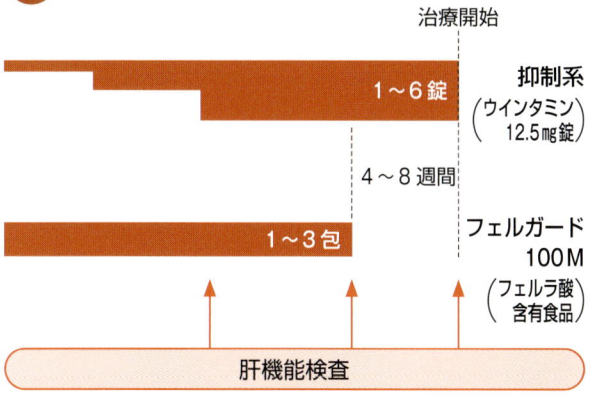

ウインタミンで肝障害を起こした場合はセロクエルかセルシンに替える。セロクエルは糖尿病患者には禁忌

❸ ピック病の維持治療（長期戦）

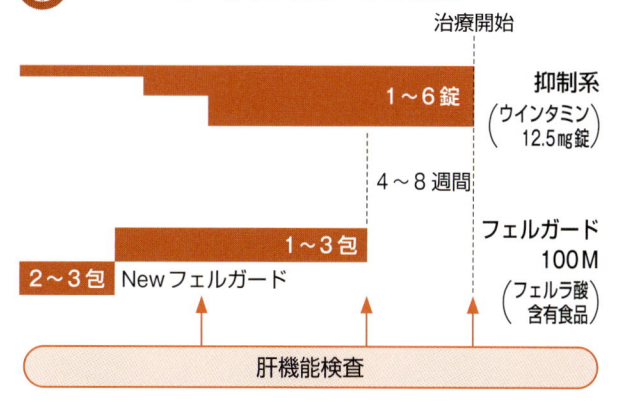

治療開始

抑制系（ウインタミン 12.5 mg錠） 1～6錠

4～8週間

フェルガード100M（フェルラ酸含有食品） 2～3包 Newフェルガード 1～3包

肝機能検査

フェルガード100Mに置き換えると抑制系薬剤を減らしていける。高齢者の維持量とは、薬を減らすことでなければならない

認知症病型で改善させやすい順（筆者の私見）

順	病型	抑制系	中核症状	その他
1	ピック病	ウインタミン	フェルガード100M（フェルラ酸含有食品）	
2	レビー小体型認知症	抑肝散	フェルガード100M（フェルラ酸含有食品） イクセロンパッチ リバスタッチパッチ	メネシット シチコリン注射
3	アルツハイマー型認知症	グラマリール	Newフェルガード（フェルラ酸含有食品） アリセプト	
4	脳血管性認知症	グラマリール	レミニール	サアミオン

常を調べておくと安心です。これは、一般外来で初診患者にスクリーニングで行うことはできません。

こうしたリスクの高い薬はいつまでも使いたくないので、可能なら徐々に減らしていきます。フェルガード100Mを定期摂取している患者のなかには症状が鎮まってくる人もいるので、そのような場合は思い切ってウインタミンの投与量を減らしていき、最後には投薬を中止します。

このように「落ち着いてきたら抑制系の薬を減らしていく」という発想のない医師が、高齢者の治療を行ってはなりません。薬剤代謝が速い若者は同じ用量で何年間処方しても蓄積しないでしょうが、高齢者には薬が蓄積するのです。成人の規定用量よりも少なめに処方し、時間の経過とともに減らしていかなければなりません。維持量などあるはずもないのです。

認知症のなかで改善させやすい順をいえば、上の表で示したようにピック病が1位、レビー小体型認知症が2位になります。

コウノメソッド⑬ うつ状態にある認知症の治療

本格的な抗うつ薬は、高齢者に使うべきではありません。では、認知症でうつ状態にある場合はどんな薬を使えばよいのでしょうか

本物のうつ病かどうかを見分けるチェック表

段階	うつ病を疑う症状	判定
1	不眠、疲労倦怠感、頭痛、食欲低下	うつ病の可能性あり
2	1の状態が2週間以上続いている	うつ病の疑い
3	以前好きだったことが楽しめない	たぶんうつ病
4	日内変動（朝悪い）、早期覚醒・途中覚醒の不眠	うつ病

渡辺洋一郎：Medical ASAHI 36(2)：62-63, 2007をもとに作成

訴えから鑑別して処方を考える　コウノメソッド

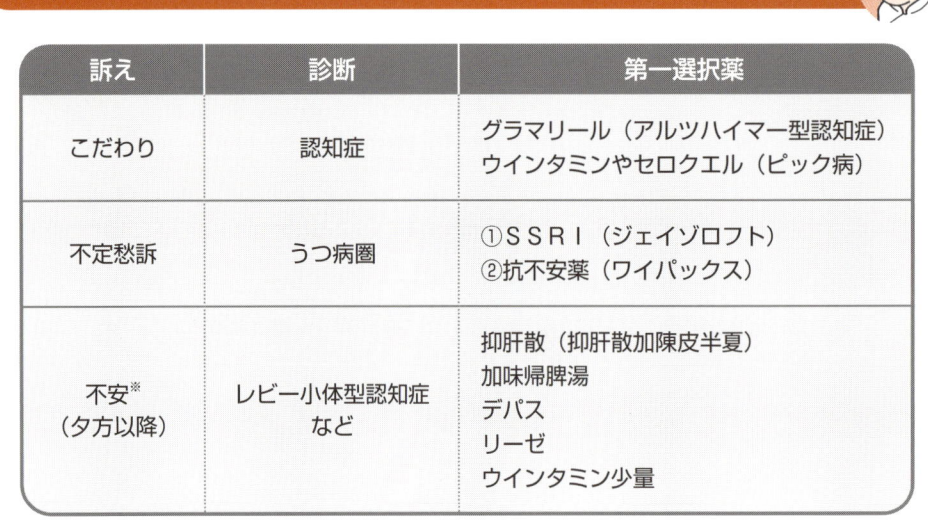

訴え	診断	第一選択薬
こだわり	認知症	グラマリール（アルツハイマー型認知症） ウインタミンやセロクエル（ピック病）
不定愁訴	うつ病圏	①SSRI（ジェイゾロフト） ②抗不安薬（ワイパックス）
不安※ （夕方以降）	レビー小体型認知症 など	抑肝散（抑肝散加陳皮半夏） 加味帰脾湯 デパス リーゼ ウインタミン少量

※夕方以降不安になって徘徊や家族への頻回の電話が始まる。
　夕方症候群の場合は、15時に飲ませないと間に合わない

抗うつ薬の作用は病態で逆になる

世間では精神科医が認知症の専門医であるかのように考えていますが、そんなことはありません。日本老年精神医学会で行われた精神科医へのアンケートでは、半数が「認知症の診療は苦手」と答えました。もしこの質問を精神科医全員に行ったとしたら、もっと深刻な数字になったことでしょう。

多くの家族や介護者は、患者を「認知症に違いない」と推測して来院するのです。その予感は、残念ながらほとんど当たっています。しかし一部の精神科医は、うつ病と認知症のチェックを均等に行わないまま、何の疑問も持たずにうつ病の診断を下してしまいます。

家族や介護者の皆さんは、医師がうつ病と診断する前に、69

抗うつ薬の二面性

コウノメソッド

医療編 3 認知症の薬物療法

うつ病 — 興奮系として作用 ○
元気になる

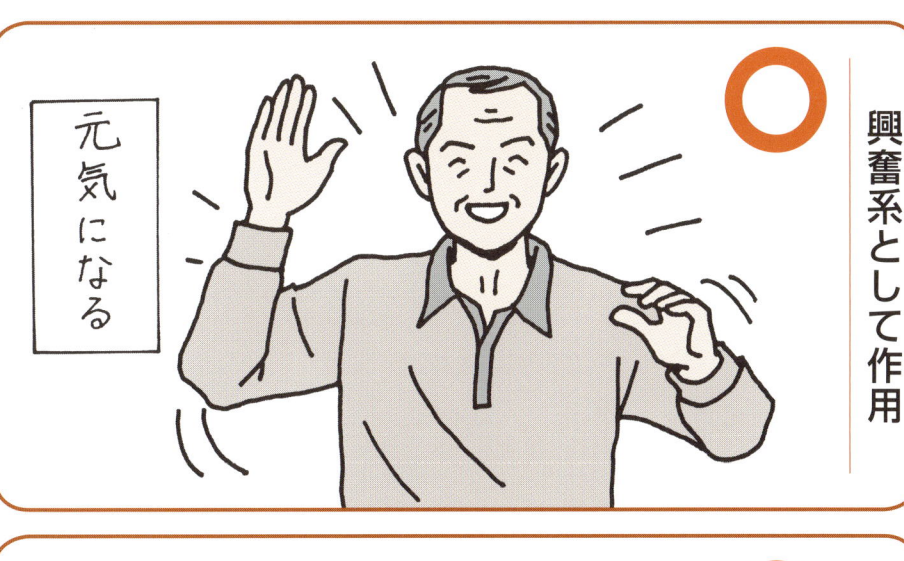

認知症 — 抑制系として作用

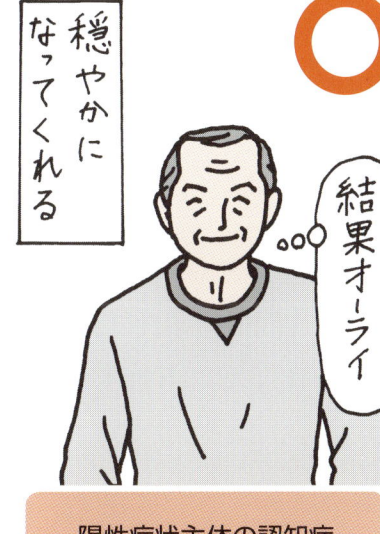

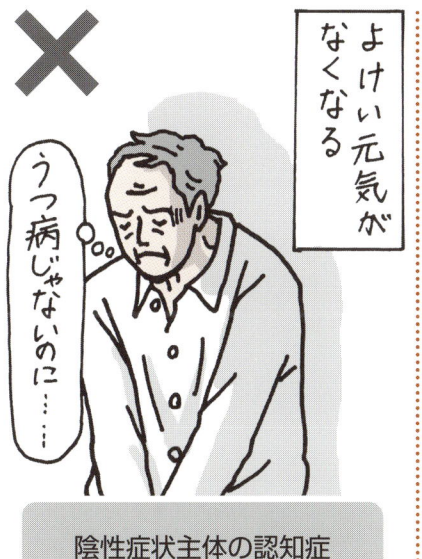

陽性症状主体の認知症 ○
穏やかになってくれる
結果オーライ

陰性症状主体の認知症 ×
よけい元気がなくなる
うつ病じゃないのに……

抗うつ薬の投与

ページで紹介した「バランスエイト8」に近いことを尋ねたかをチェックしてください。開業医はCTを持っていないので初日は無理だとしても、画像検査をしたか、改訂長谷川式スケールなどの知能検査をしたか、血液検査（特に甲状腺機能）をしたかも要チェックです。

認知症がうつ病と誤診されると、本来の認知症の治療が遅れるばかりでなく、抗うつ薬の処方によって、患者の状態は悪くなります。たとえば脳血管性認知症はうつ状態が主症状ですが、強い抗うつ薬を飲むと認知症が悪化し、飲み続けると寝たきりになってしまうのです。

この恐れは、精神科医が誤診しなくても起こります。ある年の国際老年精神医学会における医師への配付資料には「認知症に対して抗うつ薬は絶え間なく増量していくこと」と書いてありました。筆者の経験からは、望ましくないことです。

認知症にうつ病が合併することも、ないわけではありません。そのときは脳代謝改善剤（サアミオン）や弱い抗うつ薬

205

コウノメソッド⑬ うつ状態にある認知症の治療

「うつ状態とうつ病」の理解と対応

	考えられる病態	疾患名
病理	1 反応性うつ病 2 脳血流低下 3 ドーパミン不足 4 アセチルコリン不足 5 セロトニン低下	セロトニン不足

うつ状態 ／ うつ病

対応	1 環境整備 2 サアミオン（興奮系） 3 パーキンソン病治療薬 4 アリセプト（興奮系） 5 ＳＳＲＩ（ジェイゾロフト）	抗うつ薬
	プライマリーケア医 （かかりつけ医）の守備範囲	精神科医担当

○病理と対応における同じ数字が対になっている

（ワイパックス、ドグマチールなど）で元気にさせます。

このとき気をつけなければならないのは、「病態によって抗うつ薬は逆の働きになる」ということです。これを「抗うつ薬の二面性」と覚えてください。

抗うつ薬は、本物のうつ病の患者には興奮系薬剤として作用しますが、認知症の患者が飲めば抑制系として作用するのです。

従って、陰性症状が出ている認知症に抗うつ薬を処方すると、よけいに抑制されて食欲や脚力が奪われてしまいます。うつ病と誤診される認知症患者はほとんど陰性症状が出ているので、これは危険な処方です。

ただし、同じ抗うつ薬でもＳＳＲＩと呼ばれる新世代の抗うつ薬は、認知症に対して興奮系の働きをします。そのためコウノメソッドでは、どうしても元気にならないレビー小体型認知症の患者に、ＳＳＲＩのひとつであるジェイゾロフトの使用を認めているのです。

「うつ状態と認知症」のまとめ

コウノメソッド

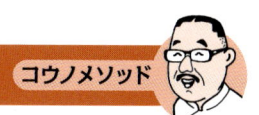

- うつ病と「うつ状態」は分けて考えること

- 暗い表情の認知症患者は、うつ病ではなくうつ状態である

- 認知症患者に抗うつ薬（三環系、四環系）は飲ませないほうがよい。それは、これらの抗うつ薬が認知症では抑制系に働くからである

- 認知症で、どうしてもうつ状態が解消しない場合は、ＳＳＲＩ（ジェイゾロフト）は使用してもよい。理由は、これが弱興奮系だからである

コラム

抗うつ薬は急にやめると危険

認知症とうつ病は混同されやすく、数年間うつ病と誤診されて抗うつ薬を処方されていた認知症患者はざらにいます。筆者（河野）の経験では、10年間もうつ病と誤診されていたレビー小体型認知症の患者が最長でした。この患者がうつ病または合併症ではなかった証拠は、抗うつ薬をやめたことがなく、ゆっくり抗うつ薬をやめたら元気になり、レビー小体型の処方ですっかり改善したからです。

逆にうつ病であれば抗うつ薬で必ずよくなりますから、抗うつ薬が効いているのかいないのかを、介護者はチェックしなければなりません。本物のうつ病であった場合、抗うつ薬をやめると自殺しかねないので、正確な見極めが必要です。

もし、間違いなくうつ病ではないとわかっても、抗うつ薬はスパッとやめずに少しずつ減らしていきましょう。これは、悪性症候群という病態を防ぐために必要なことです。

悪性症候群は、抗うつ薬などの向精神薬を急に中止したときに、一部の患者で起こります。その症状は、40度の高熱が出て、筋硬直、意識障害を起こす激しいものです。さらに、尿が黒くなって腎不全で死に至ることもあります。

なお、悪性症候群は向精神薬を中断した副作用だけでなく、筋肉の炎症や感冒が原因で発症したり、原因不明で起こったりすることもある病気です。

このような事態を引き起こさないためにも、抗うつ薬の処方や減量は慎重でなければなりません。コウノメソッドでは、「元気のない認知症には、抗うつ薬を第一選択にしない」というのを鉄則にしています。

207

コウノメソッド⑭ 急激な特異症状への対応

激しい周辺症状、意識消失発作、せん妄、幻視などが出たらどう対応すればいいのでしょうか。特異症状への対応をまとめます

治療効果がはっきりわかる認知症とは

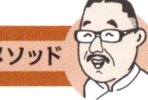

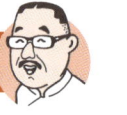

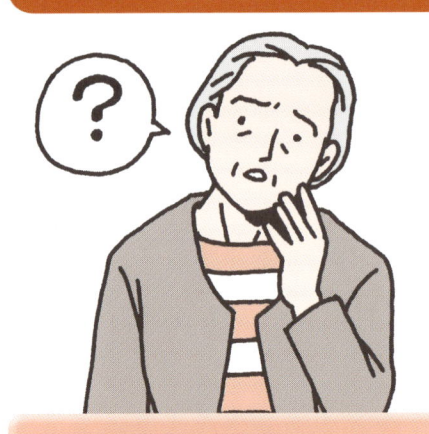

単純性認知症タイプ
- もの忘れや語義失語だけ
- アルツハイマー型認知症の一部
- 意味性認知症
→ 中核症状治療
→ 治した実感があまりわからない

BPSDタイプ（かかりつけ医では手におえない認知症）
- 周辺症状が強く出て家族が疲弊してくる
- レビー小体型認知症
- ピック病
→ 中核症状治療 / 周辺症状治療
→ ものすごく感謝される

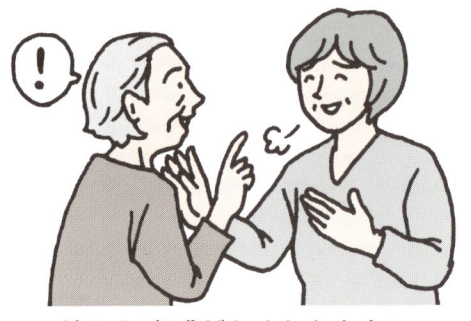

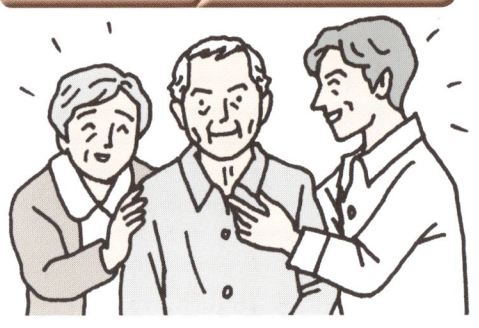

行動・心理症状の激しいタイプ

　前頭側頭型認知症（ピック病）の項の最後に、認知症を改善させやすい順は、1位がピック病、2位がレビー小体型認知症と書きましたが、そう言うと驚かれることが少なくありません。しかし、周辺症状（BPSD：認知症に伴う行動・心理症状）が強く出る病気ほどめざましく改善しますし、家族や介護者から感謝してもらえるのです。コウノメソッドが普及し、かかりつけ医（プライマリーケア医）が認知症を治せるようになれば、そのことが多くの人にもわかるようになるでしょう。
　「中核症状は進行するのだから、認知症は治らない」と思ってはいけません。それは「人間はやがて死ぬのだから、命は救えない」と言うのと同じです。

意識障害は緊急事態である　コウノメソッド

意識障害

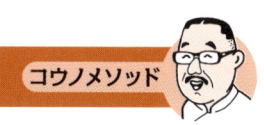

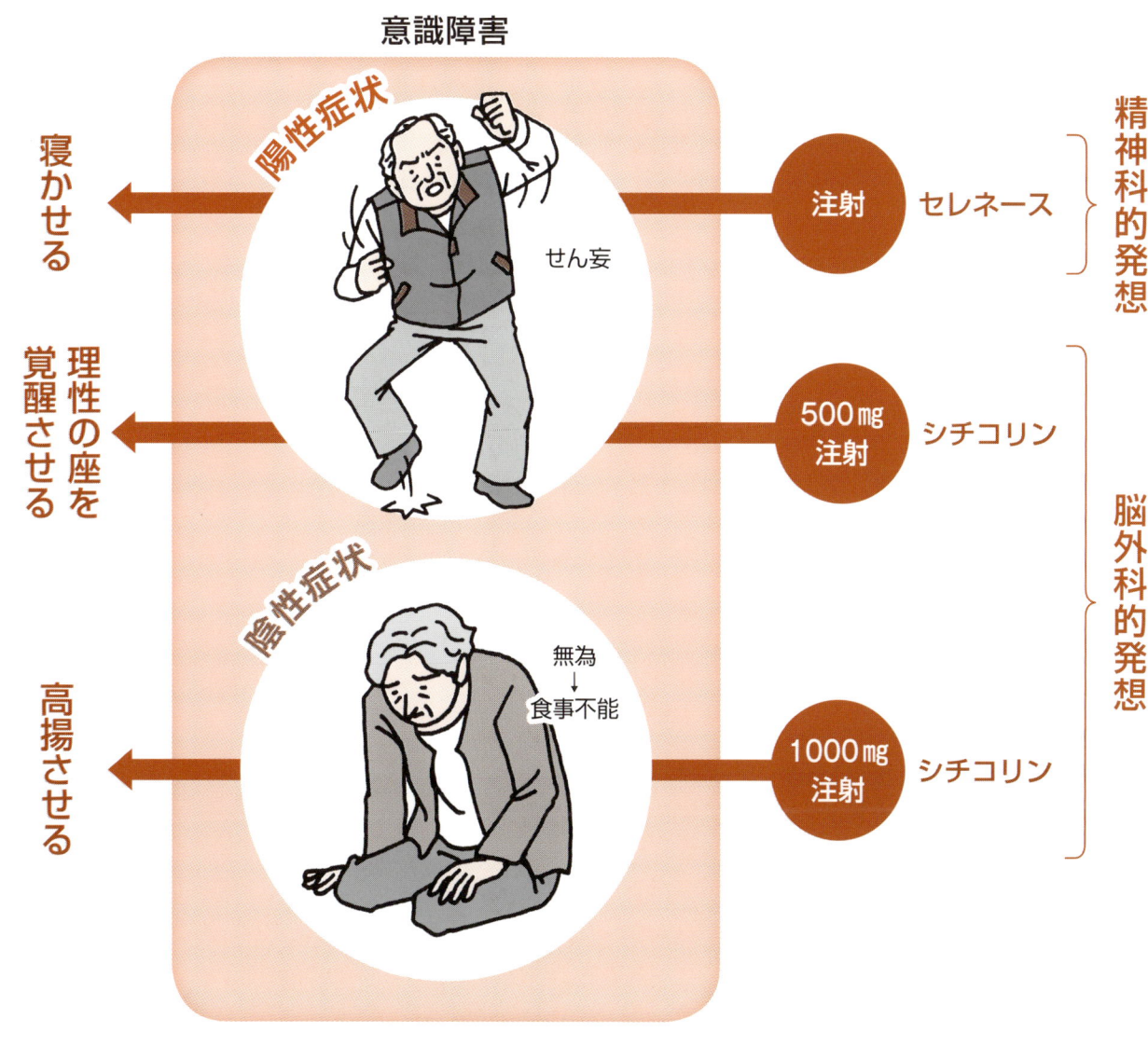

陽性症状 せん妄
- 寝かせる ← 注射 セレネース 〔精神科的発想〕
- 理性の座を覚醒させる ← 500mg注射 シチコリン 〔脳外科的発想〕

陰性症状 無為→食事不能
- 高揚させる ← 1000mg注射 シチコリン 〔脳外科的発想〕

陽性症状が出た場合、セレネースなどの抑制系薬剤で寝かせるか拘束するかで迷うが、拘束は肩関節を脱臼したり介護ベッドで首を挟む事故も起こる。せん妄は意識障害なので、短期間軽く拘束してシチコリン注射がいちばん安全

せん妄や意識消失発作

医師は、患者が最期まで穏やかに暮らせるよう、苦痛をとり、意識を清明にさせる努力をしなければなりません。

認知症の各病型における治療法はこれまで述べてきましたが、ここでレビー小体型認知症をサンプルに、治療の順番を復習しておきましょう。この順番への理解がとても大切です。

① すぐに意識障害を取り除く
② 周辺症状に対処し、笑顔の見られる家庭にする
③ 中核症状にアプローチする
④ 歩けるようにして、車いす患者を不要にする（車いすの認知症患者は、歩けないのではありません。歩かないだけです）

以上の手順を理解すれば、医師であっても介護者や家族であっても、何をすべきがおのずと見えてきます。意識障害は緊急事態なので、陽性症状であっても陰性症状であっても、すぐになくさなければならないものです。意識障害があるうちは、認知症かどうかの決定も行って

コウノメソッド⑭ 急激な特異症状への対応

レビー小体型認知症に多い意識障害

レビー小体型認知症の診断基準ガイドライン

進行性の認知機能障害が必須
これに加えて、**認知機能の動揺、幻視、パーキンソニズム**の3つがあり、
このうち2つ以上で確定、1つで可能性ありと診断する

> 3つの中核症状のうち2つは意識障害から生じるもの

つまり、**意識障害**が確定の条件

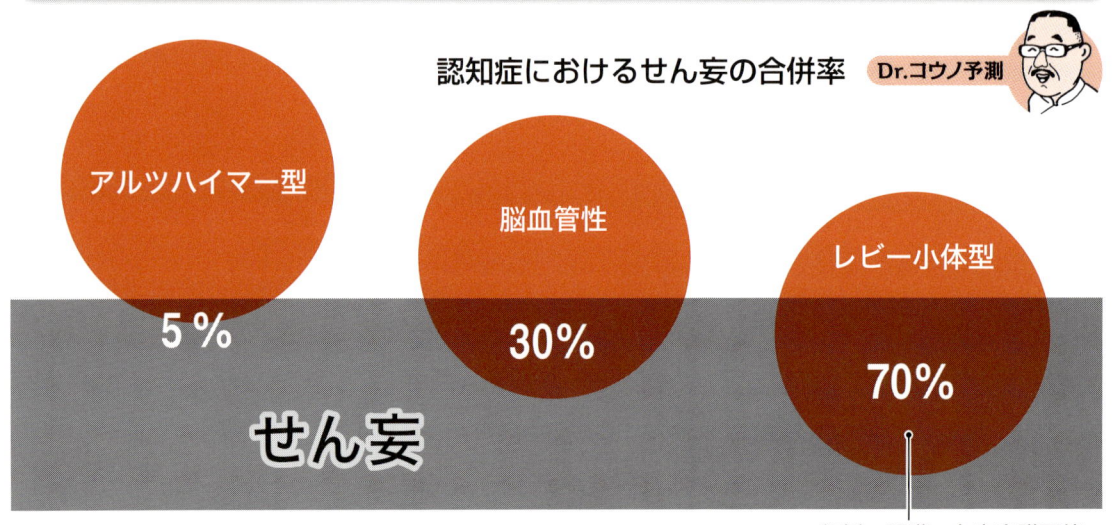

認知症におけるせん妄の合併率　Dr.コウノ予測

- アルツハイマー型　5％
- 脳血管性　30％
- レビー小体型　70％　→ 転倒、誤嚥、在宅介護不能

せん妄

（河野和彦：2011）

　せん妄は意識障害の代表格です。その特徴や原因は70〜71ページで述べましたが、ほかにも薬剤性のせん妄があるので気をつけましょう。せん妄を引き起こす薬剤は、パーキンソン病の薬、抗不安剤など精神科系の薬、βブロッカーなど高血圧治療薬、ラシックスなど利尿剤、H_2ブロッカーという種類の胃薬などさまざまです。

　アルツハイマー型認知症やピック病ではほとんどせん妄を起こしませんが、脳血管性認知症の3割、レビー小体型認知症の7割でせん妄が起こります。脳血管性認知症のせん妄は、セレネースと脳血流改善薬を少量用いるのが有効です。

　レビー小体型認知症のせん妄には、シチコリン（ニコリンの後発品でよい）の静脈注射がよく効きます。1000mgを月に1〜4回打ちますが、早く意識を戻さなければ栄養障害や廃用症候群をきたす場合、入院患者ははいけません。

幻覚（幻視、妄想、幻聴）の違い

コウノメソッド

医療編 3 認知症の薬物療法

幻聴

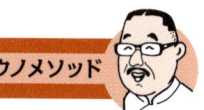

（吹き出し）壁からラジオ放送が聞こえる 俺が救世主だと言っている

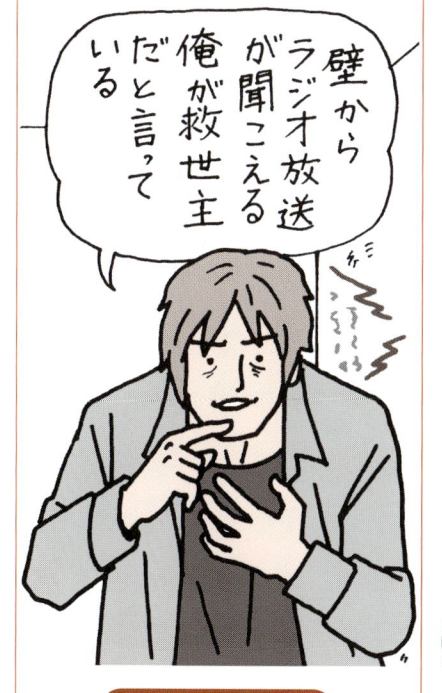

患者のイメージ

20代の男子大学生
病名：統合失調症
症状：幻聴、誇大妄想
第一選択薬：リスパダール

幻聴は、統合失調症の代表的な症状。天からのお告げ、耳元でのささやき、壁からの放送などさまざま。精神科医が担当すべき疾患で、かかりつけ医は手を出さないこと

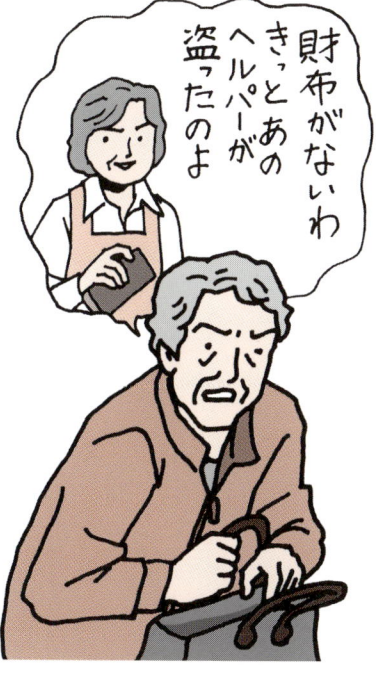

妄想

（吹き出し）財布がないわ きっとあのヘルパーが盗ったのよ

患者のイメージ

70代後半の明るく元気な女性
病名：アルツハイマー型認知症
症状：被害妄想
第一選択薬：セレネース

「死んだはずの祖母がいるような気がする」は、幻視ではなく妄想。妄想はいろいろな認知症で起こる。アルツハイマー型認知症のもの盗られ妄想や嫉妬妄想などが有名

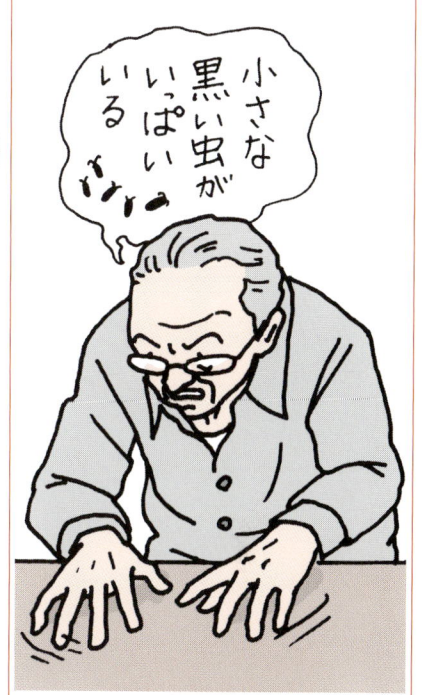

幻視

（吹き出し）小さな黒い虫がいっぱいいる

患者のイメージ

やせたまじめな70代男性
病名：レビー小体型認知症
症状：幻視
第一選択薬：抑肝散

幻視というのは、いないはずのもの（妖精、小人、子ども、虫）が見えること。レビー小体型認知症の幻視は長く続き（ときには数ヵ月）、本人も幻視と気づいていることが多い

であれば1000mgを5日連続という方法もあります。レビー小体型認知症の意識障害をシチコリンなしで治すのは無理と言ってもいいほどです。

レビー小体型認知症は、意識消失発作もよく起こします。これは自律神経症状なので、名前を呼んでも応答がないほど深い意識消失でも、通常5分ほどで目覚めるものです。救急車を呼んでてんかんと誤診されないよう気をつけましょう。

レビー小体型認知症の意識消失発作は、食後に長時間座らせておくと起きやすい現象です。体幹が後ろに傾斜した状態で眠ったら、意識消失発作だと理解して治療しましょう。陰性症状なので、薬は興奮系のサアミオンやメネシットを用います。

もしもレビー小体型認知症の患者で、1時間以上の昼寝、就寝中の寝言、診察中の嗜眠、向き合った相手と目を合わせないなどの症状があれば、意識障害の予備軍です。こういう人は、転倒に注意しましょう。

上に幻覚（幻視、妄想、幻聴）への対応も示しておきます。

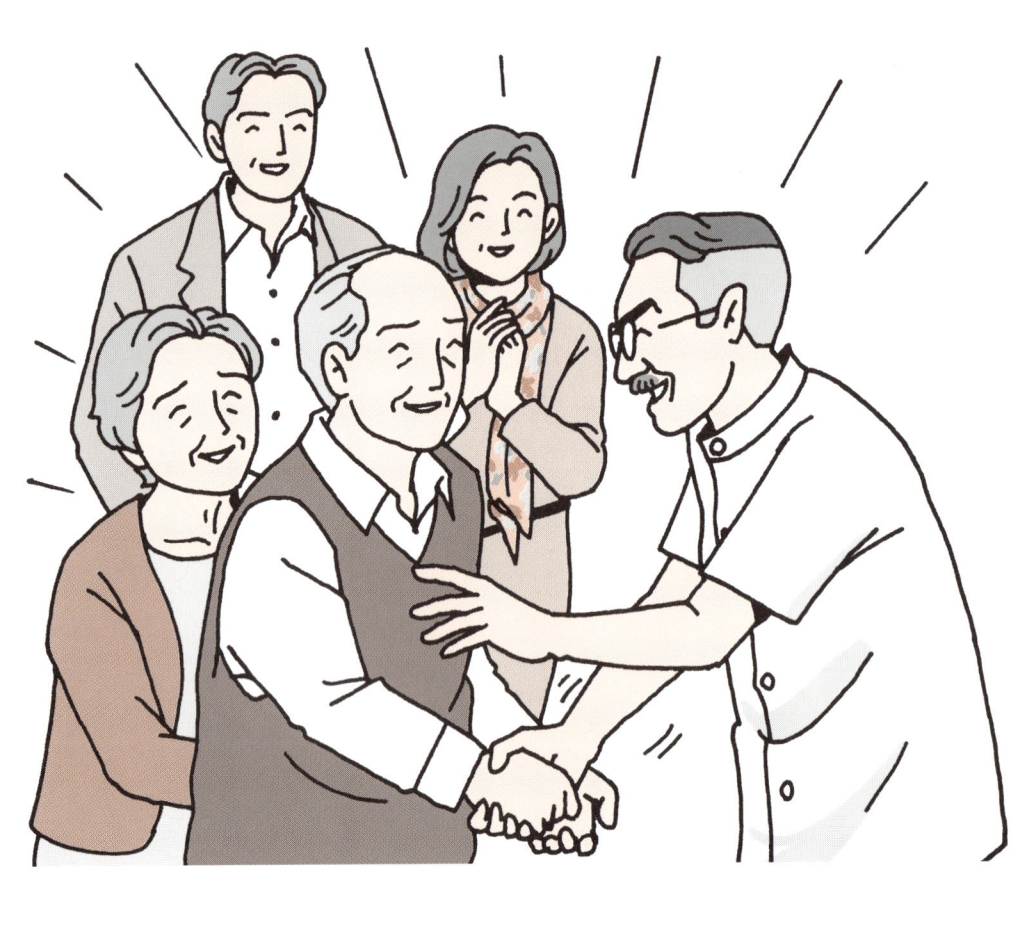

コウノメソッド⑮

認知症の改善事例

筆者が今までに経験した劇的な改善事例の中からいくつか紹介しましょう。適切な治療の素晴らしさを実感してもらえるはずです

医療の最終目標は患者の笑顔である

ここまでは、現在認可されている薬を使ってどのように認知症を治療すればよいのかを紹介してきました。認知症は決して「治らない」「治せない」病気ではないのです。医師がその人の症状を的確に診断し、適切な種類と量の薬を処方できれば、認知症は劇的によくなります。しかし残念ながら「劇的な変化」を経験したことがない医師の間で、認知症に対する悲観的な考え方が蔓延してしまっているのが現状です。

ここからは、筆者（河野）が経験してきた症例を具体的に紹介します。実際に起こった症例を見ていただければ、重度の認知症であっても、その人らしさを取り戻すことはできると理解してもらえるはずです。

また、薬の処方例も、なるべく具体的に記載しました。これは医療関係者だけでなく、介護職や介護家族にも認知症に関する医療的知識が広く、処方の理解が深い方がたくさんいらっしゃるからです。そういう方には、ここで具体的に紹介する処方を参考にしていただきたいと期待しています。ただし、一般の方の場合は独断で薬を増やしたりやめたりしてはいけません。必ず医師に相談し、可能であれば全国のコウノメソッド実践医の指示のもとで薬剤の調整を行ってください。

筆者は常々「医療の最終目標は患者の笑顔である」と考えてきました。医師として志す先が学会発表であるならば、患者がモルモットに見えてしまうからです。今後も治療を通して事例のような患者の笑顔を増やしていきたいと考えています。

事例1　アルツハイマー型認知症の一発改善事例

医療編 3　認知症の薬物療法

笑顔で再診に訪れた

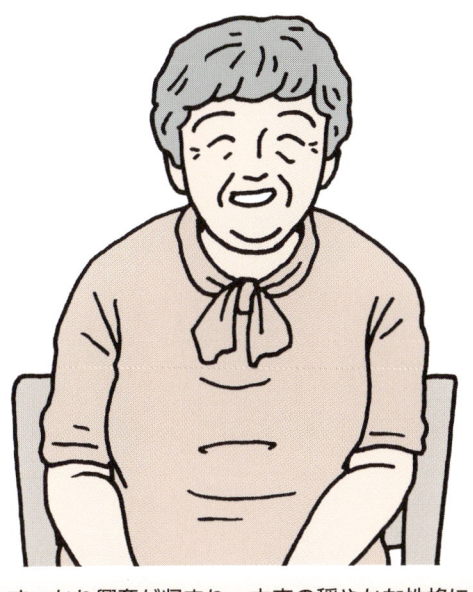

すっかり興奮が収まり、本来の穏やかな性格に戻っておしゃれになり、ニコニコと笑っていた

49日後

易怒的だった患者

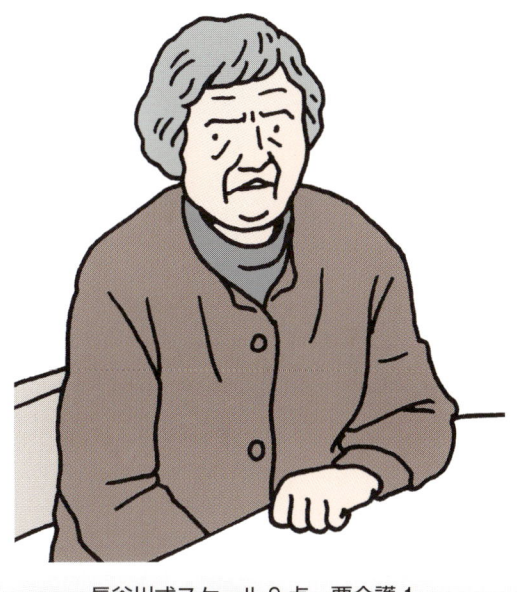

長谷川式スケール9点、要介護1
易怒的で不機嫌だった初診時

アリセプトの減量が患者を救った例

アルツハイマー型認知症でも穏やかに発症した患者は、アリセプトだけを飲んでいる期間が長く続くものです。最初はそれでよくても、アリセプトが体内に蓄積することで次第に易怒的になったのだからアリセプトの服用量を増やそう」と、間違った判断をしてしまうのです。

この場合、アリセプトの持つ興奮性が原因なのですが、多くの医師は「認知症が進んで易怒的になったのだからアリセプトの服用量を増やそう」と、間違った判断をしてしまうのです。

これは中核症状と周辺症状の区別ができていないために起こる誤診で、非常に多くのアルツハイマー型認知症の患者とその家族が苦しんでいます。

ここで紹介する事例は、2年間にわたってアリセプト5mgを服用してきた典型的なアルツハイマー型認知症の患者です。もともと穏やかな人でしたが、徐々に怒りっぽくなり、前医にアリセプトを10mgに増やすことを提案されました。しかし家族はインターネットでアリセプト

の興奮性を知り、前医の判断に疑問をもったために筆者を受診してくれたのです。

結局アリセプトを半分まで減量し、認知機能を低下させないようにフェルガード100Mで補いました。また、かなり易怒的になっていたので、抑制系のグラマリールも同時に処方したところ、49日後の再診では劇的に改善していたのです。再診で再会したこの患者は非常にほがらかに笑っていました。家族の方々も大喜びで、まさに一発で改善した事例でした。

ドクターコウノの処方メモ

- アリセプト 5mg → 2.5mg
- グラマリール 50mg
- フェルガード100M×2包

アリセプトの服用によって人格が変わったり興奮性が出た場合、減量する勇気が必要です。フェルラ酸含有食品には、認知機能の低下を予防する効果が期待できます。

事例2 90歳アルツハイマー型認知症末期から生還

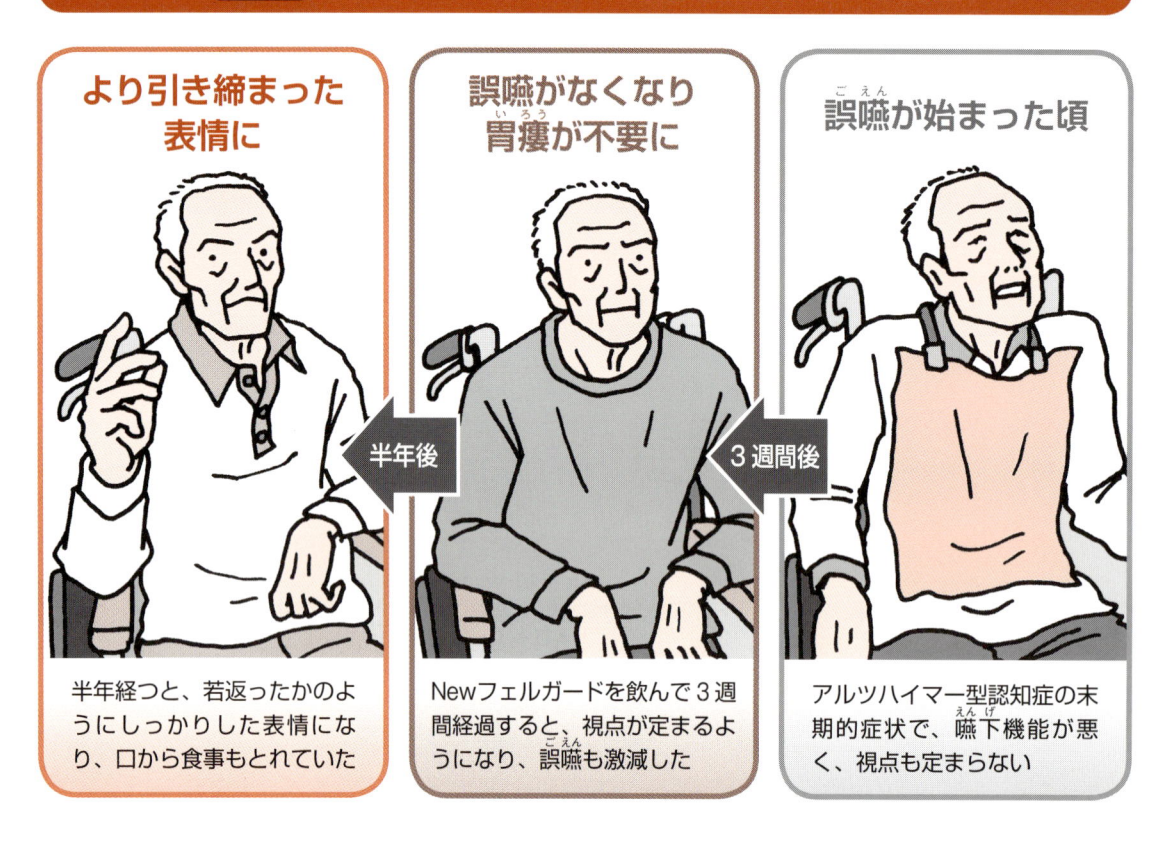

コウノメソッド⑮ 認知症の改善事例

より引き締まった表情に
半年経つと、若返ったかのようにしっかりした表情になり、口から食事もとれていた

← 半年後

誤嚥がなくなり胃瘻が不要に
Newフェルガードを飲んで3週間経過すると、視点が定まるようになり、誤嚥も激減した

← 3週間後

誤嚥が始まった頃
アルツハイマー型認知症の末期的症状で、嚥下機能が悪く、視点も定まらない

嚥下機能が改善し胃瘻が不要に

この男性患者は初診当時90歳で、アルツハイマー型認知症の末期でした。筆者が初めて会ったのは、誤嚥が始まったので胃瘻を造設するために入院していた時期にあたります。

筆者はこの患者にNewフェルガードの服用を勧めて、嚥下機能の様子を見ることにしました。すると初診時は視点が定まらなかったのに、3週間後の再診時にはこちらをしっかりと見て写真を撮ることができたのです。しかもこの3週間で誤嚥が激減したため、口からの食事を継続することになりました。

やがてこの患者は食欲過剰が問題になったのです。これも陽性症状の一種なので、Newフェルガードはそのままに、アリセプト5mgを隔日にし、グラマリールを加えました。

半年後には、毎日口でしっかり噛んで食べる生活を続けられ

たおかげか意識がハッキリし、診察での反応も良好でした。結局その後、2年間も胃瘻を使わないまま過ごしました。

この患者は、Newフェルガードを飲むことで最後まで口から食べることができたばかりか、アルツハイマー型認知症の末期から維持期へ戻ることができたのです。

ドクターコウノの処方メモ

- アリセプト 5mg → 隔日に
- グラマリール 50〜100mg
- Newフェルガード 1〜4包

嚥下機能の回復を狙うなら医薬品よりも健康補助食品のフェルガード類がお勧め。既に胃瘻になってしまった人は、胃瘻からNewフェルガードを白湯に溶かして注入し、口から食べる訓練を続けるようアドバイスしています。

214

事例3 「奇跡の症例」と喜ばれたピック病

今でも口からご飯を食べられる

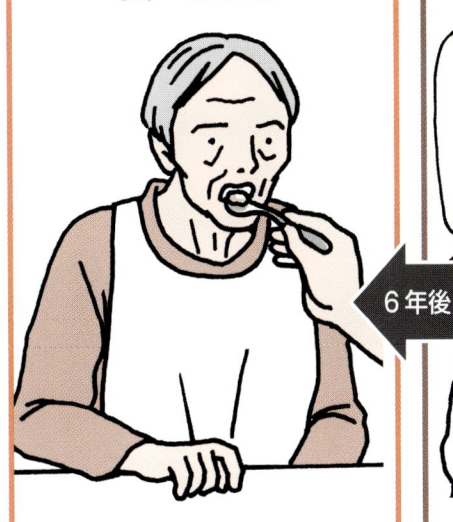

6年が経過しても大声はなく落ち着いており、口からご飯を食べることができている

← 6年後

挨拶ができるようになった

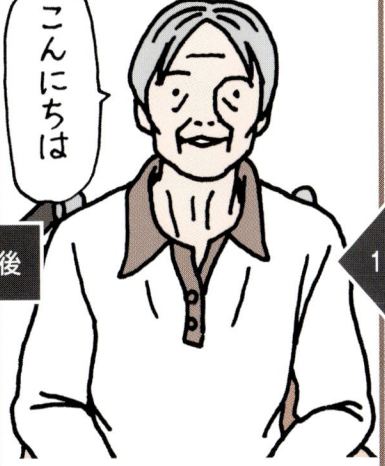

「こんにちは」

抑制系薬剤で落ち着いたが、誤嚥が始まったためANM176を開始。嚥下機能はすぐに回復した

← 1年後

大声で叫び続けていた頃

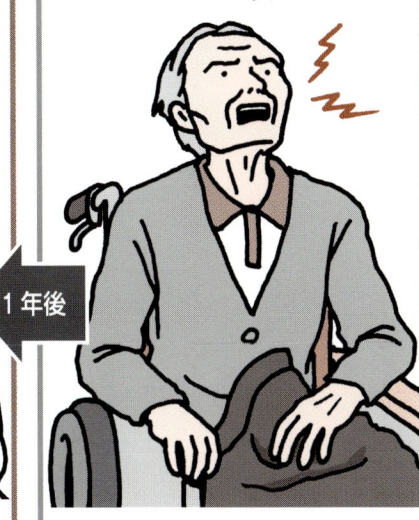

初診時は大声で叫び続け、ピック病の陽性症状が顕著に現れていた

抑制系で劇的改善 6年経っても元気

この女性は、6年前に初めて診た時には既に要介護5で、大声で叫び続けている問題のピック病患者でした。施設でも困り果てている状況でしたので、医療保護入院を阻止するためにも、セロクエル120mg、ウインタミン140mgなど、筆者としては非常に強い抑制系薬剤を処方しました。

これらの抑制系薬剤で大声などのBPSDを制御できるようになり、1年後には「こんにちは」と優しく挨拶してくれるまでになったのです。

しかしその後、嚥下機能が悪くなり、娘さんが相談に来てくれました。そこで当時韓国から入ってきたばかりだったフェルラ酸含有食品（ANM176）を紹介したところ、ジュースがゴクゴクと飲めるほどに改善したのです。夏祭りでジュースを飲む患者の写真を、娘さんが嬉しそうに送ってくれたのを今でも覚えています。

初診時から6年が経っても、この患者は口からご飯を食べ、胃瘻にもならず元気に暮らしているのです。要介護5のまま6年間も病気が進行しないのは、ピック病としては非常にまれで、施設では「奇跡の症例」と呼ばれているそうです。

ピック病であっても、非常に強い抑制系薬剤が処方されていても、フェルラ酸とガーデンアンゼリカの配合は脳機能、身体機能を支えることがわかるよい事例といえます。

ドクターコウノの処方メモ

- セロクエル 120mg
- ウインタミン 140mg
- グラマリール 30mg
- 抑肝散 5g
- ANM176 × 2包

ピック病とマッチしやすいセロクエル、ウインタミン＋抑肝散の組み合わせが功を奏した事例。精神科医が好んで処方するがピック病には効きにくいリスパダールを服用していたら、今の姿はなかったでしょう。

コウノメソッド⑮ 認知症の改善事例

事例4　アリセプト漫然投与の地獄から生還したピック病

一発改善ですっかり笑顔に

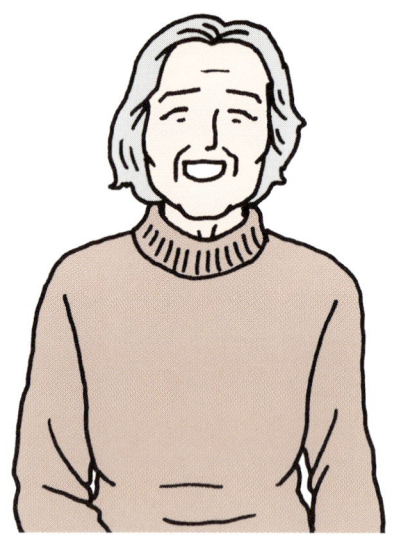

顔つきがにこやかになり、行動も落ち着いた。退室時には「先生、ありがとう」と言って、ていねいにドアを閉めてくれた

← 1ヵ月後

厳しい表情でにらみつける

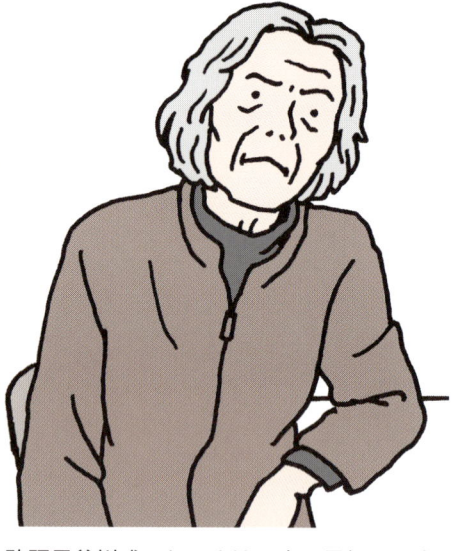

改訂長谷川式スケールは5点。易怒や不安、入浴拒否、常同行動などに支配されていた頃

ピックセット処方でみごとに改善

この女性は、6年間も「アリセプト5mg」という、本人にとっては多すぎる量を服用し続けていたことが原因で、座っていられない、すぐに怒る、不安発作、入浴拒否などのBPSDが起きていたピック病の患者です。このままではいけないと悩んだ夫が、必死に調べて筆者の病院にたどり着きました。

初めて来院してくれたとき、この女性は箸でコップをつつき続ける常同行動にとりつかれていて、まるで動物のような状態でした。筆者はすぐに薬の影響だと判断しました。そこでアリセプトを規定量の4分の1（1.25mg）に減らし、自費で健康補助食品のフェルガード100Mを購入してもらったのです。また、ピック病の陽性症状を抑える目的でウインタミンを処方しました。

1ヵ月後の再診時、6年間も苦しみ続けてきた彼女は、実にあっさりと生還したのです。夫と共に来院した彼女は笑顔で「先生、ありがとう」と言いました。アリセプトを減量したことで、機嫌よく挨拶できるまでに回復した彼女は、退室時に丁寧にドアを閉め、夫と共に自宅に帰って行ったのです。

ドクターコウノの処方メモ

- アリセプト　5mg → 1.25mg
- ウインタミン　8mg
- フェルガード100M×2包

アリセプトを減らし、ウインタミン+フェルガード100Mというピック病に対する基本セットで一発改善しました。この3種の組み合わせは筆者が「ピックセット」「ハッピーセット」と呼んでいるくらいピック病に有効です。

事例5　うつの改善で食欲と歩行も改善したレビー小体型認知症

強いうつ状態
まったく食事を食べられず、車いすで来院した

↓ 28日後

食欲が回復し、少しふっくらした
食事がとれるようになり、表情にも明るさが戻ってきた

↓ その後

歩いて診察室に来るまでに回復
食欲が戻ったことで体力が回復し、歩けるように。カメラを向けるとVサインを作るほど元気になった

試行錯誤の末にたどり着いた処方

この男性は、強いうつ症状のためにまったく食欲がなくなったレビー小体型認知症です。コウノメソッドでは「認知症の陰性症状に対して、いきなり抗うつ薬を処方することは禁止」としています。そこで最初は興奮系の薬剤であるアリセプト2・5mg、サアミオン10mgを処方して様子を見ました。

この男性は、その後食べられなくなったのでアリセプトは中止し、元気を出すために、レビーに効果が出やすいメネシットというパーキンソン病治療薬を1錠だけ処方したのです。しかしそれでも食欲が出なかったので、ジェイゾロフトという抗うつ薬を1錠だけ処方しました。

薬物過敏性のあるレビー小体型認知症の患者に抗うつ薬を処方するのは危険です。しかしレビーの10％以下の確率で起こる重度のうつ状態で、食事がとれない危機的状況の場合、ジェイゾロフトが患者を救うことがあります。

結局この男性は、アリセプトをやめてメネシット、ジェイゾロフトの2剤を加えたとたん、食欲が回復したのです。28日後の再診時には表情もにこやかになり、食べられるので体力も回復しました。次の診察のときは、診察室に歩いて来てカメラを向けるとVサインまで作ってくれました。薬物過敏性のあるレビー小体型認知症の処方はデリケートですが、メネシットとジェイゾロフトの最少量で劇的に改善した事例です。

ドクターコウノの処方メモ

- アリセプト→中止
- サアミオン 10mgは継続
- メネシット 100mg
- ジェイゾロフト 25mg

興奮系の薬剤をいろいろ試しても効果がない場合、セロトニン量がうつ病発病閾値近くまで減っている可能性があります。ジェイゾロフト25mgを1錠という最少量から試してみるといいでしょう。

コウノメソッド⑮ 認知症の改善事例

事例6　フェルガード100M 3包で改善したレビー小体型認知症

見ただけでレビーとわかる状態

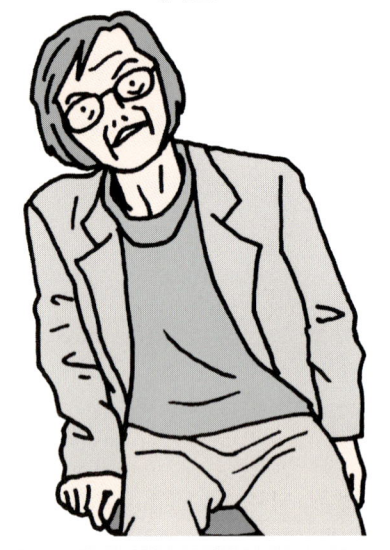

改訂長谷川式スケール12.5点。体が傾き、活気も食欲もない状態

← 2ヵ月半後

処方を変えたとたんに劇的改善

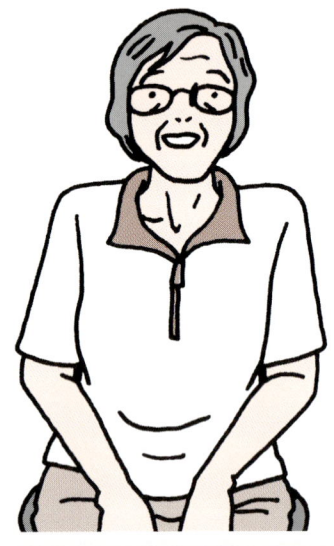

姿勢もよくなり、引きずり歩行も改善。表情も明るく活気が出て、食欲も増加した

効果が出る量は個人差が大きい

この女性が初診で訪れた際には、引きずり歩行、体幹傾斜、歯車現象、幻視や幻聴と、みごとにレビー小体型認知症の所見だったので、診断自体は容易でした。しかし難しいのはレビー小体型認知症の持つ薬物過敏性です。この女性は、精神科で3年前にパニック発作の治療を受けたとき、薬が効きすぎて昼間も眠り続けたという既往がありました。これは、薬物過敏性によるものだと思われます。

処方としてはまず、認知機能の改善にアリセプトを出しましたが、レビー小体型には効きすぎて歩行障害を起こしやすいため1.67mgの低用量にしました。それを補うために興奮系薬剤として処方したのがサアミオンです。また、幻視や幻聴などを抑えるためにセレネースをご少量処方しました。
それに加え、フェルガード1 00Mを2包推奨しましたが、改善が見られないので増やしてみたのです。すると、3包に増やしたとたんに効果が現れました。フェルガードは自費なので費用が気になりますが、人によって効果が出る量が違うことが改めてわかった事例です。

ドクターコウノの処方メモ

- アリセプト 1.67mg
- サアミオン 3錠
- セレネース 0.4mg
- フェルガード100M　2包→3包

フェルガード3包は多いと感じるかもしれませんが、体の大きさや薬物への反応の度合いなど、人によって適した量は異なります。現在筆者の患者で一番多く飲んでいるのは体の非常に大きなピック病の男性で、フェルガード100M 16包です。

218

医療編 3 認知症の薬物療法

事例7　カクテル処方で歩けるようになったレビー小体型認知症

立って歩いて来られるまでに回復
「先生、今日は歩いて来たよ」と嬉しい報告をしてくれた

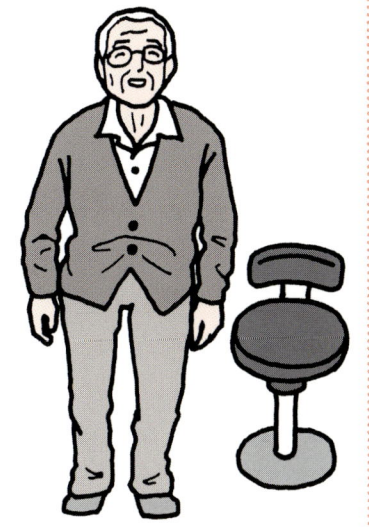

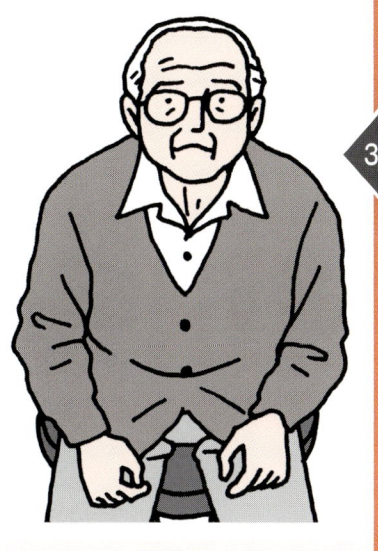

ふるえがピタリと止まり……
すっかり落ち着いて、ふるえもなく、しっかりと椅子に座れた

← 3ヵ月後

薬の副作用で体中が揺れ動いていた
当時71歳、体の揺れやふるえが止まらない状態だった

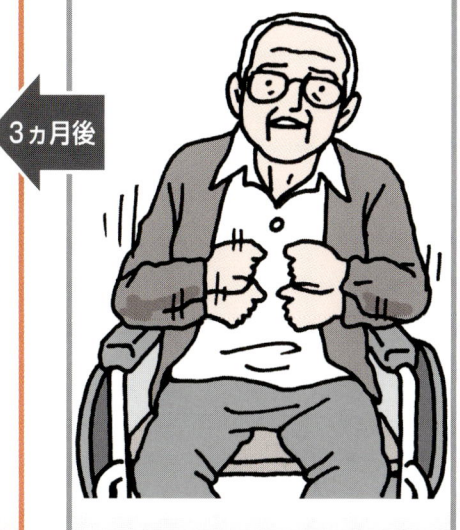

薬の相性と処方量が何よりも大切

この男性を初めて診たときの驚きは忘れられません。猛烈に体が揺れ動き、ひとときも落ち着いていられず、意識は妄想の世界に入り込んでいたのです。前医は総合病院の神経科医だと聞きましたが、どうしてここまでこじらせてしまったのか唖然としてしまいました。

結局この男性は、相性の悪いパーキンソン病治療薬の薬害でひどい症状になってしまったのです。前医は、レビー小体型認知症であることに気づかなかったばかりか、この症状が薬の副作用だということにも気づけなかったのでしょう。

ひとまずパーキンソン病治療薬は中止し、レビー小体型のパーキンソン症状に効果を発揮しやすいメネシット、ペルマックスとビ・シフロールを少量ずつ処方しながら様子を見ました。この男性はシチコリン注射も体質に合わず、ピタリと合う処方を見つけるまで試行錯誤の日々でした。

これらの薬剤に加え、通常レビー小体型では使用しないセレネース、ウインタミンといった抑制系の薬剤をいくつか、ほんの少しずつ処方してバランスを取りました。また、ふるえはアルマールでとるという努力もしました。

その結果、カクテル処方が功を奏したのです。3ヵ月もかかってしまいましたが、この男性は歩いて診察室に来てくれるまでに回復しました。

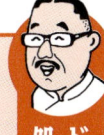

ドクターコウノの処方メモ

- メネシット 600mg
- ペルマックス 150μg
- ビ・シフロール 0.125mg
- アルマール 5mg
- 抑肝散加陳皮半夏 7.5g
- セレネース 0.375mg
- ウインタミン 4mg

一時は「治せないかもしれない」と頭を抱えましたが、薬をとっかえひっかえ大騒動の末、ついにこの男性にとって最善のバランスが見つかりました。

コウノメソッド⑮ 認知症の改善事例

事例8 フェルガードでヘルペス脳炎後の認知症が改善

にこやかな笑顔で若返った

（8ヵ月後）

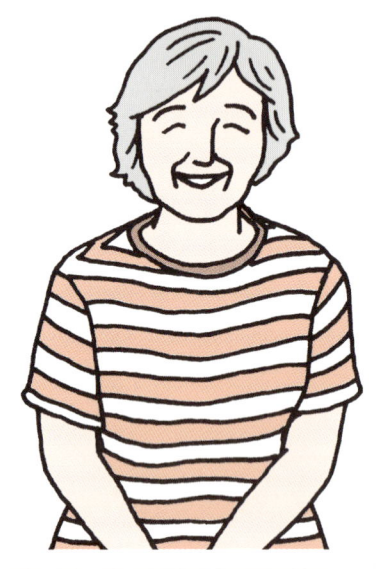

表情が明るくなり、一見すると同じ人とは気づかないほどに若々しく元気になった

暗い表情でただ座っていた

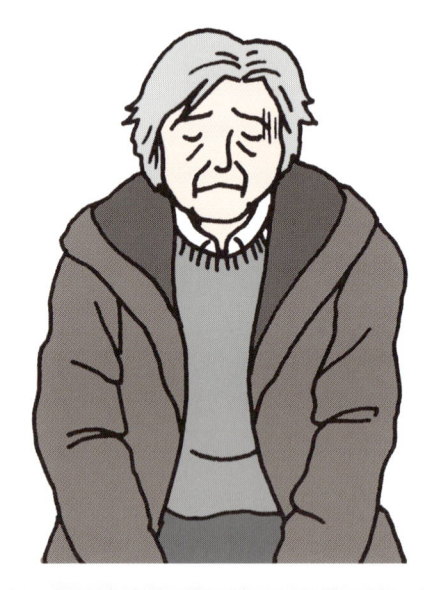

改訂長谷川式スケール5点。表情は暗く、不眠もあった

フェルガードで脳炎に著効を得た

この女性は今まで見てきた一般の認知症とはだいぶ状況が異なっていました。というのも、認知症になったきっかけがヘルペス脳炎という病気であり、CTを撮ると左側の頭頂部と側頭葉が炎症により壊死していたのです。そのため、読み書きの能力が著しく減退し、強い記憶障害もありました。改訂長谷川式スケールは5点と低く、表情も暗くて無気力でした。

この女性の認知機能の改善は非常に難しいと感じました。しかし献身的に介護をされているご主人を見るにつけても、なんとか改善してあげたいと思ったのです。そこで脳機能の改善に、Newフェルガードを1日2包飲むことを勧めました。

それから8ヵ月後、この女性と再会すると表情も明るくなり、ご主人と毎週のように旅行に行くほど改善していたので、自分でも「若返りました」と言うだけあって、外見がまるで違いました。本当に若々しく、ご主人も大喜びでした。自分も若返ろうとNewフェルガードを飲んだご主人は、ハイテンションになりすぎて半分にしたそうです。

筆者は、これまでに3人の脳炎の患者にNewフェルガードを用い、3人とも劇的な改善を経験しています。

ドクターコウノの処方メモ

●Newフェルガード×2包

Newフェルガードには、ニューロンを新生する作用があると思われます。そのため脳炎の後遺症との相性がよいのです。ヘルペス脳炎だけでなく他の脳炎など脳炎の後遺症にも、アルツハイマー型認知症以上に高い効果を発揮するのではないでしょうか。

事例9　脳血管性認知症とレビー小体型認知症のミックス症例

笑顔で立ち上がり、歩いて来た

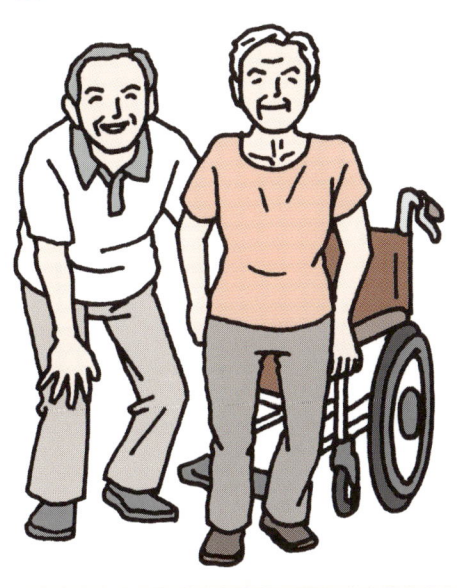

息子さんの熱意と母親への思いが実り、母親は笑顔で歩けるまでに回復した

車いすに座り、うつ状態で暗い表情

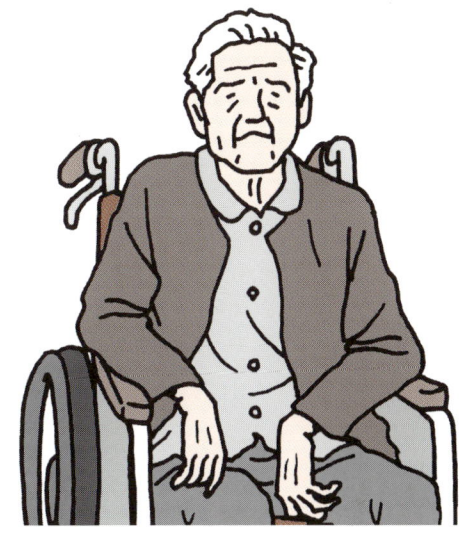

← 4ヵ月後

改訂長谷川式スケールでは27.5点と認知機能に底力があることをうかがわせるも、せん妄とうつ状態にあった

一生車いすと宣告された母が歩いた

息子さんから押す車いすに乗せられて来たこの女性は、前月まで虚血性腸炎で入院していたために歩けなくなってしまっていました。前医から、多発性脳梗塞があるので、一生車いすだと宣告されたそうです。息子さんは大変なショックを受けていました。

母親は幻視やせん妄、うつ状態もあり難しい症例でしたが、それ以上に息子さんの落ち込みが激しく、そちらのほうが心配なほどでした。そこでなんとか母親を元気にして、息子さんを助けたいと思ったのです。

問診を通して、この母親はただの脳血管性認知症ではなく、レビー小体型認知症も合併している、いわゆるレビーミックスと診断しました。判断材料は過去にうつに対して処方されたドグマチールを服用したら歩けなくなった既往があることと、幻視があることなどです。

結局アリセプト0.5mgという少量と、レビーの体幹傾斜改善に抑肝散、うつ状態の改善にジェイゾロフトなどいくつかの薬と、睡眠改善薬などを微妙な配分で処方しました。

それから4ヵ月後の再診の日。診察室にはまず、息子さんが一人で入ってきました。そして「先生、見ていてください」と言って5m後ろにいた母親の車いすを持つと、なんと母親が立ち上がって一人で歩いてきたのです。一生車いすと宣告された母親の歩きは、モデルのような素晴らしい姿勢でした。

ドクターコウノの処方メモ

- アリセプト0.5mg
- 抑肝散 2包
- ジェイゾロフト 50mg
- ルシドリール 200mg
- コンスタン 1.6mg
- レンドルミン 0.25mg

「強烈な脳血管障害がない限り、変性性認知症の人は必ず歩けるようになるはずだ」という認識で治療しなければならないと再確認させてくれた事例でした。

コウノメソッド⑯

コウノメソッドの実践医を受診したければ

全国にはコウノメソッドの実践医が（薬剤師も）います。コウノメソッドを受けたい人は、お近くの実践医に連絡してください

コウノメソッドは全国で受けられる

筆者（河野）は、認知症を教科書で覚えたのではなく、すべて個々の患者から学びました。患者こそ筆者の先生です。

そこで、お世話になった（なかにはご迷惑をかけた）先生方にお返しをするつもりで、教わった処方を2007年から公開してきました。

これが認知症の薬物治療マニュアル「コウノメソッド」です。

筆者が会得した「安全で間違いのない」処方を全国の医師にお教えしているもので、毎年更新しています。

コウノメソッドを公開してしばらく経った頃、ある介護者から「全国にコウノメソッドを実践してくれるお医者様がいればいいのに」と言われました。それがきっかけで呼称を思いつき、募集をかけたのが「コウノメソッド実践医」です。現在、北は北海道から南は沖縄まで、100名以上のコウノメソッド実践医がいます。これらの先生方のおかげで、全国どこに住んでいても、比較的近くでコウノメソッドが受けられるようになったのです。筆者の「名古屋フォレストクリニック」を予約すると、申し訳ないことに初診の場合は数十日待っていただかなければなりません。コウノメソッドで認知症の治療を受けたい方は、お近くの実践医を受診していただきたいと思います。

なおコウノメソッド実践医は増え続けていますし、連絡先が変わることもあるため、書籍のなかで紹介するとデータが古くなりがちです。お手数ですが左ページの要領で、名古屋フォレストクリニックのホームページから検索してください。

コウノメソッドを受診する際の注意

筆者をはじめコウノメソッド実践医に対して、受診せずメールや手紙で相談だけするのはマナー違反です。必ず、実践医のいる病院やクリニックに予約を入れて、一般の外来患者として受診してください。

「名古屋フォレストクリニックのホームページで、コウノメソッド実践医としてお名前を拝見しましたので受診しました」と言っていただくのは構いません。むしろ「コウノメソッドを受けに来ました」と積極的に言っていただいたほうがよいでしょう。受診の際は、患者の日頃の様子をよく知る家族や介護者が必ず同行してください。

そのほかの注意点は、本書の第1章を参照のこと。29ページの「事前メモ」は必須です。

ホームページからの検索方法

コウノメソッドが掲載された名古屋フォレストクリニックのホームページ　http://www.forest-cl.jp/

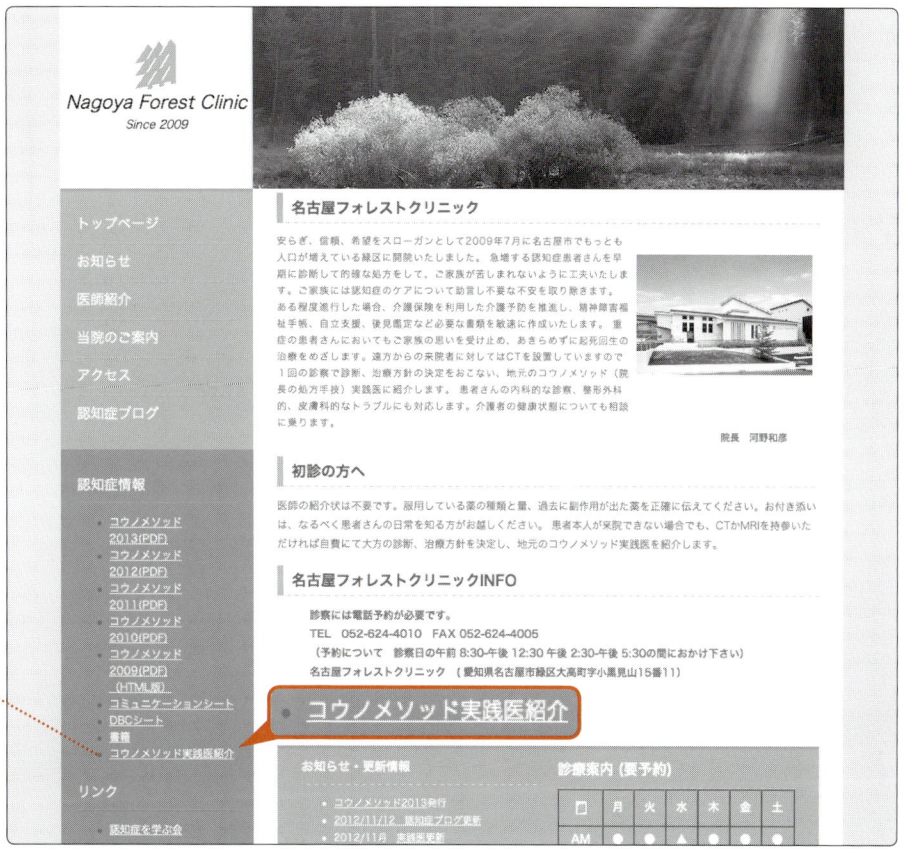

コウノメソッド実践医

ここをクリックすると、全国の地図が表示された画面に替わります

↓

カーソルが指のマークに変わるのが、コウノメソッド実践医のいる都道府県です。そこをクリックすると、実践医の情報が得られます

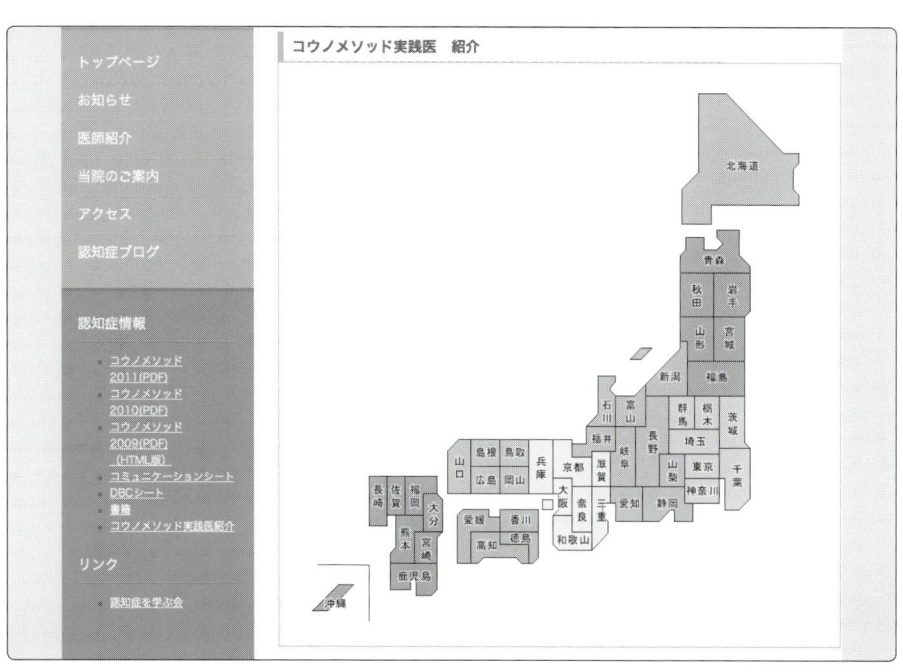

医療編 3　認知症の薬物療法

LPC (Lewy-Pick Complex)

コラム❸ 新たな疾患概念「レビー・ピック複合」の登場

筆者（河野）は「認知症ブログ」を書いています（名古屋フォレストクリニックのホームページから閲覧できます）。そこでは認知症のさまざまな症例を紹介しているのですが、2012年は大きなトピックスがありました。「レビー・ピック複合（LPC：Lewy-Pick Complex）」という新たな疾患を紹介できたのです。

この疾患はその名のとおりレビー小体型認知症とピック病が合併しています。「レビーなのにピックっぽい」という言い方もできるでしょう。筆者が初めてこの疾患をまとめた2012年9月17日の「認知症ブログ」を転記してみましょう（これは初版なので、定義は変わる可能性があります）。

定義：病理学的にレビー小体型認知症であることが濃厚であり、臨床的に前頭側頭葉変性症（FTLD）でもある患者。画像的には前頭側頭

葉変性症の所見は必須とする
頻度：診断学的、治療的問題症例のなかの13%
平均像：73歳の女性、改訂長谷川式スケール1桁、レビースコア7、ピックスコア7

注記：「レビー・ピック複合」は2012年9月2日、名古屋市の開業医、河野和彦医師が「認知症ブログ」において世間に初めて発表した疾患概念。レビー小体型認知症と前頭側頭葉変性症の鑑別に苦慮するより素直に合併と認めたほうが、現場では医師のストレスが緩和できると考え発表にふみきった

かつて筆者は「レビーのピック化」という表現を使っていました。多くの学者は、この言葉に苦笑するでしょう。レビー小体型認知症と前頭側頭葉変性症の病理に接点はないからです。しかし、笑われても構いません。レビーの患者なのにウインタミンが必要になって、それがとても合うという現実を発見できたのですから。

いつか誰かが別の疾患名で発表し、それがスタンダードになるでしょう。筆者はただ、臨床の現場でレビーかピックかを迷うといった無駄な時間を過ごさず、こういう患者もいるのだと思ってほしいだけです。そのうえで、レビー小体型認知症に合う薬のセットなり、ピック病に合う薬のセット（それぞれ、第3章「認知症の薬物療法」参照）なりで対応していただきたいと思います。

レビー・ピック複合は、レビー小体型認知症とはかなり感じが違います。それは語義失語を合併しているからです。レビー小体型認知症は改訂長谷川式スケールの点数が高いことが特徴の一つですが、レビー・ピック複合は1桁の点数しか取れません。

いかがですか。筆者は今のところこの概念を学会で発表したり論文に書いたりするつもりはありません。※

※LPCの最初の学会発表は、第32回日本認知症学会（2013年11月9日、松本市）で行われました

224

医療編

第4章
予防法と非薬物療法

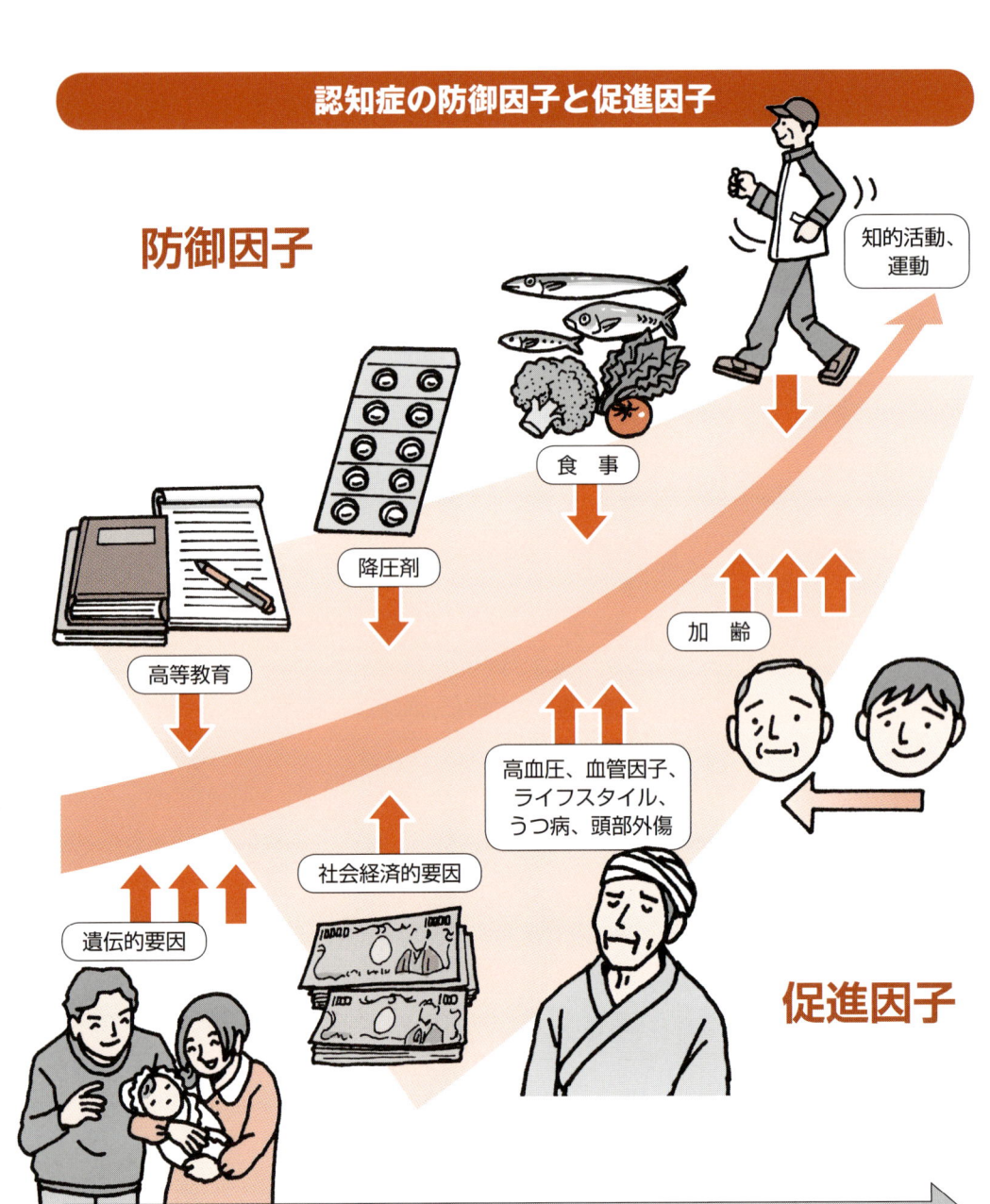

認知症に負けないために ①

認知症の予防プロジェクト

認知症の予防に関する数々の研究の中から、ここでは2001年から5年かけて行われた利根プロジェクトについて紹介します

認知症の防御因子と促進因子

防御因子
- 知的活動、運動
- 食事
- 降圧剤
- 高等教育
- 遺伝的要因

促進因子
- 加齢
- 高血圧、血管因子、ライフスタイル、うつ病、頭部外傷
- 社会経済的要因

年齢 →

利根プロジェクトで行った予防介入

誰もが、いつまでも認知症を発症せずに暮らしたいと望んでいます。しかし、認知症が発症するメカニズムはまだ完全に解明されておらず、予防についても現在研究段階です。そんなななか、利根プロジェクトが「生活習慣を改善すると認知症の発症率が下がる」という画期的な研究結果を出しました。

利根プロジェクトは、厚生労働省が認知症対策のために立ち上げたプロジェクトです。筑波大学の朝田隆教授主導のもと、2001年から5年間行われました。対象は茨城県北相馬郡利根町に住む65歳以上の男女約2000人でした。

これまで認知症を発症させる促進因子として「遺伝的要因」「社会経済的要因」「ライフスタ

226

利根プロジェクトで効果をあげた3つの介入法

❶ 栄養

栄養講座では高齢者の食生活の改善のため、栄養バランスチェック表を用いて栄養調査を行った。また、EPA、DHA、銀杏葉、リコピンの複合サプリメントを摂取した

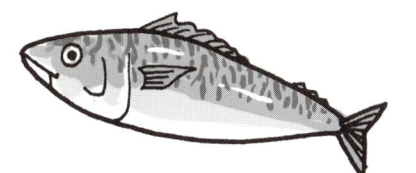

EPA、DHA
おもに青魚に含まれる栄養素で、神経細胞の膜を保護して細胞死を防ぐ効果がある。ここでは動脈硬化を予防し、しなやかさを保つ作用に期待した

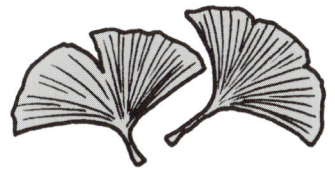

銀杏葉
サプリメントの銀杏葉エキスは、欧州では医薬品扱いとなっている。脳の血流を改善し、脳を活性化させる作用に期待した

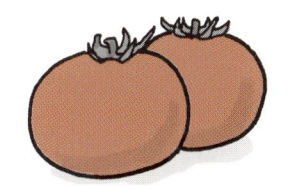

リコピン
トマトの色素として有名。アルツハイマー型認知症の発症要因に「活性酸素によって遺伝子が傷つくため」とする説があり、リコピンの活性酸素除去作用に期待した

❸ 運動

フリフリグッパー体操
内容は228〜229ページ参照

❷ 睡眠

30分以内

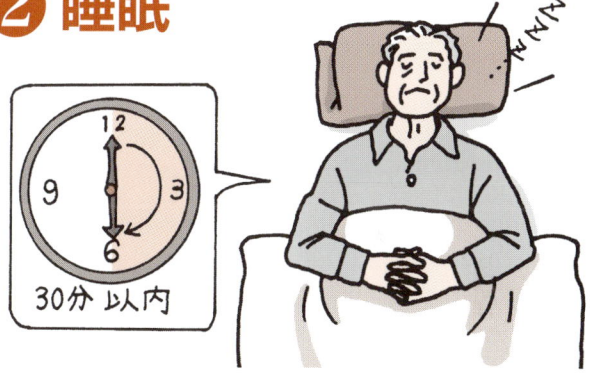

睡眠の悪化が認知症の発症要因となっている説があるため、対象者の睡眠調査を実施。自分の睡眠パターンを知ってもらうと同時に、30分以内の昼寝を習慣づけた。その結果、30分以内の昼寝は認知症予防に効果的だったが、60分以上の昼寝はかえって悪い結果となった

イル」「加齢」などが考えられ、防御因子として「高等教育」「降圧剤」「食事」「運動」などが挙げられてきました。このプロジェクトは「栄養」「睡眠」「運動」の3つの面で改善指導し、認知症の発症とどのように関係するかを調査したものです。

栄養面では「EPA」「DHA」「銀杏葉」「リコピン」を複合したサプリメントを1日2回、朝晩に3粒ずつ服用しました。青魚の持つ栄養素であるEPAとDHAによって動脈硬化を予防し、銀杏葉によって脳の血流を改善し、トマトの色素リコピンによって活性酸素を除去するのが狙いです。

睡眠指導では毎日30分以内の昼寝を習慣づけました。

運動については228〜229ページをご覧ください。

こうした予防介入を行ったところ、介入を行った群は行わなかった群と比較して認知症の発症率が30％低かったのです。この結果によって、認知症の予防に青魚や野菜の摂取、良質の睡眠、適度な運動が効果的であることがわかりました。

認知症を予防する体操

認知症に負けないために ②

認知症予防のための適度な運動として利根プロジェクトで実施され、大きな注目を集めたフリフリグッパー体操を紹介しましょう

フリフリグッパー体操の行い方

① 足を肩幅に開き、やや内股のハの字にする。つま先は床につけたまま、かかとを足踏みするように上げ下げし、同時にリズミカルに腰を左右に振る。この時、なるべく頭は動かさないようにする

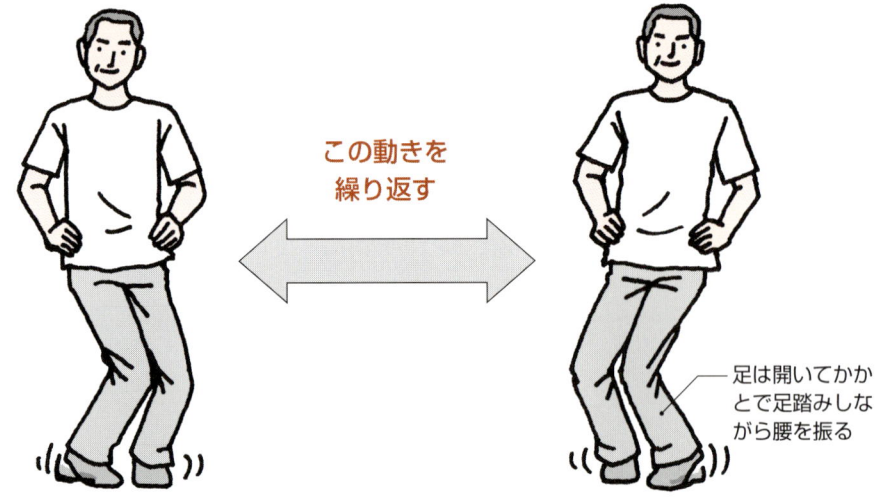

この動きを繰り返す

足は開いてかかとで足踏みしながら腰を振る

② 腕を体の横に開いて「グー」をにぎり、胸の前にもってきて「パー」にして叩く。最初に下半身のスイング運動を始め、途中から腕と手のグーパー運動を加える。腕の動きが下半身の動きにつられないように注意する

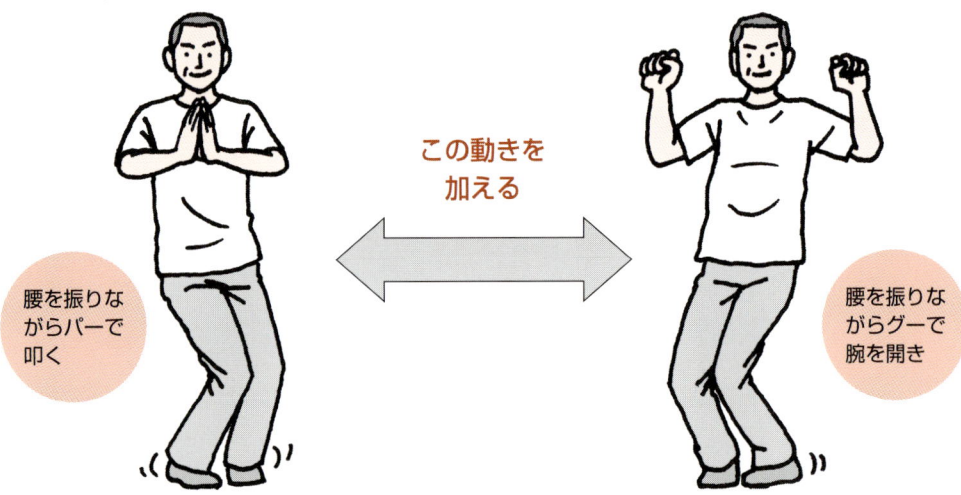

この動きを加える

腰を振りながらパーで叩く

腰を振りながらグーで腕を開き

1日3分の軽運動で脳全体が活性化

認知症の予防には、適度な運動が効果的です。階段の昇り降りは心臓に負担がかかるので、食後に平地を20分程度早歩きするとよいでしょう。しかし、運動習慣がないとジョギングやウオーキングの継続は大変です。運動が苦手な人のために、体力がなくても気軽に取り組める体操はないのでしょうか。

そこでお勧めなのが、頭も体も適度に使うフリフリグッパー体操です。フリフリグッパー体操は、認知症の予防のために筑波大学の征矢英昭准教授によって考案されました。足踏みをしながら腰を左右に振り、両腕を屈伸してグーとパーを繰り返す簡単な運動です。

簡単ですが、集中して行わないと、下半身の動きに手がつら

228

フリフリグッパー体操で得られる効果

❶ 短期記憶力が向上する

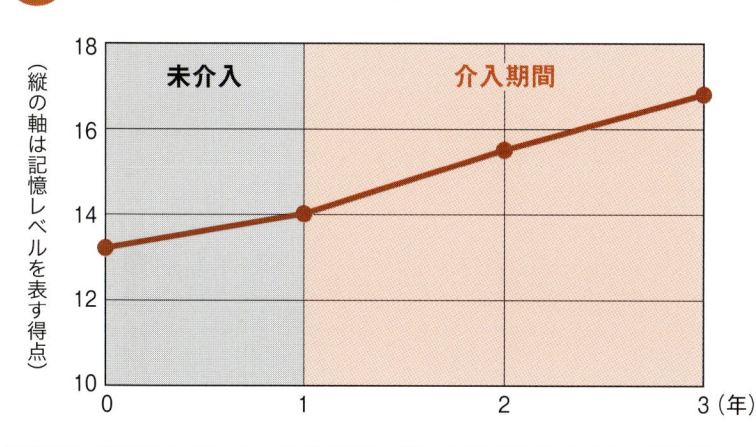

（縦の軸は記憶レベルを表す得点）

未介入 ／ 介入期間

認知症予防対策「利根プロジェクト」によると、フリフリグッパー体操を定期的に3年間続けたグループは、記憶レベルを測る検査において、参加者の7割以上の短期記憶力が有意に向上したことが確認できた

※利根プロジェクトについては226～227ページ参照

❸ 転倒予防に効果的

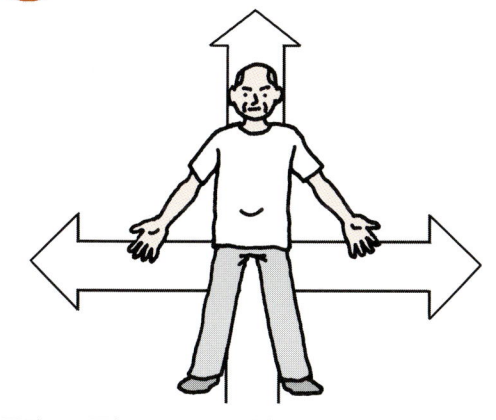

足踏みや腰振りによって歩行に必要な筋力アップを促し、左右均等な運動によって体のバランス調整力が高まるので、転倒予防にも効果がある

❷ 脳全体が活性化する

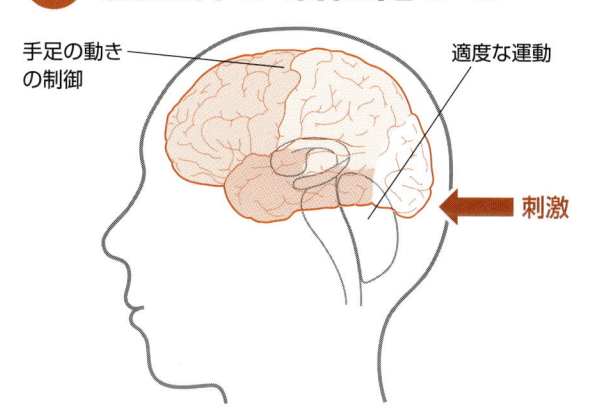

手足の動きの制御／適度な運動／刺激

適切な運動量だけでなく、腰振りによる姿勢維持筋のリラックス、手の開閉運動、上半身と下半身のバラバラな動きなど、脳全体を活性化させる内容になっている

れてちぐはぐになります。このように上半身と下半身で別々の動きを制御することで、脳を活性化させるのです。体操の行い方は、右ページのイラストを参考にしてください。

注意点としては、なるべく頭を動かさないようにすることと、1回につき3分間は続けることです。この2点を守ることで、より確実な効果が期待できます。また、自分の好きな音楽に合わせて体操をすると、楽しい気分で行えるので更に脳が活性化されて効果的です。利根プロジェクトにおいては、高齢者が口ずさめるように「青い山脈」や「炭坑節」に合わせて行ったところ、大変好評でした。

フリフリグッパー体操の具体的な効果は、上に示しました。利根プロジェクトでは平均年齢73～74歳を対象に月に6回程度、1回につき10分間ずつ行ったところ、1年後には多くの参加者に記憶力の向上がみられたのです。実際にもの忘れが少なくなったと実感する声も多く聞かれ、筋力の増加も認められました。

認知症と食べ物

認知症に負けないために ③

認知症を予防する食べ物は、書籍や雑誌などでよく採り上げられます。何を食べるかは、認知症になってからも非常に大切な問題です

認知症を予防すると言われる食べ物

納豆はよくかき混ぜて

西日本には苦手な人が多いが、納豆は脳の血管を守る大切な健康保持食品。表面積の大きいひき割り納豆を50回かき混ぜ、20分置いて食べると酵素のナットウキナーゼが出やすいと言われる。アルツハイマー型認知症は女性に多いので、骨を強くするビタミンKが骨粗鬆症の予防にもなる

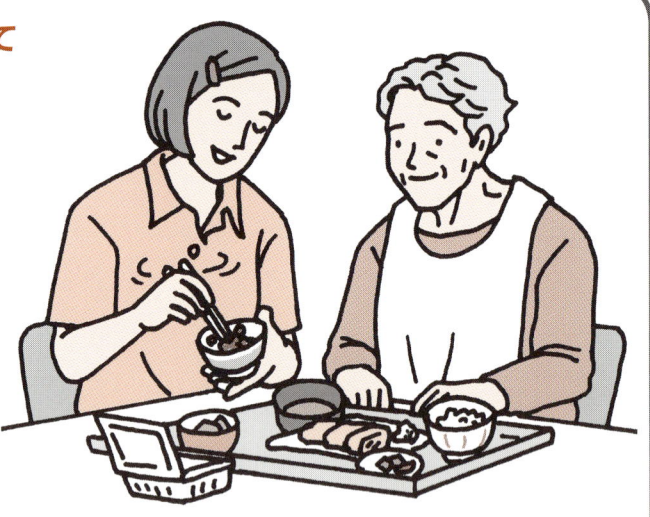

赤ワインを適量飲む

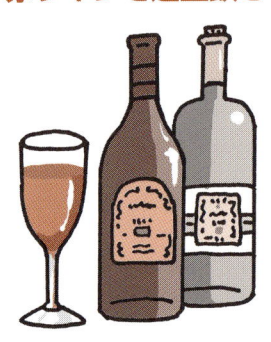

お酒に弱い人が無理に飲む必要はないが、ワインを飲む人が認知症になりにくい（アルコール以外の成分が脳機能を保つ）という研究結果は有名

野菜類は多めにとる

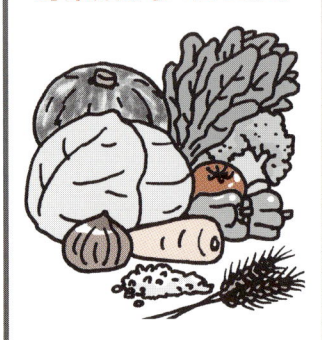

穀類は精製度の低い小麦を主体にし、米であれば5分から7分の精米度でぬかも摂取する。野菜類、豆類、果物、種実を毎日十分にとることも大切

不飽和脂肪酸の摂取

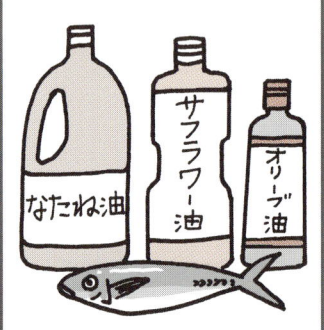

青魚の油は神経細胞の膜を保護して細胞死を防ぐと言われる。これが不飽和脂肪酸で、サフラワー油、オリーブ油、なたね油などの植物油も同類

認知症の高齢者は低栄養に注意

納豆や青魚などが認知症の予防に効果があることは、昔から指摘されてきました。過去に、認知症を予防すると言われてブームになった食べ物は、枚挙にいとまがないほどです。

それでは、認知症になってしまった高齢者は、どんな食生活を送ればいいのでしょうか。そのことを書いた本は意外なほど少ないので、ここでしっかり解説しておきましょう。中高年の頃気をつけなければならないのは肥満、高血圧、脂質異常、高血糖などが複合したメタボリックシンドロームですが、高齢者が気をつけなければならないのは低栄養なのです。

血液検査で血清アルブミン（血清中に多く存在するたんぱく質の一種で、栄養状態がわか

認知症になってからの栄養障害への対処

食欲が落ちたら亜鉛不足を疑う

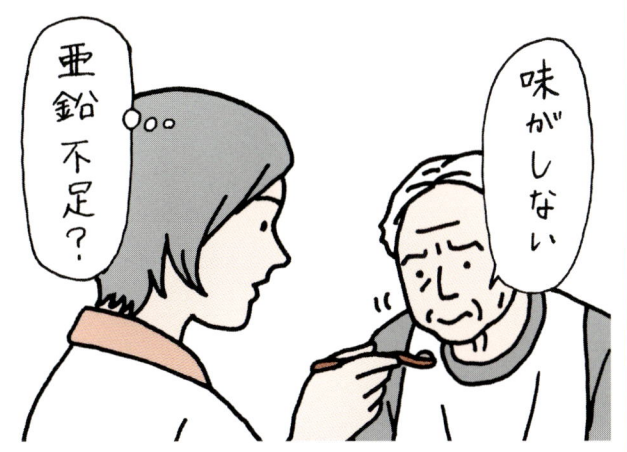

「亜鉛不足?」
「味がしない」

亜鉛が欠乏すると砂をかむような食事になるので、認知症の人が食べてくれるわけがない。医師に相談して補給を

血液検査でアルブミン値を調べる

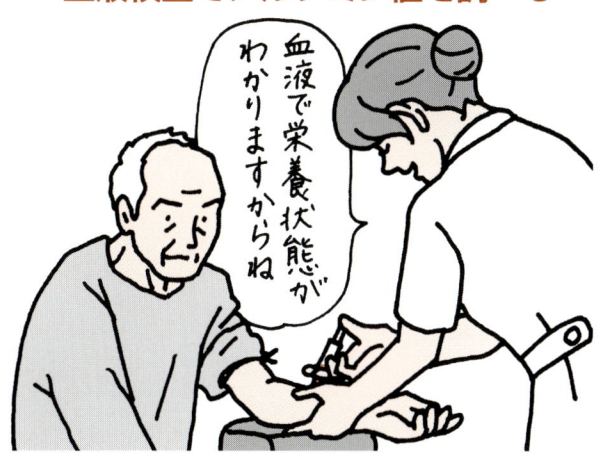

「血液で栄養状態がわかりますからね」

栄養失調ではないかと疑われたら、血液検査で血清アルブミンの値を調べ、低栄養なら医師に対策を立ててもらう

高カロリー飲料を処方してもらう

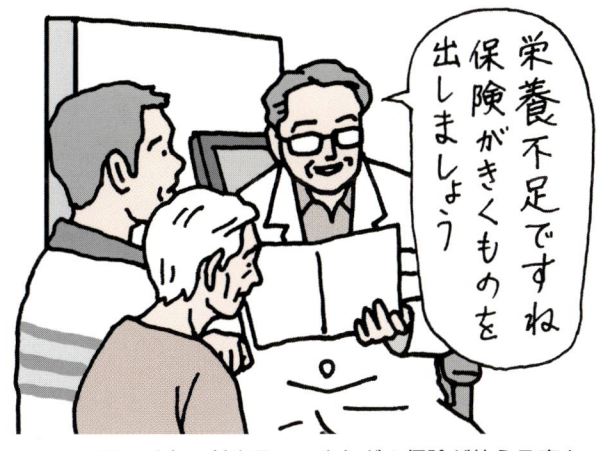

「栄養不足ですね 保険がきくものを出しましょう」

エンシュア・リキッドやラコールなどの保険が使える高カロリー飲料で胃を動かし、体力を回復させて常食へ導く

減塩しすぎると筋力が低下する

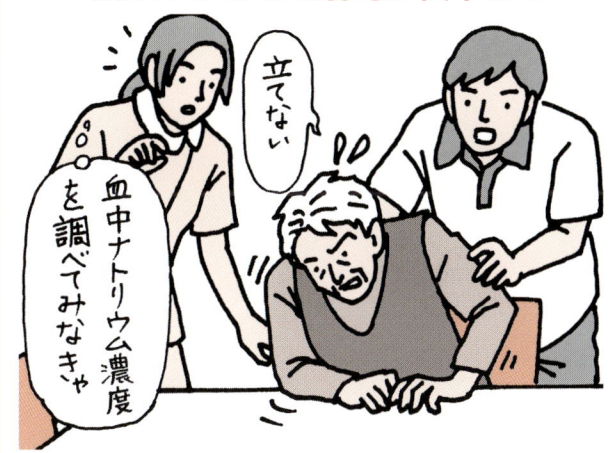

「立てない」
「血中ナトリウム濃度を調べてみなきゃ」

高血圧には減塩が必要だが、75歳以上になると減塩のしすぎも危険。筋力が低下するので、血圧は降圧剤で下げる

る)を調べると、この値が下がってきた人は絶対長生きをしません。健常者の基準値は4～5g/dℓですが、3.5g/dℓ以下になると低栄養です。

アルブミン値が低い人は、栄養状態が悪いだけでなく、抗生剤などの薬が効きにくく、免疫力や皮膚の力も弱くなっています。そのため老年医学の医師は、アルブミン値を真っ先に見るのです。アルブミン値が高い人はいつまでも健康ですし、どんどん下がっていく人、とくに食べているのに下がっていく人は、何ヵ月かあとに死ぬだろうということがわかります。

認知症の高齢者はアルブミン値を下げないこと、つまり低栄養にしないことが大切です。

昔、筆者(河野)がCTで脳の萎縮度を測定し、血清アルブミンとの関係を調べたところ、ほぼ逆相関していました。脳萎縮が強い高齢者ほど、アルブミン値が低かったのです。

このように認知症が進行すると、低栄養との戦いになります。上に示した方法で、栄養障害を回避してください。

健康補助食品

認知症に負けないために ④

認知症を予防したいとき、進行を遅らせたいときに役立つ食品はないのでしょうか。ここで2つの健康補助食品を紹介します

医師が健康補助食品を推奨する理由

アルツハイマー進行 米ぬかに抑制効果
シンポで発表

米ぬかから抽出された天然のポリフェノールのフェルラ酸に、アルツハイマー病患者の認知機能の低下を抑える効果がある、という臨床試験結果が26日、和歌山市であった国際シンポジウム「コメと疾病予防」で発表された。これまでも各種ポリフェノールやビタミンなどの認知症の改善・予防効果が報告されているが、フェルラ酸の臨床試験で効果が確認されたのは国内で初めてという。

発表したのは中村重信・広島大名誉教授（現・洛和会京都臨床治験センター所長）。アルツハイマー病患者の認知機能は通常、時間の経過とともに低下し続けるのに、軽度のグループは試験終了時までの改善の状態が続き、中度のグループも6カ月後まで改善などの状態が続いた。重度のグループは3カ月後に横ばい状態で、その後は低下した。

中村名誉教授は「比較的軽度の患者では効果が期待できることも示している。副作用がないことも確認された」としている。

試験には、神奈川県や岡山県などにある八つの認知症の医療機関が参加。アルツハイマー病の通院患者143人とその家族の協力を得て、フェルラ酸入りの健康補助食品を9カ月間投与した。

症状の変化を得点に換算して調べるやり方で、軽度、中度、重度の三つのグループに分けて調査した。

試験前と試験開始から3カ月ごとに、認知機能検査を行っている。

（松本健造）

「フェルラ酸含有食品にアルツハイマー病の進行を抑える効果が確認された」という新聞記事（2008年10月27日、朝日新聞社会面）。これは、筆者の参加したANM176の臨床試験（180ページ参照）である。現在のフェルガードのガーデンアンゼリカは、この試験のときとは異なるスペイン産の西洋トウキを使用している

医師がよいと思うものを勧めることは医師会の倫理指針で認められている
――「医師の職業倫理指針」（2008年6月の改訂版／日本医師会）より抜粋・編集――

【20ページ】
医師は科学者でなければならない。しかし、医療の進歩は未知の領域に挑戦するなかで得られるものであり、先端的・実験的医療と詐欺的な医療との区別は往々にして難しい。また臨床では、現在の科学の枠組みでは必ずしも説明できないような代替医療などの意義も否定しえない。しかし原則として医師は科学的根拠をもった医療を提供すべきである。

医薬品・医療器具以外で、食品や日常生活上の用具など、人々の健康の増進や生活の便宜に役立つ物やサービスを推薦することは、健康に関する専門家たる医師の社会的役割の1つであって、広く認められるべきである。

脳の変性対策にフェルラ酸含有食品

医師が健康補助食品を患者に推奨することの正当性は、2008年6月に改訂された「医師の職業倫理指針」（日本医師会）に記載されています（上の囲み参照）。しかし、健康補助食品には医薬品が適用されないため、医薬品を処方する一方で健康補助食品を推奨すると、混合医療として非難されかねません。医師会は、患者の貧富の差で医療の質に差が出ることに反対しているからです。

それでも筆者（河野）は、健康補助食品を推奨しています。それは、患者や家族が「いかなる手段でも認知症を治してほしい」と願って来院するからです。熱心な家族は、インターネットで病気のことを調べています。特定の病気に関する知識な

アルツハイマー型認知症へのフェルラ酸の作用

フェルラ酸はアルツハイマー型認知症の原因となるアミロイドβの凝集を防ぐ働きがある

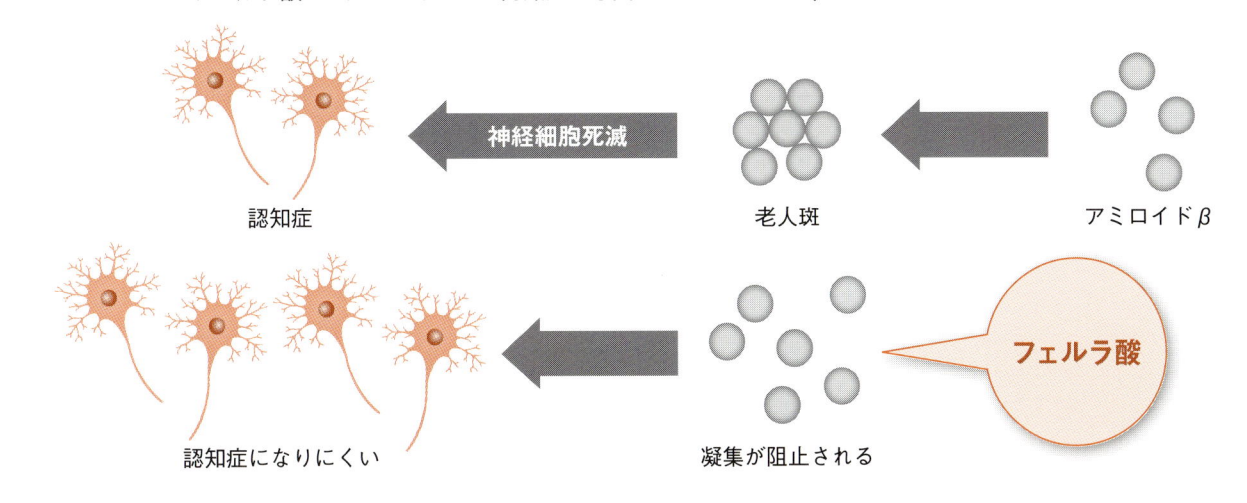

認知症 ← 神経細胞死滅 ← 老人斑 ← アミロイドβ

認知症になりにくい ← 凝集が阻止される ← フェルラ酸

アリセプトとの併用からバトンタッチへ

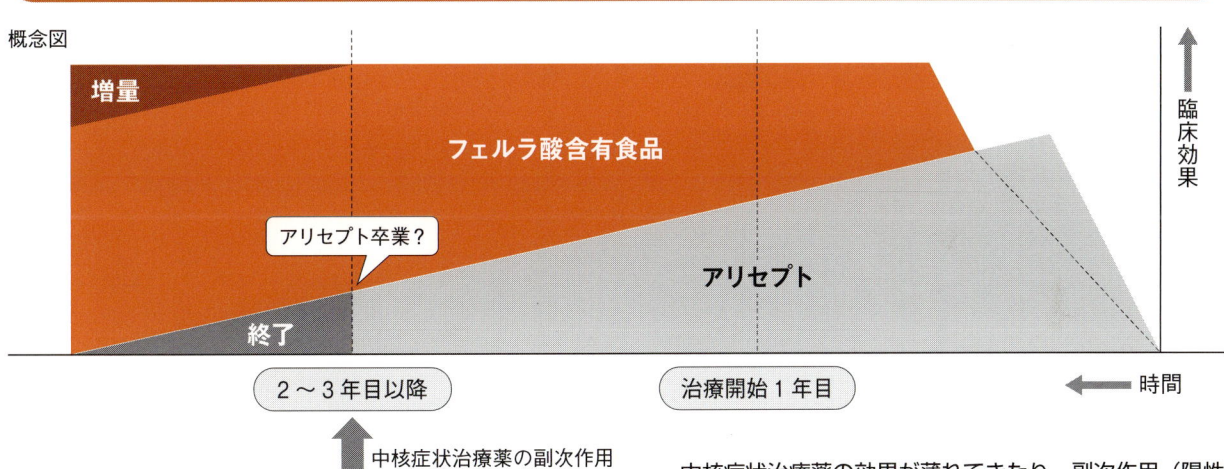

概念図

増量 / フェルラ酸含有食品 / アリセプト卒業？ / 終了 / アリセプト

2〜3年目以降 ← 中核症状治療薬の副次作用
治療開始1年目
時間 ←
臨床効果 ↑

中核症状治療薬の効果が薄れてきたり、副次作用（陽性症状）が強くなってきたら、しばらくフェルラ酸含有食品を併用したのち、全面的にバトンタッチする

医療編 4　予防法と非薬物療法

ら医師をしのぐほどの人もいるので、医師も代替治療に関して「知らない」では済まない時代だといえるでしょう。

フェルラ酸含有食品が韓国で医薬品として使われ、日本に健康補助食品として入ってきた経緯は、180〜181ページで説明しました。現在、コウノメソッド実践医を含む多くの医師が、認知症の患者にフェルラ酸含有食品を推奨しています。コウノメソッドでは、場合によって薬剤よりも優先順位が上になるのは、本書でたびたび紹介してきたとおりです。

フェルラ酸は、試験管内の実験やアルツハイマーマウスを使った動物実験でも、老人斑の形成阻止、マウスの記憶力向上が証明されています。予防的に使われることが理想ですが、認知症になってからも「進行を平均9ヵ月遅らせる」アリセプトやその他の中核症状治療薬と併用し、置き換えていくのがコウノメソッドでの使い方です。

医薬品でないことは、家族が予防に用いるのにも適しているという考え方が可能です。

フェルガードの種類とその特徴

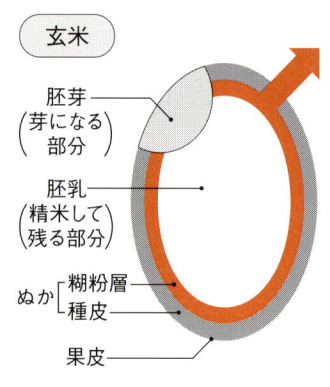

玄米
- 胚芽（芽になる部分）
- 胚乳（精米して残る部分）
- ぬか（糊粉層、種皮）
- 果皮

フェルラ酸
植物の細胞壁を構成するポリフェノールの一種。強い抗酸化作用を持つ。フェルラ酸がアルツハイマー型認知症の原因物質であるアミロイドβの凝集を不安定化したという試験管内実験の結果が出ている（金沢大学医学部の山田正仁教授）

ガーデンアンゼリカ（西洋トウキ）
セリ科シシウド属の二年草、または多年草。北半球の広い範囲に分布している。強壮や消化促進に優れた薬効があり、ヨーロッパを中心に古くから薬用・食用のハーブとして用いられているが、日本では食品扱いになっている

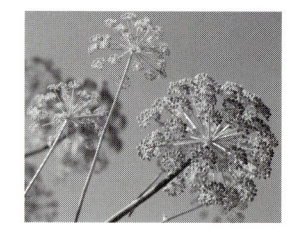

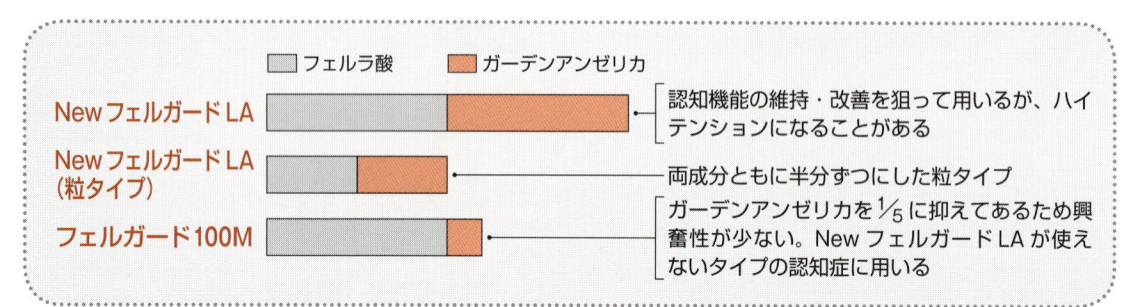

製品	内容	特徴
Newフェルガード LA	フェルラ酸／ガーデンアンゼリカ	認知機能の維持・改善を狙って用いるが、ハイテンションになることがある
Newフェルガード LA（粒タイプ）		両成分ともに半分ずつにした粒タイプ
フェルガード100M		ガーデンアンゼリカを1/5に抑えてあるため興奮性が少ない。NewフェルガードLAが使えないタイプの認知症に用いる

フェルガードの使い分け

症状、状況	原因（疾患など）	適応
予防、易怒、薬剤過敏性	ピック病、レビー小体型認知症	フェルガード100M × 1〜4包
穏やか、元気がない、歩行障害、嚥下障害	アルツハイマー型認知症、意味性認知症、DNTC、正常圧水頭症、脳炎後遺症	NewフェルガードLA × 1〜4包
難聴	加齢（90歳以上）	NewフェルガードLA

DNTC＝石灰化を伴うびまん性神経原線維変化病

認知症に負けないために④ 健康補助食品

含有量の違いで使い分けが大切

本書でフェルガードという商品名がたびたび出てくる理由を説明しておきましょう。特定の商品名は出さずフェルラ酸含有食品と一般名を表記すればいいと思う人もいるでしょうが、それではいけないのです。

フェルガードには、NewフェルガードLAとその粒タイプ、フェルガード100Mなどがあります。興奮性のあるガーデンアンゼリカの配合をNewフェルガードLAの5分の1に抑えてあるのがフェルガード100Mです。この2つは、用法が正反対になります。上の表で穏やかなアルツハイマー型認知症にNewフェルガードLA、薬剤過敏性のレビー小体型認知症にフェルガード100Mとあるのが、代表的な使い分けです。認知症のタイプで使い分ける必要があるので、商品名を記載しています。

234

健康補助食品で何を補いたいのか

脳の変性と梗塞を予防できれば、認知症の原因の大部分を未然に防ぐことができる

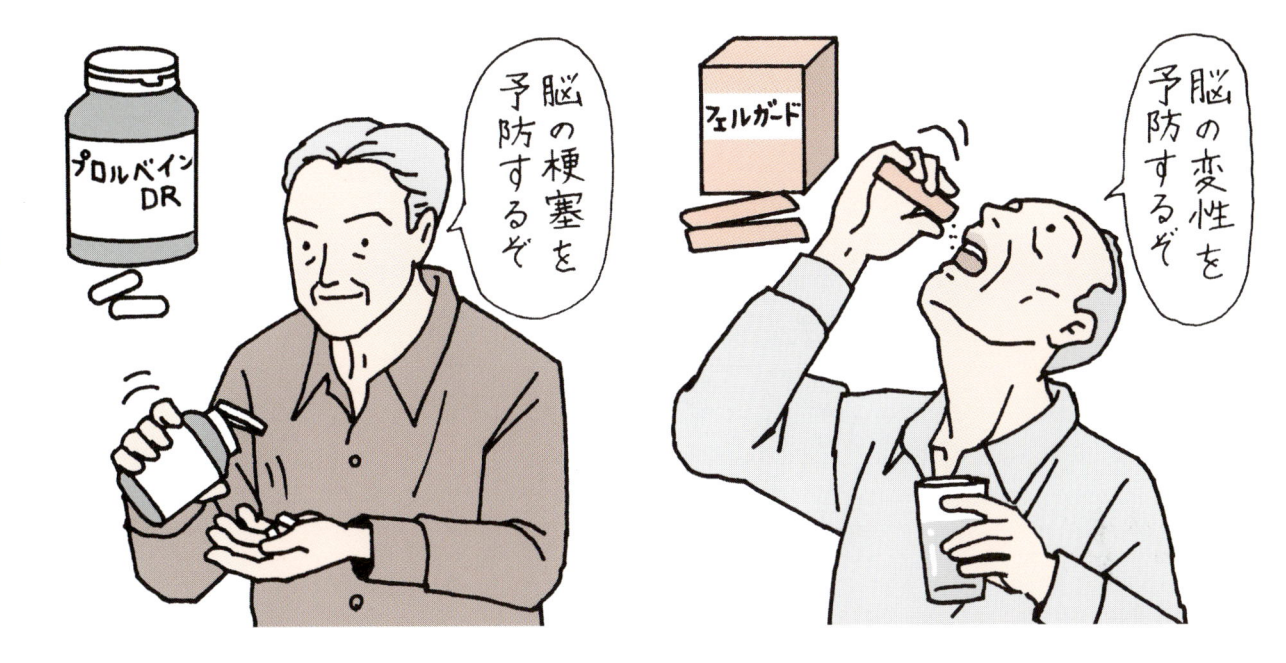

（イラスト：プロルベインDRで「脳の梗塞を予防するぞ」、フェルガードで「脳の変性を予防するぞ」）

プロルベインDRの特徴

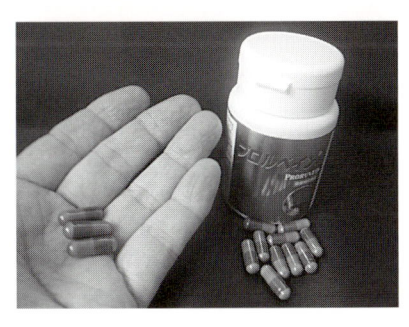

凍結乾燥ミミズ粉末、田七人参、イカキトサン、ルチン配合の健康補助食品

▶漢方におけるミミズの薬効

漢方でミミズは「地龍」とも呼ばれ、発熱や気管支の発作の薬として用いられている。プロルベインDRは、ルンブルクス ルベルス種の赤ミミズの内臓を凍結乾燥させた粉末が主成分となっている

▶血栓を溶かす酵素を活用

血栓を溶かす酵素を持つルベルス種の赤ミミズは、抗凝血剤や抗血小板剤のように出血傾向に陥ることなく血栓を溶解する。また、動脈硬化、高血圧、高血糖、高脂血症の改善が期待できる

動脈硬化対策に赤ミミズ粉末食品

認知症になる原因は、脳の変性だけではありません。脳梗塞など脳の毛細血管が詰まることも認知症の大敵です。

脳ドックで脳梗塞が発見されたら、抗凝血剤（ワーファリンなど）や抗血小板剤（プレタール、プラビックスなど）を飲み始める必要があります。筆者は最近、これらの薬品に加えたり替えたりしてプロルベインDRを推奨するようになりました。これは赤ミミズの粉末を主成分にした健康補助食品で、薬が効きすぎて出血傾向に陥る弊害を回避できます。

脳梗塞が増えると、重症の認知症に発展する確率が高まるので、食事や生活習慣の改善だけでは不十分です。サウナ、長風呂、夏場のジョギングなど脱水を引き起こす行為は慎みましょう。水分の補給には、スポーツドリンクが最適です（重い糖尿病の人は水か緑茶）。

脳実質をきれいに保つことは、認知症の最大の予防法です。

認知症の非薬物療法 ①

回想法

過去の楽しい思い出を回想し、相手に共感してもらうことで心を安定させ、認知症の症状を穏やかにすることができる療法です

回想法の活動イメージ

- 1対1の個人回想法と、6〜8人で行うグループ回想法とがある
- 昔を連想させる道具や写真を用意すると効果的
- キーワードを参考に自由に昔のことを話してもらう

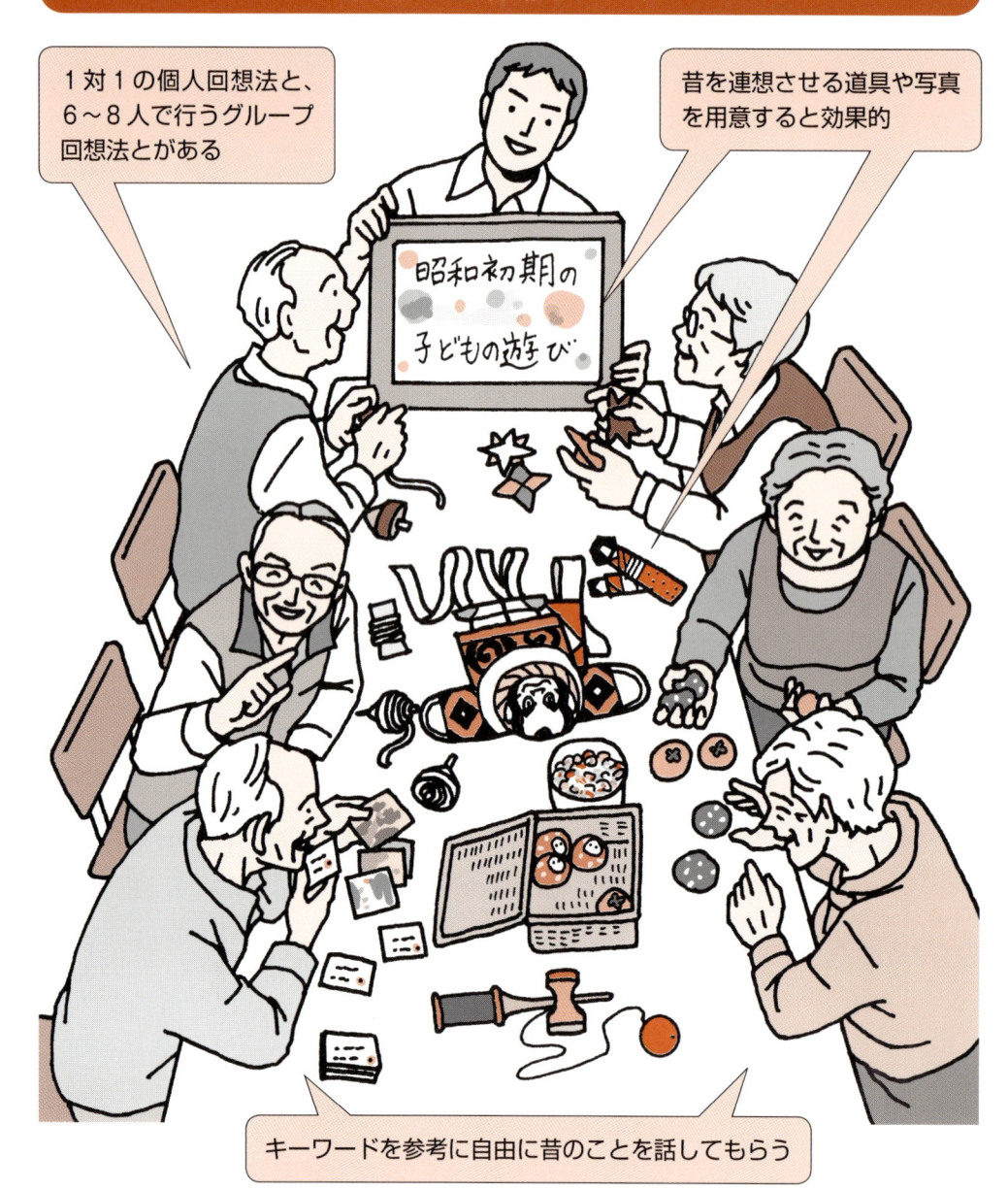

（ボード：昭和初期の子どもの遊び）

過去を評価して誇りを取り戻す

回想法とは、お年寄りに昔の出来事を思い出しながら語ってもらい、聞き手が共感的に傾聴することで心の安定を図る療法です。お年寄りは輝いていた過去を再認識し、相手に認めてもらうことで自尊の感情が高まり、情緒が安定します。

認知症の人は昨日の出来事を忘れても、昔のよい思い出は覚えているものです。回想法は、懐かしい記憶を掘り起こすことで脳全体を活性化させ、認知症の進行を遅らせる効果が期待されています。大切なことは、以前に聞いたことがあったり記憶に間違いがあったりしても、聞き手は話を遮らないことです。話を遮られるとお年寄りは混乱するので、話の内容はすべて受け入れる必要があります。

236

回想法で期待できる効果

行動・心理症状が減る

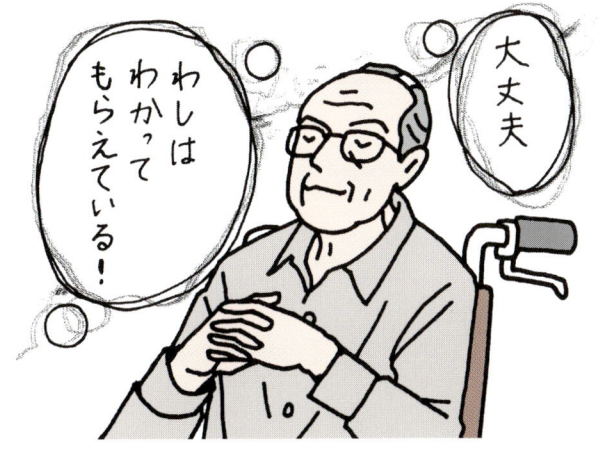

「わしはわかってもらえている！」「大丈夫」

回想法によって共感的な態度で受け入れてもらう経験を重ねると、お年寄りの情緒が安定し、行動も安定する

表情が豊かになる

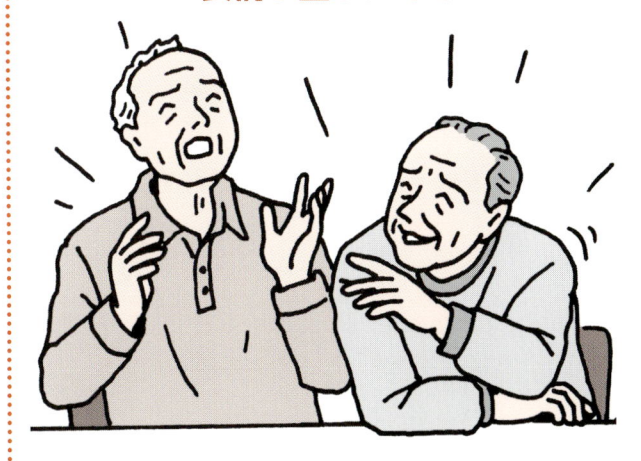

日頃無表情な人でも、回想法によって懐かしさや、わかり合えるうれしさを感じると、表情が豊かになっていく

介護者の意識が変化する

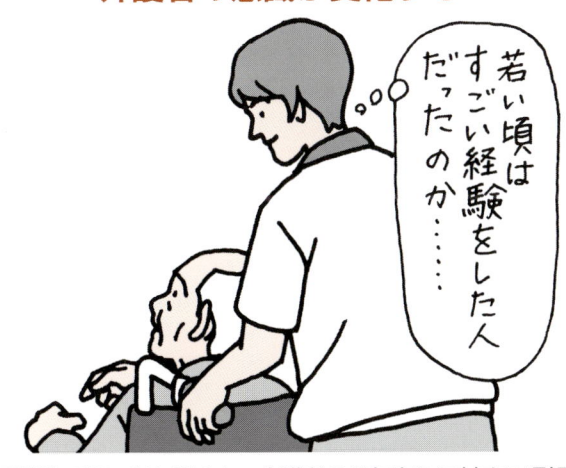

「若い頃はすごい経験をした人だったのか……」

回想法で思い出を聞くと、介護者のお年寄りに対する理解が深まり、関係が良好になることで介護負担が減る

認知症の進行を遅らせる

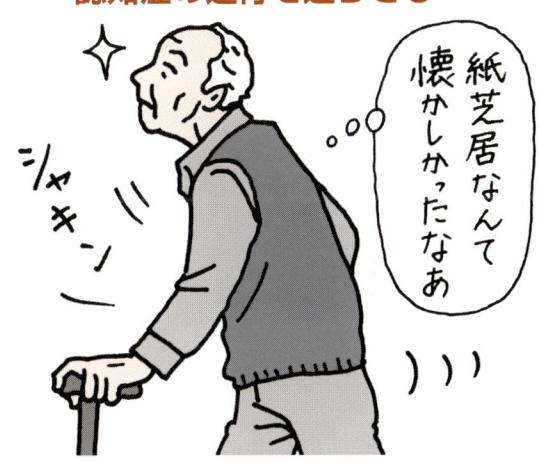

「紙芝居なんて懐かしかったなあ」

昔を思い出して語り合うと日常会話に比べて脳全体の血流量が増えて、認知症の進行を遅らせる効果がある

回想法には、1対1で行う個人回想法と、1人の専門家と6〜8人の参加者で行うグループ回想法があります。個人回想法は自宅でもアルバムなどを見ながら介護者が行うことができ、グループ回想法は施設などでお年寄り同士のコミュニケーションを図るのに最適です。

回想法を行うときは、「ふるさと」「小学校時代」などのキーワードを決めます。それに沿って、昔懐かしい玩具や道具、出版物など五感を刺激する素材を用意するとより効果的です。

関連団体

日本回想療法学会

回想法による認知症の治療や認知症予防の研究を行い、回想ガイド（ボランティア）と心療回想士（民間資格者）を育成している

【ホームページ】
http://www.fureai.or.jp/~psytex/

認知症の非薬物療法②

音楽療法

音楽を聞いたり、歌ったり、演奏したりすることによって心身ともにリラックスし、行動・心理症状を減らすことができる療法です

音楽療法の活動イメージ

あーかーく　ゆーうひーが　てーらーす　やーまーなみー

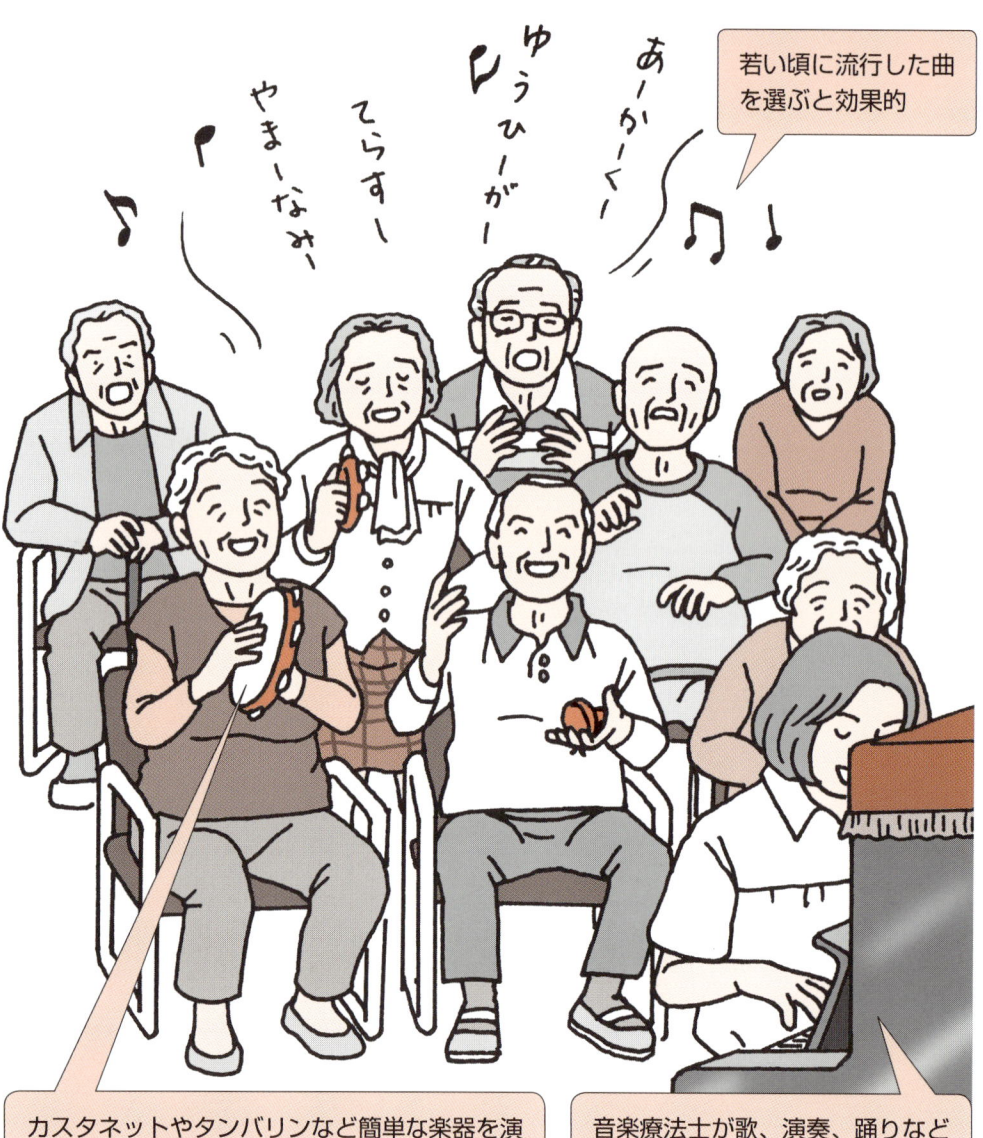

若い頃に流行した曲を選ぶと効果的

カスタネットやタンバリンなど簡単な楽器を演奏したり、音楽に合わせて体を動かすことも

音楽療法士が歌、演奏、踊りなどを取り入れたプログラムを用意

音楽を楽しむことにより脳を活性化

音楽療法は、音楽を聞いたり、歌ったり、楽器を演奏したりという音楽行動を通して、心身のリラックスを促す療法です。効果としては、音楽を楽しむことにより気分がよくなって食欲が増したり、心が落ち着いて意識レベルが上がるなど、認知症の行動・心理症状が減少すると言われています。お年寄りの中でも、以前からカラオケが好きだった人や、楽器を演奏していた経験がある人など、音楽に親しんでいた人に対して特に効果が高い療法です。

音楽療法は大きく分けて2種類あります。音楽を聞くことが中心の受動的音楽療法と、実際に歌ったり演奏したりする能動的音楽療法です。受動的音楽療法は、日頃からクラシックや懐

238

医療編 4 予防法と非薬物療法

音楽療法で期待できる効果

食欲が増す

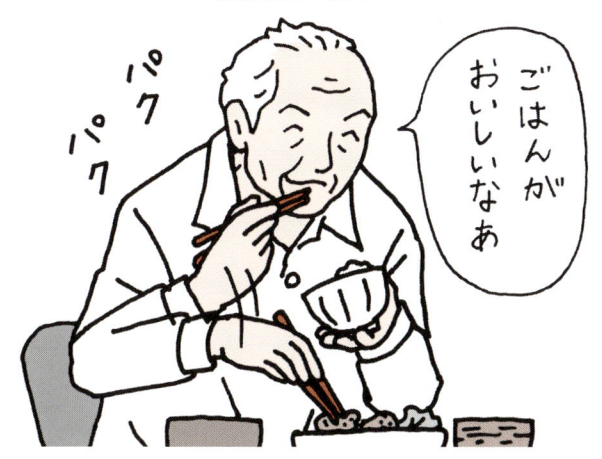

精神的にリラックスして気分が高揚し、見た目より運動量もあるので、お腹がすいて食事の量が増えていく

行動・心理症状が減る

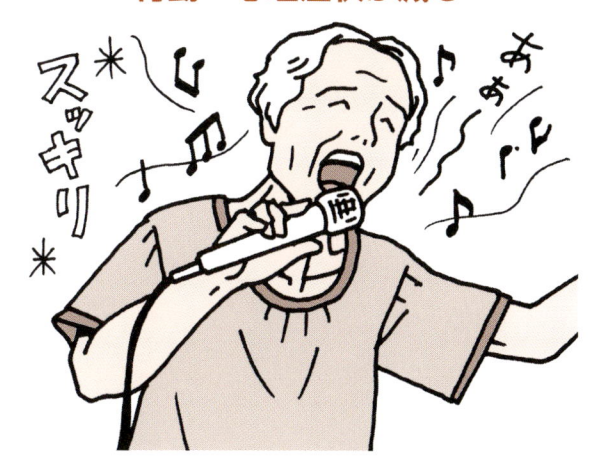

声を出して歌うと気分がはれ、脳の血流が活発になることで行動・心理症状が減ると考えられている

認知症の進行を遅らせる

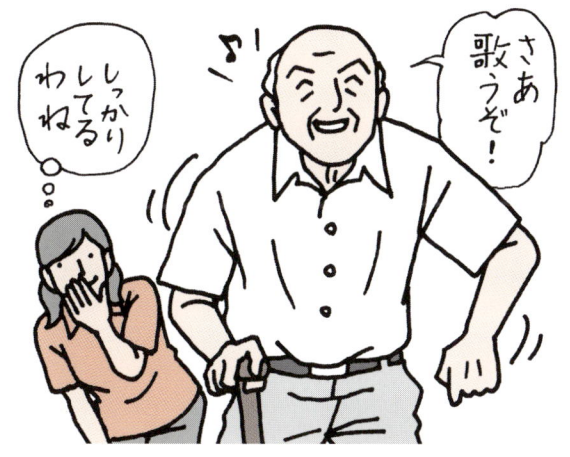

定期的に長く続ければ、視床や大脳基底部を中心に脳の血流が増え、認知症の進行を遅らせることも期待できる※

記憶力・注意力の改善

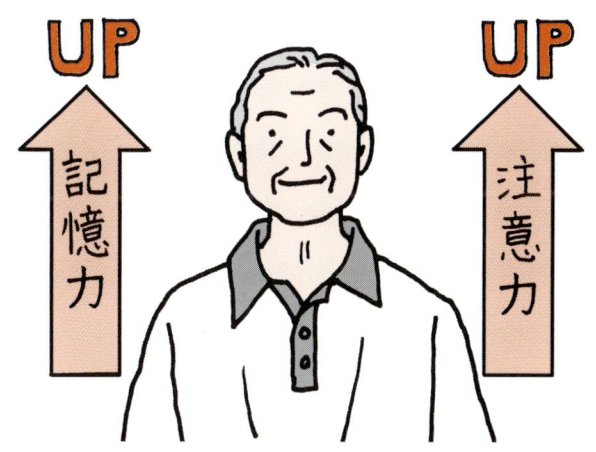

軽度認知症の人を対象に毎週1回、1時間弱の音楽療法を8〜10回行ったところ、記憶力や注意力が改善された※

かしい歌謡曲などを流すことでリラックスを促し、心地よい空間をつくり上げます。能動的音楽療法は参加者を集めて一緒に歌い、リズムをとったり、音楽に合わせて簡単な運動をすることで、リラックス効果と同時に体力増強や運動能力の改善なども見込める療法です。

どちらの音楽療法でも、演歌やフォークソングなど昔流行した歌を取り入れれば、回想法と同様の効果も期待できます。家庭では一緒に思い出の歌を歌うのもいいでしょう。

関連団体

日本音楽療法学会

音楽療法に関する研修や講習を行い、認定音楽療法士の資格を付与している。将来的には音楽療法士を国家資格にすべく、普及や啓発に力を注いでいる

【ホームページ】
http://www.jmta.jp/

※国立長寿医療センターの研究による

認知症の非薬物療法 ③ 美術療法

絵を描くという芸術活動を通して創作意欲や五感の働きを引き出します。脳を活性化させるリハビリテーションの一つです

美術療法の活動イメージ

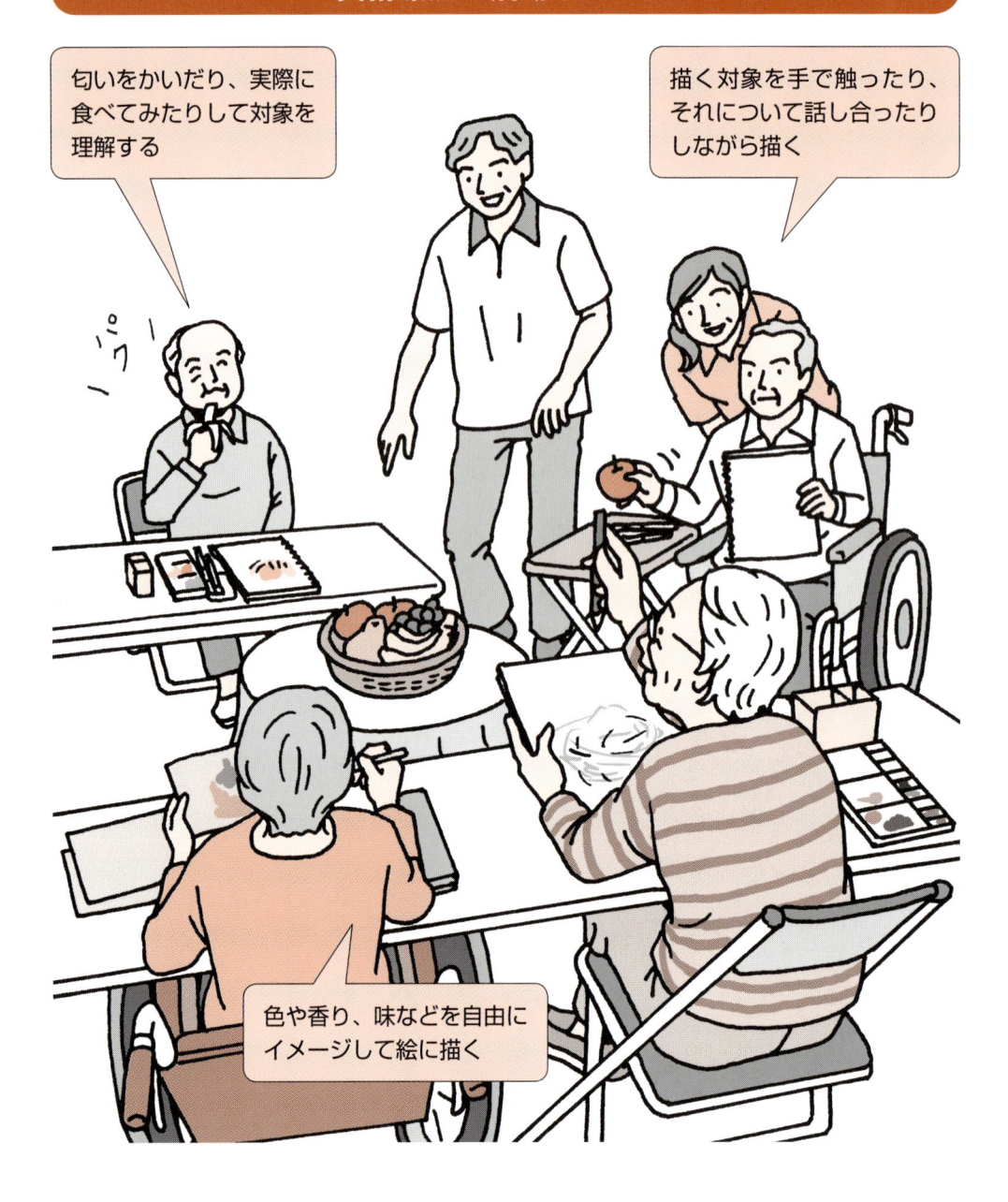

- 匂いをかいだり、実際に食べてみたりして対象を理解する
- 描く対象を手で触ったり、それについて話し合ったりしながら描く
- 色や香り、味などを自由にイメージして絵に描く

絵を描くことで五感をフル活用

美術療法とは、臨床美術士の指導のもとで、対象を見ながら絵を描くことによって脳の活性化を図るリハビリテーションです。認知症になると物の形や空間を認識することが難しくなります。そこで絵を描くという行為、つまり対象を認識し、色や形や存在感を感じ取り、それを紙という平面に描き出すプロセスそのものが、脳にとってよい刺激となるのです。

美術療法はただ絵を描けばよいというものではありません。まずは対象物を手で触り、匂いをかぎ、ときには食べて味を確かめ、その物に関わる思い出を語り合ったりしながら、制作に対するイメージや意欲を引き出すことが大切です。お年寄りは、色や線を真剣に選びながら

美術療法で期待できる効果

意欲や集中力を高める

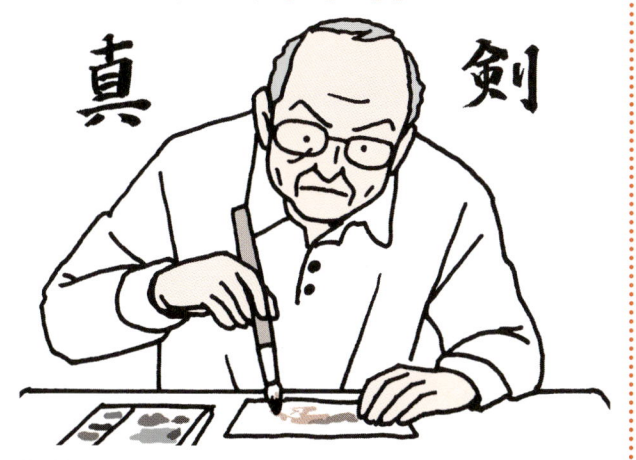

「最後まであきらめずに一つの作品を作り上げる」という制作のプロセスを通して、意欲や集中力が高まる

心を穏やかにする

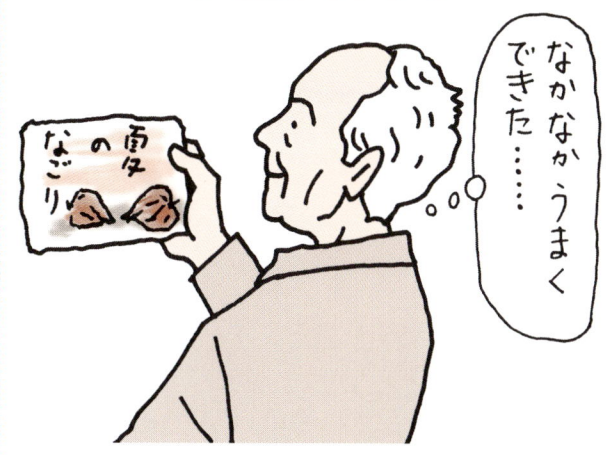

五感を使ってイメージを膨らませる創作活動は、自己表現なので完成すると満足感が得られ、心が穏やかになる

認知症の進行を遅らせる

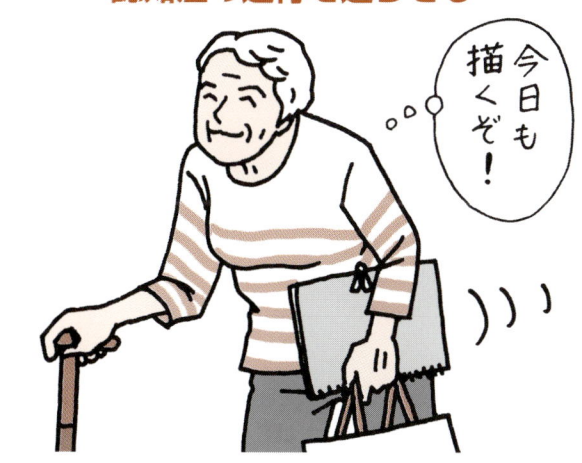

美術療法に参加しているお年寄りを対象に検査を行ったところ、認知症の進行を遅らせる効果が認められた

話題が増え、活気づく

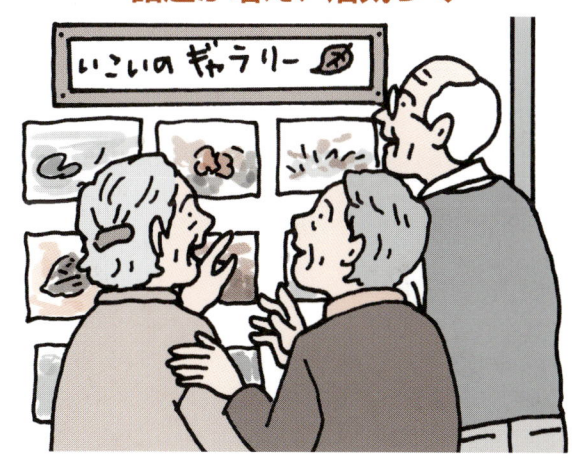

同じ作品を描いた仲間たちや作品を見た家族と感想を語り合うことで、共通の話題が増え、本人が活気づく

描き上げた作品に思い入れを持ちます。そして作品のよさを周囲に受け入れてもらうことで喜びを感じ、心の安定や気分の活性化が促されるのです。

美術療法は、作品の良し悪しを絵の上手い下手で判断するものではありません。臨床美術士はおもに「感性への刺激」「その人らしい表現の追求」「誰でも無理なく制作できる」という点に注視してプログラムをつくります。絵を描くことによって、その人らしさを受け入れることが美術療法の目的です。

関連団体

日本臨床美術協会

アートを通して脳機能の活性化を促す専門家である臨床美術士（クリニカル・アーティスト）の育成と資格の付与を行っている

【ホームページ】
http://www.arttherapy.gr.jp/

認知症の非薬物療法④

園芸療法

土に触れ、水に触れ、四季を感じながら仲間と一緒に植物の世話をすることを通して身体機能の維持や心の安定を図る療法です

園芸療法の活動イメージ

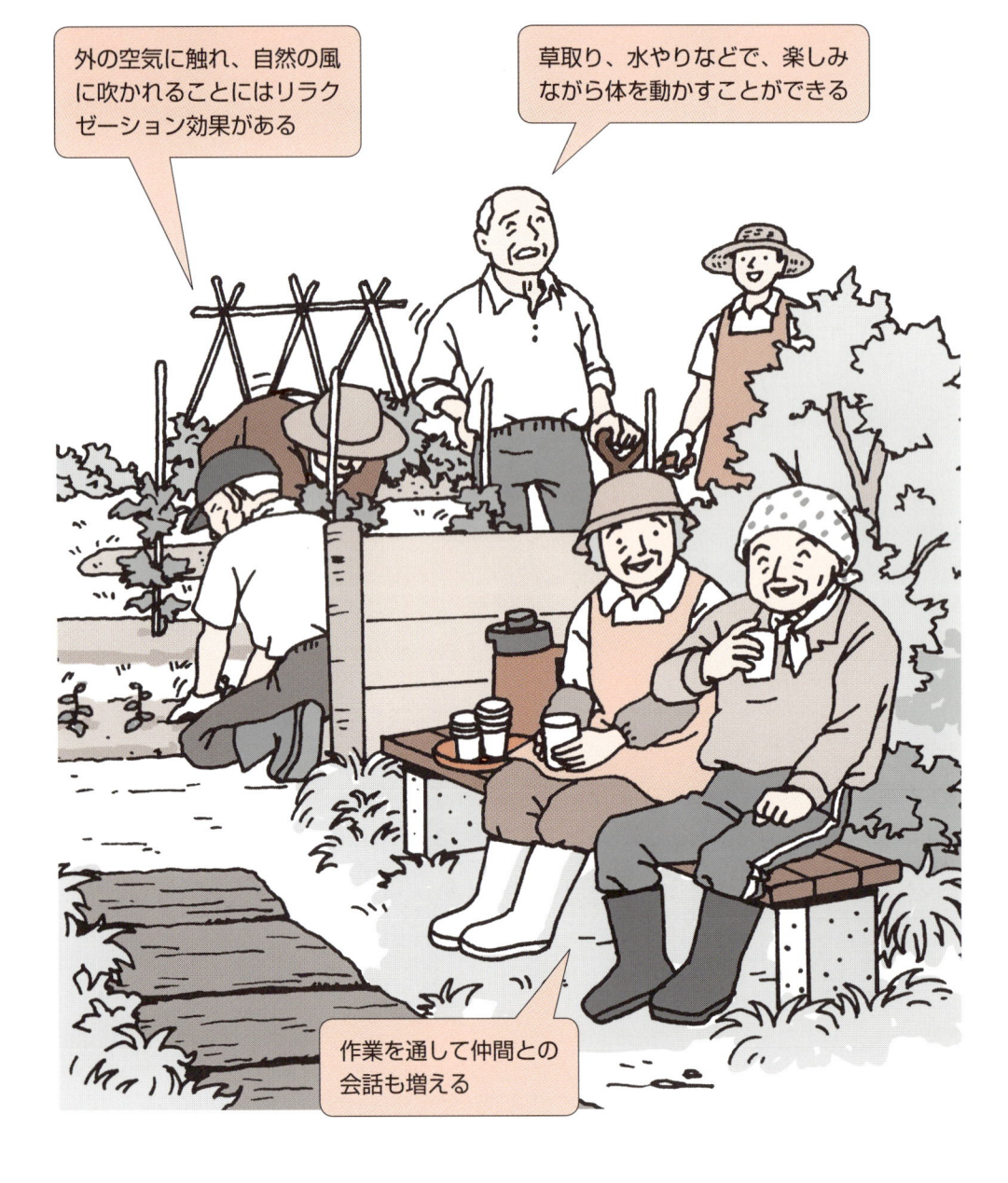

- 外の空気に触れ、自然の風に吹かれることにはリラクゼーション効果がある
- 草取り、水やりなどで、楽しみながら体を動かすことができる
- 作業を通して仲間との会話も増える

植物の世話で生活の質を向上させる

園芸療法とはアメリカで発祥したリハビリの一種で、自然の中で植物を育てる園芸作業を通して、身体機能や精神機能の維持回復を図る療法です。

認知症のお年寄りは見当識障害があることから家や施設にこもりやすく、その結果体力や身体機能が衰えてしまいがちです。それが植物の世話をするために定期的に外へ出るようになると、四季の移り変わりを感じながら草取りや水やり、収穫などで体全体を動かすので、心身共に活性化されるのです。

園芸療法では、園芸療法士やスタッフなどの指導のもと、春先から秋の終わり頃まで計画的に種まきや植え付け、収穫を行います。グループで協力しながらトマトやきゅうり、芋などの

園芸療法で期待できる効果

身体機能の低下を予防する

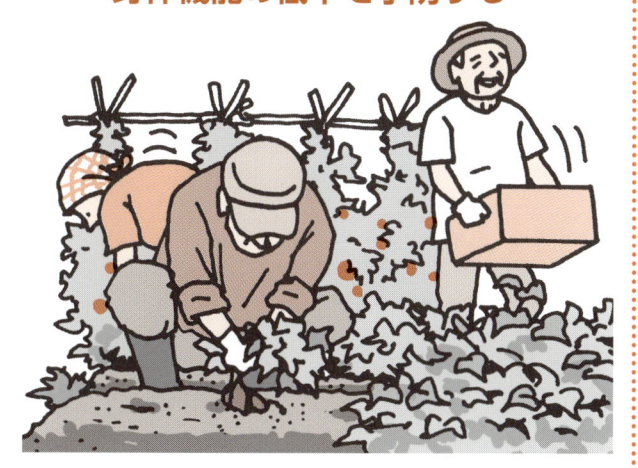

園芸活動で発生する、しゃがむ、立つなどの体を動かす動作を通して自然に身体機能の維持を図ることができる

見当識の低下を抑える

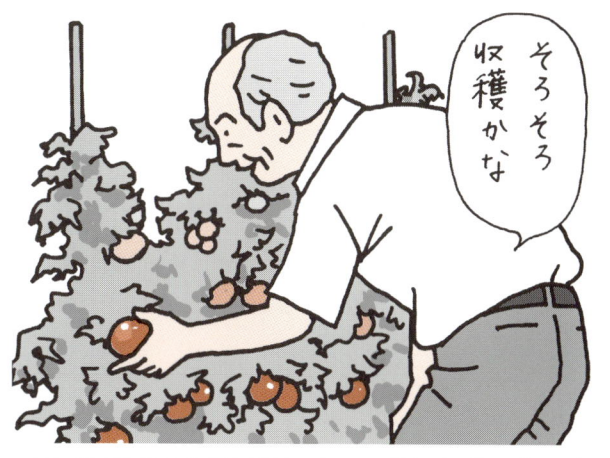

「そろそろ収穫かな」

外に出て作物の生長を見ることで、季節、天候、時間、場所などを意識する機会が増えて見当識が補正されやすい

グループ活動で会話が増える

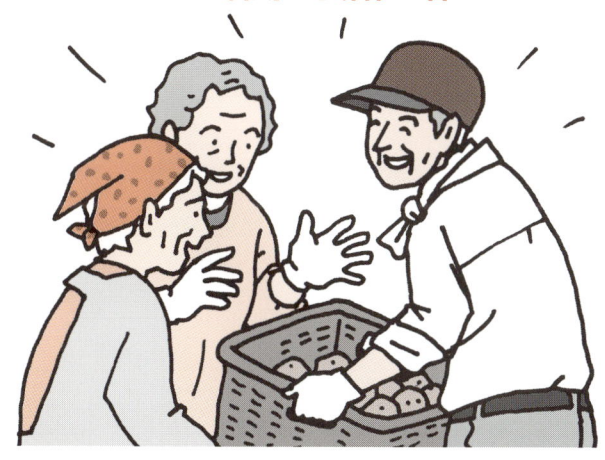

普段あまり会話をしない人たちでも、一緒に農作業をしていると自然と声をかけ合うようになり、会話が増える

やりがいを感じ、活気がでる

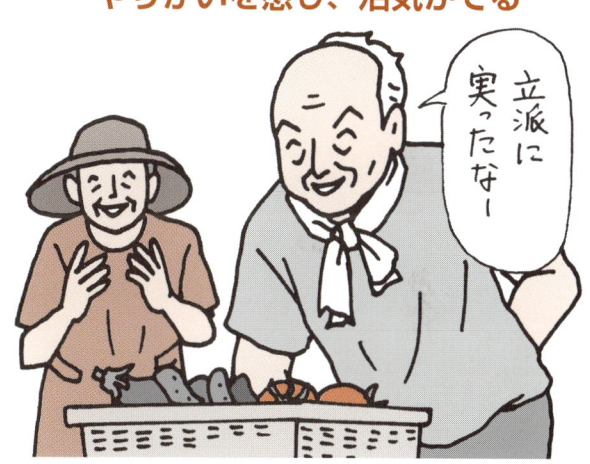

「立派に実ったな〜」

自分が世話をした作物が生長していく様子を通してやりがいを感じ、自然からパワーをもらって活気がでる

野菜類、ひまわりなどの花を育てているのが一般的です。収穫した野菜はみんなで食べたり、花は生け花などコミュニケーションのツールに使って五感を刺激する活動を展開します。

植物を育てて収穫することが目的の家庭菜園とは異なり、園芸療法の目的は植物との関わりを通した身体機能の維持や気力低下の防止です。また、共同作業を通してお年寄り同士のコミュニケーションを促すなど、対象者のリハビリが本来の目的である点が特徴です。

関連団体

日本園芸療法士協会

園芸療法の普及と指導者の育成を行うため、民間資格である園芸療法士の資格取得講座を設置している

【ホームページ】
http://www.engeiryohoshi.or.jp/

医療編 4 予防法と非薬物療法

認知症の非薬物療法 ⑤

学習療法

その人にとってやさしい問題をスラスラと解くことで脳を活性化させる学習療法。医学的にも認知機能の改善が実証されています

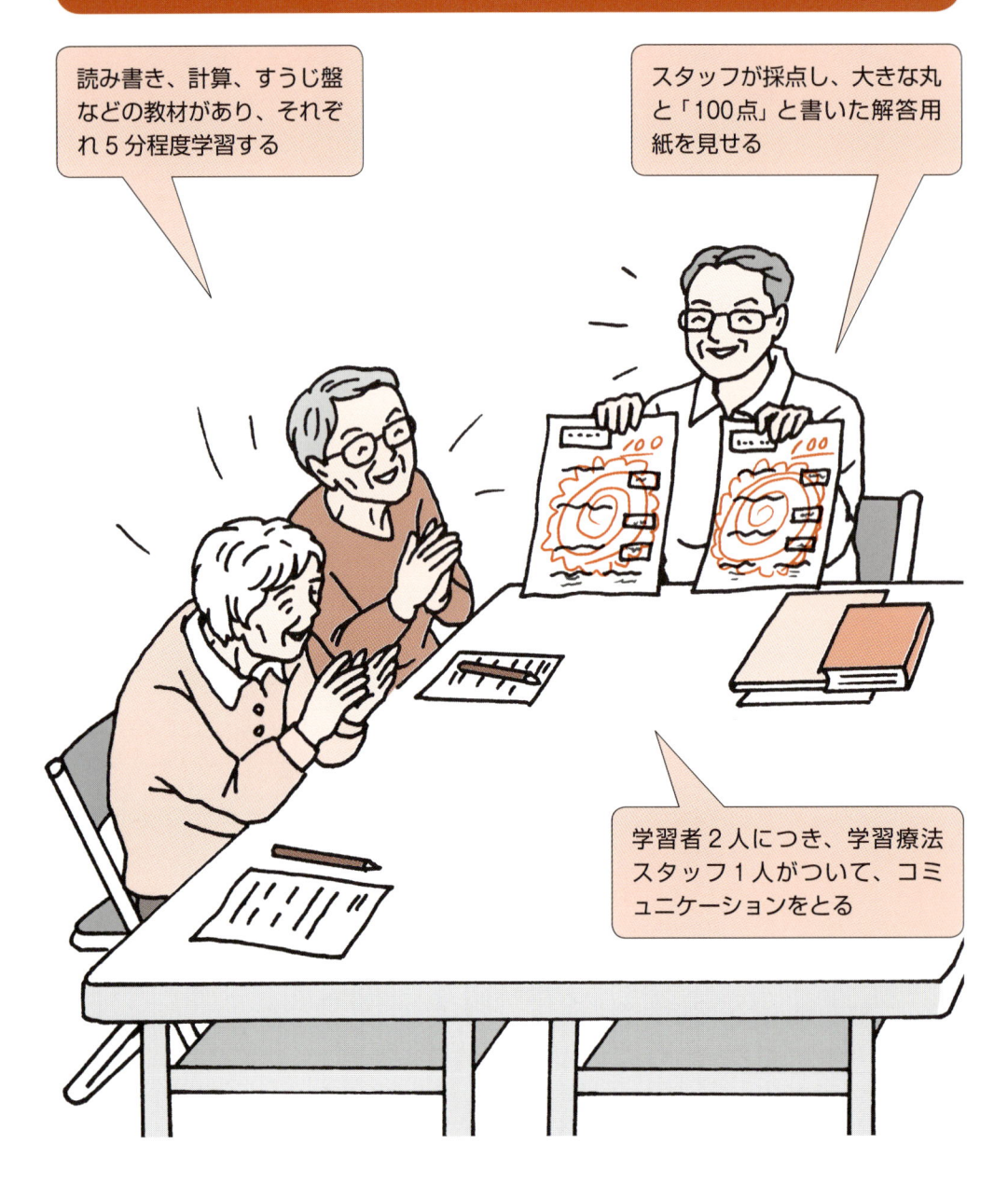

学習療法の活動イメージ

- 読み書き、計算、すうじ盤などの教材があり、それぞれ5分程度学習する
- スタッフが採点し、大きな丸と「100点」と書いた解答用紙を見せる
- 学習者2人につき、学習療法スタッフ1人がついて、コミュニケーションをとる

計算や音読の学習で認知機能を改善

計算問題や文章の音読などの教材プリントを使って、お年寄りとスタッフがコミュニケーションを取りながら学習することにより、認知機能の改善を図る療法です。東北大学の川島隆太教授の研究で、一桁の足し算や簡単な文章の音読など、その人にとって簡単な問題をスラスラ解いているときに、脳の前頭前野がもっとも活性化することが実証されています。

脳の前頭前野はコミュニケーションや記憶のコントロール、行動の抑制や意欲など、日常生活を送るにあたって大切な機能と関係しています。その前頭前野を学習によって活性化させることで、認知症の進行を予防・改善させようというのが学習療法の目的です。

244

学習療法で期待できる効果

言葉がはっきりする

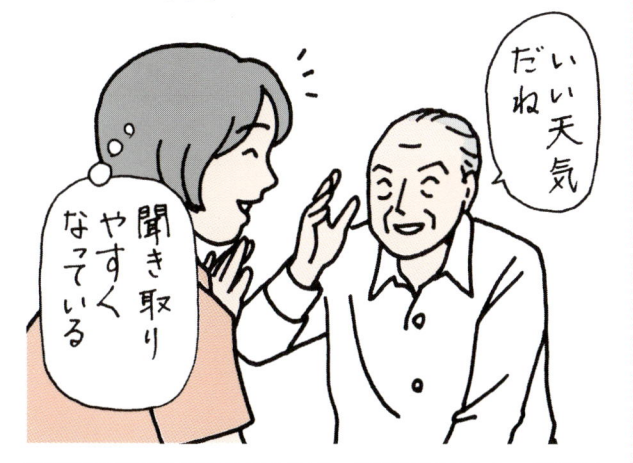

「いい天気だね」
「聞き取りやすくなっている」

前頭前野が活性化することによって意欲が向上し、話す言葉が明瞭になってきたという報告も寄せられている

脳の前頭前野が活性化する

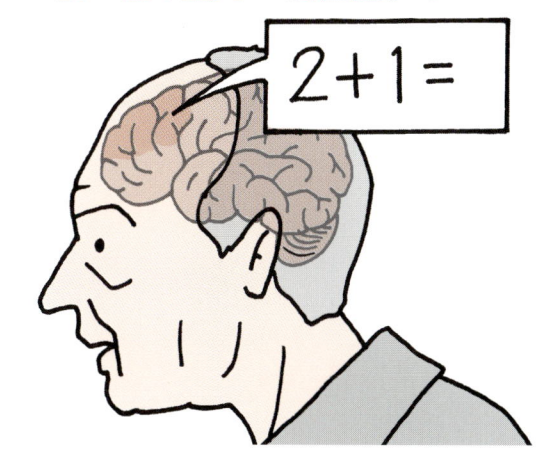

2+1=

簡単な計算や文章の音読で脳の前頭前野が活性化し、前頭前野にかかわるさまざまな潜在能力の回復が促される

認知機能が改善する

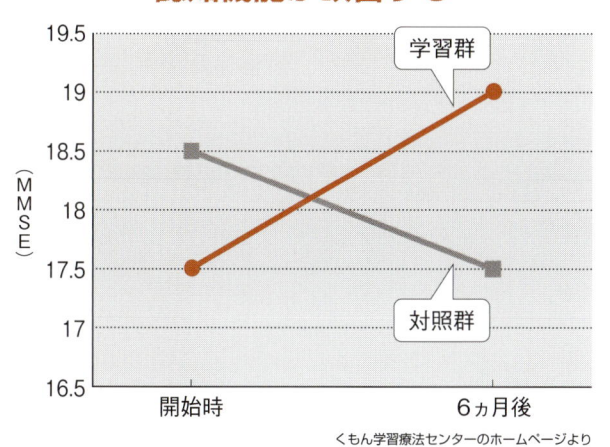

学習群・対照群のグラフ（MMSE、開始時〜6ヵ月後）
くもん学習療法センターのホームページより

6ヵ月継続した学習群と、対照群の認知機能検査を比較したところ、学習群は有意に改善し、対照群は低下した

精神状態が落ち着く

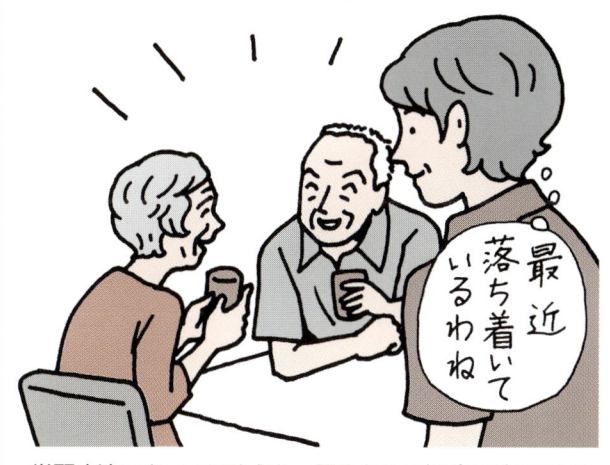

「最近落ち着いているわね」

学習療法によってほめられ、認められる経験を重ねることによって、精神状態が安定する

学習療法は基本的に指導スタッフ1人で学習者2人に対して行い、1回の学習時間は学習後のコミュニケーションの時間も含めて30分以内です。問題を解いたらその場で採点をし、大きく「100点」と書くところを本人に見せます。

実際には考えることよりも、満点をとってスタッフにほめてもらい、達成感を味わうことが重要なのです。学習療法は、短時間でもよいので毎日継続すると、より高い効果が得られると言われています。

関連団体

くもん学習療法センター

学習療法の普及と推進を目指して設立され、学習療法の教材の普及や学習療法スタッフの育成、派遣を行っている

【ホームページ】
http://www.kumon-lt.co.jp/

医療編 4 予防法と非薬物療法

認知症の非薬物療法⑥ 動物療法

重度認知症の人や意欲が低下している人に効果があるといわれる動物療法。動物との触れ合いにどのような効果があるのでしょうか

動物療法の活動イメージ

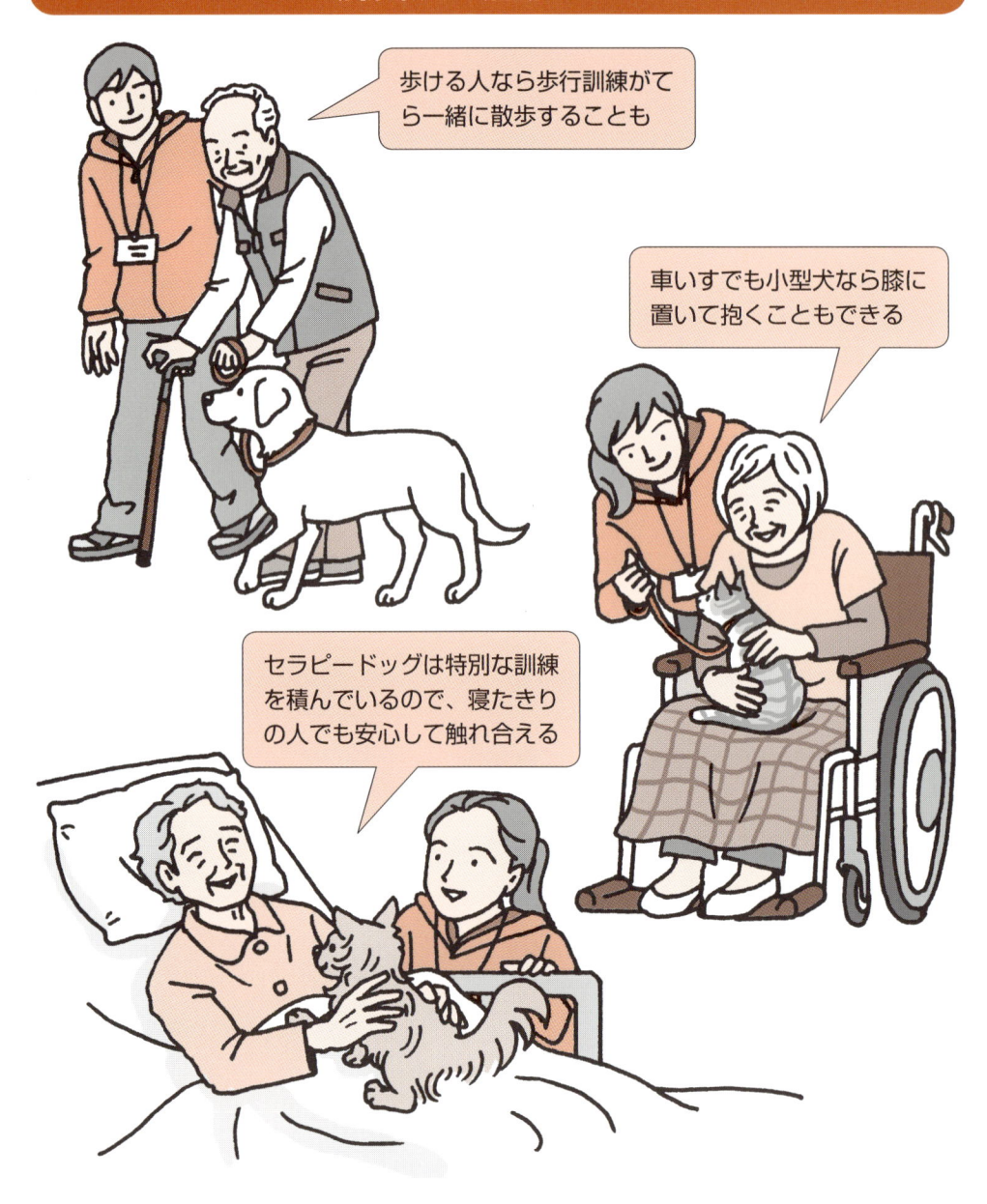

- 歩ける人なら歩行訓練がてら一緒に散歩することも
- 車いすでも小型犬なら膝に置いて抱くこともできる
- セラピードッグは特別な訓練を積んでいるので、寝たきりの人でも安心して触れ合える

動物に向ける笑顔そのものに価値が

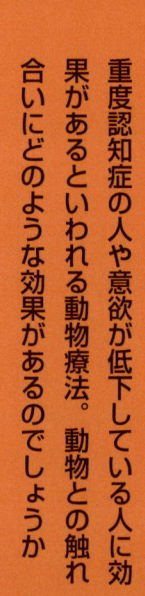

動物療法とは、犬をはじめとしてセラピー用に訓練された動物と触れ合うことで、心身の安定を図る療法です。もともと犬や猫を飼っていた経験がある人や、動物好きな人に効果が高いと言われています。

認知症のお年寄りは、一方的にお世話をしてもらう機会が多くなり、以前の健康だった頃の自分と比べてストレスや葛藤を抱えることが多いものです。しかし、訓練された人懐こい動物と触れ合うと、「かわいい」と慈しむ感情や、優しくしてあげたい、この動物のために何かをしてあげたいと思う使命感など、役割意識が自然と生まれます。そんなときに見せる自発性や豊かな笑顔、楽しそうな反応そのものが、動物療法で得られ

動物療法で期待できる効果

意識・意欲が高まる

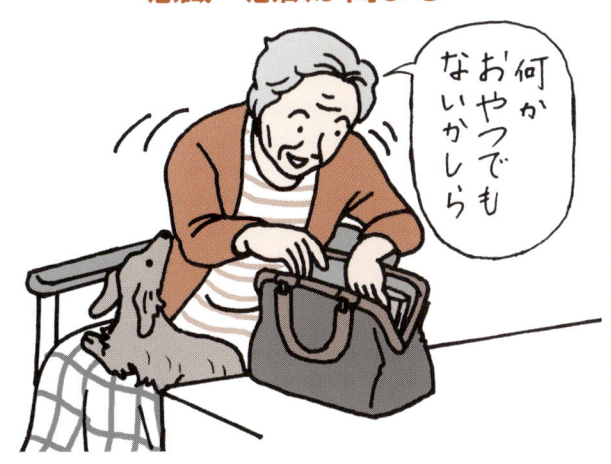

「何かおやつでもないかしら」

日頃は意欲が低下して一日中ぼんやりしている人でも、動物にはあれこれ世話をやきたがるなど、意欲が高まる

表情が豊かになる

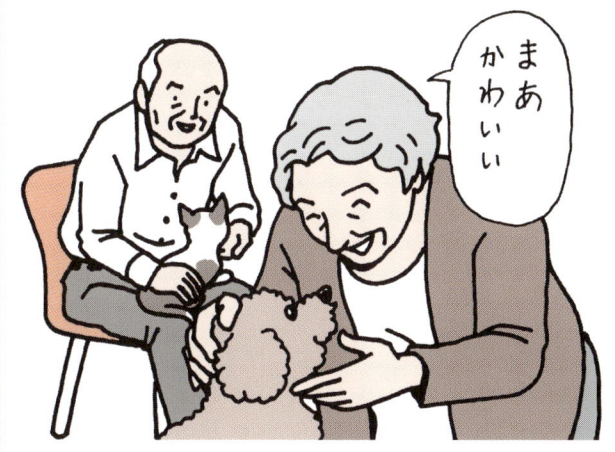

「まあかわいい」

普段無表情な人でも、かわいい動物に触れ合うときは自然と顔がほころび、生き生きとした表情をみせる

行動・心理症状が減る

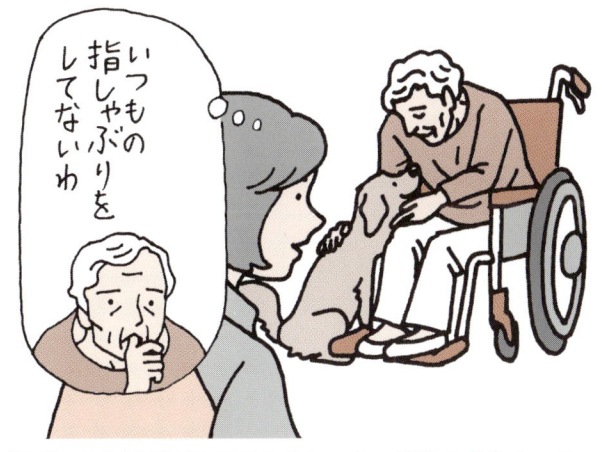

「いつもの指しゃぶりをしてないわ」

「行動・心理症状があるお年寄りでも、動物と触れ合っているときだけは落ち着いている」という報告もある

発語が増える

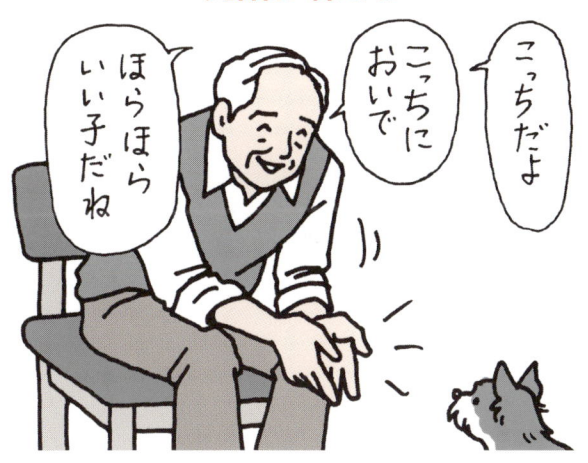

「こっちだよ」「こっちにおいで」「ほらほらいい子だね」

「日頃は自発的な発語が少ない人が、動物相手なら饒舌に話しかけたので驚いた」という報告もよく聞かれる

関連団体

アニマルセラピー協会

各都道府県が認証するNPO法人として、数多くのアニマルセラピー協会がある。どの協会も老人ホーム等への慰問や、アニマルセラピストの育成、セラピードッグの育成などを中心に活動している。代表的なものに「日本アニマルセラピー協会」など

【ホームページ】
http://animal-t.or.jp/ （日本アニマルセラピー協会）

る何よりの効果なのです。

動物療法では、アニマルセラピストたちが動物を連れて介護施設などを訪問します。そして、お年寄りが動物と一緒に散歩をしたり、抱っこをしたり、頭を撫でることができる時間を設けるのが一般的です。

自宅の場合、飼い犬や飼い猫などの動物と触れ合うだけでも、同様の癒しの効果は得られます。しかし、療法のためにわざわざ動物を飼うのは、介護家族の負担が増大することになるので、慎重に検討しましょう。

認知症の非薬物療法⑦ その他の非薬物療法

これまで紹介した以外にも、認知症の非薬物療法はたくさんあります。その中で、リラックス効果の高い2つを紹介しましょう

化粧療法で期待できる効果

意欲が向上する

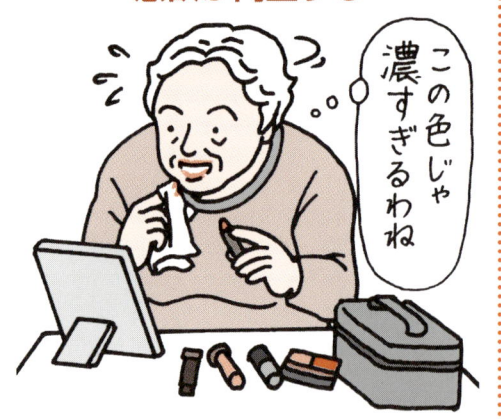

「この色じゃ濃すぎるわね」

お化粧を通して「自分の意思で選ぶ」「どう見られたいかを考える」ことで、無意識のうちに自発性や意欲が高まる

表情が明るくなる

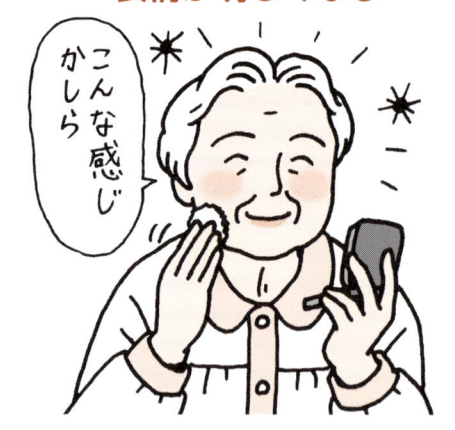

「こんな感じかしら」

お化粧をしてきれいになることで心が明るくなり、若返ったような気持ちになれて、表情にも笑顔が増える

自己意識が高まる

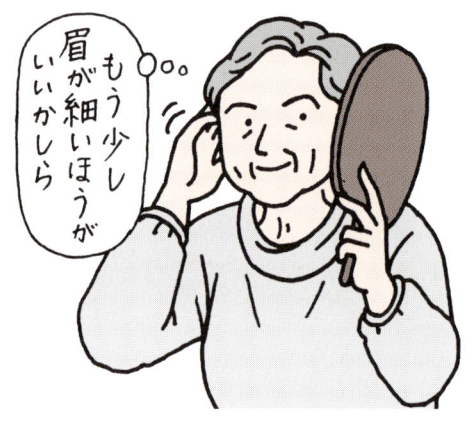

「もう少し眉が細いほうがいいかしら」

お化粧をするといつもよりも鏡に映る顔を見つめる時間が長くなり、これが私だと感じる自己意識が高まる

他者との交流が増える

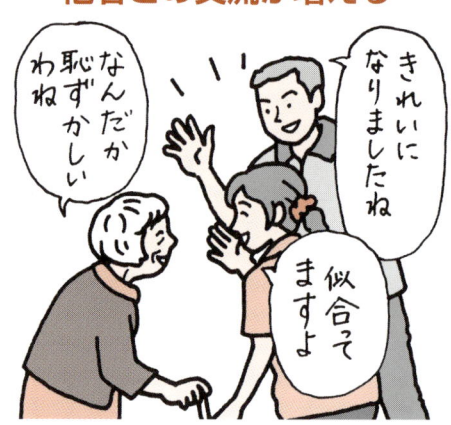

「なんだか恥ずかしいわね」「きれいになりましたね」「似合ってますよ」

お化粧をすることで本人もその周りも気分が明るくなり、会話が増えたりコミュニケーションが促進される

お化粧を通して自己意識を高める

認知症の化粧療法とは、日頃お化粧をしないお年寄りに対してお化粧をする機会を設けることで、自己意識を高め、気分を明るくさせる療法です。一般的にはスタッフが補佐しながら、自分でお化粧をします。このときに「どのような化粧にしたいのか」という本人の意思を尊重することが大切です。

化粧療法は、鏡に向かって複雑な動作を行うことによって、お年寄りの意識を高めます。また、コミュニケーションによる効果も絶大です。介護者やメイクセラピスト、一緒に化粧療法に参加しているお年寄りなどとの会話が弾みます。きれいになったとほめられることで笑顔と自信が生まれることも、化粧療法の大きな効果です。

タクティールケアで期待できる効果

不安やいら立ちの減少

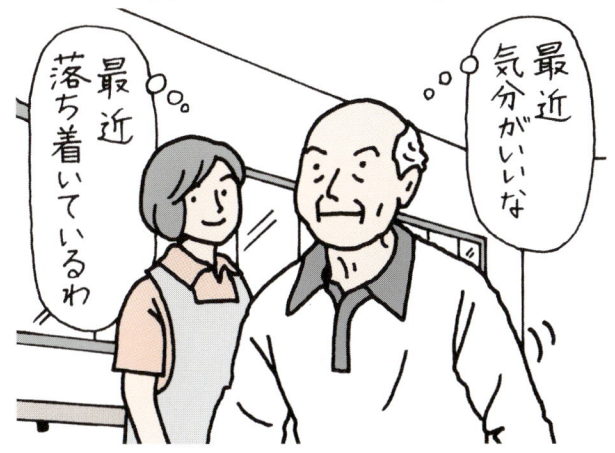

オキシトシンが血管内に放出されるとリラックス効果によって不安やいら立ちが減り、周辺症状が緩和される

安静ホルモンが分泌される

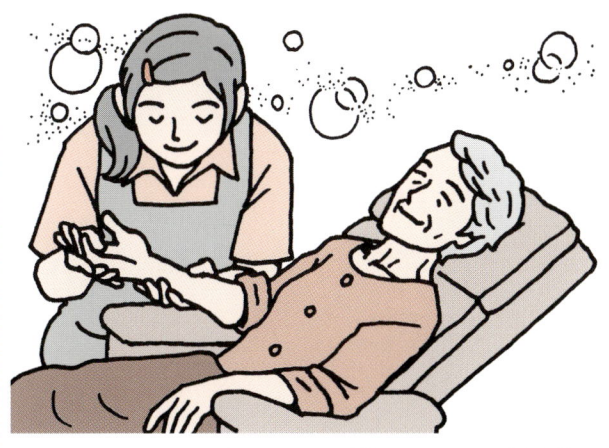

タクティールケアを行うと脳下垂体からストレス緩和効果のあるオキシトシンというホルモンが分泌される

コミュニケーション能力の向上

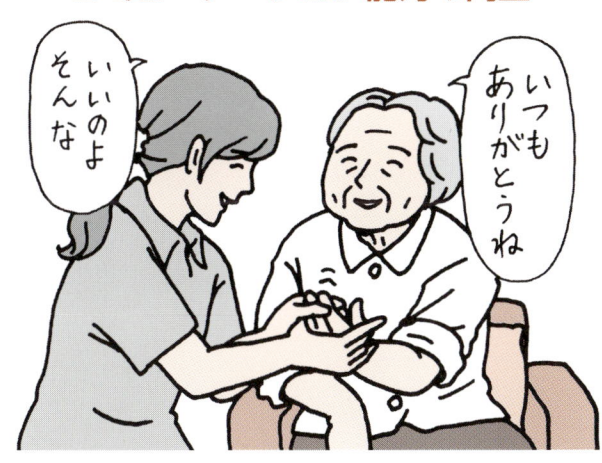

触れ合うことで信頼感が深まり、ケアを行う人も落ち着けて、お互いにコミュニケーションがとりやすくなる

よく眠れるようになる

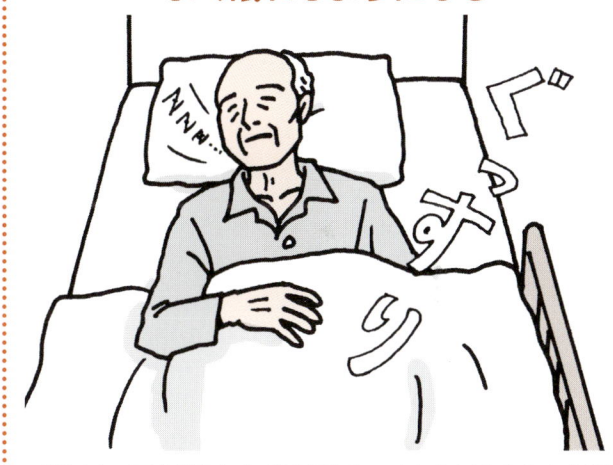

認知症の昼夜逆転にも効果があり、夜になるとなかなか眠れない人も、ケアを続けていくと眠れるようになる

関連団体

日本スウェーデン福祉研究所

スウェーデンで研究開発された認知症緩和ケアを日本国内に普及するために設立された組織

【ホームページ】
http://www.jsci.jp/

肌と肌の触れ合いによる癒しの効果

タクティールケアとはスウェーデンで生まれた独特のマッサージ療法です。最初は早産児の子どもに対するケアとして誕生しましたが、その後認知症のお年寄りにも効果があることがわかり、介護にも取り入れられるようになりました。

タクティールケアはつぼを刺激するような通常のマッサージとは異なり、手や背中などを包むように優しいタッチで継続的になでて、オキシトシンというホルモンを分泌させる療法です。オキシトシンは「安静ホルモン」とも呼ばれ、ストレスを和らげ安心感をもたらします。

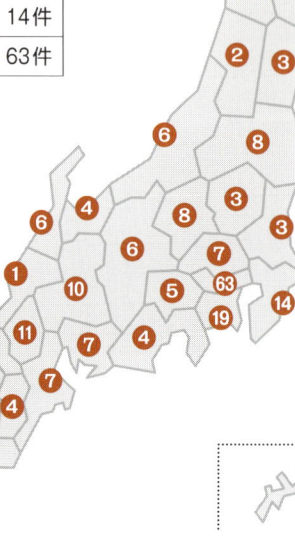

認知症でも明るく暮らせる町づくり

認知症高齢者の暮らしを守る ①

認知症の人やその家族にとって、住みやすい町とはどのような場所なのでしょうか。日本各地の取り組みについて紹介します

「認知症でもだいじょうぶ」町づくりキャンペーン応募件数

都道府県別応募件数（2004～2009年）

都道府県	件数	都道府県	件数	都道府県	件数
奈良県	4件	神奈川県	19件	北海道	19件
和歌山県	3件	新潟県	6件	青森県	2件
鳥取県	2件	富山県	4件	岩手県	4件
島根県	3件	石川県	6件	宮城県	3件
岡山県	6件	福井県	1件	秋田県	2件
広島県	5件	山梨県	5件	山形県	2件
山口県	6件	長野県	6件	福島県	8件
徳島県	6件	岐阜県	10件	茨城県	3件
香川県	3件	静岡県	4件	栃木県	3件
愛媛県	7件	愛知県	7件	群馬県	8件
高知県	3件	三重県	7件	埼玉県	7件
福岡県	14件	滋賀県	11件	千葉県	14件
佐賀県	6件	京都府	6件	東京都	63件
長崎県	1件	大阪府	23件		
熊本県	5件	兵庫県	13件		
大分県	1件				
宮崎県	2件				
鹿児島県	2件				
沖縄県	1件				

認知症を広く伝え理解ある地域へ

2004年に開催された国際アルツハイマー病協会・京都会議をきっかけに、日本では2005年から10年間にわたって「認知症を知り 地域をつくる10ヵ年」キャンペーンを推進することになりました。同キャンペーンでは認知症の人でも暮らしやすい町づくりの第一歩として、まずは認知症の理解を深めるために「認知症サポーター」の育成を開始したのです。当初は日本全国で100万人の育成を目指していましたが、2010年には目標を超え、全国に広がる認知症サポーターの数は170万人に達しました。

また、それと同時に2004年から行っているのが「認知症でもだいじょうぶ」町づくりキャンペーンです。これは認知症

「認知症でもだいじょうぶ」町づくり実践例

商店街から発進 地域の方とのつながりを

大阪府にあるデイサービス「生活屋（いきいきや）」は、商店街に軒を連ねている。一日の一大イベントは昼食。その日の食事はその日に決める！ をモットーに、商店街に出かけ、買い物をしながら献立を考える。

商店街での買い物や手伝いなど、普段からの付き合いに加え、商店街や家族に向けた新聞の発行や、夏祭りに出店を出すなど、認知症の利用者が自然に町や商店街の一員として認識されるよう努めている。

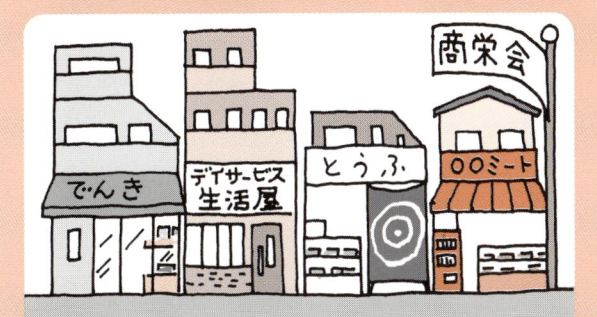

デイサービス「生活屋」も商店街の一員

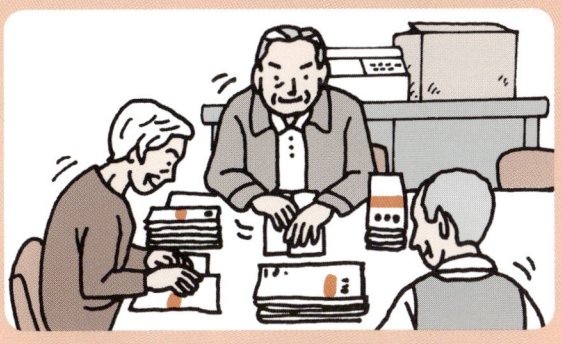

レクリエーションは商店街の仕事の手伝い

施設と学校との相互交流 生まれる 広がる 小さな理解者

岐阜県にある高齢者施設「ジョイフル各務原」は、近所の小学校5年生と毎年交流を持っている。おもな活動内容は以下の通り。

①施設への訪問交流（小学校から施設へ年4回）
　学校で事前に認知症の説明会を開き、レクリエーションの準備をして施設を訪問する
②学校への訪問（施設から小学校）
　運動会、地域触れ合い音楽鑑賞会、収穫祭などに参加
③学習発表会（総まとめとなる児童の発表会）
　施設の高齢者、施設職員、ＰＴＡも参加

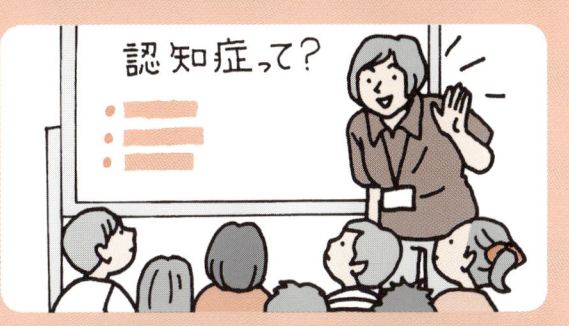

交流会の前に認知症サポーターミニ講座を開講する

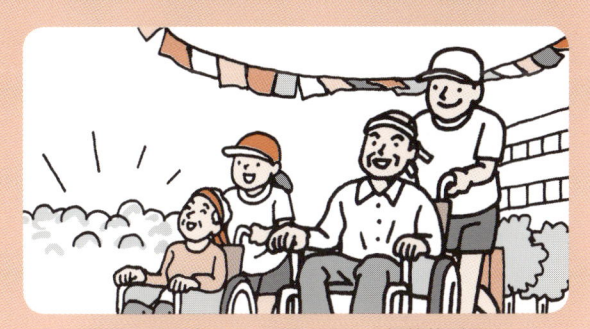

毎年の運動会には、子供たちから招待状が届く

になってもだいじょうぶな町づくりを行っている個人や団体の活動を公募し、モデルとして決定・公表を行うものです。このモデル活動を参考に全国の自治体で取り組みを進めてもらい、最終的にはすべての町が認知症になっても安心して暮らせる地域になることが目標です。

キャンペーンを行った2004～2009年の5年間で、日本の全都道府県から、346もの活動報告が寄せられました。そのなかからモデル事業として認定されたのは合計45件です。

モデル事業はインターネットや情報誌で公表され、それを参考にした実践が全国に広がることが期待されています。

ところで、地域に住む多くの人は認知症についてあまり知らないのが現状です。知らなければ誤解や偏見を生み、避けられるはずのトラブルも起こります。認知症の人が自信を持って暮らすために、認知症の人の家族が必要以上に追い詰められることのないように、これからも認知症のことを広く知ってもらうことが何よりも大切です。

認知症高齢者の暮らしを守る ②

運転免許の更新と免許証の返納

高齢者の交通事故が増えていますが、認知症になると自動車の運転が心配です。やめてもらうにはどうすればいいのでしょうか

高齢者と交通事故の深い関係

警察庁発表の資料をもとに作成

年代別の死傷者数（2011年）

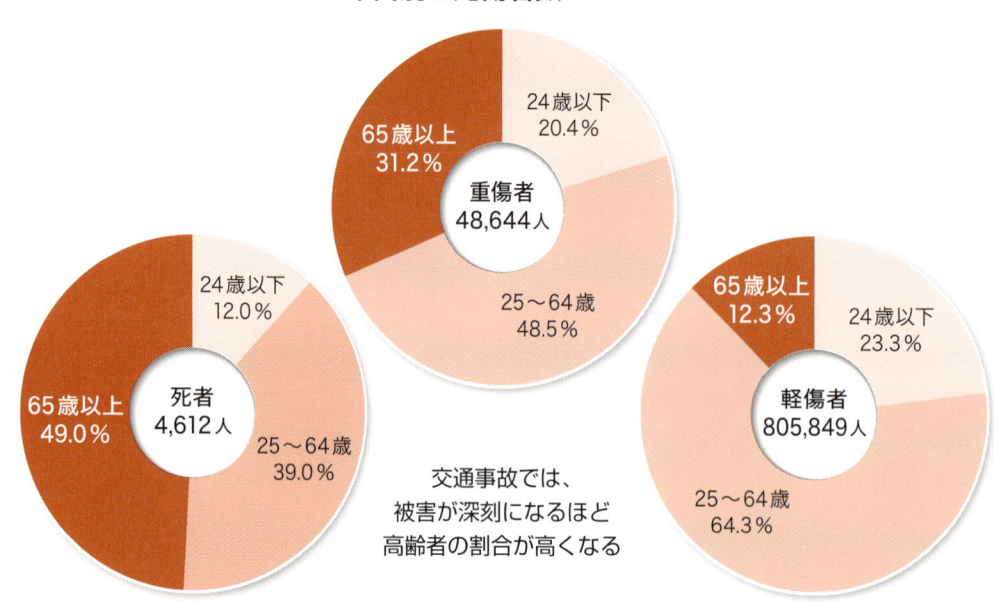

重傷者 48,644人
- 65歳以上 31.2%
- 24歳以下 20.4%
- 25～64歳 48.5%

死者 4,612人
- 65歳以上 49.0%
- 24歳以下 12.0%
- 25～64歳 39.0%

軽傷者 805,849人
- 65歳以上 12.3%
- 24歳以下 23.3%
- 25～64歳 64.3%

交通事故では、被害が深刻になるほど高齢者の割合が高くなる

高齢運転者による事故

- 75歳以上の交通事故が急増している
- 高齢者の事故で多いのは、漫然運転。運転操作の不適、一時不停止、通行区分違反、優先通行妨害。なかでも信号無視、一時不停止がめだつ
- 高齢者の死亡事故は、自動車運転者としても歩行者としても増え続けている
- 75歳以上のタクシー運転手がかなりいる。認知症でないにしても、反射神経、運動神経などは確実に衰えているはず。ただし、身体能力の低下には個人差が大きい

> 運転継続の可否をきめ細かく判断できるようにすることが大切。科学的根拠を示し説得する力が欠かせない

神戸新聞2005年「少子高齢化への溜息」をもとに作成

認知症になると交通事故が心配

日本では、65歳以上の運転者が死亡事故に関係する件数が、近年増え続けています。上の円グラフを見てください。2011年に起こった交通事故の死傷者の年代別の比率です。65歳以上は、軽傷者12・3％、重傷者31・2％、死傷者49・0％となっています。交通事故では、被害が深刻になるほど、高齢者の割合が高くなるということを、覚えておきましょう。

問題は、単なる老化ではなく、認知症の場合です。人は誰でも年をとると運動神経や反射神経が鈍くなりますが、認知症の患者はそれだけでは済みません。走行中に運転操作を思い出せなくなる、といった事態が起こりかねないのです。認知症の患者が運転をやめず、万一加害

252

医療編 4 予防法と非薬物療法

高齢者がこんな運転をしていたら要注意

1. センターラインを越える
2. 路側帯に乗り上げる
3. カーブをスムーズに曲がれない
4. 車庫入れに失敗する
5. 普段通らない道や悪天候時に迷ったりパニックになる
6. 話しかけると、運転に集中できなくなる
7. 車間距離が短くなる

毎日新聞2005年5月16日：池田学（熊本大学）

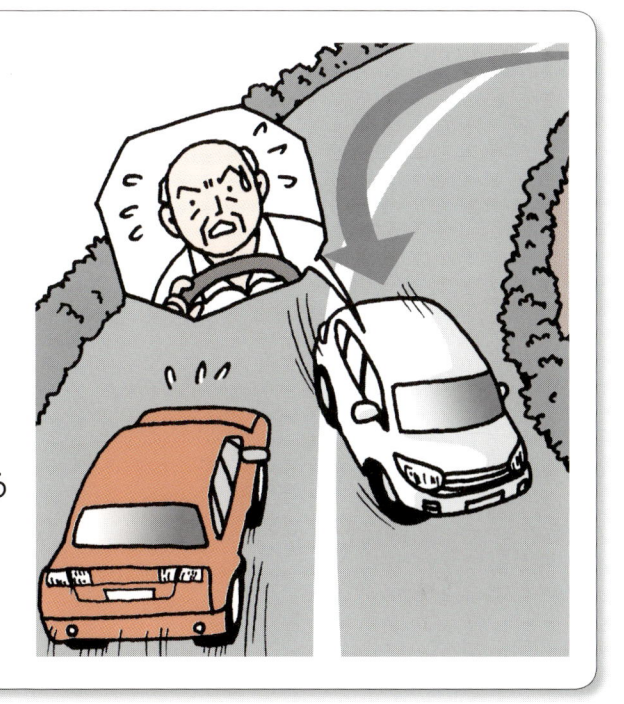

【認知症のタイプ別】危険な運転行為

アルツハイマー型認知症

- 運転中に行き先を忘れてしまう
- 遠くへ行って、戻れなくなる（行方不明捜索）
- いつも同じ高速道路を走っているのに、たびたび降りるインターチェンジを間違える
- ブレーキと間違えて、思い切りアクセルを踏み込む

前頭側頭型認知症（ピック病）

- 平気で信号を無視するなど、交通ルールを守らない
- 車間距離を維持することができない
- わき見運転など、注意力散漫な運転をする
- 自分の過失で事故を起こしても謝らないので、相手との間で大きなトラブルになる

者になってしまったら、責任は家族に降りかかります。

認知症のなかでも、アルツハイマー型認知症の患者が起こしやすい事故と、前頭側頭型認知症（ピック病）の患者が起こしやすい事故は、かなり異質です。アルツハイマー型はもの忘れや見当識障害から起こす事故が多く、ピック病はルール無視やわが道を行く態度からしばしば事故を引き起こします。

上の囲みで示したのは、認知症の高齢者が起こしやすい運転上のトラブルです。上段の囲みが一般的な注意点、中段の囲みがアルツハイマー型とピック病の特徴を示した相違なので、比較してみてください。

このように危険な兆候が出てきたら、運転をやめさせるのは家族の務めです。その場合、「ぼけてきたのだから」と低く見るような態度をとってはいけません。あくまでも本人のためであることをしっかり伝えましょう。無断で廃車にしたり免許証や鍵を取り上げるといった強硬手段は、本人が逆上することがあるので要注意です。

運転免許の更新と免許証の返納

高齢者の免許更新は年齢によって大きく変わる

2009年6月から、70歳以上の運転免許更新方式が変更された。更新期間が満了する日における年齢が70歳以上の免許保有者が免許証の更新をしようとするときは、更新時講習の代わりに高齢者講習を受けなければならない。さらに、75歳以上の人は、講習予備検査（認知機能検査）を受け、その結果に基づいた高齢者講習を受けなければならない

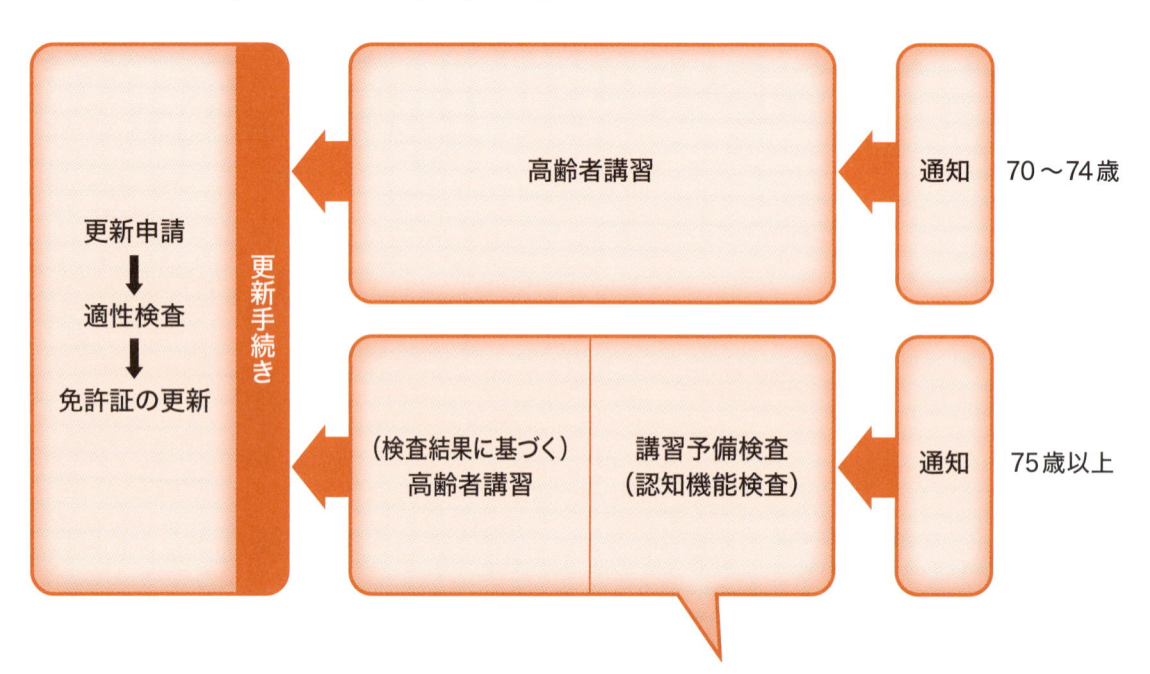

70〜74歳：通知 → 高齢者講習 → 更新手続き（更新申請 → 適性検査 → 免許証の更新）

75歳以上：通知 → 講習予備検査（認知機能検査） → （検査結果に基づく）高齢者講習 → 更新手続き（更新申請 → 適性検査 → 免許証の更新）

講習予備検査（認知機能検査）とは

時間の見当識（当日の年月日や曜日などを解答する）、手がかり再生（いくつかの絵を見たあと、どんな絵があったかを解答する）、時計描画テスト（時計の文字盤や指定された時刻を示す針の位置を解答する）といった検査が行われる

「認知症の恐れあり」と判定されると

検査で記憶力・判断力が低かった人が、特定の違反（信号無視、一時不停止、踏切不停止など）を過去1年間か今後行った場合、専門医の臨時適性検査を受けなければならない。専門医の診断の結果によっては、免許が取り消しになる

75歳以上の更新は認知機能の検査も

高齢者（とくに認知症の高齢者）に車の運転をあきらめてもらいたいとき、警察はまったく協力してくれないことが、以前から介護家族の不満のひとつでした。それでも道路交通法が改正されたため、2002年から認知症患者の運転に一部制限がかかっています。さらに2009年から、75歳以上の運転者の免許更新時に認知機能の検査が義務づけられたのは大きな変化でした（上の図解参照）。

道路交通法の改正による認知症のスクリーニングと運転の制限は、介護家族にとって確かな一歩となりました。車に乗らなければ、少なくとも死亡事故の加害者になる可能性は大きく減るのです。しかし、75歳の免許更新時からという遅さや、現状の検査内容でアルツハイマー型以外の認知症を見抜けるのかという問題があります。

認知症高齢者の暮らしを守る②

254

高齢者に運転をあきらめてもらう説得方法

車に替わる交通手段を提案する

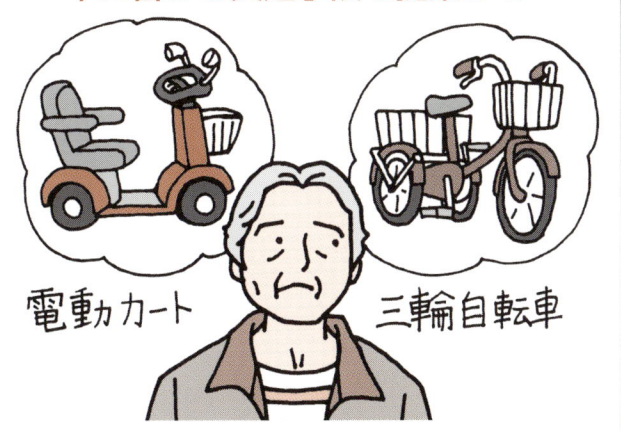

電動カート　三輪自転車

遠出をまったくしない人、日常の買い物などで車が必要な人であれば、パンフレットを見せながら電動カート（30万円ほどで購入でき歩道走行が可能）か三輪自転車を勧めてみる

医師から運転を制限してもらう

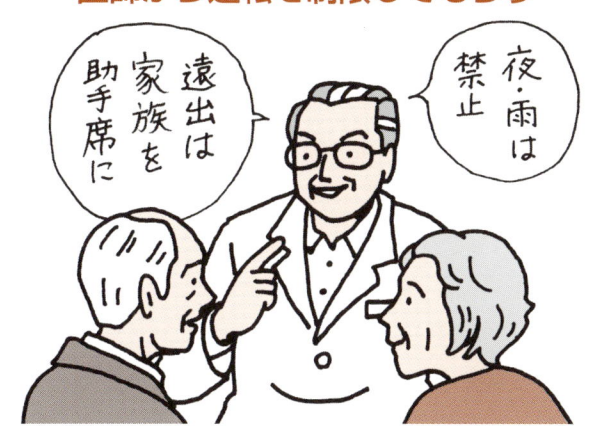

「遠出は家族を助手席に」「夜・雨は禁止」

医師の口から本人に「そろそろ運動神経も鈍くなってきたので、夜、雨の日、遠出の運転は禁止します」と制限してもらう。遠出は家族に助手席で見張ってもらってもいい

免許証型の身分証明書を使う

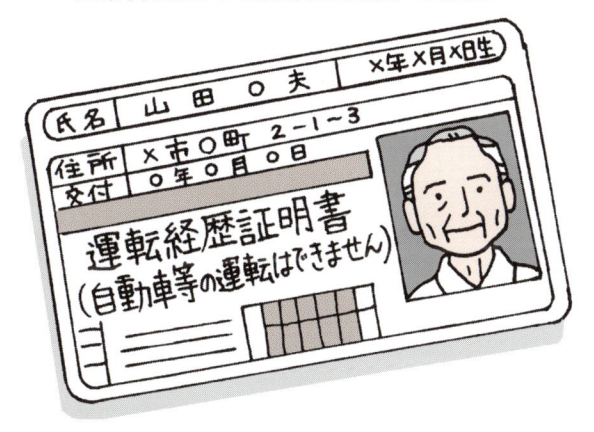

運転経歴証明書（自動車等の運転はできません）

身分証明書になるので免許証を手放さない人もいる。免許証を自主返納した人が申請できる「運転経歴証明書」は免許証そっくりの身分証明書なので、これで納得してもらう

決まった人が送り迎えを行う

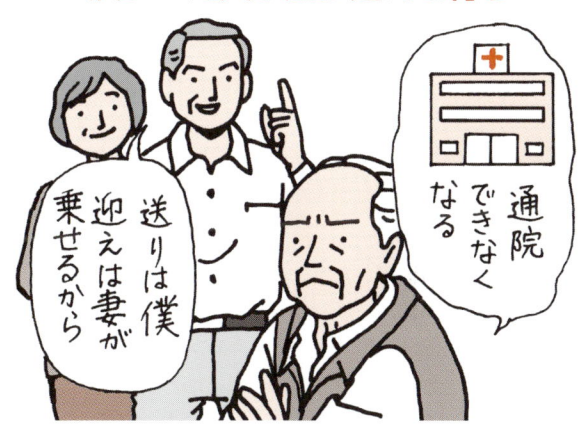

「送りは僕　迎えは妻が乗せるから」「通院できなくなる」

「週3日、午前中通院のために運転」などと行動パターンが固定していたら、誰か決まった人が送り迎えをするとよい。決して「認知症だから運転はだめ」と言わないこと

運転をあきらめてもらいたいときは

75歳以前に運転をやめてもらいたい場合や、講習予備検査（認知機能検査）のスクリーニングにかからない認知症患者に運転をさせない方法はあるのでしょうか。認知症の患者はおおむね頑固なので、免許証や車を取り上げるのは大変です。上に、家族が試みて効果がありそうな説得方法を掲げました。本人の性格を考え、反応を見ながら試してみてください。

免許証は、取り上げるよりも本人から自主的に返納してもらうに越したことはありません。もしも返納にメリットがあれば、返納者が増えるのではないでしょうか。そんな観点から近年取り組まれているのが「運転経歴証明書」制度の充実です（上のイラストの左下を参照）。返納者が申請すれば免許証と同じ形の身分証明書を発行してくれるので、近くの警察署に問い合わせてみてください。本人が気持ちよく返納してくれれば、それがいちばんです。

認知症高齢者の暮らしを守る③

介護保険制度の活用

日本には公的介護保険制度があります。認知症の介護は大変なので、介護保険サービスをじょうずに使って乗り切りましょう

介護保険サービスを利用するまでの流れ

申請 → **認定**

市区町村の窓口に申請を行います

【必要なもの】
申請を行えるのは、65歳以上の人と医療保険に加入していて特定疾病（若年認知症など）がある40～64歳の人です。65歳以上の人には介護保険証が支給されていますが、40～64歳の人は発行してもらう必要があります。そのほか印鑑、かかりつけ医の診察券などを用意します

【申請の方法】
市区町村の介護保険課の窓口で申請書を受け取り（ホームページからダウンロードできる市区町村もあります）、必要事項を記入したうえで、介護保険証を添えて介護保険課の窓口に要介護認定の申し込みを行います。提出は家族やケアマネジャーなどが代行することもできます

要介護度の認定を受けます

【認定調査】
申請者にどの程度の介護が必要なのかを認定調査員が調べに来ます。通常は自宅に来ますが、入院や入所中であれば病院や施設などに来ます。日時は、家族が立ち会える日にしましょう。調査にかかる時間は1時間弱で、費用はかかりません。調査は質問形式で行われます

【主治医意見書】
役所が主治医に書いてもらう意見書のことです。そのため、複数の医師にかかっているときは、家庭の事情や本人の認知症についてよく知っている医師を指名しておく必要があります。申請書に主治医名が記載されていない場合は、役所の指定医の診察を受けることになります

制度の活用は認知症介護の鍵

2000年度から始まった介護保険制度は、わが国の介護の世界観を大きく変えました。昔は「長男の妻」の仕事とされていた在宅介護が、一部とはいえ介護サービス事業者との「契約」に置き換わり、「介護の社会化」が進んだのです。

これから介護を始める人、すでに介護を行いながらまだ介護保険を使っていない人は、早急に手続きをしなければなりません。この場合の「人」というのは、介護者および家族のことです。一般に介護を受ける本人は、介護保険を使いたがりません。本人まかせにしていると拒否され続けてどんどん状況が悪化しますから、周囲が動かなければならないのです。というのも、医療保険と違っ

256

契約・利用

介護サービスを選んで契約します

【ケアプラン】
要支援1、2の人は、地域包括支援センターでケアプランをつくってもらえます。要介護1～5の人で在宅介護を望む人は、居宅介護支援事業所と契約して、ケアマネジャーと一緒にケアプランをつくります（本人や家族がつくってもよい）。施設介護を望む人は、施設のケアマネジャーがケアプランをつくってくれます

【利用開始】
ケアプランができると、介護サービスを提供してくれる事業者を選んで契約を交わします。このとき、利用者の状況を確認するための聞き取りが行われるので、家族はしっかり要望を伝えることが大切です。また、見学や体験利用を行って、本人と介護現場との相性を確かめてから利用を開始するといいでしょう

要介護度の決定

本人の要介護度が決定されます

【審査会】
認定調査の内容をコンピュータに入力し、全国一律の解析ソフトを使って一次判定を行います。そこで出た一次判定の要介護度が妥当であるかどうかを、専門家による二次判定で検討して最終的な要介護度が決定されます。二次判定で判断の材料にされるのは、おもに認定調査の特記事項と主治医意見書です

【通知】
申請から30日ほどで、判定結果が郵送で送られてきます。結果は非該当（介護保険サービスは使えない）か、要支援1、2（介護予防サービスを受けられる）、要介護1～5（介護サービスを受けられる）のどれかです。要介護度に応じて定められた支給限度額内であれば、1割負担で介護保険サービスが受けられます

て介護保険は、要介護認定を受けて介護度がつかなければ利用できません。65歳になると保険証が届きますが、介護度が入っていない介護保険証は、ただの紙切れに過ぎないのです。

では、どうすれば介護保険を使えるようになるのかというと、そう簡単ではありません。概略の流れは上にまとめましたが、細かく言えばきりがないほど複雑です。各自治体では利用の手引きを配付しているので、市区町村の介護保険課に申し込んで入手してください。

手続き的なことが苦手な人は、詳しい人に聞くことです。介護保険課の窓口、最寄りの地域包括支援センター、民生委員、居宅介護支援事業所（ケアマネジャー事務所）、介護保険事業所、近くに住む在宅介護の先輩たちなどにわからないことを尋ねて、最初の手続きを支援してもらう必要があります。

また、認知症の介護に関する相談であれば、本書の第6章「認知症に関する団体や支援サイト」を参照してください。

認知症高齢者の暮らしを守る③ 介護保険制度の活用

ポイントは認定調査の特記事項と主治医意見書

医師に適切な意見書を書いてもらうには

介護日誌は、主治医意見書を書いてもらう医師に見てもらっても効果があります。しかし、認定調査員のときも同じですが、長文でだらだらと書かないことです。重要な出来事だけを短い文章で書きましょう。介護日誌は置いて帰ることができませんが、経過を箇条書きにしたメモを医師に渡す方法もあります

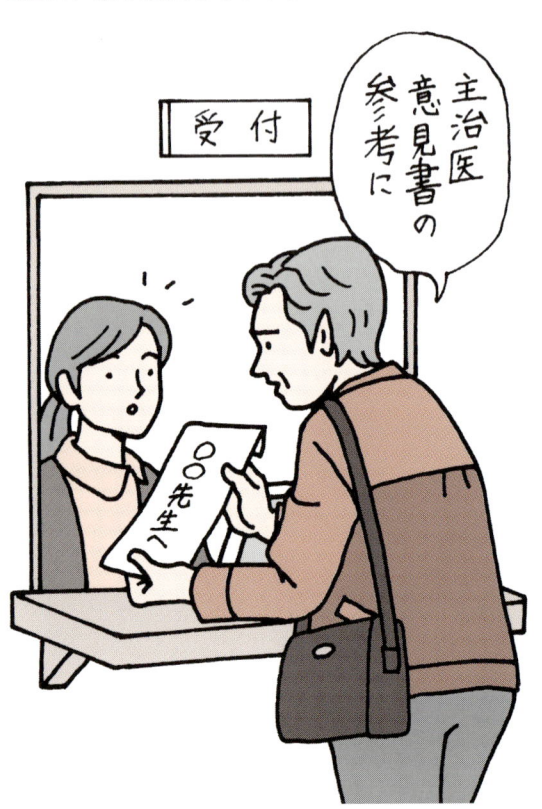

調査員に認知症の大変さをどう伝えるか

認定調査に家族が同席しても、本人の恥になるようなことを目の前で説明してはいけません。介護がどれほど大変かを伝えるには、メモを用意して帰りがけに渡せば、特記事項に書いてもらえる確率が高くなります。どんな行動・心理症状が出たかを簡潔に書いた介護日誌を読んでもらうのもいい方法です

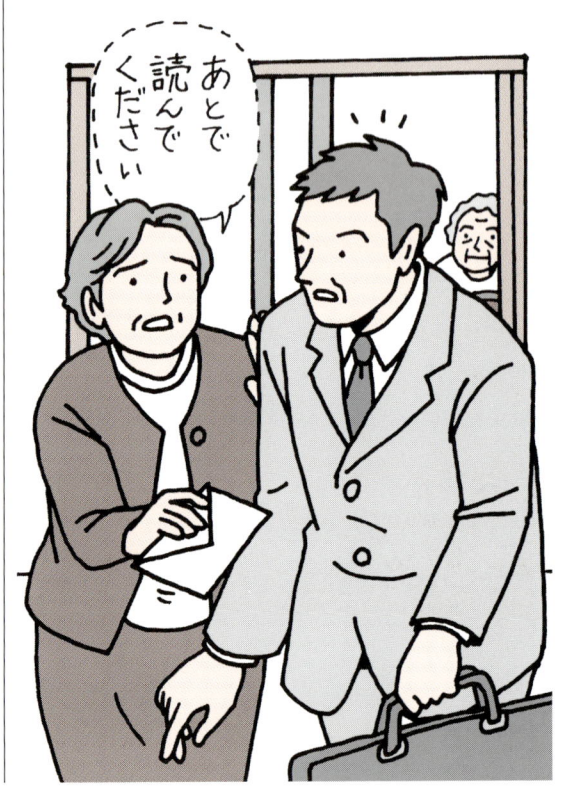

認知症の介護度は低く出されやすい

認定調査員が調査に来るときは、必ず家族が同席してください。認知症の患者はできないことも「できます」と言う傾向があるため、実際よりも介護度が低く認定されてしまう可能性があるからです。とくにアルツハイマー型認知症の人は、外見上元気そうに見えるため、自立と判定されかねません。

主治医意見書についても、注意が必要です。かかりつけ医であっても、家庭内で夕方以降に起こる行動・心理症状は、説明しなければ理解してもらえません。適切な意見書を書いてもらうためには、上で紹介するような工夫をしましょう。

介護保険を利用する本人が認知症であることが伝われば、少なくとも要介護には認定されるはずです。そうならないのは、実情が正確に伝わっていないためと考えられます。

代表的な介護保険サービス

ショートステイ

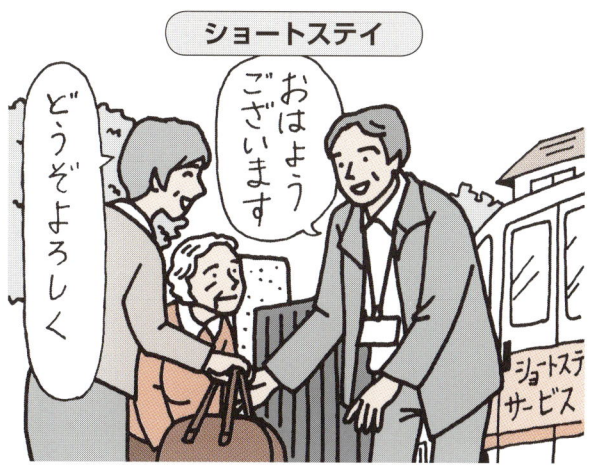

たまにショートステイを利用できれば理想的。デイサービスを嫌がる人には難しいが、入院または保養施設だと思ってもらえれば利用してくれることもある

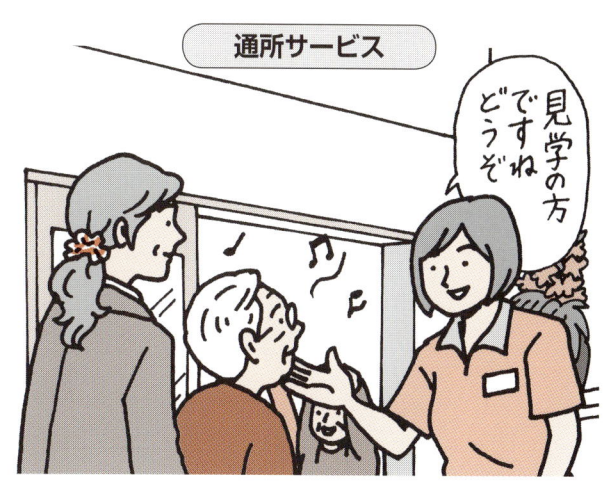

通所サービス

デイサービスやデイケアへ通ってもらえると、介護家族は息抜きの時間がもてる。本人が気に入らないと通ってくれないので、最初は家族が付き添ってもよい

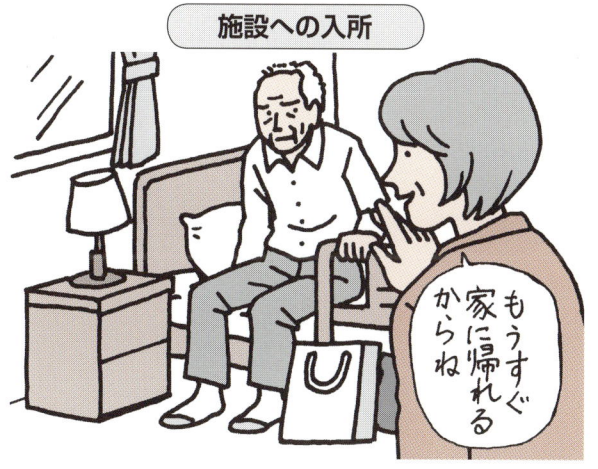

施設への入所

施設に入ると、そこで本人と家族との関係が終わるわけではない。よほどの高齢でないかぎり、自宅へ復帰することを本人と介護者共通の目標にしたほうがよい

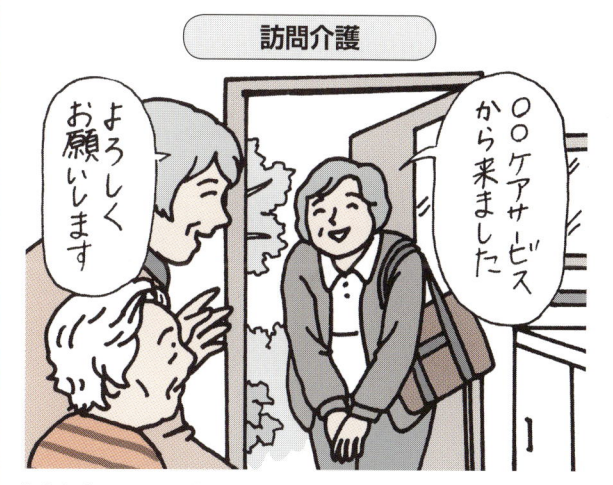

訪問介護

他人を家に入れたがらない認知症高齢者が多いので、相性が合うヘルパーさんが見つかるまで何回も試すことが大切。慣れてもらえれば抵抗が少なくなる

プロの手を借りて長続きする介護を

認知症の患者を看護や介護の素人である家族が在宅で介護するのは、かなり困難なことです。とくに患者がせん妄（錯乱や意識障害）を合併していると、転倒、誤嚥、昼夜逆転が起こるので、介護者は倒れてしまいます。こういうときには、医療や介護のプロの力が必要です。

在宅で介護しやすいお年寄りのタイプは、昔から決まっています。性格的に怒りっぽくない人、介護拒否が強く出ない人、介護してもらったことに感謝して「ありがとう」が言える人です。認知症の場合、病気のせいもあってなかなかこうはいきません。介護者が自分一人で抱え込まず、介護サービスをじょうずに使わなければ、関係が悪化するばかりです。

上に、代表的な介護保険サービスを掲げました。このほかにも多彩なサービスがあるので、本人に合ったサービスをケアマネジャーなどの専門家に選んでもらってください。

レビースコアとピックスコア

コラム❹

三大認知症（アルツハイマー、レビー、ピック）の鑑別ができる

この本の読者には、介護職の方々が少なくないと思います。毎日大勢の認知症のお年寄りと接している介護職であれば、認知症にいくつかのタイプがあることを感じていらっしゃるでしょう。しかし、医学的に分類されたアルツハイマー型認知症、レビー小体型認知症、前頭側頭型認知症（ピック病など）を鑑別するとなると、簡単ではありません。

当然、介護職のみなさんからは「私たちは医者じゃないし、素人だから鑑別診断なんて無理です」という声が上がると思います。しかし、この本には素人でもアルツハイマー型認知症、レビー小体型認知症、前頭側頭型認知症をピタリと鑑別できる診断法が入っています。それが、93ページのアルツハイマースコア、97ページのレビースコア、105ページのピックスコアです。どのスコアにも「Dr.コウノ考案」のマークが掲げてあります。

これは、実際に筆者（河野）が使っているスコアです（ほかにも使っている医師は結構いると思います）。本職の医師が使う実践的な診断ツールなので、介護職のみなさんぜひ使いこなしてください。というのも、「画像検査に頼らず、目の前の患者から症状を読み取って診断しよう」というのが筆者の主張だからです。そうなると、画像検査頼みの大病院の専門医よりも、日々多くの認知症のお年寄りと接している介護職のみなさんのほうが、はるかに診断がじょうずにできるかもしれません。

アルツハイマースコアとピックスコアにはCT所見が入っているので、医師でなければ完全なスコアはつけられないことになりますが、それは除いて結構です。ぜひ、得られた得点を98〜99ページの要領で採点してみてください。

ポイントは、レビースコアです。レビースコアにはCT所見が含まれていないことからもわかるように、レビー小体型認知症は、基本的に画像には特徴がありません。そのため、症状だけでアルツハイマー型認知症との鑑別ができなければならないのです。

レビー小体型認知症は幅広いスペクトラム（患者の個人差）が出ますが、アルツハイマー型認知症であれば、レビースコアで2点以下しかとることはありません。アルツハイマースコアとレビースコアを両方採点すると、その人がアルツハイマー型認知症かレビー小体型認知症かの鑑別ができるのです。もし、両スコアとも高得点であれば、アルツハイマータイプのレビー小体型認知症だと考えてください。

同じようにピックスコアをつけたときに、4点以上ならアルツハイマー型認知症ではなく前頭側頭葉変性症です。ぜひ、正確な鑑別法を身につけてください。

医療編

第5章
医療と介護

認知症ケアにおける医療と介護の関係 ①

医療と介護は車の両輪

医療と介護が連携しなければ、患者のメリットになりません。この章では、医療の立場から介護分野へのアドバイスを行います

認知症の介護は薬でらくになる

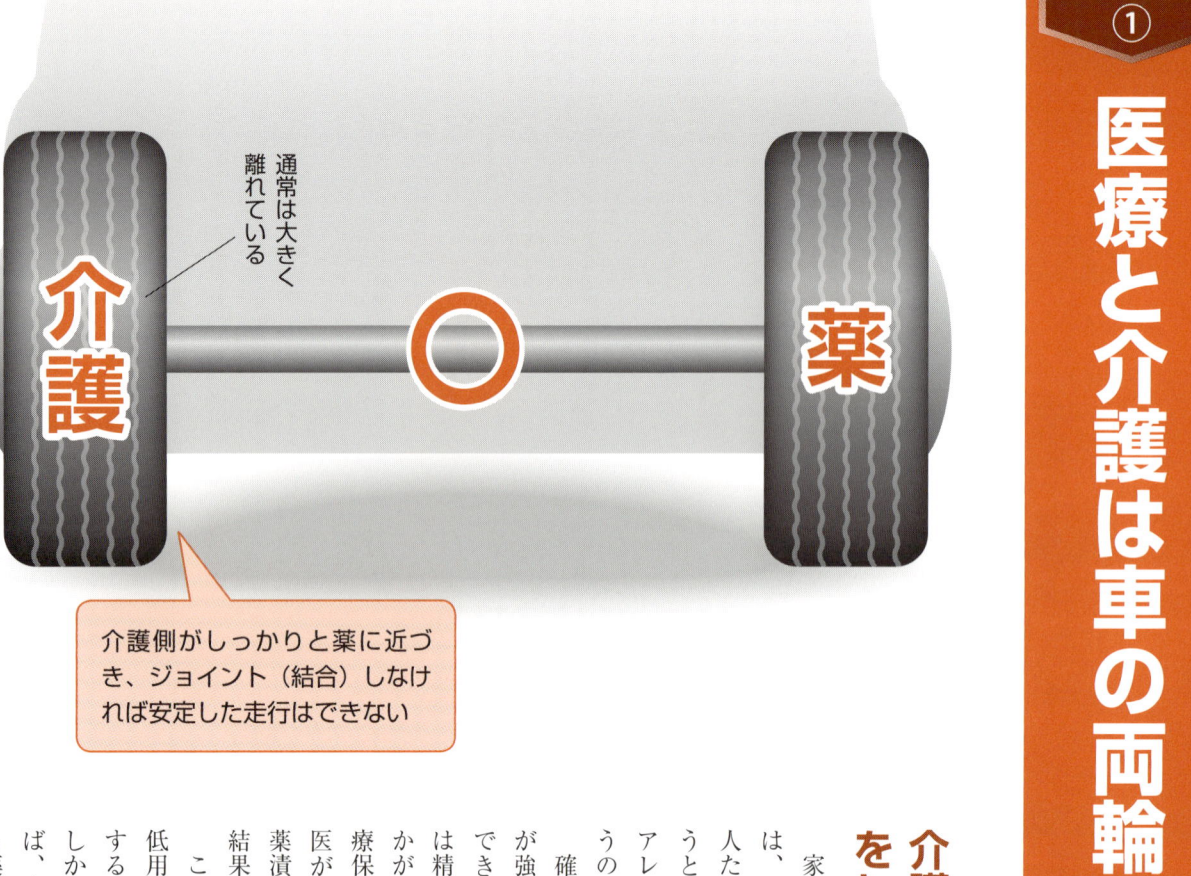

介護　薬

通常は大きく離れている

介護側がしっかりと薬に近づき、ジョイント（結合）しなければ安定した走行はできない

介護者は薬の勉強をしてほしい

家族介護者や介護職の人々は、その多くが真面目で熱心な人たちです。そのため、薬というと「薬漬け」が思い浮かび、アレルギー反応を起こしてしまうのが残念でなりません。

確かにこれまで、医師の処方が強過ぎてよくない結果を生んできたのは事実です。「認知症は精神科が牛耳る領域だ」と誰かが決めてしまったために、医療保護入院の権限を持つ精神科医が大手を振ってきたことも、薬漬けのイメージを植え付ける結果になりました。

これからはコウノメソッドの低用量処方を浸透させ、薬に対する介護者の誤解を解いていくしかありません。そうしなければ、介護分野の人々があまりにも薬から身を離し過ぎているの

です。薬の悲劇が知れ渡ったために、今度は薬を使わない介護の悲劇が生まれているのが現状ではないでしょうか。

筆者（河野）は講演の際、上のイラストを使って「医療（薬）と介護の両輪が揃わなければ、人間的で豊かなケアはできない」と訴えています。介護者はもう少し薬のことを勉強し、医療の車輪と並走できるくらいの知識を蓄えてほしいものです。

たとえばグラマリールという薬があります。介護抵抗がひどく受診しない患者に飲ませると、おとなしく診察を受けてくれる薬です。入浴を拒否する患者には、30分前に1錠飲ませば素直に入浴してくれます。

こうした薬の使い方を、介護者も医師も知らないのです。ただし、用量はごくわずかなので、268ページを参考に、慎重な投与を行ってください。

262

BPSDの原因を見分ける目が必要

薬
新しく飲み始めた薬、替わった薬が合わないか多過ぎるのではないか

環境
最近患者の環境に変化がなかったか。変化は落ち着かない原因になる

季節
気候の変動も患者の気分を左右するので、季節の変わり目は要注意

合併症
内科の合併症を起こしていたり、持病の悪化で体調が悪いのではないか

人間関係
たとえばヘルパーの対応が悪かったなど、周囲に怒る原因がなかったか

医療編 5 医療と介護

薬の日記をつけるのは介護者の務め

　介護者のなかには「私は介護福祉士だから薬にはタッチできません」と最初からあきらめている人がいます。しかし、介護者がしっかり服薬管理をしなくて、誰が患者を守るのでしょうか。苦労して介護をしているのなら「この人は本当にこの薬でいいのだろうか」と考えてもらうことも大切です。

　「認知症です」と言って病型を言えない医師が信用できないように、「この薬は誰が飲ませますか?」と聞かずに処方する医師も信用してはいけません。認知症の患者への処方は、飲ませる人の都合と（失礼ながら）教養を考えなければ、家庭天秤法（176〜177ページ参照）など土台無理なのです。

　介護者は、認知症の介護をするのであれば、腹をくくって薬と向かい合ってください。いちばんいけないことは、出された薬を全部捨ててしまうこと、次にいけないことは、観察せずに出された薬を全部飲ませてしまう

ことです。認知症の治療は、介護者が薬の効き具合を細かく観察し、報告してくれることなしには成り立ちません。

　そのために筆者はコウノメソッドを万人向けに公開し、20種類くらいのカテゴリーに分かれる精神系の薬を抑制系と興奮系で示すなど、介護者であっても理解できる内容にしたのです。

　介護者は少なくとも、自分が飲ませる薬が抑制系なのか興奮系なのかぐらいは理解してください。そうした頭の整理をしたうえで、患者に怒りっぽさや徘徊が出たら、「病気のせいだけではなく、薬のせいではないだろうか」と考えるべきです。

　そのために介護者は、患者が薬を飲み始めた時点から、簡単な日記をつけてください。BPSDを引き起こす原因は上にあげたようにいくつかあるので、どれに該当するかを日記で読み取りましょう。

　読み取ったことは薬の加減に使うだけでなく、医師にフィードバックしてください。「介護者がエビデンス（根拠）を持つ」とは、そういうことです。

認知症ケアにおける医療と介護の関係②

医師へのかかり方を間違えてはいけない

どんな医師にかかるかは大切なポイントです。自分で受診できない認知症の場合、介護者の医師選びが患者のその後を左右します

精神科医へのアンケート

認知症を診るのは得意ですか？

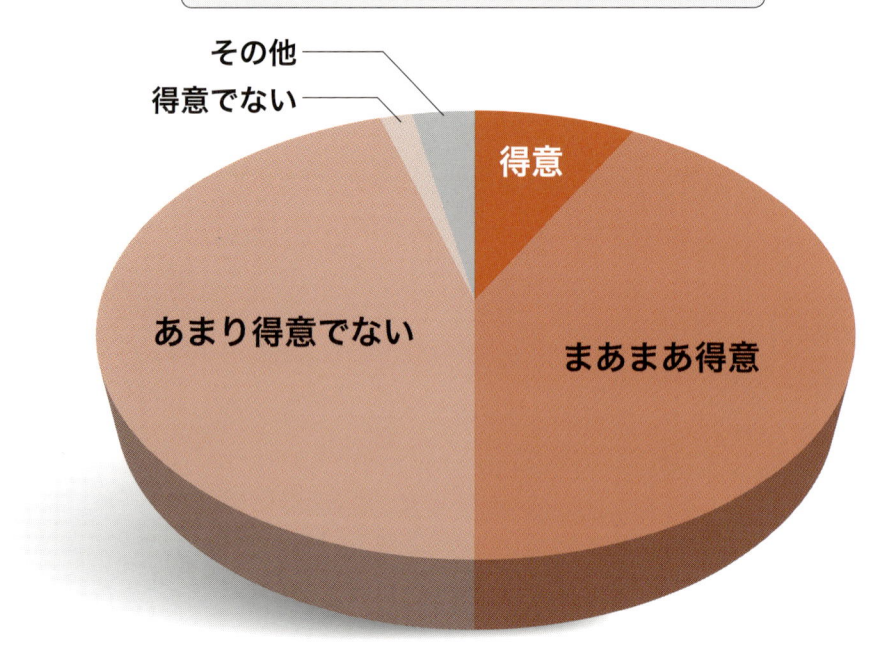

- 得意
- まあまあ得意
- あまり得意でない
- 得意でない
- その他

前田潔ら：認知症診断におけるSPECTの利用：専門医アンケート調査、老年精神医学雑誌20（増刊Ⅲ）：35-41,2009より

どんな医師にかかればいいか

上の円グラフは、日本老年精神医学会の会員に対するアンケートです。「認知症を診るのは得意ですか？」という質問に対して、半数近い医師が「得意でない」と答えています。老年精神医学会というのは、高齢者の精神医学を専門とする医師の集まりですから、回答したのは認知症と縁が深い先生方です。

この結果からすると、一般の精神科医や開業医の過半数は、認知症を診るのを不得意と答えるのではないでしょうか。

中途半端な医師が困るのは、ほとんどの認知症患者をアルツハイマー型認知症にしてしまうことです。「アリセプトを飲んでも効かないし、余計怒りっぽくなる」ようなら、レビースコア（97ページ）かピックスコア（105ページ）をつけてみてください。これは患者がアルツハイマー型認知症ではなくレビー小体型認知症かピック病であれば、そのことが素人でも鑑別できる採点表です。

どこを受診すればいいかわからないときは、内科にしてください。いきなり精神科へは行かないことです。75ページのコミュニケーションシートを書いて家族が同席し、改訂長谷川式スケールを受けましょう。

通常老化と認知症との違いは、日常的なことをミスするかどうかです。初めて行った旅先で迷子になるのではなく、毎日通っているコンビニから帰れなくなるのが認知症ですから、真っ先に家族が気づきます。「普段からそういう人なのでしょう」と受け流す医師は、初期の認知症が限りなく正常に見えることを知らないのです。

264

認知症の人を介護する職員の条件10ヵ条（デンマーク）

1	認知症のお年寄りを世話することが根っから好きである
2	認知症のお年寄りに尊敬の念を持てて、なおかつ忍耐強い
3	ユーモアがある
4	同じことを何度言われても興味深く耳を傾け、当人の心を正確につかむ
5	高齢者を好きな活動に引き込める
6	小さな変化を見逃さない繊細さを持つ
7	奇妙な行動にも驚いたりせず、怒りを受容できる度量がある
8	身体的接触をいやがらず、問題を仲間と話し合える
9	機転のきいた受け答えが得意である
10	家族とじょうずにコンタクトできる

『認知症治療28の満足』河野和彦著（女子栄養大学出版部）より

医療編 5 医療と介護

「治してください」と言ってはいけない

大切なことは、家族の苦しみをわかってくれ、介護のしやすさを考えてくれる医師を探すことです。それには、専門医であある必要はありません。精神科、神経内科、脳外科が認知症の専門とされていますが、こだわる必要はないのです。それよりかか、過剰な薬で患者を抑制し、薬を減らしてほしいと願い出る患者の訴えに耳を貸さない精神科医の存在が、社会的な問題にもなっています。※

気をつけなければならないのは、介護者側から「認知症を治してください」という言い方をしないことです。医師にもより ますが、最初から「治りません」と言われるか、「やってみましょう」と中核症状治療薬を山盛りに出されてしまいます。そうではなく、「とりあえず穏やかになる薬を出してください」「家族が夜眠れるようにしてください」と、具体的な処方を希望するのが賢明です。

ところで介護者は、ぜひ認知症と睡眠薬との関係を知っておいてください。睡眠薬を飲ませると認知症がひどくなると言う医師がいますが、これは古い考えです。認知症は体内時計が狂う病気ですから、当たり前のように夜眠らなくなります。健常者であれば、辺りが暗くなってきたら脳が眠れという指令を出すのですが、それができない病気なのです。そのため、睡眠薬でのコントロールが必要になります。「睡眠薬はボケるから」と、代わりに抗うつ薬を使う医師がいますが、こちらのほうがお勧めできません。

「睡眠薬でふらついて転んだらどうするんだ」と言う医師もいますが、適切な量を処方すれば、本人も介護者のQOLも改善するのです。医師が常勤している施設であれば、常勤の医師に睡眠薬の処方と経過の観察を頼めますが、もしそうでなければ介護者（家族か、入所施設であれば介護職）が睡眠薬を調節する必要があります。

結局、薬の減らし方を指導してくれる医師を持たない患者や介護者は不幸なのです。

265

※2012年9月14日読売新聞朝刊「医療ルネサンス：精神科面接を問う①患者への暴言 後絶たず」

認知症ケアにおける医療と介護の関係 ③

認知症を知らない医師が多過ぎる

認知症は、医師が当てにならない病気です。コウノメソッド実践医が増えるまで、介護職に頑張ってもらわなければなりません

誰が知識を持っているのか

内科疾患の知識量

（ピラミッド図：上から）
- 医師
- 看護師
- ヘルパー
- 家族

左軸：知識量（多い↑／少ない↓）
右軸：医師・看護師＝医療、ヘルパー・家族＝介護・在宅

上のほうが知識量が多い。この場合の看護師は、医療現場で働いている看護師

認知症の知識量

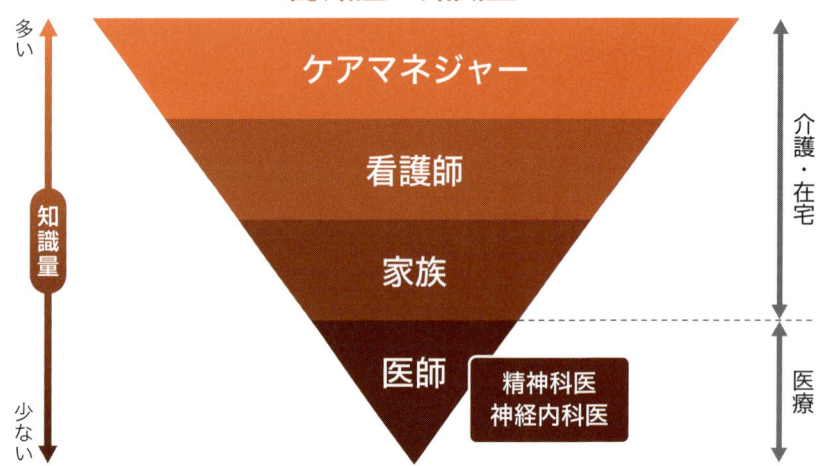

（逆ピラミッド図：上から）
- ケアマネジャー
- 看護師
- 家族
- 医師（精神科医・神経内科医）

左軸：知識量（多い↑／少ない↓）
右軸：ケアマネジャー・看護師・家族＝介護・在宅、医師＝医療

認知症になると知識量が逆転する。この場合の看護師は、介護現場で働いている看護師。いちばん認知症を知らないのは、大病院の専門医

レビーとピックに対応できるか

アルツハイマー型認知症は脳内のアセチルコリンが不足する病気だということがわかり、それを増やす薬もあるので、誤診さえしなければ対応できる医師が多くなりました。

レビー小体型認知症は姿が変わるのでやっかいです。画像ではなく症状で気づき、薬剤過敏性を考慮した治療を行わなければなりません。気づきの流れは左ページにまとめました。

ピック病は特効薬がないのに、周辺症状を鎮静化させるだけで中核症状までよくなる病気です。神経伝達物質のどれかが減っているというわけではないので、本格的な治療はできません。しかし、叫んでいる人を薬で落ち着かせ、集中力を増しただけなのに、挨拶できるようになって

266

この先、認知症にどう対応していくか

コウノメソッド実践医の育成

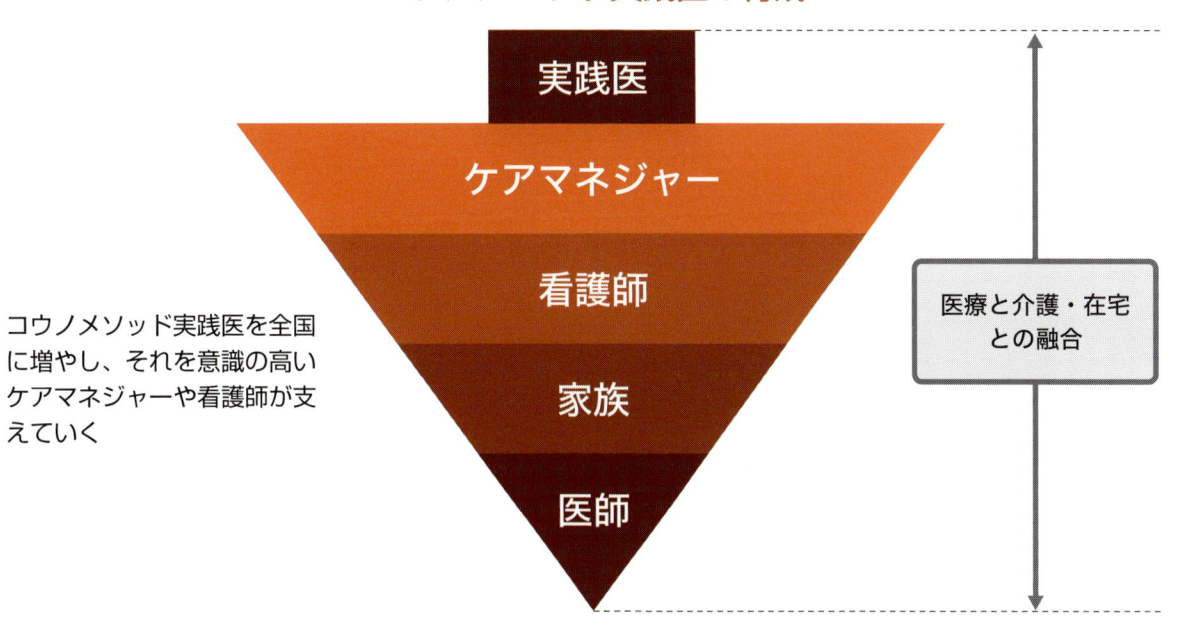

```
実践医
ケアマネジャー
看護師
家族
医師
```

医療と介護・在宅との融合

コウノメソッド実践医を全国に増やし、それを意識の高いケアマネジャーや看護師が支えていく

レビー小体型認知症と気づくきっかけ

- 医師でなくてもわかる

姿がレビー小体型認知症そのものである

- いつもレビーの可能性を考えて問診

家族によく聞きだしたらレビーの症状を持っていた

- レビー化とすぐに気づいて処方変更

途中からレビーの姿に変わってきた

※レベルアップの試金石となる

5年も元気に生きているのです。ほとんどの医師はそのことを知らないので、「ピック病は原因不明だし薬もないから……」と言って、文字通りさじを投げてしまいます。

医師の力不足は、診察段階で明白です。自分の言った言葉が患者に伝わらないときに、この人は耳が遠いのか、進行した認知症なのか、言葉の意味が理解できない前頭側頭葉変性症なのか、と考えない医師が少なからず存在します。

脳血管障害の後遺症で起こる失語症は、攻撃性も介護抵抗もなく進行しません。前頭葉が萎縮したために起こる前頭側頭葉変性症は、失語領域以外にも萎縮が波及していきますから、結局はピック病のような症状になるのです。それを筆者は「ピック化」と呼んでいます。

ピック化に有効な薬は、ウインタミンです。この薬の使い方を介護職が体得したら、徘徊のあるピック病の人を開放施設であるグループホームでお世話する、という理想的な成功例が生まれるでしょう。

認知症ケアにおける医療と介護の関係 ④

あなたの大切な人（患者）を守るために

本書では、介護者にも認知症の治療法を知っていただくために、処方を詳しく書きました。最後に、用量について念を押しておきます

レビー小体型認知症の人がはじめてパーキンソン病治療薬を飲む場合

メネシット
パーキンソン病治療薬（歩くための薬）

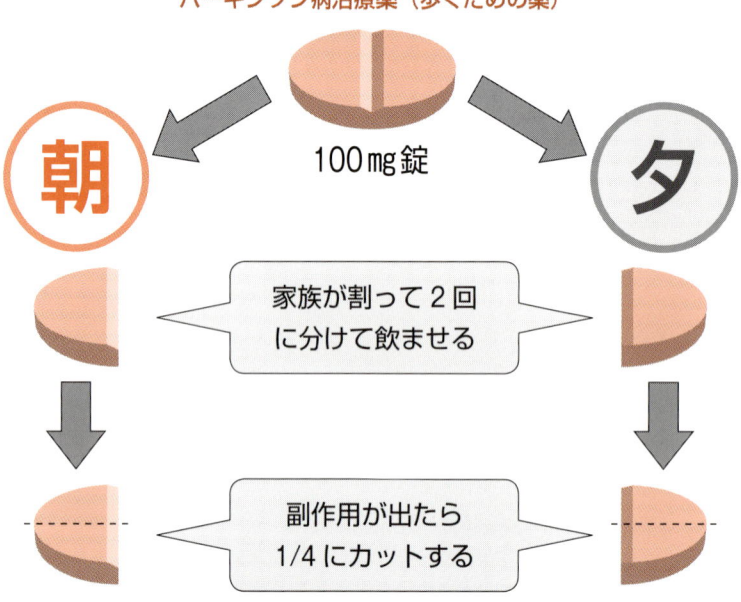

100mg錠

朝 ← → 夕

家族が割って2回に分けて飲ませる

↓

副作用が出たら1/4にカットする

副作用とは：フワフワする、気持ち悪い、食欲が落ちる、妄想が出る、など
朝夕1/4にしても副作用がある場合は、朝のみ1/4服用

コウノメソッド批判への反論

コウノメソッドに対して「薬優先主義」と批判する人がいるとしたら、その人は筆者（河野）がどれだけ薬を微量に抑えているかを知らないのです。たとえば1つの薬だけでは副作用のリスクが大きい場合、3分の1ずつの量で3種類の薬を出します。これをカクテル処方と呼び、多ければ8種類くらいまで薬が増えることがありますが、その分1種類の用量は減るのです。

グラマリールで言えば、通常の最低用量は25mg錠1錠ですが、筆者のクリニックで50mg錠しかないからこれで」と高用量処方を行う病院もありますが、これはとんでもないことです。

ウインタミンで言えば、10

0mgまで数種類あるなかで、いちばん弱いのが12・5mg錠ですが、筆者のクリニックでは細粒の4mgと6mgをつくっています。くしゃみをしたら飛んでいきそうな微量なので院内の薬剤師は苦労していますが、これが最高にいいのです。処方は、4mgと6mgをそれぞれ袋に入れ、「1日6袋以内で加減して」と指示を出せば、介護者が家庭天秤法を行えます。

体に薬が蓄積していく高齢者に副作用を出さないためには、医師に代わって身近な人が様子を見ながら薬を減量していかなければならないのです。それができれば、向精神薬だからといって、ウインタミンを恐れることはありません。筆者の20倍くらい使って人格を破壊する精神科医もいますが、同じ薬が20分の1だとピック病の患者の人格を円満に変えてくれるのです。

定められた用量がある場合

メマリー

副作用が出たら、半量にする
（そのほかの減らし方は177ページを参照）

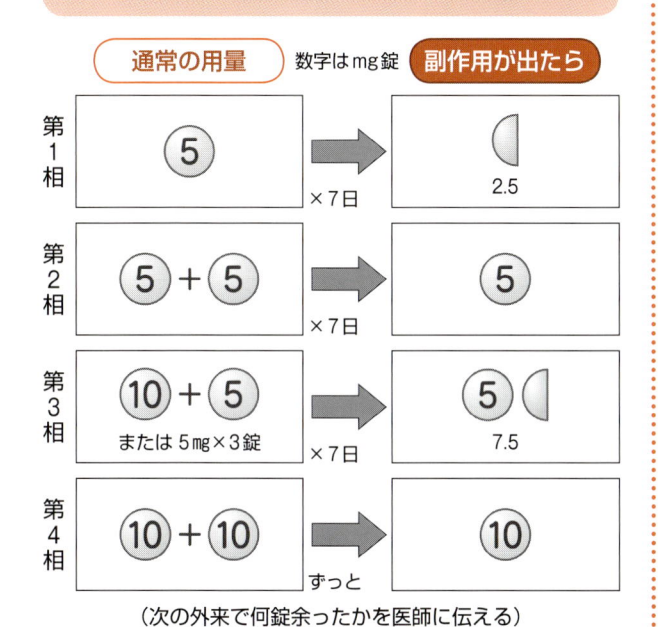

通常の用量　数字はmg錠　**副作用が出たら**

相	通常の用量		副作用が出たら
第1相	⑤	×7日	2.5（半錠）
第2相	⑤＋⑤	×7日	⑤
第3相	⑩＋⑤ または5mg×3錠	×7日	⑤ 7.5（＋半錠）
第4相	⑩＋⑩	ずっと	⑩

（次の外来で何錠余ったかを医師に伝える）

レミニール

副作用が出たら、1日2回の服用を1回にする
（そのほかの減らし方は177ページを参照）

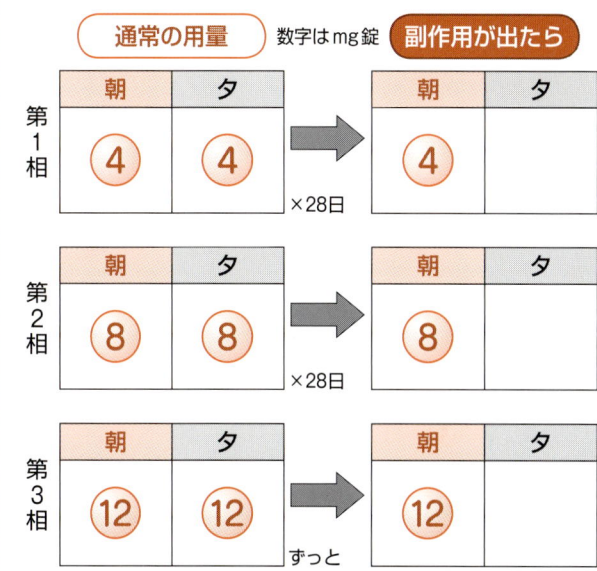

通常の用量　数字はmg錠　**副作用が出たら**

相	朝	夕		朝	夕
第1相	④	④	×28日	④	
第2相	⑧	⑧	×28日	⑧	
第3相	⑫	⑫	ずっと	⑫	

（次の外来で何錠余ったかを医師に伝える）

増量規定をどうクリアするか

レビー小体型認知症は、進行するとパーキンソニズムが出て歩行が悪くなります。そこで初めてパーキンソン病治療薬を出す日がくるのですが、薬剤過敏性を考えると100mgと200mgがあるうちの100mgでさえ1錠飲ませるのは危険です。そこで家族に半分に割ってもらい、それでも副作用が出たら4分の1に割るようにと指導しています（右ページの図版参照）。

一方で、中核症状改善薬には増量規定があります。たとえばアリセプトはレセプト（診療報酬明細書）上3mg（14日）↓5mg（28日）↓10mgという決まりです（6mg以上を処方するのは、重度アルツハイマー型認知症の場合）。本当は維持量を5mgと決めず、患者の様子を見ながら適宜増減することが望ましいのですが、精神科医以外のレセプトでは、5mgしか認められないことがあります。

名古屋フォレストクリニックでは細粒を使って、1・67mg

（5mgの3分の1）に小分けした袋で渡します。介護者が観察して、易怒などの副作用が出ないければ規定量を飲めますから、2包3包と増やしてもかまわないでしょう。薬剤過敏性のある患者には0・5mg、1・0mgの細粒もつくっています。

レミニールとメマリーの減量法は、上の図版で示しました。ときどき「薬が合わないので間引いているんですよ」と介護者が打ち明けると、「医師から処方された薬は全部飲まないといけません」と言う看護師やケアマネジャーがいますが、とんでもないことです。この領域（認知症）は、医師が神様ではない世界なので、介護者のセンスを信じて、古い権威主義は捨てなければなりません。

というのも、レミニールやメマリーの副作用は、どう曲がるかわからない変化球のようなものだからです。とくにメマリーは、ハイテンションになる人や、立てなくなる人など、個人差が大きく出ます。十分な観察を行って、あなたの大切な人を守ってください。

コウノメソッド

コラム ❺

診断などできなくても、正確な処方はできる

コウノメソッドは当初治療だけを扱っていましたが、2011年版より診断にも言及するようになりました。しかし、基本的には認知症の病型診断にこだわらず、患者をキャラクター分類して処方する薬物療法マニュアルです。

キャラクター分類を行うには、患者を見て陽性症状主体（介護抵抗型）か陰性症状主体（本人苦悩型）かに分けてください。ただ、それだけです。この場合、患者がアルツハイマー型認知症か、レビー小体型認知症か、脳血管性認知症か、ピック病かといった病理分類は関係ありません。つまり、画像診断は不要であり、認知症に関する専門知識も必要なく、開業医が初診時からいきなり処方できる分類法なのです。

陽性症状主体の患者への処方薬は、グラマリール、抑肝散、ウインタミンが第一選択になります。このなかのどれを処方しようかと考えるときに、やはり一発で奏功させたい

のであれば病理診断と合致したほうが理想的ですから、アルツハイマー型認知症か脳血管性認知症ならグラマリール、レビー小体型認知症ならパッチ製剤、陰性症状の脳血管性認知症にサアミオンとレミニール、ピック病にフェルガード100Mです。

この場合、患者がアルツハイマー型認知症なのかピック病なのかを深く考える必要はありません。「ピック病」であれば、アルツハイマー型認知症だろうがレビー小体型認知症だろうがウインタミンで改善しやすいのです。ピック病的というのは、診察室でなかなか座らない、医師の前で脚や腕を組む、カルテに触るなど勝手なふるまいをする、鼻歌を歌う、スイッチが入ったように粗暴になる、他人のものをとる、などを指します（102〜103ページ参照）。もし判定に自信がなければ、グラマリールが安全です。

介護者が「落ち着いてくれたの

れたら、中核症状の改善を開始しましょう。第一選択群は、アルツハイマー型認知症にアリセプト、レビー小体型認知症にリバスチグミンのパッチ製剤、陰性症状の脳血管性認知症にサアミオンとレミニール、ピック病にフェルガード100Mです。

介護者が急いで治してほしいと希望するときや認知症の進行が速いときは、アルツハイマー型認知症と脳血管性認知症にNewフェルガード、レビー小体型認知症にフェルガード100Mを併用します。また、レビー小体型認知症や脳血管性認知症で少しでも意識障害（嗜眠）があれば、シチコリン1000mgを躊躇せずに静脈注射することが必要です。

陰性症状主体の患者であれば、興奮系薬剤を使用してもいいので、すぐにレミニールなどの中核症状治療薬が使えます。

医療編

第6章

認知症に関する団体や支援サイト

情報収集の手引き ①

高齢者総合相談センター

高齢者総合相談センターは別名シルバー110番とも呼ばれ、無料で高齢者やその家族の悩み相談を受け付けてくれる窓口です

高齢者総合相談センター（シルバー110番）

道府県	住所	電話番号
北海道	札幌市中央区北2条西7丁目 かでる2・7　2階	011-251-2525
岩手県	盛岡市本町通3-19-1 岩手県福祉総合相談センター3階	（フリーダイヤル）0120-84-8584 （携帯電話など）019-625-0110
宮城県	仙台市青葉区本町3-7-4 宮城県社会福祉会館2階	022-223-1165
秋田県	秋田市御所野下堤5-1-1 秋田県中央地区老人福祉総合エリア内	018-829-4165
山形県	山形市小白川町2-3-30 山形県小白川庁舎内	023-622-6511
福島県	福島市渡利字七社宮111 福島県総合社会福祉センター3階	024-524-2225
茨城県	水戸市千波町1918 茨城県総合福祉会館内	029-244-4311
栃木県	宇都宮市駒入町3337-1 とちぎ健康の森（火〜木13:30〜16:00）	028-627-1122
群馬県	前橋市新前橋町13-12 群馬県社会福祉総合センター5階	027-255-6100
千葉県	千葉県庁 健康福祉部高齢者福祉課	043-221-3020
新潟県	新潟市中央区上所2-2-2 新潟ユニゾンプラザ3階	025-285-4165
富山県	富山市安住町5-21 サンシップとやま2階	（高齢者相談）076-441-4110 （認知症相談）076-432-6580
山梨県	甲府市北新1-2-12 県福祉プラザ3階	055-254-0110

高齢者に関する総合的な相談窓口

高齢者総合相談センターは高齢者やその家族のための相談窓口です。高齢者に関する相談なら何でも無料で受け付けています。具体的な受付内容としては、一般的な相談の他に、法律、年金、税金、医療、福祉の情報提供などです。電話相談や直接相談のほか、福祉機器に関する展示や情報提供を行っているセンターもあります。

上に掲載したのが、全国の高齢者総合相談センター一覧です。基本的には県が主体となって実施されていますが、東京都のように区や市が実施主体で地域包括支援センターが行う場合もあります。上に掲載されていない都府県の場合は、地域包括支援センターに問い合わせてみましょう。

道府県	住所	電話番号
岐阜県	岐阜市下奈良2-2-1 岐阜県福祉・農業会館7階	058-234-0110
京都府	京都市中京区竹屋町通 烏丸東入清水町375	075-221-1165
兵庫県	兵庫県庁 認知症・高齢者専門相談（電話のみ）	078-360-8477
鳥取県	鳥取市伏野1729-5 県立福祉人材研修センター内	0857-59-6337
島根県	出雲市今市町1213 出雲市保健センター内	しまね認知症コールセンター 0853-22-4105
岡山県	岡山県・岡山市より 認知症の人と家族の会　岡山県支部に業務委託	おかやま認知症コールセンター 086-801-4165
広島県	広島市南区皆実町1-6-29 広島県健康福祉センター1階	082-254-3434
山口県	山口県より 山口県社会福祉協議会に業務委託	認知症コールセンター 083-924-2835
徳島県	徳島市中昭和町1-2 徳島県総合福祉センター4階	（フリーダイヤル）0120-308-504 （携帯電話など）088-654-8110
愛媛県	愛媛県より 認知症の人と家族の会　愛媛県支部に業務委託	認知症の人と家族の電話相談 089-923-3760
高知県	高知市朝倉戊375-1 高知県立ふくし交流プラザ内	088-875-0110
福岡県	春日市原町3-1-7 クローバープラザ4階	（一般相談）092-584-3344 （認知症相談）092-584-3317
佐賀県	佐賀県より 認知症の人と家族の会　佐賀県支部に業務委託	佐賀県認知症コールセンター 0952-37-8545
熊本県	熊本市南千反畑町3-7 熊本県総合福祉センター1階	096-325-8080
大分県	大分市明野東3-4-1 大分県社会福祉介護研修センター1階	097-558-7788
宮崎県	宮崎市原町2-22 宮崎県福祉総合センター内	0985-25-1100
鹿児島県	鹿児島市鴨池新町1-7 鹿児島県社会福祉センター5階	（フリーダイヤル）0120-165-270 （携帯電話など）099-250-0110

注．連絡先の住所・電話番号は2012年7月時点の情報

情報収集の手引き ②

認知症に関する団体

日本には全国規模で、認知症の家族会をはじめとする関連団体があります。情報共有の場として身近な団体を知っておきましょう

認知症に関するおもな団体

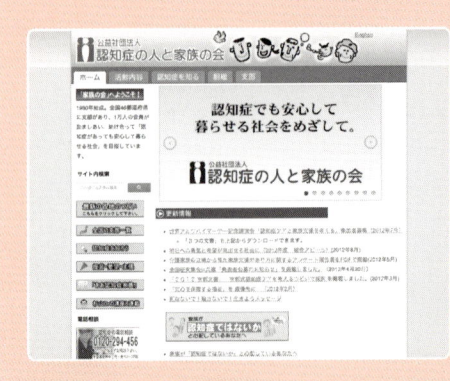

認知症の人と家族の会

ホームページ
http://www.alzheimer.or.jp/

代表理事
髙見国生

住所
〒602-8143
京都府京都市上京区堀川丸太町下ル
京都社会福祉会館内

連絡先
TEL：075-811-8195　FAX：075-811-8188

活動内容　1980年結成。全国46都道府県に支部があり、1万人の会員が励まし合い、助け合って「認知症があっても安心して暮らせる社会」を目指している家族会。おもな活動内容は、各地の集い、電話相談、会報の発行、調査や国への要望のとりまとめ、国際交流など幅広く実施している

若年認知症サポートセンター

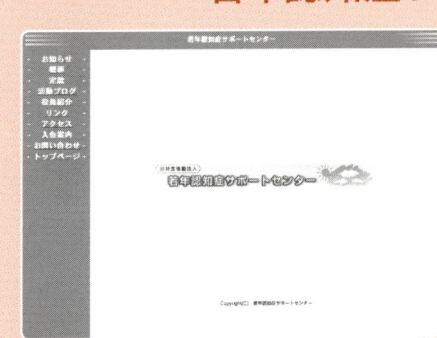

ホームページ
http://www5.ocn.ne.jp/~star2003/sc/

代表
宮永和夫

住所
〒160-0022
東京都新宿区新宿1-25-3
エクセルコート新宿302

連絡先
TEL：03-5919-4186　FAX：03-5368-1956

活動内容　若年認知症にかかわる医療・福祉・行政・NPO等関係者のネットワークをはかりながら、本人および家族が尊厳を保ち、安心して暮らせる社会の実現を目指して作られたNPO法人。若年認知症に関する知識を得たいとき、近くの家族会や認知症専門医を知りたいときに相談できる、若年認知症に特化した相談窓口

相談や情報共有で理解が深まる

現在、日本全国で認知症に関する団体は1000を超えるとも言われています。その大半は、病院や施設、市区町村、社会福祉協議会などが主催する小規模な家族会です。

一方、1980年に「呆け老人をかかえる家族の会」という名称で発足した公益社団法人「認知症の人と家族の会」のように、全国組織の認知症団体も見られるようになってきました。こうした団体では、経験者にしかわからない悩みの共有や情報交換が行えるため、慰め励ます場として非常に有用です。また、国や自治体への要望のとりまとめや専門家による学習会なども行っています。関心のある方は、ホームページから情報を収集してみてください。

274

認知症フレンドシップクラブ

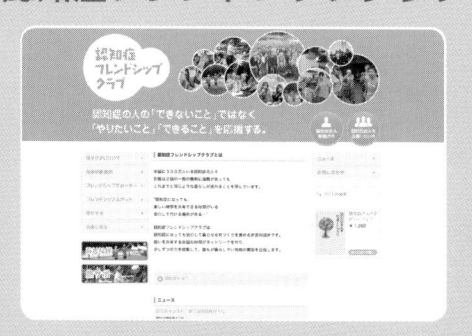

ホームページ　http://dfc.or.jp/
理事　井出　訓
住所　〒061-0293　北海道石狩郡当別町金沢1757
　　　北海道医療大学地域保健看護学講座老年看護学部門内
　　　認知症フレンドシップクラブ札幌代表事務局（担当：内ヶ島）
連絡先　TEL/FAX：0133-23-1462
活動内容　全国の町を、認知症になっても安心して暮らせる町にしようと活動している団体。フレンドシップクラブは、「やりたいこと」を支援する友人ボランティア「フレンドシップサポーター」や、安心して利用できるお店や場所「フレンドシップスポット」の紹介を通じて、一人一人の小さなサポートをつなぎながら、大きな支えになるような町をつくっていくために活動している

レビー小体型認知症 家族を支える会

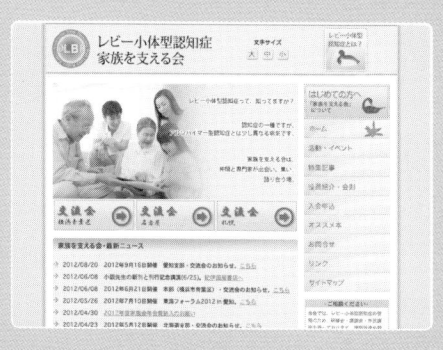

ホームページ　http://www.dlbf.jp/
会長　宮田真由美
住所　〒225-0014　神奈川県横浜市青葉区荏田西3-30-3
　　　横浜市福祉研究所内
連絡先　TEL：045-914-7087　FAX：045-914-7028
活動内容　レビー小体型認知症の理解を広めるとともに、患者と家族への援助を行うことが目的の会。また、レビー小体型認知症の専門的な治療と介護の向上および福祉の充実を図るための活動も行っている。おもな活動内容は、家族の交流および情報交換、レビー小体型認知症の啓発活動、レビー小体型認知症の専門的な治療と福祉の充実を図るための活動

日本認知症ケア学会

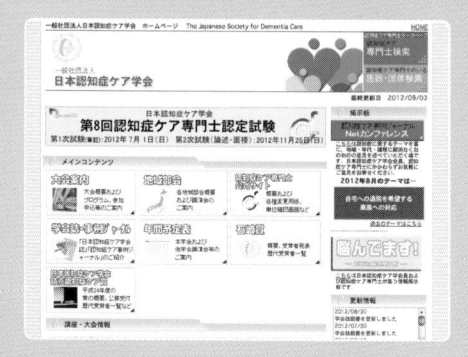

ホームページ　http://www.chihoucare.org/
理事長　本間　昭
住所　〒162-0825　東京都新宿区神楽坂4-1-1
　　　オザワビル　㈱ワールドプランニング内
連絡先　TEL：03-5206-7431　FAX：03-5206-7757
活動内容　認知症高齢者のケアに関する学際的な研究の推進、ケア技術の教育、社会啓発活動等を通じて、質の高いケアを実現し、認知症高齢者および介護者等の生活の質を高め、豊かな高齢社会の創造に資することを目的としている学会。具体的な活動内容としては、認知症ケア専門士の認定や講習会、専門士の紹介などを行っている

日本認知症グループホーム協会

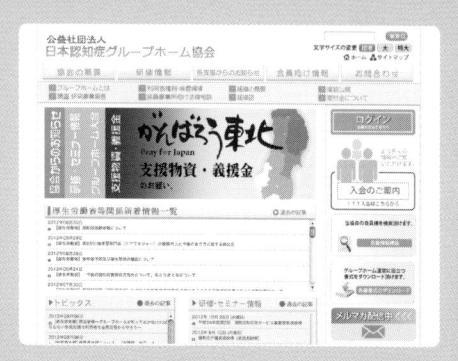

ホームページ　http://ghkyo.or.jp/top/
代表理事　木川田典彌
住所　〒160-0015　東京都新宿区大京町23-3
　　　オーキッドビル8階
連絡先　TEL：03-5366-2157　FAX：03-5366-2158
活動内容　「住み慣れた町にグループホームを～その人らしく最後まで～」を合い言葉に活動している団体。認知症の方々が本当に安心して暮らせるように、グループホームケアの質の確保と技術の向上、それを保証する教育・研修の確立、運営費の確保、情報開示と人権擁護などに取り組んでいる

注．連絡先の住所・電話番号は2012年10月4日時点の情報

情報収集の手引き③

認知症に関する支援サイト

インターネットの認知症関連サイトを閲覧すれば、簡単に情報を入手できます。参考までにいくつかのサイトを紹介しましょう

認知症に関するおもな支援サイト

NHK福祉ポータル ハートネット
ホームページ http://www.nhk.or.jp/heart-net/

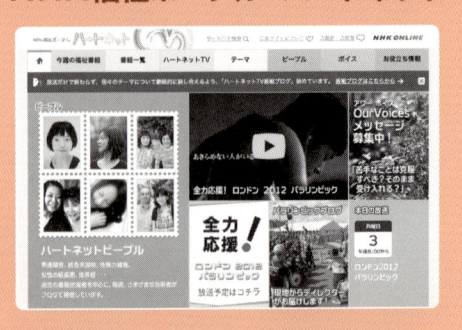

NHKが運営する福祉に関するポータルサイト。認知症も主要テーマの一つとして取り上げられ、これまでNHKが取材した認知症に関するさまざまな報告を見ることができる

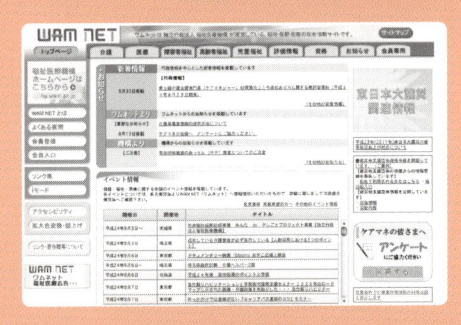

WAM NET（ワムネット）
ホームページ http://www.wam.go.jp/

独立行政法人福祉医療機構が運営する、福祉保健医療関連の情報を総合的に提供するサイト。介護保険の詳細情報、全国の医療機関や介護施設などを検索することができる

介護・福祉の応援サイト けあサポ
ホームページ http://www.caresapo.jp/

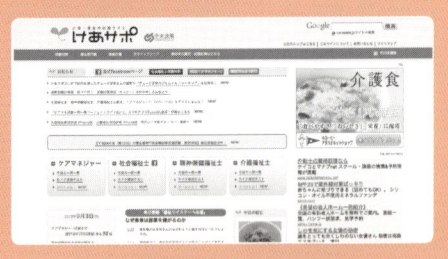

中央法規出版が運営する、介護と福祉の総合応援サイト。介護関連の受験対策情報、福祉専門職に向けた情報、家庭で介護している人に向けた情報、高齢者に向けた情報など、それぞれの立場の人に必要な情報が整理して掲載されている

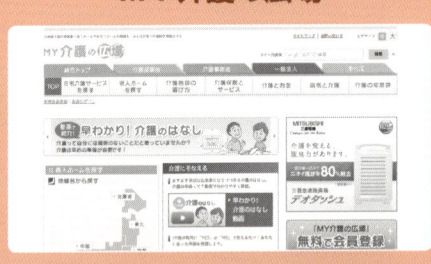

MY介護の広場
ホームページ http://www.my-kaigo.com/pub/

以前は「東芝けあコミュニティ」として親しまれてきた高齢者介護の総合情報サイト。2011年11月よりMY介護の広場としてリニューアル。介護や保険に関する基礎知識から介護職向けの専門知識、キッズコーナーなど幅広い情報を得られる

情報提供から交流まで幅広い機能が

近年のインターネットの普及に伴い、認知症の関連サイトも年々充実してきています。認知症に関する最新情報の提供や施設の検索、介護技術のアドバイス、当事者の交流掲示板など、インターネットサイトが担う役割は実にさまざまです。支援サイトをうまく使いこなせば、手が空いた時間に知りたい情報を得ることができ、介護の負担軽減に役立ちます。

ここで紹介するのは、認知症介護に関する比較的大きなサイトです。それぞれのサイトに特徴があるので、見比べながらわかりやすいサイトをチェックしてみましょう。日ごろの生活ではなかなか直接得ることができない貴重な情報や出会いが待っているかもしれません。

医療編 6 認知症に関する団体や支援サイト

認知症きらきらネット

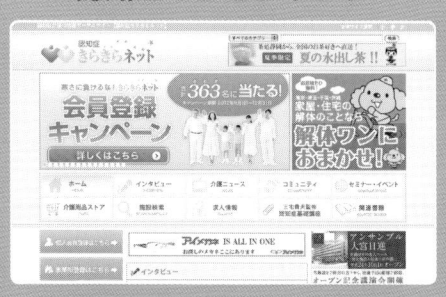

ホームページ http://kirakira-care.net/

認知症の介護家族に対する情報提供から介護職の求人情報まで、介護に関わる人を支援するサイト。会員登録すれば、介護者同士で情報交換をしたり、交流を深めたりすることができる。また介護用品のネットショッピングもある

認知症を知り、認知症と生きる イーローゴ・ネット

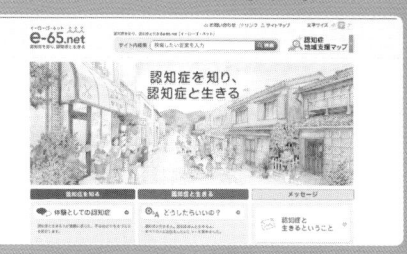

ホームページ http://www.e-65.net/

認知症の人とその家族を支援するための応援サイト。「認知症を知る」「認知症と生きる」「メッセージ」に分けられ、それぞれの立場から理解を深められる。「認知症地域支援マップ」で全国の認知症関連施設を調べることもできる

認知症ねっと

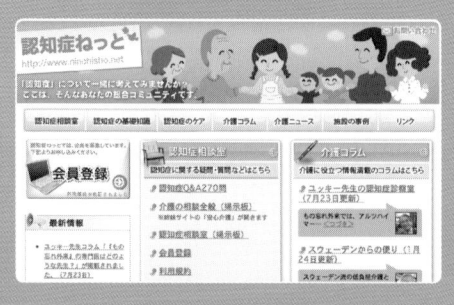

ホームページ http://www.chihou.net/

認知症に関する総合サイト。認知症相談室、認知症の基礎知識、認知症のケア、介護コラム、介護ニュース、施設の事例などを提供する。患者本人と家族、介護従事者などでやりとりする意見交換の掲示板が充実

認知症なんでもサイト

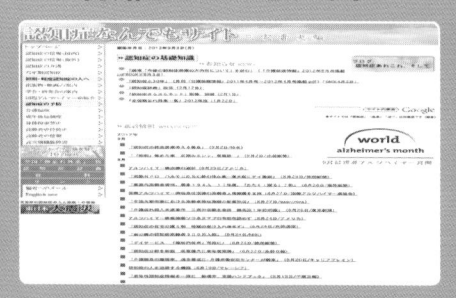

ホームページ http://www2f.biglobe.ne.jp/~boke/boke2.htm

認知症に詳しい三宅貴夫医師の編集による、認知症に関する国内外の最新情報を提供する総合サイト。全国のもの忘れ外来一覧、認知症に関する用語辞典もある。身体拘束禁止や高齢者虐待防止の情報が詳しく、読み応えのある記事が多い

がんばらない介護生活

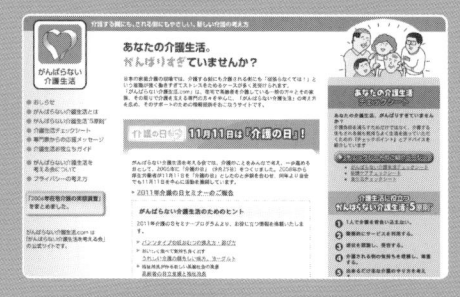

ホームページ http://www.gambaranaikaigo.com/

在宅で高齢者を介護している家族、その周りで介護を支える専門家に向けて「がんばらない介護生活」の考え方を広め、情報提供を行うサイト。がんばらない介護生活を応援するチェックシートを使って、自分の介護を振り返ることができる

認知症フォーラム ドットコム

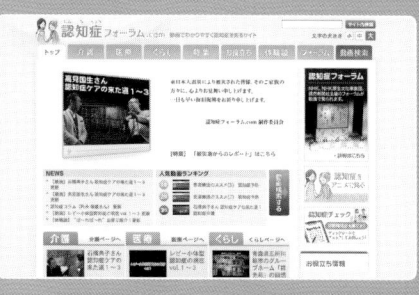

ホームページ http://www.ninchisho-forum.com/

株式会社ツムラの協賛により認知症に関する最新情報や知識、取材内容などを動画で配信しているサイト。「介護」「医療」「くらし」などに分けられたさまざまな基礎情報に加え、それに関連する動画が見られるので、視覚的でわかりやすい

注．連絡先の住所・電話番号は2012年10月4日時点の情報

情報収集の手引き ④ 精神保健福祉センター

こころの健康に関する相談事業を請け負う精神保健福祉センターは認知症の相談も受けてくれるので、所在地を確認しておきましょう

各都道府県の精神保健福祉センター 一覧

都道府県	住所	電話番号
北海道	札幌市白石区本通16丁目北6番34号	011-864-7121
北海道	札幌市中央区大通西19丁目　WEST19　4階	011-622-0556
青森県	青森市三内字沢部353-92	017-787-3951
岩手県	盛岡市本町通3-19-1	019-629-9617
宮城県	大崎市古川旭5-7-20	0229-23-0021
宮城県	仙台市青葉区荒巻字三居沢1-6	022-265-2191
秋田県	秋田市中通2-1-51　明徳館ビル1階	018-831-3946
山形県	山形市小白川町2-3-30　山形県小白川庁舎2階	023-624-1217
福島県	福島市御山町8-30　福島県保健衛生合同庁舎5階	024-535-3556
茨城県	水戸市笠原町993-2	029-243-2870
栃木県	宇都宮市下岡本町2145-13	028-673-8785
群馬県	前橋市野中町368	027-263-1166
埼玉県	北足立郡伊奈町小室818-2	048-723-1111
埼玉県	さいたま市中央区本町東4-4-3	048-851-5665
千葉県	千葉市中央区仁戸名町666-2	043-263-3891
千葉県	千葉市美浜区高浜2-1-16	043-204-1582
東京都	台東区下谷1-1-3	03-3842-0946（相談電話）
東京都	世田谷区上北沢2-1-7	03-3302-7711（相談電話）
東京都	多摩市中沢2-1-3	042-371-5560（相談電話）
神奈川県	横浜市港南区芹が谷2-5-2	045-821-8822
神奈川県	横浜市中区日本大通18　KRCビル6階	045-671-4455
神奈川県	川崎市川崎区宮本町2-32　JAセレサみなみビル4階	044-200-3195・3196
神奈川県	相模原市中央区富士見6-1-1　ウェルネスさがみはら7階	042-769-9818
新潟県	新潟市中央区上所2-2-3　新潟ユニゾンプラザ　ハート館1階	025-280-0111
新潟県	新潟市中央区川岸町1-57-1	025-232-5560
富山県	富山市蜷川459-1	076-428-1511
石川県	金沢市鞍月東2-6	076-238-5761
福井県	福井市大手3-7-1　繊協ビル2階	0776-26-7100
山梨県	甲府市北新1-2-12	055-254-8644

地域のこころの健康を守る相談所

精神保健福祉センターは、精神保健福祉法によって各都道府県と政令指定都市に設置するように定められていて、「こころの健康相談」を受け付けてくれる公共機関です。こころの病に苦しむ人たちからの相談業務や救済業務が中心ですが、アルコールや薬物依存、思春期や高齢者の認知症などに関する特定相談も受け付けています。

センターで実際に対応してくれるのは、精神科医や臨床心理技術者、精神科ソーシャルワーカー、作業療法士、保健師、看護師など専門的なスタッフです。家族の行動が認知症によるものなのか判断に迷ったり、介護で追い詰められたり、認知症に関連して困ったことが起こったら相談してみましょう。

278

都道府県	住所	電話番号
長野県	長野市若里7-1-7 社会福祉総合センター2階	026-227-1810
岐阜県	岐阜市下奈良2-2-1　岐阜県福祉・農業会館内	058-273-1111
静岡県	静岡市駿河区有明町2-20	054-286-9245
静岡県	浜松市中区中央1-12-1　静岡県浜松総合庁舎4階	053-457-2709
静岡県	静岡市駿河区曲金3-1-30	054-285-0434
愛知県	名古屋市中区三の丸3-2-1　愛知県東大手庁舎8階	052-962-5377
愛知県	名古屋市中村区名楽町4-7-18　中村保健所等複合施設5階	052-483-2095
三重県	津市桜橋3-446-34　三重県津庁舎保健所棟2階	059-223-5241
滋賀県	草津市笠山8-4-25	077-567-5010
京都府	京都市伏見区竹田流池町120	075-641-1810
京都府	京都市中京区壬生東高田町1-15	075-314-0355
大阪府	大阪市住吉区万代東3-1-46	06-6691-2811
大阪府	大阪市都島区中野町5-15-21　都島センタービル3階	06-6922-8520
大阪府	堺市堺区旭ヶ丘中町4-3-1　堺市健康福祉プラザ3階	072-245-9192
兵庫県	神戸市中央区脇浜海岸通1-3-2	078-252-4980
兵庫県	神戸市中央区東川崎町1-3-3　神戸ハーバーランドセンタービル9階	078-371-1900
奈良県	桜井市粟殿1000　奈良県桜井総合庁舎内	0744-43-3131
和歌山県	和歌山市手平2-1-2　県民交流プラザ和歌山ビッグ愛2階	073-435-5194
鳥取県	鳥取市江津318-1	0857-21-3031
島根県	松江市東津田町1741-3　いきいきプラザ島根2階	0852-32-5905
岡山県	岡山市中区古京町1-1-10-101　岡山県衛生会館1階	086-272-8839
岡山県	岡山市北区鹿田町1-1-1	086-803-1273
広島県	安芸郡坂町北新地2-3-77	082-884-1051
広島県	広島市中区富士見町11-27　4階、5階	082-245-7731
山口県	山口県防府市駅南町13-40　山口県防府総合庁舎2階	0835-27-3480
徳島県	徳島市新蔵町3-80	088-625-0610
香川県	高松市松島町1-17-28　香川県高松合同庁舎4階	087-804-5565・5566・5567
愛媛県	松山市本町7-2　愛媛県総合保健福祉センター3階	089-911-3880
高知県	高知市丸ノ内2-4-1　高知県保健衛生総合庁舎2階	088-821-4966
福岡県	春日市原町3-1-7	092-582-7510
福岡県	北九州市小倉北区馬借1-7-1	093-522-8729
福岡県	福岡市中央区舞鶴2-5-1　あいれふ6階	092-737-8825
佐賀県	小城市小城町178-9	0952-73-5060
長崎県	長崎市橋口町10-22	095-846-5115
長崎県	佐世保市高砂町5-1	0956-24-1111
熊本県	熊本市東区月出3-1-120	096-386-1255
熊本県	熊本市中央区大江5-1-1　ウェルパルくまもと3階	096-366-1171
大分県	大分市玉沢字平石908	097-541-5276
宮崎県	宮崎市霧島1-1-2　宮崎県総合保健センター4階南	0985-27-5663
鹿児島県	鹿児島市小野1-1-1	099-218-4755
沖縄県	南風原町字宮平212-3	098-888-1443

注．連絡先の住所・電話番号は2012年7月時点の情報

高齢者とのコミュニケーション

戦争の話ができると、認知症の患者とも話せる

介護の現場ではお年寄りと過ごす時間が長いため、若い介護職の人でも昔の歌を歌ったり、回想法で昭和の遊び道具を使ったりします。しかし、表面的に昔の雰囲気にひたるだけでは、認知症の高齢者は心を開かないものです。

筆者（河野）の患者は全国から来ています。予約制で初診は数十日待ち、診察時間も長くはとれません（初診でも16分前後）。それでも彼らに心を開かせ、笑顔にして帰すことができるのです。

筆者はプラモデルの製作が趣味で、長年戦艦、戦車、戦闘機をつくってきました。そのため、戦史に詳しいのです。旧日本軍（陸軍、海軍）についての知識があるので、ある年齢以上のお年寄りと戦争の話をすることができます。

認知症のお年寄りは、今のことに関心がなくても、戦時中のことになると驚くほど関心を示すものです。特に、自分が出征した体験は深く心に刻み込まれているので、個人的な記憶に踏み込んだ戦争話ができれば、年齢の差を乗り越えることができき、「中国北部」なら「シベリアへ抑留されませんでしたか」（答えは「○年いました」か「幸い無事でした」のどちらか）、「ビルマ」であれば「あのインパール作戦に参加なさったのですか、日本のために、ご苦労さまでした」と言って手を握るのです。

乗っていた戦艦や空母の話になると、二人で大興奮です。筆者は最近も旧日本海軍の空母赤城の模型を完成させたところで、毎週末は家族にあきられながら製作に没頭し、2012年1月29日の完成まで2年の歳月をかけました。これまでに担当医として戦艦武蔵の軍医さん、戦艦大和の調理師さんなどに出会っていますが、そのときの私の興奮ぶりは想像していただけることでしょう。ご本人もいきいきとしゃべるので、連れてきた家族が驚くほどです。戦争に詳しくなると、認知症ケアの糸口がつかめます。

戦史についてはオタクなみの知識がある筆者ですが、知識のなかでいちばん役立ったのは、大正14年生まれの父親が九州で演習をしていて、あと1年で外地へ出撃するというときに終戦を迎えたことです。つまり、大正13年以前に生まれた男性の多くは、外地に出征した体験を持っています。

戦史を調べれば、地元で召集された人がどこへ出征したかがわかるはずです。名古屋の場合、陸軍は第三、第四三師団で、第四三師団はサイパンで玉砕しました。そこで中国と南方のどちらへ行かれたかを尋ね、南方であれば第三師団で生き残られた人であることがわかるので、そのことを言い当てると、驚かない患者はいません。中国へ行かれた人ならどの辺りへ侵攻したかを聞くと、「中国北部」なら「シベリアへ

コラム ❻

索引

や

夜間せん妄	71
薬剤過敏性	94, 96, 196
薬剤性認知症	183
薬剤性のせん妄	210
薬剤性パーキンソニズム	194
良い治療と悪い治療の見分け方	88
陽性症状	166, 174
抑うつ	89
抑肝散	167
抑肝散加陳皮半夏	167
抑制系	174
抑制系薬剤	142

ら

ラクナ梗塞	35, 109, 111
リコピン	227
リスパダール	167
リバスチグミンの適応と用量	155
リバスチグミンのパッチ製剤	154
リバスチグミンの副作用	157
レビー小体	79, 95, 128
レビー小体型認知症	37, 50, 81, 94, 128, 140, 266
レビー小体型認知症「悪魔のトライアングル」	195
レビー小体型認知症がたどる経過	128
レビー小体型認知症に気づくためのヒント集	130
レビー小体型認知症の3大症状	94
レビー小体型認知症の症状	96
レビー小体型認知症のタイプ別処方	199
レビー小体型認知症の治療	194
レビー小体型認知症への処方	195
レビー小体病	79
レビースコア	97, 98, 260
レビー・ピック複合	224
レビー（フレデリック・レビー）	95
レミニール	150, 269
レミニールの作用機序	150
レミニールの適応と用量	151
レミニールの副作用	153
レミニールの服用方法	153
老化によるもの忘れ	27
老人斑	79, 91, 128
老年科	40

脳血管障害と認知症との関係……………188
脳血管性認知症……………………108, 122
脳血管性認知症（CT画像）………………45
脳血管性認知症の症状……………………110
脳血管性認知症の治療……………………188
脳血栓………………………………………35
脳血流シンチグラフィ……………………76
脳梗塞………………………………35, 109
脳出血………………………………35, 109
脳腫瘍………………………………………137
脳神経外科…………………………………34
脳内神経伝達のしくみ……………………80
脳の構造……………………………………78
ノルアドレナリン…………………………152

は

徘徊…………………………………………89
廃用症候群…………………………………125
パーキンソニズム…………………………129
パーキンソン症状………………………94, 130
パーキンソン病……………………37, 81, 106
パッチ製剤…………………………143, 154, 156
ハッチンスキースコア（脳虚血評価点数表）…123
パニック処方………………………………183
バランス8の勧め…………………………69
反響言語……………………………………102
判断力障害………………………………25, 87
ハンチントン病……………………………107
美術療法……………………………………240
ビタミンB$_{12}$欠乏症………………………137
ピック球…………………………………79, 100
ピックスコア……………………………105, 260
ピック病………………79, 100, 134, 200, 202, 266
ピック病（CT画像）………………………45
ピック病の画像鑑別………………………201
ピック病の陽性症状………………………202
ピック病発見の経緯………………………101
ピック病を疑うチェックリスト…………104
ビンスワンガータイプ…………………109, 111

不安・焦燥…………………………………89
フィルムコート錠…………………………143
フェルガード………………………………234
フェルガード100M……………………181, 234
フェルラ酸…………………………………180
フェルラ酸含有食品………………………232
フェルラ酸含有食品の活用………………180
ブチリルコリンエステラーゼ……………155
不飽和脂肪酸………………………………230
プラビックス………………………………190
フリフリグッパー体操……………………228
プレタール…………………………………190
プロルベインDR…………………………235
フロンタルレビー………………………140, 201
ヘルペス脳炎………………………………114
訪問介護……………………………………259
暴力・暴言…………………………………89
ホパテ………………………………………190
本人への問診………………………………64

ま

膜電位依存性………………………………159
慢性硬膜下血腫…………………85, 113, 138
慢性硬膜下血腫（CT画像）………………45
慢性硬膜下血腫の治療法…………………138
ミニメンタルステート検査（MMSE）……52
民生委員……………………………………42
無為・無反応………………………………89
無症候性脳梗塞……………………………109
メネシット…………………………………195
メマリー…………………………………158, 269
メマリーの作用機序………………………158
メマリーの適応と用量……………………159
メマリーの副作用…………………………161
免許証の返納………………………………252
妄想………………………………………89, 211
もの忘れ外来………………………………40
模倣行為……………………………………102
問診………………………………………64, 66

282

索引

前頭側頭葉変性症（FTLD） ……………… 101, 132
前頭葉 ……………………………………… 78, 102
前方型認知症 ……………………………………… 100
せん妄 ……………………………………… 70, 210
せん妄との識別 ……………………………………… 70
増量規定 ……………………………………… 172, 269
側頭葉 ……………………………………… 78

た

退行変性疾患 ……………………………………… 106
滞続言語 ……………………………………… 103
代替治療 ……………………………………… 233
大脳皮質基底核変性症（CBD） ……………… 107
大脳辺縁系 ……………………………………… 78
タクティールケア ……………………………………… 249
多発性脳梗塞 ……………………………………… 35, 108
短期記憶 ……………………………………… 27
単なる老化 ……………………………………… 26
地域包括支援センター ……………………………………… 43
中核症状 ……………………………… 86, 87, 142, 166
中核症状治療薬 ……………………………………… 174
中心性梗塞 ……………………………………… 111
長期記憶 ……………………………………… 27
通所サービス ……………………………………… 259
低栄養 ……………………………………… 230
ディメンシア・バランス・チェックシート（DBCシート）
……………………………………… 169
手続き記憶 ……………………………………… 27
てんかん ……………………………………… 37
天秤法 ……………………………………… 189
統合失調症 ……………………………………… 39, 81
頭頂葉 ……………………………………… 78
動物療法 ……………………………………… 246
時計描画テスト ……………………………………… 58
利根プロジェクト ……………………………………… 226
ドネペジル塩酸塩 ……………………………………… 148
ドーパミン ……………………………… 81, 152, 194

な

内服液 ……………………………………… 143
内服ゼリー剤 ……………………………………… 143
ナイフの刃 ……………………………………… 105
治る認知症 ……………………………………… 84, 136
納豆 ……………………………………… 230
ナン・スタディ ……………………………………… 127
二次性認知症 ……………………………………… 112
日常生活動作（ADL） ……………………………… 39, 68
日本認知症学会 ……………………………………… 30
日本老年精神医学会 ……………………………………… 30
認知症サポーター ……………………………………… 250
認知症症候群 ……………………………………… 100
認知症症状 ……………………………………… 129
認知症相談窓口 ……………………………………… 42
認知症治療薬 ……………………………………… 142
「認知症でもだいじょうぶ」町づくりキャンペーン ……… 250
認知症と食べ物 ……………………………………… 230
認知症に関する支援サイト ……………………………… 276
認知症に関する団体 ……………………………………… 274
認知症になりやすい脳梗塞 ……………………………… 111
認知症によるもの忘れ ……………………………………… 27
認知症の改善事例 ……………………………………… 212
認知症の原因疾患の比率 ……………………………… 82
認知症の告知 ……………………………………… 72
認知症の初期症状 ……………………………………… 24
認知症のタイプ別脳の病変 ……………………………… 79
認知症の治療目標 ……………………………………… 88
認知症の人を介護する職員の条件10ヵ条（デンマーク）
……………………………………… 265
認知症の予防プロジェクト ……………………………… 226
認知症病型の鑑別診断の参考になる症状 ……… 65
認知症ワクチン ……………………………………… 162
認知症を引き起こす病気 ……………………………… 82
認知症を予防する体操 ……………………………… 228
認定調査員 ……………………………………… 258
脳幹 ……………………………………… 78
脳虚血評価点数表（ハッチンスキースコア） ……… 123
脳血管障害（CVD） ……………………………… 108, 109

コウノメソッド批判への反論	268	常同行動	134, 202
興奮系	174	小脳	78
興奮系薬剤	142	食行動異常	89
後方型認知症	100	初診時問診票	67
高齢者総合相談センター	43, 272	ショートステイ	259
語間代	103	神経原線維変化	79, 91
小刻み歩行	37	神経細胞（ニューロン）	80
告知	72	神経症	39
小阪憲司	95	神経伝達物質	80
混合型認知症	76, 126	神経内科	36
混合型認知症の治療	192	神経難病	37
混乱期	119	心原性脳梗塞	109
		心原性脳塞栓	35
		進行性核上性麻痺（PSP）	107
		進行性の記憶障害	118

さ

サアミオン	167, 190	進行性非流暢性失語	100, 101, 132
細粒剤	143	シンメトレル	167, 191
ジェイゾロフト	206	随伴症状	86
市区町村の福祉相談窓口	43	睡眠障害	89
施設への入所	259	頭痛	37
シチコリン	210	性格変化	25
失外套症候群	120	正常圧水頭症	85, 113
失禁・不潔行為	89	正常圧水頭症（CT画像）	45
失見当	25, 87	正常圧水頭症の治療法	139
失語	87	精神科	38
失行	87	精神科の先生へのお願い	71
実行機能障害	25, 87	精神保健福祉センター	43, 278
失語症候群	100	西洋トウキ	180
失認	87	脊髄小脳変性症	107
シナプス	80	摂食・嚥下障害	41
社会福祉協議会	43	セレネース	167, 191
若年認知症	121	セロクエル	167
シャント手術	139	セロトニン	81, 152
周辺症状	142, 166, 174, 186, 208	先生へお願いです（コミュニケーションシート）	75
周辺症状治療薬のじょうずな使い方	168	前頭側頭型認知症（FTD）	100, 101, 132
終末期	120	前頭側頭型認知症がたどる経過	132
主治医意見書	258	前頭側頭型認知症のケアのポイント	134
受診の勧め方	28	前頭側頭型認知症の誤診パターン	133
術後せん妄	70	前頭側頭型認知症（ピック病）の症状	102
使用行動	102	前頭側頭型認知症（ピック病）の治療	200

索引

意味性認知症（SD）·················· 100, 101, 132
医療と介護 ································· 262
陰性症状 ································ 166, 174
ウインタミン ································· 167
ウォッシュアウト ·························· 176
うつ状態 ······························ 39, 68, 206
うつ状態にある認知症の治療 ··············· 204
うつ病 ································ 39, 68, 206
うつ病か認知症かを識別する質問 ············· 69
うつ病との識別 ····························· 68
運転経歴証明書 ··························· 255
運転免許の更新 ··························· 252
エピソード記憶 ····························· 27
園芸療法 ································· 242
音楽療法 ································· 238

か

介護者 ··································· 172
介護抵抗 ································· 89
介護保険制度の活用 ······················· 256
回想法 ··································· 236
改訂長谷川式スケール（HDS-R）··············· 54
鏡現象 ··································· 119
かかりつけ医（プライマリーケア医）············ 32
拡散強調画像 ······························· 47
学習療法 ································· 244
覚醒系 ··································· 159
カクテル処方 ······························ 199
仮性作業 ································· 119
画像検査 ································· 76
家族会 ··································· 42
家族への問診 ······························ 66
過鎮静 ··································· 168
家庭天秤法 ······························· 176
ガーデンアンゼリカ ······················· 180
ガランタミン ····························· 150
韓国トウキ ······························· 180
患者の外見からみた病型の区別例 ············· 85
間脳 ····································· 78

記憶 ····································· 27
記憶障害 ······························· 25, 87
器質性認知症 ······························ 85
急激な特異症状への対応 ··················· 208
急性硬膜下水腫 ··························· 113
境界領域梗塞 ····························· 111
強制泣き・笑い ··························· 123
強迫的音読 ······························· 102
くも膜下出血 ·························· 35, 109
グラマリール ····················· 167, 187, 191, 262
グルタミン酸濃度 ························· 159
クロイツフェルト・ヤコブ病 ················ 114
ケアマネジャー ····························· 42
経口ワクチン ····························· 164
軽度認知障害（MCI）··············· 48, 117, 145
化粧療法 ································· 248
血管因子 ································· 127
血清アルブミン ··························· 230
幻覚 ····································· 89
健康な人（CT画像）······················· 45
健康補助食品 ························ 181, 232
幻視 ································ 140, 211
幻聴 ····································· 211
見当識 ··································· 118
見当識障害 ······························· 25
健忘期 ··································· 118
後遺症としての認知症 ····················· 114
抗うつ薬 ································· 207
抗うつ薬の二面性 ····················· 205, 206
口腔内崩壊錠 ····························· 143
高次脳機能障害 ····························· 25
講習予備検査（認知機能検査）··············· 254
甲状腺機能低下症 ····················· 115, 136
公的機関 ································· 42
行動・心理症状 ·················· 86, 89, 142
後頭葉 ··································· 78
コウノ式前頭側頭葉変性症検出セット ········· 104
コウノメソッド ························ 170, 270
コウノメソッド実践医名簿 ················· 222
コウノメソッドのコンセプト ··············· 178

索引

記号

γアミノ酪酸（GABA）················151

英字

ADL（日常生活動作）··············39,68
ALS様症状を伴う認知症（FTD-MND）········107
AN-1792·······················163
ANM176························180
APL作用·······················151
BPSD···················86, 208, 263
CBD（大脳皮質基底核変性症）········107
CT·····························44
CVD（脳血管障害）················109
DBCシート（ディメンシア・バランス・チェックシート）
·······························169
DHA··························227
EPA···························227
FLAIR画像······················47
FTD-MND（ALS様症状を伴う認知症）········107
FTLD（前頭側頭葉変性症）······101, 132
GABA（γアミノ酪酸）············151
HDS-R（改訂長谷川式スケール）·······54
INM176·······················180
L-ドーパ························94
MCI（軽度認知障害）···············117
MIBG心筋シンチグラフィ············50
MMSE（ミニメンタルステート検査）·····52
MRA（MRアンギオグラフィ）·········46
MRI···························46
MRIのおもな撮影方法··············47
Newフェルガード···········181, 234
NewフェルガードT···············234
NMDA受容体···················159
PET···························48
PET検査でわかる認知症···········49
PETにおけるがん検査·············49
PNFA（進行性非流暢性失語）········132
PSP（進行性核上性麻痺）···········107
SPECT·························50
SSRI······················202, 206
T_1強調画像····················47
T_2強調画像····················47

あ

亜鉛不足·······················231
赤ワイン·······················230
悪性症候群·····················207
悪魔のトライアングル···············195
アセチルコリン·······81, 144, 151, 155, 194
アテローム血栓性脳梗塞············109
アミロイドβ··················91, 162
アミロイドカスケード仮説············162
アリセプト················142, 144, 202
アリセプトの剤形ラインナップ········146
アリセプトのジェネリック············148
アリセプトの増量規定··············194
アリセプトの適応と用量············145
アリセプトの副作用················147
アルコール依存症·················115
アルツハイマー型とレビー小体型の鑑別····99
アルツハイマー型認知症······79, 90, 123, 184
アルツハイマー型認知症（CT画像）·····45
アルツハイマー型認知症がたどる経過····116
アルツハイマー型認知症の血管因子····192
アルツハイマー型認知症の症状········92
アルツハイマー型認知症の治療········184
アルツハイマー型認知症の発症プロセス····116
アルツハイマースコア············93, 98
アルツハイマー博士（アロイス・アルツハイマー）····91
アルツハイマー病研究会············30
アルブミン値····················231
意識障害·······················209
意識消失発作···················211
医師と家族のコミュニケーション········74
医師へのかかり方················264
依存症··························39
銀杏葉·························227

参考文献・関連図書

河野和彦「コウノメソッド」2009〜2012年
河野和彦『認知症治療28の満足』2009年、女子栄養大学出版部
河野和彦『認知症の診断〈改訂版〉アルツハイマライゼーションと時計描画検査』2010年、フジメディカル出版
河野和彦『重度認知症をハーブエキスで治す』2010年、みずほ出版新社
河野和彦『危険な服薬　副作用の改善』2011年、日総研
河野和彦『認知症　家族を救う劇的新治療』2011年、主婦の友社
河野和彦『レビー小体型認知症　即効治療マニュアル』2011年、フジメディカル出版
河野和彦「家族を救う認知症治療『コウノメソッド』」(『認知症　家族を救う対策集』第2章) 2011年、主婦の友社
山口晴保編著『認知症の正しい理解と包括的医療・ケアのポイント』2005年、協同医書出版社
須貝佑一『ぼけの予防』2005年、岩波新書
長谷川和夫『認知症の知りたいことガイドブック』2006年、中央法規出版
新井平伊監修『アルツハイマー病のすべてがわかる本』2006年、講談社
田平武『アルツハイマー・ワクチン』2007年、中央法規出版
池田学『認知症』2010年、中公新書
小阪憲司、須貝佑一インタビュー『認知症の最新治療法がわかる本』2011年、洋泉社MOOK
長谷川和夫『わかりやすい認知症の医学知識』2011年、中央法規出版
「認知症の最新医療」1〜6号、2011〜2012年、フジメディカル出版
「おはよう21」2012年5月号、特集：認知症の薬最新知識、中央法規出版

写真提供

東芝メディカルシステムズ　44、46、47頁
シーメンス・ジャパン株式会社　48、49（下）、50頁
Getty Images　49（上）、79（左、右）、91（上、下）、95（下）頁
Flower photos／アフロ　234頁

河野　和彦（こうの　かずひこ）

1958年生まれ。82年、近畿大学医学部卒業。88年、名古屋大学医学部大学院博士課程老年科学専攻修了。名古屋大学医学部老年科講師、愛知厚生連海南病院老年科部長、共和病院老年科部長を経て、2009年に名古屋フォレストクリニックを開院。日本老年精神医学会指導医、日本老年医学会指導医、日本内科学会認定内科医。日本の認知症治療の第一人者として知られ、初診の患者が全国から訪れている。著書に『認知症は治せる』（マキノ出版）など多数。

東田　勉（ひがしだ　つとむ）

1952年生まれ。國學院大学文学部国語学科卒業。コピーライターとして制作会社数社に勤務後、フリーライターとなる。2005年7月から2007年9月まで、主婦の友社から刊行された介護雑誌『ほっとくる』の編集を担当。同誌休刊後、フリーのライター兼編集者として三好春樹著『目からウロコ！ まちがいだらけの認知症ケア』（主婦の友社）などを手がける。医療・福祉・介護分野の取材や執筆多数。編著書に『完全図解 介護のしくみ』、単著に『それゆけ！ おやじヘルパーズ』『認知症の「真実」』（いずれも講談社）がある。

N.D.C.493.75 287p 27cm　　介護ライブラリー

完全図解（かんぜんずかい）　新（あたら）しい認知症（にんちしょう）ケア 医療編（いりょうへん）

発行日　── 2012年11月29日　第1刷発行
　　　　　　2015年 1月 9日　第5刷発行

コウノメソッド実践医の連絡先に関する電話によるご質問には対応できません。インターネットや番号案内にてお調べください。

定価はカバーに表示してあります。

著者　──── 河野和彦（こうの　かずひこ）
編集協力 ── 東田　勉（ひがしだ　つとむ）
発行者　── 鈴木　哲
発行所　── 株式会社　講談社
　　　　　　〒112-8001　東京都文京区音羽2-12-21
　　　　　　電話　出版部　03-5395-3560
　　　　　　　　　販売部　03-5395-3622
　　　　　　　　　業務部　03-5395-3615
印刷所　── 凸版印刷株式会社
製本所　── 株式会社若林製本工場

本書のコピー、スキャン、デジタル化等の無断複製は著作権法上での例外を除き禁じられています。本書を代行業者等の第三者に依頼してスキャンやデジタル化することは、たとえ個人や家庭内の利用でも著作権法違反です。Ⓡ〈日本複製権センター委託出版物〉複写を希望される場合は、日本複製権センター（電話03-3401-2382）の許諾を得てください。

落丁本・乱丁本は購入書店名を明記のうえ、小社業務部あてにお送りください。送料小社負担にてお取り替えいたします。なお、この本についてのお問い合わせは、学術図書第二出版部あてにお願いいたします。

Ⓒ Kazuhiko Kono, Tsutomu Higashida 2012, Printed in Japan

ISBN978-4-06-282457-6